Making of

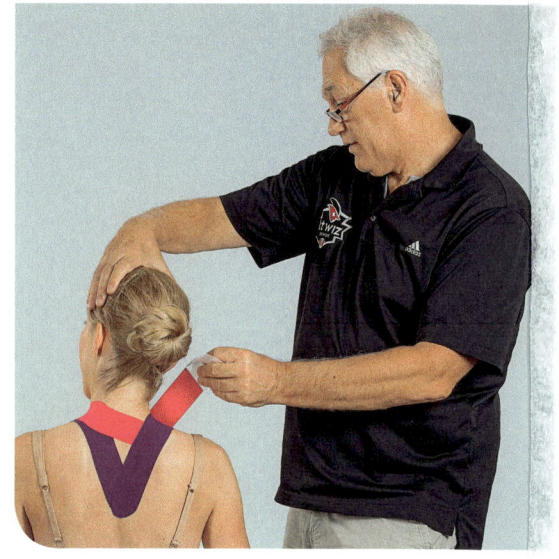

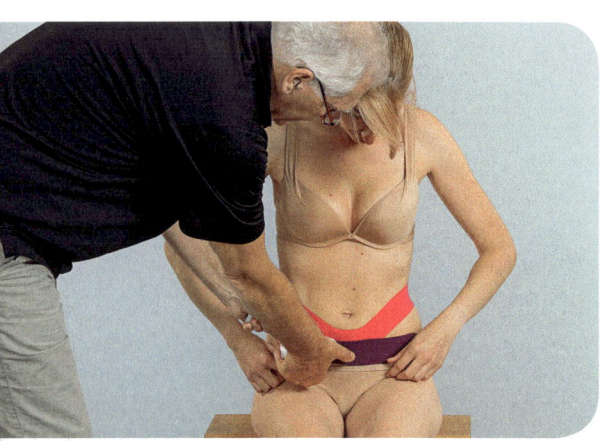

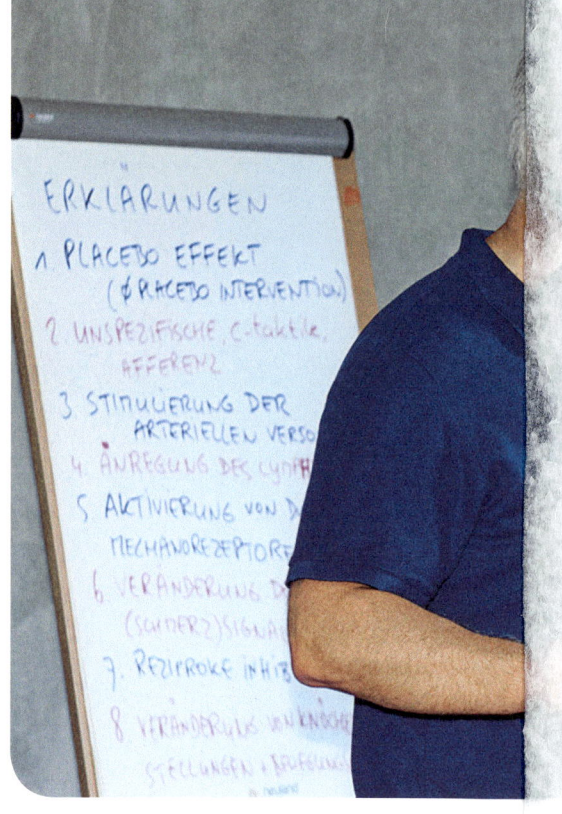

Bei der Fußball-WM 2002 packte uns die Leidenschaft für das Taping und seither betreuen wir viele Leistungssportler und Nationalmannschaften, sind im Ausbildungsbereich aktiv – oder schreiben Bücher. Hier bekommen Sie einen kleinen Blick hinter die Kulissen des Fotoshootings zu diesem Ratgeber und sehen John bei einem seiner Seminare.

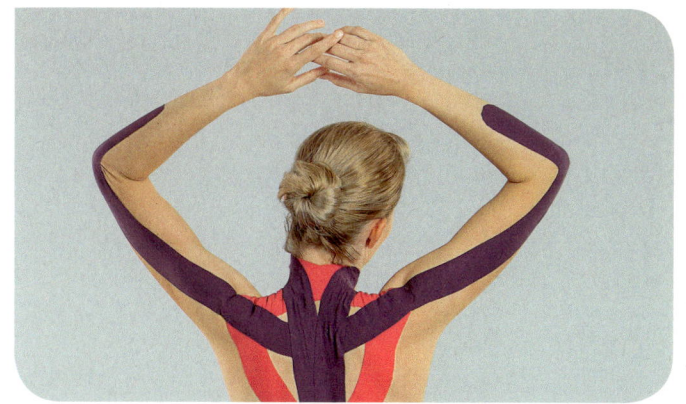
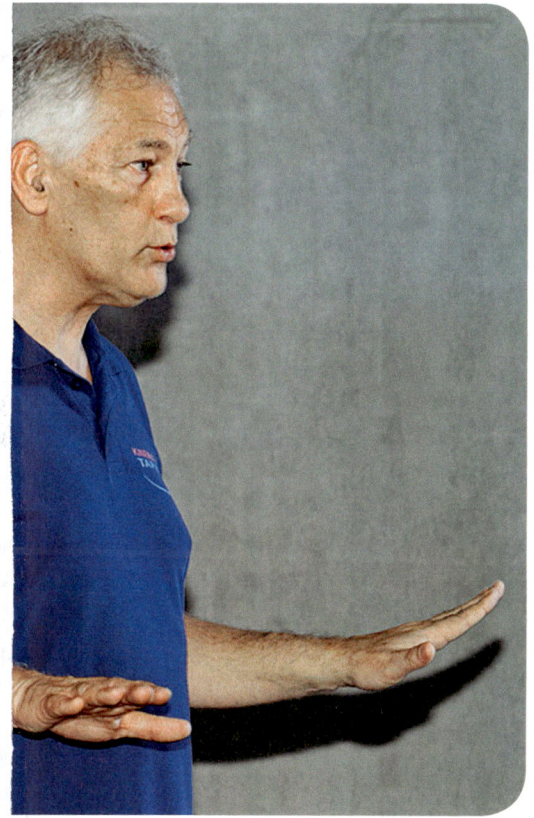
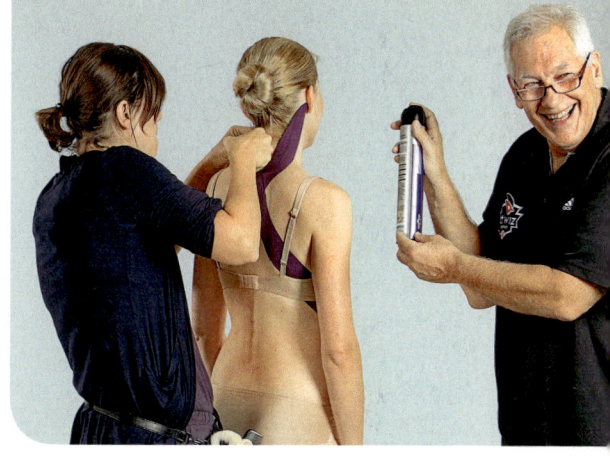
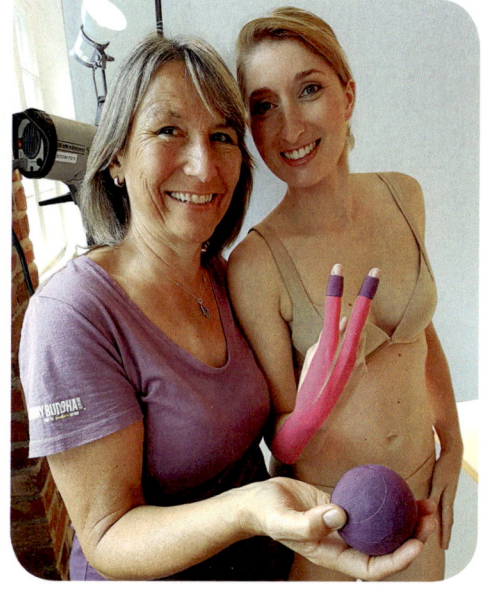

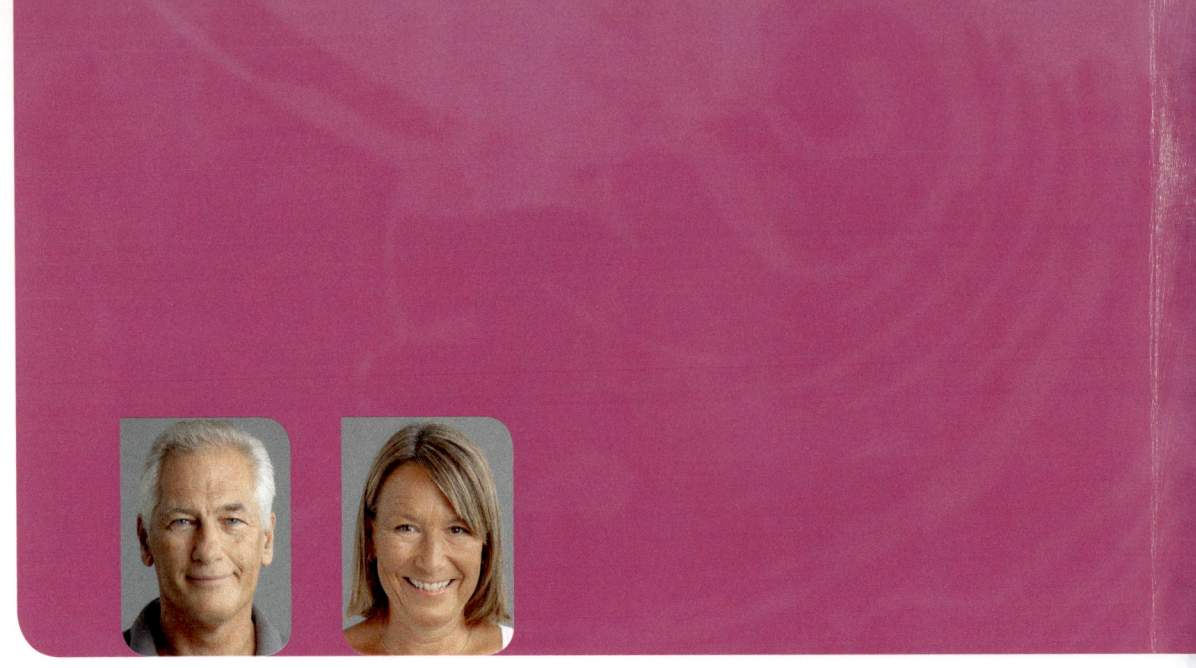

Der Autor
John Langendoen, Jahrgang 1954, ist seit 1976 Physiotherapeut (Fachhochschule Rotterdam), Dipl.-Akupunkteur, Sportphysiotherapeut, MSc in Schmerzmanagement (Universität Cardiff Wales), Fachlehrer und Fachlehrerprüfer für manuelle Therapie und Mitglied des Standard Committees des internationalen manuellen Therapieverbands IFOMPT sowie Gründer und Mitinhaber von „Therapy4U Physiotherapie und Training" in Kempten/Allgäu. Bei der koreanischen Fußballnationalmannschaft lernte er während der Fußball-WM 2002 kinesiologisches Taping kennen. Die Betreuung mehrerer Leistungssportler und Mannschaften (Eishockey-Nationalmannschaft Russland, Fußball-Nationalmannschaften Südkorea, Marokko und Iran) bot die Möglichkeit, ausführlich mit funktionellen Tape-Anlagen zu experimentieren. Die Verknüpfung von elastischen Klebebändern mit den gängigen Vorgehensweisen in der Sportphysio- und manuellen Therapie führte zu der umfassenden Methode: „funktionelles Taping mit elastischem Tape – Kinematic Taping® Concept". In Sachen Taping-Unterricht ist Langendoen international in mehr als 25 Ländern zwischen Finnland und Südafrika/Swasiland/Zimbabwe, zwischen Korea, Libanon und Chile/Peru/Kolumbien unterwegs. Er gründete die International Kinematic Taping Academy (IKTA) für Taping-Instruktoren. Mittlerweile gibt es 21 Mitglieder und Lehrteams in 10 Ländern.

Die Autorin
Karin Sertel, Jahrgang 1956, ist seit 1980 Physiotherapeutin. Sie ist eine erfahrene Hand-, Manual-(Maitland®-Konzept) und Cranio-Sacral-Therapeutin für Kinder und Erwachsene. Einer ihrer Tätigkeitsschwerpunkte ist Coaching im psychosomatischen Bereich, inklusive Meditationsabenden und Kleingruppenseminaren für Frauen „Zeit für mich" in Kempten. Durch ihren Ehemann John Langendoen wurde sie 2002 mit dem Taping-Virus infiziert. Sie fördert seit 30 Jahren bei ihren Handpatienten die Eigenverantwortung und Selbsttherapie. Das Selbst-Taping hat in ihrer Handrehabilitation einen großen Stellenwert eingenommen.

John Langendoen · Karin Sertel

Das Taping-Selbsthilfe-Buch

88 Tapes – Step by Step

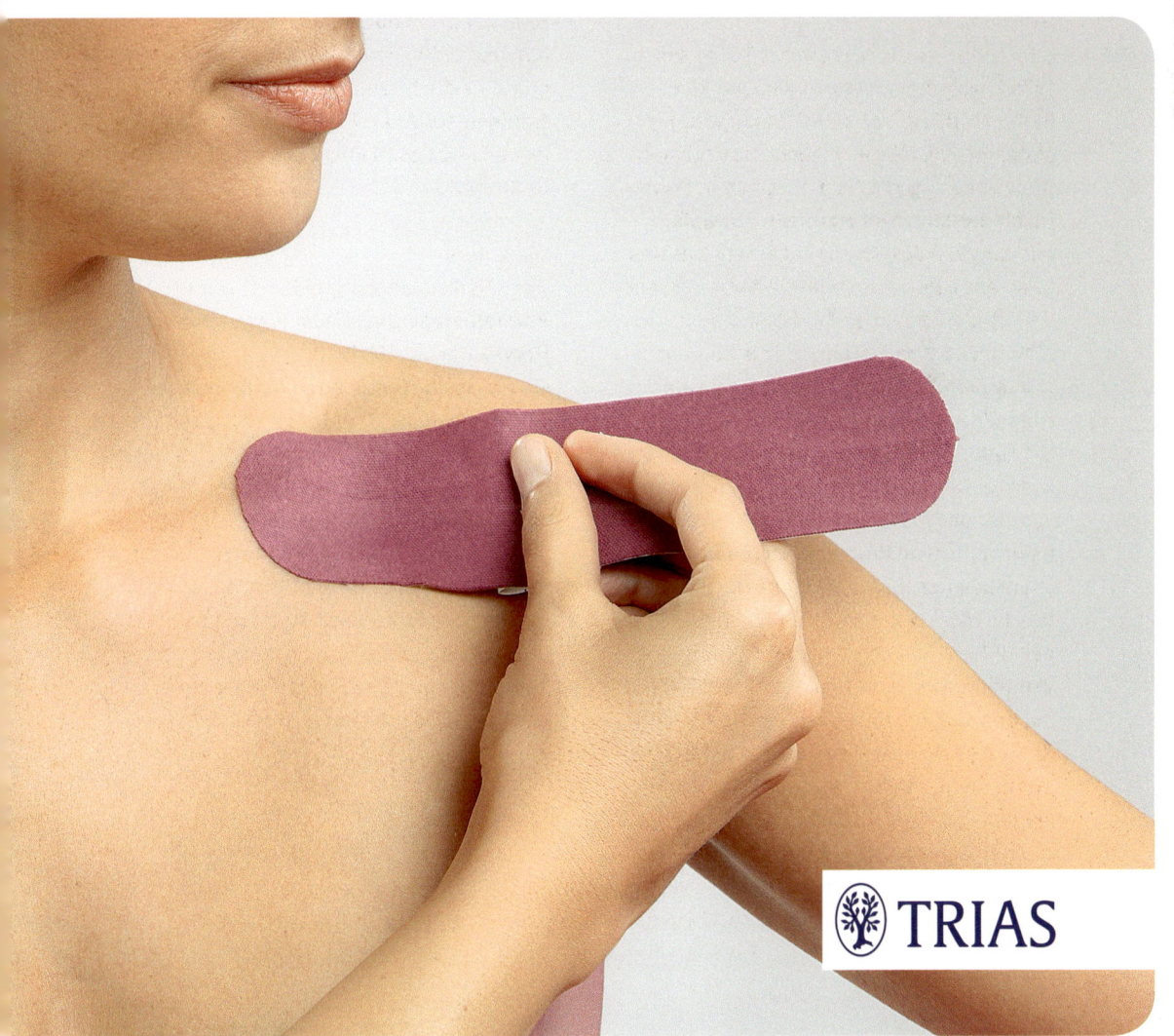

TRIAS

Für Ihre Faszien!

Der Haupteffekt des Tapings beruht auf dem Zugeffekt des Tapes auf der Haut und den oberflächigen Faszien. Dadurch verändert sich das Bewegungsverhalten der Faszienschichten und es entsteht Widerstand gegen Bewegungen. Die Effekte: Schwellungen klingen schneller ab, Muskeln entspannen sich und Faszienschmerzen werden gelindert. Alle Tapes, die gezielt die Faszien ansteuern, sind entsprechend gekennzeichnet.

8 Welche Tapes bei welchen Beschwerden?

21 Was Sie über Taping wissen sollten

- 22 Was ist Taping?
- 27 Wie wirkt Taping?
- 33 Die Grundlagen des Kinematic Tapings®
- 36 Wie funktioniert Taping?
- 41 Welche Rolle spielt die Farbe?
- 47 Tapes vorbereiten und anlegen – so geht's

61 Alle Tape-Anlagen von Kopf bis Fuß

- 62 LY-Tape: Lymphtape
- 64 H1-Tape: Hämatom (Bluterguss)
- 66 H2-Tape: Hämatom (Bluterguss)
- 68 S3-Tape: Schmerz, allgemein
- 70 N1-Tape: frische Narbe
- 72 N2-Tape: alte, verklebte Narbe
- 74 L1-Tape: Längsgewölbe des Fußes
- 76 Q2-Tape: Quergewölbe des Fußes
- 78 G2-Tape: schiefer Großzeh
- 82 S7-Tape: Sprunggelenk
- 84 S8-Tape: Sprunggelenk-Bandhaft
- 86 A1-Tape: Achillessehne, Wade
- 88 F4-Tape: Fußsohle
- 90 S1-Tape: hinterer Schienbeinmuskel
- 92 S2-Tape: vorderer Schienbeinmuskel
- 94 U5-Tape: Unterschenkelmuskeln
- 96 K6-Tape: Kniegelenk, Beugung
- 98 K7-Tape: Kniegelenk, Streckung

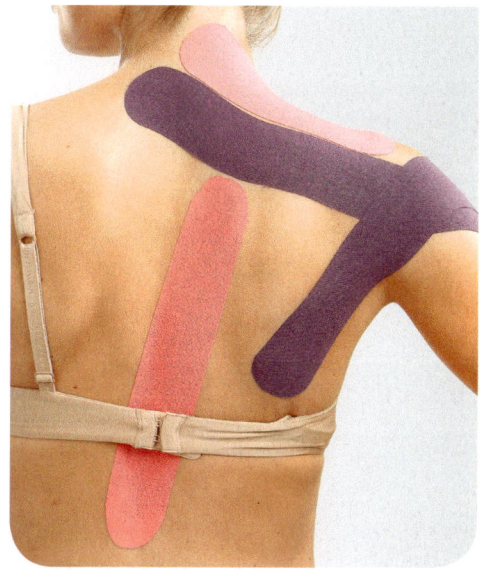

Einfache Anwendung

Das Gute am Taping ist, dass man es selbstständig anwenden kann. Egal, ob Sie mit dem Knöchel umknicken, unter Menstruationsbeschwerden leiden, Hexenschuss oder einen Tennisarm haben, Knie- oder Hüftschmerzen, mit einer Rolle Tape können Sie sich selbst helfen. – Dieses Buch macht Sie mit 80 Tape-Anlagen für die unterschiedlichsten Beschwerden vertraut. Alles wird Schritt für Schritt und mit Fotos erklärt.

100	K8-Tape:	Kniegelenk, Außendrehung
102	K9-Tape:	Kniegelenk, Innendrehung
104	K10-Tape:	Knie, Innenband
106	S4-Tape:	Schneidersitzmuskel
108	Q1-Tape:	Quadrizeps
110	P1-Tape:	Patella, oben
112	P2-Tape:	Patella, unten
114	P3-Tape:	Patella, innen
116	P4-Tape:	Patella, außen
118	O1-Tape:	Oberschenkel, außen
120	O1-Tape:	Oberschenkel, außen Teil 2
122	O1-Tape:	Oberschenkel, außen Teil 3
124	I2-Tape:	Ischios
126	I1-Tape:	Ischias-Nerv
128	A2-Tape:	Adduktoren
130	H6-Tape:	Hüftbeuger
132	H7-Tape:	Hüftgelenk
136	G1-Tape:	Gesäßmuskeln
138	B6-Tape:	Beckenboden
140	K12-Tape:	Kreuzbein
142	B4-Tape:	Unterbauch
144	B3-Tape:	Oberbauch
146	L2-Tape:	Lendenwirbelsäule
148	L3-Tape:	Lendenwirbelsäule
150	L4-Tape:	Lendenwirbelsäule, schräg
152	L5-Tape:	Lendenwirbelsäule und Becken, schräg
154	B5-Tape:	Beckenaufrichtung
156	B2-Tape:	schräge Bauchmuskeln
158	Q3-Tape:	Bauchmuskeln, quer
160	B1-Tape:	gerade Bauchmuskeln
162	B8-Tape:	Brustwirbelsäule
164	Z1-Tape:	Zwerchfell/Diaphragma
166	A3-Tape:	Atemnot
168	R1-Tape:	Rippen
170	D1-Tape:	Daumengrundgelenk
172	D2-Tape:	Daumensattelgelenk
174	D3-Tape:	Daumensehnen
176	F2-Tape:	Fingergelenk
178	F1-Tape:	Fingerbeuger
180	F3-Tape:	Fingerstrecker
182	H5-Tape:	Handgelenk

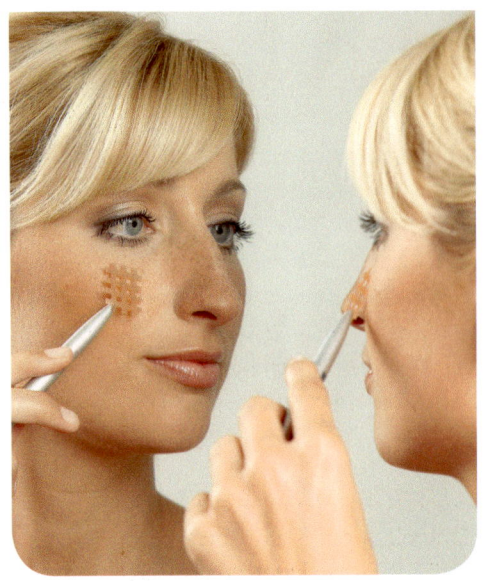

Sonderpunkte behandeln

Zusätzlich zu den Tapes stellen wir Ihnen kleine Gitter- und Magnetpflaster vor, die zum Beispiel im Gesicht eingesetzt werden können. Die punktuelle Behandlung ist bei Schmerz- oder Triggerpunkten angezeigt und auch Akupunkturpunkte lassen sich so behandeln. Häufig ist eine Kombination von kleinen und normalen Tapes sinnvoll, z. B. bei Kopfschmerzen.

184	E1-Tape:	Ellbogen, Beugung
186	R4-Tape:	Rückseite des Arms
188	E2-Tape:	Ellbogen, Streckung
190	U1-Tape:	Unterarmbeuger
192	U4-Tape:	Unterarmstrecker
194	U2-Tape:	Unterarmdrehung
196	U3-Tape:	Unterarmdrehung
198	M1-Tape:	Mittelarmnerv
200	S6-Tape:	Schultergelenk
202	R2-Tape:	Rotatoren-Manschette
204	R3-Tape:	Rotatoren-Manschette
206	S5-Tape:	Schulterblatt
208	K2-Tape:	Kapuzenmuskel, Mitte
210	K123-Tape:	Kapuzenmuskel, vollständig
214	K3-Tape:	Kapuzenmuskel, unten
216	D4-Tape:	Deltamuskel
218	B9-Tape:	Brustmuskeln
220	H3-Tape:	Halswirbelsäulen-Beugung und Streckung
222	K1-Tape:	Kapuzenmuskel, oben
224	K1-Tape:	Kapuzenmuskel, oben, 2. Variante
226	H4-Tape:	Halswirbelsäule
228	R5-Tape:	Der gesamte Rücken
230	K11-Tape:	Kopfschmerzen
232	E3-Tape:	erste Rippe
234	B7-Tape:	Brachialis-Nerven
236	H4bis-Tape:	Halswirbelsäule
238	M2-Tape:	Mundboden, Hals
240	K4-Tape:	Kaumuskeln
242	K5-Tape:	Kiefergelenk
244	T1-Tape:	Trigeminus-Nerv
246	N3-Tape:	Nase und Nasennebenhöhlen

249 Sonderpunkte kleben

250 **Magnet-, Gitterpflaster & Co.**

266 **Service**

Liebe Leserin, lieber Leser,

nun liegt bereits die zweite Auflage unseres Taping-Selbsthilfebuchs vor – der große Erfolg und die vielen positiven Rückmeldungen freuen uns sehr und zeigen: ja, Taping hilft! (Wenn die Tape-Anlage präzise appliziert wird und die Anzeige stimmt.)

Seit der ersten Auflage hat sich vieles geändert. Taping hat sich dauerhaft etabliert, im Sport und im Alltag. Taperollen gibt es nun tatsächlich, wie vorhersagt, im Supermarkt zu kaufen. Die Entwicklung der Anlagen ist für die Kenner bei Sportsendungen im Fernsehen sogar gut sichtbar. Demnach gibt es inzwischen auch vermehrt skeptische Stimmen gegenüber den herkömmlichen elastischen Tapes, wofür, wie fast 20 systematischen Literaturanalysen konkludiert haben, tatsächlich die wissenschaftliche Evidenz fehlt. Bessere Studienentwürfe und neue Tape-Anlagen waren und bleiben die Antwort. Unsere Tape-Anlagen stützen sich konsequent auf aktuelle mechanische, neurophysiologische und therapeutische Erkenntnisse. In verschiedenen Ländern dieser Welt, in Deutschland wie in Chile, in Korea und in der Türkei, ist die Wirksamkeit von einigen unseren Anlagen bereits nachgewiesen. Wir unterrichten mit Taping-Lehrerteams inzwischen auf vier Kontinenten und in zehn Sprachen. Die Betreuung von Sportlern wie auch der Unterricht hat uns und unser Taping-Konzept zum südlichen Afrika, inkl. Swaziland und Zimbabwe, zum nahen, mittleren und fernen Osten (wie Libanon, Iran, Thailand, Süd- und Nordkorea, Japan), nach Nord- und Südamerika (Chile, Peru, Argentinien, Kolumbien) gebracht. Unser Buch ist in acht Sprachen erhältlich. An mehreren Universitäten untersuchen Studenten unsere Tape-Anlagen.

Diese zweite Ausgabe ist um 16 Tape-Anlagen erweitert worden. Das anatomische und funktionelle Wissen über Faszien hat sich enorm entwickelt. Die Behandlung von Faszien hat an Bedeutung gewonnen. Neu entwickelte Faszien-Tapes, Tapes bei diagnostizierten Faszienproblemen und nach erfolgreichen Faszienbehandlungen, können zum anhaltenden Effekt dieser Therapie beitragen.

Wir wünschen Ihnen viel Spaß und Erfolg beim Tapen,

Karin Sertel und John Langendoen, im Sommer 2016.

Welche Tapes bei welchen Beschwerden?

Um das richtige Tape für Ihr Beschwerdebild zu finden, könnten Sie direkt im zweiten Teil bei den Tape-Anlagen für den entsprechenden Körperteil nachlesen oder Sie schauen zunächst in die folgende Tabelle, die eine Übersicht der häufigsten Beschwerden und der dazugehörigen Tape-Optionen gibt.

Die erste Tabelle nennt häufige Beschwerdebilder oder Anwendungsbereiche in alphabetischer Reihenfolge und die dafür geeigneten Tapes. Die Tapes sind mit einem Kürzel aus Buchstabe und Ziffer versehen. In der zweiten Tabelle sind die Tapekürzel alphabetisch gelistet. Dann folgen der Anwendungsbereich – z. B. Achillessehne – oder die Indikation – z. B. Atemnot – sowie die Kombinierbarkeit mit weiteren Tapes. Tapes, die mit einem Kreis versehen sind, sind Faszien-Tapes.

Tape-Kombinationen. Durch die Tape-Kombinationsmöglichkeiten werden die Anwendungsoptionen noch erheblich erweitert. Zunächst ist es sicherlich sinnvoll, die Einzel-Tape-Anlagen anzuwenden, wie sie im zweiten Buchteil beschrieben werden. Mit zunehmender Erfahrung werden Sie auch von den Kombinationsmöglichkeiten Gebrauch machen können, mit der sich die Spezifität und Wirksamkeit einer Tape-Anlage häufig noch erhöhen lässt. Angaben zu Kombinationsmöglichkeiten finden Sie sowohl bei der Beschreibung der jeweiligen Tape-Anlagen (Kombi-Tapes = Auswahl häufig verwendeter, besonders effektiver Kombination) als auch in der folgenden Tabelle, in der alle möglichen Kombinationen genannt werden. Lassen Sie sich im Zweifel von einem erfahrenen Taping-Therapeuten beraten, um die Tape-Anlagen/-Kombinationen zu finden, die am besten passen.

Beschreibung der Tape-Anlagen. Im zweiten Buchteil finden Sie die Beschreibung der einzelnen Tape-Anlagen, und zwar nach Körperregionen gegliedert:

- Zuerst werden die Basis-Tape-Anlagen, die unabhängig von einer Körperregion sind, beschrieben. Das sind lymphatisch wirkende Tape-Anlagen, Tapes bei Blutergüssen (Hämatomen) in Weichteilen, allgemeine Schmerztapes und Narbentapes. Die meisten dieser Tapes sind einfach und ohne Zug anzulegen und werden möglicherweise häufig von Ihnen angewendet. Ein idealer Einstieg zum Selbst-Tapen.
- Dann folgen die Körperregionen: zunächst Fuß und Unterschenkel
- dann Knie und Oberschenkel
- Becken und Hüfte
- Brust, Bauch und Rücken
- Hand und Finger
- Ellbogen und Unterarm
- Schultergürtel
- Halswirbelsäule und Kopf

Im anschließenden Kapitel folgen die Sonderpunkte, das sind Schmerz-, Trigger- oder Akupunkturpunkte, die mit kleinen Tapes (z. B. Gitter- oder Magnettapes) versorgt werden können.

Beschwerdebilder (alphabetisch) und geeignete Tapes.

A–Z	andere Bezeichnung/Beispiele	geeignete Tapes
A		
Achillessehnenreizung		A1, F4, L1
Adduktorenverspannung	Leistenschmerz	A2, B5, H6, S4
Arthrose	Daumengelenk Handgelenk Hüftgelenk Kniegelenk	D1, D2 H5, LY B5, G1, H6, H7, S4 I2, K6, K7, K8, K9, Q1, LY, O1, S4
Atemnot		A3, B9, K1, Z1
B		
Ballenfuß	Hallux valgus	G2, L1, Q2
Bänderdehnung, Sprunggelenk, außen		S7, U5, LY
Bänderdehnung, Knie, innen		K9, K10, S4, LY
Bandscheibe, Halswirbelsäule		B7, E3, H3, H4, K1, LY
Bandscheibe, Lendenwirbelsäule		B5, L2, L3, S3, Z1
Bauchmuskeln, gerade		B1, B5, Z1
Bauchmuskeln, schräge		B2, B5
Bauchschmerz		B3, B4, K12, Z1
Beinschmerz, hinten		I1, I2
Bizepsmuskel, -sehne	Ellbogenbeuger	E1, E2
Blähungen		B3, B4, K12, Z1
Bluterguss	Hämatom	H1, H2, LY, S3, Z1
Bronchitis		A3, B9, K1, Z1
Brustkorb		A3, B8, B9, Z1
Brustmuskel		B8, B9, K2
Brustwirbelsäule		B8, K2, K3, Z1
Bruxismus	Zähneknirschen	K4, M2
D		
Daumengrund- und -sattelgelenkarthrose		D1, D2
Daumen, Schnappdaumen		D1, F2

A–Z	andere Bezeichnung/Beispiele	geeignete Tapes
Daumensehnenreizung		D3, LY
Diaphragma	Zwerchfell	Z1
Deltamuskel		D4, K1, R2, S6
E		
Ellbogenschmerz, beim Beugen		E1
Ellbogenschmerz, beim Strecken		E2
Ellbogenbeuger (Bizeps)		E2
Ellbogenstrecker (Trizeps)		E1
F		
Fersensporn		A1, F4, L1
Fußschmerz		A1, F4, L1, LY, Q2, S1
Fingerbeuger		F1, U4
Fingerstrecker		F3, U1
Fingergelenkschmerz		F2, LY
Frozen Shoulder	Schultersteife	K1, B9, D4, R2, R3, S6
Fußballenschmerz	Hallux valgus	F4, G2, L1, Q2, S1
Fehlhaltung	Haltungsschwäche	B5, B8, H3, K2, K3, L3, Z1
Fibromyalgie		B5, LY, S3, Z1
Fußsohlenschmerz		F4, G2, L1, LY, S1
Fußquergewölbe		L1, Q2
G		
Gelenkerguss und Gelenkschmerz	Ellbogengelenk Handgelenk Hüftgelenk Kniegelenk Schultergelenk	E1, E2, LY H5, LY A2, H6, H7, LY I2, K6, K7, K8, K9, LY, S4, Q1 B9, K1, R2, R3, S5, S6
Gelenkverstauchung	Sprunggelenk	S7, U5, LY
Gesäßmuskelschwäche		B5, G1, I2
Gesäßschmerz		B5, G1, I1, L2, S3
Gesichtsschmerz, -nerv	Trigeminusnerv	T1, K4, H3, LY
Golferellbogen		U1, U2
Gonarthrose	Kniegelenkschmerz	I2, K6, K7, K8, K9, Q1, S4, LY

A–Z	andere Bezeichnung/Beispiele	geeignete Tapes
H		
Hämatom		H1, H2, LY, S3
Hallux valgus		G2, L1, Q2, S1
Halswirbelsäule		H3, H4, K1, K2, B7, B8, S5
Haltungsschwäche		B5, B8, H3, L3, K2, K3, Z1
Hamstrings	ischiokrurale Muskeln	B5, I2
Handgelenk		H5
Handgelenkbeuger		F1, U4
Handgelenkstrecker		F3, U1
Hexenschuss		S3, L2, L3, B5, B8, Z1
Hüftanspreizmuskeln	Adduktoren	A2, B5, S4, H6
Hüftbeschwerden		A2, B5, G1, H6, H7, S4
Hüftbeuger		A2, B5, G1, H6, S4
HWS-Schmerz		H3, H4, K1, K2, B8, S5
I, J		
Iliopsoasmuskel	Hüftbeuger	A2, B5, G1, H6, S4
Inkontinenz		B4, B5, B6, K12
Ischias		B5, L2, L3, I1
ischiokrurale Muskeln, Ischios		B5, I2
K		
Kapuzenmuskel		K1, K2, K3
Karpaltunnel		H5, M1, U2, LY
Karpaltunnel-Syndrom	Carpaltunnel	H5, M1, U2
Kaumuskelschmerz		H3, H4, K4, M2, T1
Kiefergelenkschmerz		H3, K5
Kniebeschwerden beim Beugen		K6, K9, P1–4, Q1, S1, S4
Kniebeschwerden beim Strecken		I2, K7, K9, P1–4, Q1
Kniescheibenbeschwerden		K9, P1–4, Q1, S1, S4, U5
Kniescheibenspitzen-Syndrom		L1, P2, Q1, S1, S4, U5
Kontusionen	Hämatom	H1, H2, LY
Kopfschmerz		K11, E3, H3, H4, K1, LY

A–Z	andere Bezeichnung/Beispiele	geeignete Tapes
Koxarthrose	Arthrose, Hüftbeschwerden	B5, G1, H6, H7, S3, S4
kraniomandibuläre Dysfunktion	Kiefergelenk, Kaumuskeln, Trigeminus-Nerv	H3, H4, K1, K4, K5, T1
Kreuzbein		B5, K12, L2, S3
Kreuzbandplastik, vordere		I2, K6–9, S1, S4
Kreuzdarmbeingelenk		B5, G1, I2, S3
Kreuzschmerzen	Rückenbeschwerden	B5, L2, L3, S3, Z1
L		
Leistenschmerz		A2, B5, G1, H6, S4
Lendenwirbelsäule, Schmerzen		B5, L2, L3, S3, Z1
Lymphödem		LY
Lymphtapes	z. B. Sprunggelenk, Kniegelenk	LY, S4, Z1
M		
Massetermuskel	Kaumuskel	K4, T1
Mausarm	Tennisarm	B8, E3, H3, K1, K2, U3, U4
Menstruationsschmerz	Regelschmerz	B4, K12, LY, Z1
Migräne		A3, E3, H3, H4, K1, LY, Z1
Morbus Sudeck		B8, E3, H3, H5, K1, K2, LY, L3, Z1
Muskelkater		A1, I2, LY, Q1, Z1
Muskelprellung		H1, H2, LY, S3, Z1
Muskelschmerz		A1, E1, E2, H3, I2, K1, LY, Q1, U1, U4, Z1
Muskelschwund	z. B. Wadenmuskeln Gesäß Quadrizeps	A1 G1 Q1
Muskelverspannung	Ischios Kapuzenmuskel Unterarmstrecker	I2 K1 U1, U4
N		
Nackenschmerz	Halswirbelsäule	B8, E3, H3, H4, K1, S5
Nacken-Schulter-Arm-Syndrom		B7, B8, E3, H3, H4, LY
Narben, alte, verklebte		N2

A–Z	andere Bezeichnung/Beispiele	geeignete Tapes
Narben, frische		N1
Nasenverstopfung		N3
Nebenhöhle		N3
Nervenentzündung und Nervenschmerz	Ischias Nacken-Schulter-Arm-Syndrom Trigeminus	B5, L2, L3, I1 B7, B8, E3, H3, H4, M1 LY, T1
O		
Oberarmschmerz, vorne	Ellbogenbeuger	E1, E2
Oberschenkelmuskeln, vordere	Quadrizeps	P1–4, Q1
Oberschenkelmuskeln, hintere	Ischios	I2
Oberschenkelmuskeln, innere	Leistenschmerz	A2, H6, S4
Oberschenkelmuskeln, äußere		G1, O1
Ohrgeräusche		E3, H3, H4, K1, T1
Osteoporose	Brustwirbelsäule	B5, B8, H3, K2, K3, L3, S3
P		
Patellaspitzen-Syndrom		L1, P2, Q1, S1, S4, U5
Plattfuß	Senkfuß	F4, L1, Q2, S1
prämenstruelles Syndrom		B4, K12, LY, Z1
Prellung	Hämatom	H1, H2, LY, S3, Z1
Psoasmuskel	Hüftbeuger	A2, B5, G1, H6, H7, S4
Q		
Quadrizeps		Q1, P1–4
Quergewölbe, Fuß		L1, G2, Q2
Quervain-Krankheit	Daumensehnenreizung	D3, LY
R		
Regelschmerz		B4, K12, LY, Z1
Restless Legs		B5, B8, I1, L2, L3
Rheuma, Gelenke		H7, K6–9, S3, S6, LY
Rheuma, Weichteile		A1, E1, E2, I2, K1, Q1, U1, U4, LY
Rippenprellung		H1, LY, R1, S3

A–Z	andere Bezeichnung/Beispiele	geeignete Tapes
Rotatoren-Manschette		B9, D4, K1, R2, R3, S6
Rückenbeschwerden		B5, B8, H6, L2, L3, S3, Z1
Rundrücken		B5, B8, B9, H3, K2, K3, Z1
S		
Sartoriusmuskel	Schneidersitzmuskel	S4
Scheuermann-Krankheit		B5, B8, H3, L3, Z1, K2, K3
Schleimbeutelentzündung	z. B. Schulter, Knie	K1, B9, LY, R2, R3, S6 LY, P2, U5
Schleudertrauma		E3, H3, H4, K1, LY
Schnappdaumen		D1, F2
Schneidersitzmuskel		S4
Schulterblatt		S5
Schultergelenkeinklemmung		D4, K1, K3, R2, R3, S5
Schulterschmerz		B7, B9, D4, E3, H3, K1-3, R2, R3, S5, S6
Schultersteife		D4, K1, S6
Schwangerschaft, Wirbelsäulenbeschwerden		B5, B6, B8, K12
Schwellung	Hämatom Lymphödem	H1, H2 LY, S3, Z1
Schwindel		E3, H3, H4, K1, LY
Sehnenscheidenentzündung, Daumen		D3, LY
Senkfuß		L1, F4, S1
Spannungskopfschmerz		A3, B8, E3, H3, H4, K1, LY
Spreizfuß		L1, Q2, G2
Sprunggelenk		S7, U5
Sudeck, Morbus		B8, E3, H3, H5, K1, K2, LY
T		
Tennisarm oder Tennisellbogen		E3, H3, U3, U4
thorakale Austrittsstelle, Syndrom	TOS	B7, E3, H3, K1, S5

A–Z	andere Bezeichnung/Beispiele	geeignete Tapes
Tinnitus	Ohrgeräusche	E3, H3, H4, K1, T1
Trigeminus-Nerv		H3, K4, LY, T1
U		
Unterarmmuskelschmerz, Außenseite		U3, U4
Unterarmmuskelschmerz, Innenseite		B7, E3, M1, U1, U2
Unterschenkelmuskeln, vordere		S2
Unterschenkelmuskeln, hintere		S1
Unterschenkelmuskeln, äußere		U5
V		
vierköpfiger, vorderer Oberschenkelmuskel	Quadrizeps	P1–4, Q1
W		
Wadenkrampf, -muskel, -schmerz		A1, B5, B8, LY, S4, U5
Wasser in den Beinen	Lymphödem	LY, S3, Z1
Wirbelsäulenstrecker		B5, B8, L2, L3
X, Y, Z		
Zahnbehandlung, Schmerz nach		LY
Zähneknirschen		H4, K4
Zwerchfell		Z1

Alle Tape-Anlagen (alphabetisch), ihre Anwendungsgebiete und Kombinationsmöglichkeiten

Tapekürzel	Anwendungsbereich, Indikation	kombinierbar mit	Seite
A			
A1	Achillessehne, Wade	F4, I2, L1	86
A2	Adduktoren	B5, (H6), S4	128
(A3)	Atemnot	B9, K1, LY, (Z1)	166
B			
(B1)	Bauchmuskeln, gerade	B5	160
(B2)	Bauchmuskeln, schräge	B5, (L3)	156
B3	Bauch, oberer	(Z1)	144
B4	Bauch, unterer	K12	142
B5	Beckenaufrichtung	A2, (B1), (B2), B6, B8, L2, (L3), (O1), (Z1)	154
B6	Beckenboden	B5, K12, (Z1)	138
(B7)	Brachialis-Nerven	E3, H3, (H4), K1	234
B8	Brustwirbelsäule	B5, H3, (H4), K2, L2, (L3), (Z1)	162
B9	Brustmuskeln	B8, K2, K3, S6	218
D			
D1	Daumengrundgelenk	LY	170
D2	Daumensattelgelenk	LY	172
D3	Daumensehnen	LY	174
D4	Deltamuskel	B9, K1, R2, S6	216
E			
E1	Ellbogen, Beugung		184
E2	Ellbogen, Streckung	H3, E3	188
E3	erste Rippe	(A3), B7, H3, (H4), K1	232
F			
F1	Fingerbeuger (und Handbeuger)	LY, (U4)	178
F2	Fingergelenk	LY	176
F3	Fingerstrecker (und Handstrecker)	LY, (U1)	180
F4	Fußsohle	A1, L1, Q2	88

Tapekürzel	Anwendungsbereich, Indikation	kombinierbar mit	Seite
G			
G1	Gesäßmuskel	B5, O1, S4	136
G2	Großzeh, schiefer (Hallux valgus)	F4, L1, Q2	78
H			
H1	Hämatom, klein	LY	64
H2	Hämatom, längs	LY	66
H3	Halswirbelsäule, hintere	B7, H4, K1	220
H4	Halswirbelsäule, vordere	B7, E3, H3	226
H4bis	Halswirbelsäule		236
H5	Handgelenk	M1	182
H6	Hüftbeuger	A2, B5, G1, S4	130
H7	Hüftgelenk	B5, H6, G1	132
I			
I1	Ischias-Nerv	B5, L2, L3	126
I2	Ischios	B5, K9, S4	124
K			
K1	Kapuzenmuskel, oben	E3, H3, H4, K2, K3	222 ff.
K2	Kapuzenmuskel, Mitte	E3, H3, K1, K3	208
K3	Kapuzenmuskel, unten	E3, H3, K1	214
K4	Kaumuskeln	H3, H4, T1	240
K5	Kiefergelenk	H3, H4, LY	242
K6	Kniegelenk, Beugung	K8, K9, LY	96
K7	Kniegelenk, Streckung	I2, LY, S4	98
K8	Kniegelenk, Außendrehung	K9, LY	100
K9	Kniegelenk, Innendrehung	I2, K8, K10, LY, S4	102
K10	Knie, Innenband	K9, LY, S4	104
K11	Kopfschmerz	A3, H3, H4, K1, LY	230
K12	Kreuzbein	B3, B4, B5, B6, L2, L3	140
K123	Kapuzenmuskel, vollständig	B8, B5, U4	210
L			
L1	Längsgewölbe, Fuß	F4, G2, Q2	74

Tapekürzel	Anwendungsbereich, Indikation	kombinierbar mit	Seite
L2	Lendenwirbelsäule, Beugung	B5, L3	146
L3	Lendenwirbelsäule, Streckung	B2, B5, L2	148
L4	Lendenwirbelsäule, schräg	B2	150
L5	Lendenwirbelsäule und Becken, schräg	G1, H6, L2, B5	152
LY	Lymphtapes	H1, H2, Z1	62
M			
M1	Mittelarmnerv (Medianus)	E3, H5, H3, H4, K1	198
M2	Mundboden, Hals	E3, H3, H4, K1, K4	238
N			
N1	Narben, frische	LY	70
N2	Narben, alte	LY	72
N3	Nase, Nasennebenhöhlen	LY	246
O			
O1	Oberschenkel, außen	B5, G1, S2, S3, U5	118 ff.
P			
P1	Patella (Kniescheibe), oben	I2	110
P2	Patella (Kniescheibe), unten	I2	112
P3	Patella (Kniescheibe), innen	A2, S4	114
P4	Patella (Kniescheibe), außen	O1	116
Q			
Q1	Quadrizeps	S4	108
Q2	Quergewölbe, Fuß	L1, G2	76
Q3	Bauchmuskeln, quer	B5	158
R			
R1	Rippen	LY	168
R2	Rotatoren-Manschette, Außendrehung	K1, K3, S6, B8	202
R3	Rotatoren-Manschette, Innendrehung	K1, S6	204
R4	Rückseite des Arms		186

Tapekürzel	Anwendungsbereich, Indikation	kombinierbar mit	Seite
R5	Der gesamte Rücken		228
S			
S1	Schienbeinmuskel, hinterer	L1, S2, U5	90
S2	Schienbeinmuskel, vorderer	K8, S1	92
S3	Schmerz, allgemein	LY	68
S4	Schneidersitzmuskel	A2, B5, G1, K9, K10, I2	106
S5	Schulterblatt	B8, H3, K1, K3, S6	206
S6	Schultergelenk	D4, K1, R2, R3	200
S7	Sprunggelenk	LY, U5	82
S8	Sprunggelenk, Syndesmosis-Läsion	LY, S1, U5	84
T			
T1	Trigeminus-Nerv	H3, H4, K4, K5, LY, N3	244
U			
U1	Unterarmbeuger	U2	190
U2	Unterarmdrehung, nach außen	U1, H5, M1	194
U3	Unterarmdrehung, nach innen	U4	196
U4	Unterarmstrecker	U3	192
U5	Unterschenkelmuskeln, äußere	S1, S7	94
Z			
Z1	Zwerchfell (Diaphragma)	A3, B5, B6, B8, K11, L2, L3, LY	164

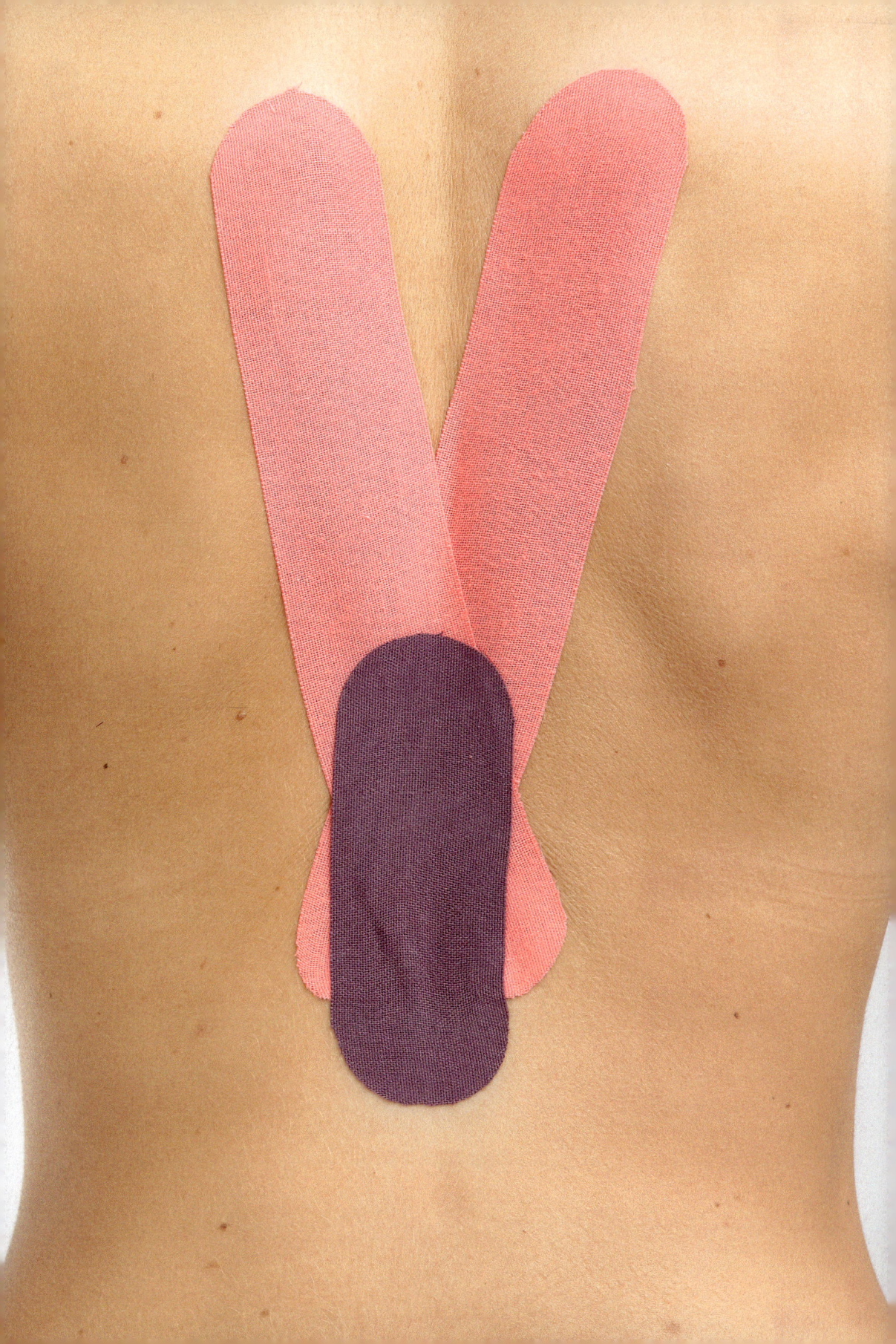

Was Sie über Taping wissen sollten

Auch wenn es sich um ein Praxisbuch handelt und Sie vor allem wissen wollen, wie Sie sich selbst tapen können, machen ein wenig Theorie und Hintergrundwissen Sinn.

Was ist Taping?

Das elastische Tapen kommt ursprünglich aus Japan und hat sich von dort zunächst in den USA ausgebreitet, bevor die Taping-Welle auch nach Deutschland rollte.

In Sportsendungen, bei sportlichen Wettkämpfen, beim Joggen und mittlerweile auch schon im Supermarkt sieht man bunt beklebte Menschen. Möglicherweise gehören Sie schon zur „Tape-Gemeinde" dazu oder werden bald dazugehören. Für diejenigen, die es lieber dezenter oder unauffällig haben, sei gesagt, dass es auch hautfarbene, weiße und schwarze Tapes gibt. Was genau bedeutet denn eigentlich „Taping"? Unter Taping versteht man das Anlegen von selbstklebenden Bändern (englisch „tape"). Dabei werden die Tapes direkt auf die Haut geklebt. Es gibt sowohl nicht dehnbare als auch elastische Tapes.

WICHTIG Die Wirkungen und Arbeitsweisen mit den beiden Tape-Arten sind unterschiedlich. In diesem Buch geht es grundsätzlich um die Arbeit mit elastischen Tapes. Auch wenn wir meist nur „Tape" schreiben, meinen wir die dehnbare Tape-Variante.

Wobei können Tape-Anlagen Ihnen helfen, wofür können Sie sie gebrauchen? Ein wichtiger Effekt ist die Verminderung von Schmerzen. Wenn man weniger Schmerzen hat, kann man sich wieder besser bewegen, was wiederum den Schmerz weiter reduziert. Schmerz ist eines der Leitsymptome für die Tape-Anwendung. Das heißt, wenn ich irgendwo Schmerzen habe, könnte das ein möglicher Einsatzbereich für das Taping sein. Tatsächlich haben viele Menschen, die auf Taping zurückgreifen, Schmerzen, die sie lindern möchten. Dabei können diese Schmerzen unterschiedliche Ursachen haben, wie Muskelkater, Muskelverletzungen (Prellung, Faserriss), Schwellungen, steife Gelenke oder verklebte Narben.

Weniger Schmerz, bessere Beweglichkeit

Ein häufiges und sehr eindrucksvolles Praxisbeispiel für die gute Tape-Wirkung bei Schmerzen aufgrund einer Verletzung ist ein verstauchter Knöchel. Nach der Anlage des Tapes kann der Betroffene sofort wieder relativ normal gehen. Denn die schmerzhaften Bewegungsrichtungen lassen sich durch das Taping verhindern. Das betroffene Gelenk erhält gezielte Führung und Stütze, wodurch das Umknicken vermieden wird. Die schmerzfreien Fußbewegungen beim Laufen werden jedoch nicht behindert. Nach diesem Prinzip lassen sich alle Körperteile tapen, bei denen verletzte Strukturen unterstützt und stabilisiert werden müssen. Mit Taping lässt sich verletztes Gewebe schützen, ohne die Beweglichkeit des Körpers einzuschränken.

Ein weiteres gutes Einsatzgebiet für Tapes sind Muskelverspannungen. Viele Menschen leiden unter schmerzhaften Nacken-, Schulter- oder Rückenmuskelverspannungen. Auch hier gilt wieder das Prinzip, dass die Tapes die schmerzfreie Beweglichkeit erhöhen. In diesem Falle wird mithilfe der Tapes die Muskelspannung so verändert, dass man sich schmerzfreier bewegen kann. Ist es beispielsweise die verkrampfte Rückenmuskulatur, die einen daran hindert, sich zu bücken, führt das Tapen dieser Muskeln dazu, dass sich die Muskulatur entspannt. Beim Vorbeugen spürt man einen Gegenzug des Tapes, was zur Entspannung der Muskeln und zur Schmerzlinderung führt. Dieser Effekt ist meist sofort nach der Anlage des Tapes sichtbar und messbar; man kommt beispielsweise beim Bücken mit den Fingern näher zum Boden als zuvor.

Beim Tapen geht es oft um die Beziehung zwischen Schmerz und Bewegung – also weniger Schmerzen zu verspüren und damit mehr Bewegung zu ermöglichen. Häufig ist es so, dass Bewegungen die Schmerzen lindern könnten. Jedoch bewegen sich die meisten Menschen, wenn sie Schmerzen haben, eher nicht. Sie halten den betroffenen Körperteil als Schutzmaßnahme still, damit die Schmerzen nicht stärker werden. Es ist aber durchaus empfehlenswert auszuprobieren, welche Bewegungen schmerzfrei möglich sind und bei welchen schmerzhaften Bewegungen der Schmerz durch mehrmaliges Wiederholen abnimmt. Schmerzen durch Bewegung zu therapieren – passiv oder aktiv – ist eine Hauptaufgabe von uns Physiotherapeuten.

Viele Menschen kennen Rückenschmerzen aus eigener Erfahrung; 80 % leiden ein- oder mehrmals im Leben darunter. Schmerzen in der unteren Lendenwirbelsäule sind häufig so stark, dass man sich am liebsten gar nicht mehr bewegen möchte. Die Angst vor dem starken, einschießenden Schmerz zwingt einen geradezu zum Ruhighalten. Man möchte einfach nur noch liegen. Das weiß ich, Karin Sertel, leider aus eigener Erfahrung. Eine entsprechende Tape-Anlage auf Lendenwirbelsäule und Becken, gibt mir das Gefühl von Halt und Bewegungsführung. Somit traue ich mich wieder mehr zu bewegen und kann meinen Alltag besser meistern. Ich lasse das Tape bis zu einer Woche dran.

Bei Problemen mit der Lendenwirbelsäule, z. B. bei einem Bandscheibenvorfall, kann Taping dabei helfen, möglichst rasch wieder beweglich zu werden. Heute weiß man, dass gezieltes Bewegen bei diesen Diagnosen das A und O ist. Früher hat man Betroffenen geraten, sich hinzulegen und zu schonen.

WICHTIG In vielen Fällen ist die Bewegung die eigentliche Medizin bzw. Therapie. Taping ist also kein Ersatz für Bewegung. Es ist vielmehr ein Hilfsmittel, das einerseits Bewegung gezielt begrenzt und schmerzhafte Bewegung verhindert und andererseits die Bewegung verändert, fördert und Schmerzen lindert.

Vielseitige Einsatzmöglichkeiten

Bei arthrotischen Gelenkveränderungen, die zu schmerzhaften Bewegungseinschränkungen führen, kann Taping in jedem Stadium hilfreich sein. Wenn zum Beispiel bei Arthrose im Sattelgelenk des Daumens das Abspreizen bei alltäglichen Bewegungen wehtut, wie z. B. eine Flasche greifen, eine Dose öffnen oder einen Putzlappen auswringen, kann dieses Gelenk gezielt getapet werden. Das Eintapen begrenzt die schmerzhafte Bewegung und fördert das schmerzfreie Bewegungsausmaß.

Gelenkverschleiß. Oft ist es auch so, dass Patienten mit Gelenkverschleiß abends nach der Arbeit, wenn sie zur Ruhe kommen, Schmerzen empfinden. Auch dies lässt sich durch Tapen verbessern, indem die Alltagsbelastung schonender auf das Gelenk übertragen wird. Das Tape vermindert das Muskelungleichgewicht bzw. die veränderte Gelenkstellung. Am praktischen Beispiel wird es deutlich. Schmerzen im Kniegelenk unter Belastung: Die Belastung des Knies bei wiederholtem Treppenlaufen, Hinsetzen, Aufstehen und In-die-Hocke-Gehen ist besser erträglich, wenn ein Tape die Drehstellung des Unterschenkels gegenüber dem Oberschenkel verändert. Alle Gelenke und Wirbel, die von Arthrose oder Entzündungen betroffen sind, können getapet werden.

Verspannungen. Verspannte Muskeln könnten mit Taping, vor allem aber durch Üben mit Tape, schneller lockerer und flexibler werden. Verspannte Muskeln an der Rückseite des Oberschenkels („Ischios") sind verletzungsanfälliger bei Sportlern, wie Fußballspielern, bzw. spielen häufig eine Rolle bei Lendenwirbelsäulenbeschwerden.

Im Gegenzug können schwache Muskeln mit Tape besser trainiert werden, wie z. B. der vierköpfige vordere Oberschenkelmuskel („Quadrizeps") nach einer Kreuzbandoperation. Muskelverspannungen können auch bei Nervenschmerzen wie Ischias auftreten. Lange Tapes, die über zwei Gelenke angelegt werden, können diese Schmerzen lindern und die Muskeln entspannen.

Kopfschmerzen. Viele Menschen leiden regelmäßig unter Kopfschmerzen. Es gibt 14 verschiedene Hauptarten von Kopfschmerzen mit vielen Untergliederungen. Einige davon, z. B. haltungs- und wirbelsäulenbedingte Typen, die durch anhaltende Fehlhaltungen im Büroalltag ausgelöst werden, lassen sich erfolgreich durch Tape-Anlagen lindern.

Regelbeschwerden. Frauen berichten über Linderung von Regelbeschwerden mit horizontalen und/oder vertikalen Tapes auf dem Unterbauch.

Schwellungen. Schwellungen und Blutergüsse lassen sich ebenfalls sehr gut mit Taping verringern. Eine Wadenschwellung nach einem Tritt beim Fußball (Pferdekuss) oder eine Sprunggelenkschwellung nach dem Umknicken (Supinationstrauma) sind häufige Beispiele. Auch geschwollene Arme nach einer Brustoperation mit Entfernung der Lymphknoten lassen sich gut mit der entsprechenden Tape-Anlage verbessern.

Erkältung. Bei einer Erkältung oder bei Nebenhöhlenproblemen kann in diesem Bereich speziell über Nacht ein Tape angelegt werden. Der Schleim kann besser abfließen und das Gefühl einer verstopften Nase nimmt ab, man kann wieder freier durchatmen.

Die folgende Tabelle gibt einen Überblick über die möglichen Anwendungsbereiche des Tapings. Bei schwerwiegenderen Erkrankungen oder Beschwerden sind oft kombinierte Behandlungen nötig. Physiotherapie oder eine medikamentöse Behandlung können durch Taping unterstützt werden. Auch nach einer Operation erleichtert Taping die Anschlussheilbehandlung. Hier ist Taping also kein Therapieersatz, sondern eine zusätzliche, hilfreiche ergänzende Maßnahme. Während bei kleineren Alltagsbeschwerden Taping auch als alleinige Maßnahme ausreichen kann.

Mögliche Anwendungsbereiche des Tapings.

Anwendungsfeld	Indikationen	Therapieziel
Schmerzen	• Schmerzen des Bewegungsapparats: • Muskelschmerzen • Triggerpunkte • Muskelkater • Muskelprellungen und -faserrisse • Muskelverspannungen	• Schmerzlinderung • Verbesserung der Beweglichkeit
	• Gelenkschmerzen • Bewegungseinschränkungen • Gelenkinstabilitäten (unsicheres Gefühl)	
	• Nervenschmerzen wie z. B. Ischiasschmerzen • manche Kopfschmerzarten	
	• Schmerzen im Bauchbereich und Unterleib wie Regelschmerzen	
Schwellungen und Ödeme	• Schwellungen bei Muskel- und Gelenkproblemen • Schwellung nach Zahnextraktionen • Lymphödem z. B. nach Operationen • entzündete Neben- bzw. Stirnhöhlen	• Linderung der Schwellung • bessere und schnellere Abheilung • Unterstützung der Rehabilitation
Narben	• frische Narben zur besseren Abheilung • alte Narben, die verklebt sind oder stören (Herde oder Störfelder)	• bessere Abheilung • Unterstützung der Rehabilitation und Behandlung von Störfeldern
Trainingsunterstützung	• Ansteuerung eines Muskels • Koordination • dynamische Kontrolle/Stabilität • Kraft	• besseres Bewegungsgefühl • mehr Ausdauerkraft
Vorbeugung	• Prävention z. B. als Absicherung des Hand- oder Fußgelenks beim Training • bei längeren, ungewöhnlichen Belastungen bei Reisen oder Bergtouren	• Verletzungen oder Überlastungsreaktionen vorbeugen • Regeneration unterstützen

Therapie ohne Nebenwirkungen

Taping wirkt ohne chemische oder pharmazeutische Substanzen, die das Stoffwechselgeschehen ungünstig beeinflussen könnten. Wenn ich Knieschmerzen habe, kann ich Tabletten schlucken, mir eine Spritze geben lassen oder mich selbst tapen. Bei einer Medikamenteneinnahme könnten unerwünschte Nebenwirkungen auftreten. Das Schlimmste, was beim Taping passieren kann, ist das Auftreten von Hautreaktionen, z. B. bei empfindlichen Hauttypen oder fragwürdiger Qualität des Tape-Materials. Oder dass es nicht hilft, weil das Tape nicht korrekt angelegt wurde. Man kann auch zweigleisig fahren. Die Dosis notwendiger Schmerzmedikamente könnte durch effektive Tape-Anlagen möglicherweise reduziert werden. Eine Behandlung mit elastischen Tapes lässt sich auch mit anderen Methoden kombinieren, beispielsweise mit manueller Therapie, Aromatherapie, Akupressur, Magnetfeldtherapie bzw. durch nasses Tape Elektrotherapie.

Bessere Behandlungserfolge in der Physiotherapie

Taping ist eine mögliche ergänzende Maßnahme, um den Behandlungserfolg in der physiotherapeutischen Praxis zu verbessern, zu verstärken und zu erhalten. Wenn Sie ein- oder zweimal in der Woche eine physiotherapeutische Anwendung erhalten, könnte ein Teil der Fortschritte zwischen den Terminen verloren gehen. Dies lässt sich häufig durchs Tapen verhindern. Indem der erreichte Fortschritt gehalten wird, kommt die Physiotherapie in jeder Behandlung ihren Zielen schneller näher, was sowohl für den Patienten als auch für den Physiotherapeuten wünschenswert ist.

In der Regel berichten unsere Patienten, dass für sie das Tape sehr angenehm und hilfreich ist. Sie fühlen sich sicherer, zum Beispiel wenn ein instabiles Gelenk die Ursache der Beschwerden ist. Durch verbesserte Stabilität und das Gefühl der Sicherheit trauen sie sich wieder mehr zu belasten. Die Patienten werden durch die Möglichkeit des Tapings selbstständiger. Das ist sowohl für uns Physiotherapeuten als auch für den Patienten ein erstrebenswerter Effekt. Der Patient ist weniger vom Therapeuten, der ihm das Tape anlegt, abhängig, wenn er lernt, es selbst anzulegen. Viele Patienten, die die guten Effekte des Tapens zunächst in der physiotherapeutischen oder ärztlichen Praxis kennenlernen, nutzen diese Möglichkeit auch in Eigenregie. Sie nehmen eine Taperolle mit nach Hause, um in den Behandlungspausen, auf Reisen oder beim Sport selbst tätig werden zu können.

Unsere Erfahrung ist, dass diese Eigeninitiative den Patienten motiviert und seine Mitarbeit unterstützt. Er übernimmt mehr Verantwortung für sein Gesundwerden. Die Tapes stellen auch eine optische Erinnerungshilfe dar, regelmäßig notwendige Übungen durchzuführen. Die innere Motivation und Eigenverantwortung („Compliance") wird durch das Taping einfach und fast wie von selbst verbessert.

Wie wirkt Taping?

Die sofortige Wirkung des Tapings ist für Laien oft verblüffend. Es kann unmittelbar nach der Anlage des Tapes spürbare Veränderungen geben: Der Arm kann weiter gehoben werden. Beim Bücken kommen die Fingerspitzen näher zum Boden.

Dass Taping wirkt, ist also unbestritten. Doch bei der Frage, wie diese Wirkungen zustande kommen, bleibt es bei Mutmaßungen und Hypothesen. Im Grunde genommen sind alle Erklärungsversuche rein spekulativ, denn wissenschaftliche Belege für die vermuteten Wirkweisen gibt es bisher nicht. Belegt ist nur, dass der abschwellende Effekt über das Lymphsystem funktioniert und die Durchblutung gefördert wird.

Schmerzreduktion

Ein Erklärungsmodell, das uns sehr einleuchtend erscheint, ist die Anregung von bestimmten Nervenendigungen, Rezeptoren, in und unter der Haut. Diese dienen dazu, Reize, z. B. potenzielle Gefahren, die das Gewebe schädigen könnten (und zu Schmerzen führen), Temperaturen, Bewegungen und Berührungen wahrzunehmen. Es gibt sogar eigene „Streichelfasern", die für sehr sanfte Berührungen zuständig sind und damit auch eine soziale Funktion im menschlichen Miteinander erfüllen. Streicheleinheiten tun gut und helfen bei körperlichen und z. B. seelischen Problemen. Klebt man nun Tapes auf die Haut, hat das Auswirkungen auf die Rezeptoren. Um sich die möglichen Mechanismen vorstellen zu können, muss man zunächst wissen, dass die Haut unser größtes Organ und in Schichten aufgebaut ist. Vor allem an den Grenzflächen der verschiedenen Schichten befinden sich unzählige Nervenendigungen. Die Rezeptoren, die Bewegungen, Zug und Druck registrieren, sind für das Taping am wichtigsten.

Wird nun das Tape als Extraschicht auf die Haut aufgebracht, könnte sich das Gleitverhalten der Hautschichten bei einer Bewegung verändern, dadurch werden auch die Signale von den hier sitzenden Rezeptoren modifiziert. Diese Signale werden zum Hinterhorn des Rückenmarks gesendet. Das Hinterhorn ist die Eintrittsstelle des zentralen Nervensystems und von da aus werden hereinkommende Signale aufsteigend zum Gehirn geleitet und dort als Schmerz, Druck,

Zug, Kälte, Wärme oder Bewegung wahrgenommen. Diese Hypothese der Aktivierung der Bewegungsmelder auf den Grenzflächen der Gewebsschichten ist bislang die bevorzugte Erklärung für die sofortigen Effekte (Zunahme der schmerzfreien Beweglichkeit) des Tapings.

Um zu vermeiden, dass sich das Nervensystem durch anhaltende, eintönige Signale zu schnell gewöhnt und abschaltet (adaptiert) und das Tape nur kurzfristig wirkt, ist es wichtig, die Ausgangsstellung beim Tapen so zu wählen, dass bei Bewegungen die Zugwirkung vom Tape zu- und abnimmt. Man muss auch beachten, dass die Mechanorezeptoren in den Gelenkkapseln, vor allem am Bewegungsende, und die Rezeptoren des Bindegewebes vor allem während Bewegungen aktiviert werden. Auch die Geschwindigkeit der Nervensignale ist unterschiedlich. Schön für uns, dass Signale der Bewegung und Berührung schneller als Schmerzimpulse ins Rückenmark gelangen. Erstere scheinen die Letzteren unterdrücken zu können. Sowohl die Position des Körperteils als auch die Richtung des Tapes beeinflussen die Wirkung. Daher wird beides bei der Beschreibung der Tape-Anlagen genau dargestellt. Es ist oft verblüffend, dass schon kleine Änderungen, beispielsweise des Zuges, mit dem das Tape aufklebt wird, die Wirkung stark beeinflussen können. Was es mit dem Zug auf sich hat, wird später erläutert.

Stützfunktion

Mit stärkerem Tape-Zug ist es möglich, die Stellung von knöchernen Strukturen zu verändern. Zum Beispiel kann mithilfe von Tape-Anlagen die Stellung des Schlüsselbeins so korrigiert werden, dass bei Armbewegungen das Schultereckgelenk nicht mehr aneckt und nicht mehr wehtut. Tatsächlich ist der Nachweis von einer Veränderung der Knochenposition am Kniegelenk durch ein Tape von Japanern erbracht worden. Es ist möglich, mit einem Tape sowohl den Unterschenkel gegenüber dem Oberschenkel nach innen als auch nach außen zu verdrehen. Vor allem das Erstere ist bei vielen Knieproblemen wichtig und schmerzlindernd. Solche Feinheiten entscheiden häufig darüber, ob die Tape-Anlage funktioniert oder nicht.

Taping reduziert Schwellungen

Einige Studien haben belegt, dass Taping Schwellungen wie Blutergüsse oder sekundäre Lymphödeme erstaunlich verringern kann, aber nur wenn der getapete Bereich bewegt wird. Die Tape-Anlage scheint den Abtransport der überschüssigen Flüssigkeit zu fördern. Auch hier gibt es nur Nachweise, dass es hilft, jedoch nicht, wie es wirkt. Die vorher beschriebene Wirkung auf das zentrale Nervensystem könnte eine Erklärung bieten. Es werden womöglich Nervenzellen und -bahnen des unwillkürlichen Nervensystems aktiviert, die die Aufgabe haben, die Blutgefäße zu entspannen und zusammenzuziehen, also die Durchblutung zu regeln. Zudem kann es auch direkt im Bereich der Tape-Anlage eine Anregung von örtlichen physiologischen Prozessen geben. Möglicherweise wird das lymphatische System stimuliert. Die Tapes bei Schwellungen, die lymphatisch wirkenden Tapes, werden im Gegensatz zu Muskel-, Nerv- oder Gelenk-Tapes immer ohne Zug auf einem entspannten Körperteil angelegt. Bei Bewegungen kann beobachtet werden, dass sich das Tape streckt oder faltet und somit die festgeklebte

Haut mitstreckt und mitfaltet. Diese Falten oder Wellen könnten, ähnlich wie bei einer manuellen Lymphdrainage, den Abtransport der Flüssigkeit aus dem geschwollenen Gewebe beschleunigen. Bei Schwellungen ist Lymph-Taping also sehr sinnvoll! Gerade bei akuten Ergüssen im Sport sind diese Tape-Anlagen unerlässlich geworden. Aber auch zur schnelleren Regeneration nach Anstrengungen ist es sehr empfehlenswert.

Das Anheben der Haut in Wellenform könnte auch den Flüssigkeitsdruck im direkt darunter liegenden Gewebe reduzieren. Das würde einen positiven Kreislauf in Gang setzen: weniger Flüssigkeitsdruck → weniger Schmerz → wenn es weniger schmerzt, ist mehr Bewegung möglich → mehr Bewegung verbessert den Lymphtransport → vermehrter Lymphabfluss verringert die Schwellung. Diese Modellvorstellung ist sehr verbreitet und wird oft sogar auf dem Beipackzettel des Tapes schematisch abgebildet.

Funktionen des Tapings

Prinzipiell können Tapes folgende Funktionen – auch oft in Kombination – haben:
- **Schutzfunktion:** Bewegungen begrenzen, um verletztes Gewebe zu schützen und damit auch Schmerzen zu vermeiden; im Sport zur Vorbeugung von Gelenkverletzungen.
- **Korrekturfunktion:** Stellung von knöchernen Strukturen verändern, um Bewegungsabläufe und -ausmaß zu verbessern und Muskeln automatisch zu aktivieren.
- **Durchblutungsverbesserung:** fördert die Selbstheilung des Körpers.
- **Massage- und Lymphdrainagefunktion:** um die örtliche Flüssigkeitsdynamik anzukurbeln.
- **Mechanorezeptoren aktivieren:** Aktivität der Rezeptoren erzeugt aufsteigende Signale zum zentralen Nervensystem, die Schmerzen hemmen, Muskeln aktivieren und entspannen können.
- **Erinnerung und Körperschmuck:** Sicht- und spürbare Tapes erinnern den Patienten daran zu üben und mittlerweile werden Tapes auch schon als „Schmuck" getragen, zum Beispiel Handgelenktapes in der Farbe des Trikots.

Somit lassen sich folgende Effekte erzielen:
- Der Schmerz nimmt ab.
- Das Bewegungsverhalten wird besser.
- Muskeln können entspannen.
- Eine fehlerhafte Gelenkstellung kann korrigiert werden.
- Schwellungen werden schneller abgebaut.
- Bessere und schnellere Abheilung von verletzten Strukturen.
- Das Gleiten der Hautschichten verändert sich.
- Nervenschmerzen, die durch Reizungen der Nerven, die in den Grenzschichten verlaufen, verursacht werden, können gelindert werden.
- Vorbeugung: Man kann schwache Gelenkstrukturen durch Taping stützen, um z. B. ein Umknicken des Fußgelenks beim Sport oder erhöhter Belastung zu verhindern.

WICHTIG Völlig gesundes Gewebe braucht kein Tape! Taping macht immer nur dann Sinn, wenn es Probleme, Funktionsstörungen oder Gewebsschäden gibt. Eine wichtige Ausnahme ist Taping zur Vorbeugung von Gelenkverletzungen im Sport, wie die Sprunggelenke der Fußballspieler. Wenn Sie dagegen völlig gesunde, einwandfrei arbeitende Muskeln tapen, werden Sie damit keine Verbesserung der Muskelkraft oder -funktion erreichen.

Wann ist Taping nicht geeignet?

Auch wenn Tapes bei sehr vielen körperlichen Problemen, Verletzungen und Beschwerden eingesetzt werden können, gibt es doch auch Krankheiten oder Situationen (Gegenanzeigen, Kontraindikationen), bei denen man nicht tapen sollte.

Ungeklärte Beschwerden. Wie bei jeder anderen therapeutischen Maßnahme auch, muss zunächst die richtige Diagnose gestellt werden, bevor man therapieren kann. Das gilt auch für das Taping. Solange nicht klar ist, woher Ihre Schmerzen oder Beschwerden rühren, sollten Sie auch nicht tapen, sondern zunächst gemeinsam mit Ihrem Arzt oder Therapeuten klären, welche Grundursachen Ihre Beschwerden haben.

Offene Wunden. Tapes sollten prinzipiell nur auf unversehrte, stabile Hautpartien geklebt werden. Auf offene, blutende, nässende oder entzündete Wunden darf man kein Tape aufbringen. Das Gleiche gilt für noch offene Operationsschnittstellen. Leichte Abschürfungen oder kleine Kratzer stellen dagegen keine unbedingte Gegenanzeige dar. In solchen Situationen ist Ihr eigenes Empfinden der beste Indikator. Auch wenn das Tape elastisch ist und die Hautbewegung zum Teil mitmacht, stellt es eine (Zug-)Belastung für die Haut dar. Diese Belastung verkraftet die Haut am besten, wenn sie intakt und gesund ist.

Dünne, empfindliche oder schlaffe Haut. Je stabiler und fester die Haut und das darunter liegende Bindegewebe sind, desto stärkere Zugbelastungen können unbeschadet überstanden werden. Bei dünner, schlaffer oder faltiger Haut sollte man nicht tapen, vor allem nicht mit starkem Zug, weil die Haut sonst Schaden nehmen oder Blutergüsse entstehen könnten. Bei älteren Menschen oder bei längerem Medikamentengebrauch mit z. B. Cortison (Glukokortikoide, Steroide) oder Gerinnungshemmern wie Marcumar ist die Haut oft bereits zu verletzlich und das Bindegewebe zu schlaff, um zu tapen. Es gibt aber keine generelle Altersbeschränkung, sondern es hängt von der Hautqualität des Einzelnen ab, ob man tapen sollte oder nicht. Es kommt natürlich auch auf den Körperbereich an. Die Haut an der Innenseite der Oberarme und der Oberschenkel ist wesentlich empfindlicher als beispielsweise an der Wade oder am Rücken. Auch darauf muss bei der Tape-Anlage und bei der Entfernung des Tapes geachtet werden. Generell gilt: Je straffer das Gewebe ist, desto besser funktioniert und wirkt das Tapen. Bei vermehrtem Unterhautfettgewebe oder bei schlaffer Haut lässt es sich nicht so wirkungsvoll anwenden und es hilft auch nicht so gut.

Hauterkrankungen oder -unverträglichkeit. Bei Hauterkrankungen wie Neurodermitis, anderen Ekzemen oder Schuppenflechten (Psoriasis) sollte man nicht tapen. Bei einigen Menschen mit empfindlicher Haut löst der Farbstoff oder der Kleber Unverträglichkeitsreaktionen aus.

Ödeme bei Herzproblemen. Ödeme lassen sich sehr gut mit Tape-Anlagen behandeln. Bei sehr großen Ödemen muss man allerdings mit einkalkulieren, wie viel Mehrarbeit das Herz verkraften kann. Der vermehrte Zufluss von Flüssigkeit über das Lymphsystem zu den Venen erfordert eine höhere Herzleistung. Ist diese sehr beeinträchtigt, könnte es zu Komplikationen führen.

Schwangerschaft. Im Bauchbereich wird bei Frauen in den ersten drei Monaten der Schwangerschaft generell nicht geklebt. Diese Empfehlung ist eine reine Vorsichtsmaßnahme und gilt für viele Anwendungen. Es gibt jedoch keinerlei Belege für negative Effekte. Auch bei Risikoschwangerschaften, bei einem problematischen Schwangerschaftsverlauf und bei frühzeitigen Wehen ist Taping untersagt. Bei einem regulären Schwangerschaftsverlauf dagegen können Schwangere mit Rücken- und Beckenbeschwerden sehr von Taping profitieren.

Weitere Gegenanzeigen. Absolute Kontraindikationen sind, wie üblich für physikalische Maßnahmen:
- Beschwerden mit Fieber unklarer Herkunft
- tiefe Venenthrombose
- Krampfadern
- Tumoren

Unversorgte Knochenbrüche. Gezieltes Taping könnte dagegen bei z. B. einer Schlüsselbeinfraktur, einem Rippenbruch, einer Nasenbeinfraktur oder einem Bruch des unteren Wadenbeins (Weber-Frakturen) eine ärztliche Versorgung sinnvoll unterstützen.

Wie wurde das heutige Taping entwickelt?

Als Vorläufer des elastischen Tapings, um das es in diesem Buch geht, kann man das nicht elastische Taping ansehen, das traditionell in der Sportphysiotherapie dazu dient, verletzte Gelenke weitgehend ruhig zu stellen (relative Immobilisation) bzw. Gelenkstrukturen vorbeugend zu schützen. Die ersten funktionellen Verbände hat man bereits vor Christus in Ägypten und Griechenland verwendet. Es handelte sich um Stoffstreifen, die mit warmem Harz getränkt wurden. Auf diese Weise entstand ein selbstklebender Verband, der nach dem Hartwerden die umhüllten Körperpartien ruhig stellte. In unserer Neuzeit war es ein New Yorker Chirurg namens Gibney, der den ersten, nach ihm benannten funktionellen Verband entwickelte. Er verwendete das von Beiersdorf entwickelte Leukoplast, um verletzte Gelenke zu stützen.

Jenny McConnell

Rigides Taping wurde in den 1980er-Jahren durch die australische Manual-Therapeutin Jenny McConnell in der orthopädischen manuellen Therapie (OMT) eingeführt. Ihre umfassende Behandlung bei Beschwerden der Kniescheibe ist weltweit in der Physiotherapie bekannt und durch verschiedene Forschungen bestätigt. Sie führte damit nicht elastische Tape-Anlagen zur Beeinflussung der Muskulatur in die manuelle Physiotherapie ein. Die Nachteile ihres rigiden Sport-Tapes für die Haut wurden erkannt. Deshalb wird zuerst eine Unterschicht zum Hautschutz verwendet, so wie im Sport „underwrap" benutzt wird. Dennoch ist der Tragekomfort, vor allem bei längerer Anwendung des rigiden Tapes, begrenzt. Diese und weitere Nachteile vom rigiden Taping, wie eine mögliche Beeinträchtigung der Zirkulation, können durch elastisches Tape aufgehoben werden.

Kenzo Kase

Kenzo Kase, ein japanischer Chiropraktiker und Praktizierender der angewandten Kinesiologie, war der Erste, der mit elastischem Tapematerial experimentierte. Kase entwickelte in den 1970er- und 1980er-Jahren in den USA und später in Tokio elastisches Klebematerial. Er wollte gezielt die Eigenschaften der Haut nutzen und nachahmen, so die Zirkulation und den Stoffwechsel fördern, um den Heilungsprozess zu unterstützen. Seine Taping-Methode basiert auf den Prinzipien der angewandten Kinesiologie und wurde daher Kinesio-Taping genannt.

International bekannt wurde das Kinesio-Taping mit den auffallenden roten und blauen Klebestreifen durch die japanische Volleyball-Nationalmannschaft bei den Olympischen Spielen in Sydney 2000, durch die US-Postal-Radmannschaft mit Lance Armstrong bei der Tour de France 2001 und vor allem durch die koreanische Fußballnationalmannschaft bei der FIFA-Fußballweltmeisterschaft 2002 in Korea und Japan. Durch den holländischen Profifußballspieler Alfred Nijhuis, der nach einem Japan-Engagement mit positiven Taping-Erfahrungen in Deutschland tätig war, kam es 2001 zu einem Taping-Seminar mit Kenzo Kase in Deutschland.

Schmerzlinderung beim Bewegen und zur Schwellungsreduktion waren von Anfang an wesentliche Erfolgssäulen der Kase-Methode. Speziell die von Kase vorgestellten, mehrfach geschnittenen, lymphatisch wirkenden Tapes sind auch hier bekannt. Generell sind jedoch die japanischen bzw. fernöstlichen Vorgehensweisen und deren angewandte Kinesiologie zum Teil nicht mit unserer westlichen Medizin und Therapie kompatibel. Umgekehrt sind unsere Vorgehensweisen und Konzepte der manuellen Therapie und der Physiotherapie in Fernost nicht geläufig und gängig. So wundert es nicht, dass seitdem verschiedene Therapeuten und Ärzte eigene Interpretationen und Ideen in das Taping eingebracht haben.

Die von uns entwickelte Taping-Methode, das Kinematic Taping®, zeichnet sich dadurch aus, dass sie auf den Prinzipien der internationalen manuellen Physiotherapie beruht und sich damit nahtlos in jeden Physiotherapieplan einfügen lässt, wenn es hilfreich und notwendig erscheint. Möglicherweise haben Sie selbst das Taping auch im Rahmen einer physiotherapeutischen Behandlung kennengelernt. Im Folgenden wollen wir Ihnen kurz die Grundlagen unseres Taping-Konzepts vorstellen.

Die Grundlagen des Kinematic Tapings®

Kinematic Taping® verknüpft die Vorteile vom Taping mit elastischem Tape mit den Untersuchungs- und Behandlungsprinzipien der internationalen manuellen Therapie.

Physiotherapie

Unser Taping-Konzept entwickelten wir zunächst einmal für Physiotherapeuten. Physiotherapeuten kümmern sich um körperliche Beschwerden, funktionelle Störungen und Aktivitätseinschränkungen. Die Aufgabe der Physiotherapie ist, mithilfe von natürlichen und äußerlichen Heilmitteln die Bewegungs- und Funktionsfähigkeit des menschlichen Körpers wiederherzustellen, zu verbessern bzw. zu erhalten. Die spezifischen Aufgaben eines Physiotherapeuten umfassen unter anderem am Bewegungsapparat:
- Muskelverspannungen anhaltend zu verringern
- Muskeln aufgabengerecht zu trainieren
- nicht ausgewogene Muskelkraft- und Muskellängenverhältnisse (Dysbalancen) zu verbessern
- steife Gelenke beweglicher zu machen
- schmerzhafte Gelenke schmerzfrei zu machen
- fehlerhafte Bewegungsabläufe zu korrigieren
- Nerven besser gleiten zu lassen
- natürlich auch die Zusammenhänge zu erkennen und die Ursachen zu behandeln

Der Physiotherapeut behandelt somit nicht eine Diagnose, sondern therapiert die vorhandenen Funktionsstörungen. Ein und dieselbe Diagnose kann bei unterschiedlichen Patienten zu verschiedenen Funktionseinschränkungen führen und erfordert daher auch individuell angepasste Behandlungen.

Die Physiotherapie besteht im Wesentlichen aus passiven Bewegungen und Dehnungen (Techniken), aktiven Übungen mit und ohne Geräte (Training) und unterstützenden physikalischen Maßnahmen wie Wärme, Kälte oder Elektrotherapie. In diesem Sinne ist auch Taping zu verstehen: eine zusätzliche Maßnahme, die eine angemessene Therapie erfolgreich ergänzt und im Sinne der Eigenverantwortung auch vom Patienten selbst anzuwenden ist. Taping ist prinzipiell kein

Therapieersatz. Aber mit Tape können Sie sich besser bewegen, trainieren, funktionieren und dadurch auch Rückfälle verhindern.

Manuelle Therapie

Bei der manuellen Therapie handelt es sich um eine mehrjährige Weiterbildung für Physiotherapeuten. Es geht darum, die Probleme des Bewegungsapparats tief greifender zu verstehen, umfassender zu testen und vielseitiger zu behandeln, wobei der Physiotherapeut vor allem verschiedene Handgriffe erlernt, um spezifische Bewegungstests mit dem Patienten durchzuführen. Die Fragestellung lautet: Welcher Muskel, welches Gelenk, welcher Nerv verursacht den Schmerz? Und welcher Griff hilft? Ein Leitmotiv des Manual-Therapeuten ist: je genauer die Therapie, umso besser das Ergebnis, desto schneller die Verbesserung und die Heilung. Gezielte Übungen tragen wesentlich dazu bei. Der Physiotherapeut gibt Ihnen somit Hilfe zur Selbsthilfe, um aktiv und selbstständig Ihren Heilungsprozess zu unterstützen, fortzuführen und erneuten Problemen vorzubeugen. Die Mitarbeit des Patienten ist unerlässlich.

Kinematik

Die Kinematik, vom griechischen „kinema" (Bewegung), ist die Lehre von der Bewegung von Punkten und Körpern im Raum. Der Manual-Therapeut untersucht die Bewegungen der Gelenke, Muskeln und Nerven, die häufig wehtun, mit speziellen Tests.

Gelenke

In einem Gelenk bewegen sich zwei Knochen gegeneinander (Arthrokinematik). Die Arthrokinematik bezeichnet das Geschehen innerhalb eines Gelenks, wenn sich die Knochen im Raum bewegen. Wenn Sie z.B. Ihr Knie beugen, gleitet dabei der Unterschenkel normalerweise gegenüber dem Oberschenkel nach hinten. Wenn Sie Ihren Arm heben, sollte der Oberarm gegenüber dem Schulterblatt nach unten gleiten. Jedes Gelenk besitzt eigene Strukturen, welche den knöchernen Bewegungsablauf im Gelenk steuern. So wird z.B. beim Schultergelenk die Arthrokinematik vor allem von Muskulatur gesteuert (die Rotatoren-Manschette), beim Kniegelenk läuft die Steuerung über die Kreuzbänder ab.

Der australische Physiotherapeut Geoffrey Maitland (1924–2010) war ein Großmeister im Untersuchen und Bewegen von Knochen gegeneinander. Er lehrte: je besser die Arthrokinematik, umso besser die Gelenkfunktion. Er entwickelte viele Tests und Techniken und ein bahnbrechendes Untersuchungs- und Behandlungskonzept, legte die Grundlagen der angloaustralischen manuellen Therapie und wurde unzählige Male mit Orden und Preisen ausgezeichnet, z.B. mit dem Mildred Elson Award des Weltverbands für Physiotherapie. Die internationale Föderation für manuelle Therapie IFOMPT verleiht den Geoffrey Maitland Award an herausragende Kliniker.

Muskeln

Muskeln bewegen Gelenke in allen möglichen Richtungen und sorgen auch dafür, dass die Gelenkflächen und -kapseln nicht unnötig belastet werden. Unausgewogene Muskelkraft- und Muskellängenverhältnisse können Muskelschmerzen verursachen, vor allem verspannte Muskeln können schmerzen. Muskeln überqueren häufig zwei Gelenke und Muskelungleichgewichte können somit auch im Nachbargelenk Beschwerden verursachen. Häufig entstehen Kniebeschwerden durch einen Senk-Spreiz-Fuß, z. B. bei joggenden Frauen mit X-Beinen.

Frauen waren maßgebend an der Entwicklung von Muskeltherapien beteiligt, vor allem die Schweizerin Susanne Klein-Vogelbach, die Amerikanerin Shirley Sahrman und die Australierinnen Carolyn Richardson und Gwendolyn Jull. Sie lehrten, dass pures Krafttraining selten die Lösung war, sondern dass es darauf ankommt, schwache, verkümmerte Muskeln wieder anspringen zu lassen, um verspannte Muskeln zu entspannen und zu verlängern. Auch Muskelverletzungen brauchen spezielle Betreuung und Tape.

Nerven

Die Neurodynamik befasst sich mit dem Gleit- und Spannungsverhalten der Nerven. Nerven verlaufen über lange Strecken und können an anderen Stellen Schmerzen und Taubheit (eingeschlafene Finger oder Zehen) verursachen als an der Reizstelle. Nervenprobleme können das Bewegungsverhalten eines Gelenks erheblich stören, Gelenkschmerzen verursachen und Muskeln verspannen lassen. „Muskeln schützen Nerven" hat der große australische Meister der Behandlung von Nervenschmerzen, Bob Elvey, bereits vor 30 Jahren gelehrt. Muskeldehnungen helfen hier nicht. Nerven dehnen geht schon gar nicht. Dagegen sind Tapes bei schmerzhaften Nervenbewegungen häufig wahre Wundermittel.

Schmerzhafte Störungen von Nerven, Muskeln und Gelenken können durch Krankheiten, Unfälle, angeborene Abweichungen oder durch Fehlverhalten im Alltag entstehen.

Schwellungen

Bei Verletzungen treten Entzündungen und damit Schwellungen auf. Das macht den Schmerz nur noch schlimmer. Zur Linderung werden häufig Entzündungshemmer verordnet, nach Operationen findet auch manuelle Lymphdrainage Anwendung. Wasseransammlungen durch Krankheiten oder nach Operationen mit Lymphknotenentfernung in Armen und Beinen sind dankbare Anwendungsbereiche für manuelle Lymphdrainage. Tape-Anlagen zur Abschwellung sind ebenso erfolgreich und zunehmend bekannt. Speziell Lymphdrainagelehrer und -therapeuten zeichnen sich durch präzises Tapen aus.

Kinematic Taping®

Damit sind wir dann beim Taping, dem Anlegen von Tapes, von selbstklebenden Bändern, angekommen. Die Merkmale des Tapings mit elastischem Tape werden nachfolgend ausführlich erläutert. Alle oben aufgeführten Erläuterungen wurden miteinander verknüpft und führten so zum Namen Kinematic Taping®: ein Taping-Konzept mit elastischem Tape, das den Behandlungsprinzipien der Physio- und manuellen Therapie entspricht. In diesem Ratgeber finden Sie die genaue Anleitung für hilfreiche Tape-Anlagen, die Sie selbst anlegen oder anlegen lassen können.

Beim Kinematic Taping® geht es darum, wie Sie mit Tape-Anlagen
- Muskeln entspannen/verlängern
- Muskeln leichter trainieren
- Nervenschmerzen lindern
- Gelenke besser bewegen und
- Schwellungen und Schmerzen lindern können

Wie funktioniert Taping?

Das Tapen können Sie in vielen Bereichen einfach selbst anwenden. Die richtige Technik haben Sie schnell inne. Je mehr Erfahrung Sie damit haben, desto besser und wirksamer können Sie die Methode anwenden.

Wenn Sie die Methode erst mit diesem Buch neu entdecken, empfehlen sich zunächst einfache Tape-Anlagen, um das nötige Geschick bei der Anlage zu trainieren und ein Gefühl für die Wirkungen zu bekommen. Bevor Sie sich also schmerzenden oder verletzten Körperteilen zuwenden, tun Sie zunächst mal so, als ob – und tapen gesunde Körperteile. Als Einstieg empfehlen wir Ihnen ein lymphatisches Tape und ein Muskel-Tape auf dem Oberschenkel.

Seien Sie nicht zu ungeduldig, wenn es die ersten Male noch nicht so gut klappt. In unseren Kursen erleben wir immer wieder, dass die meisten Teilnehmer nach den ersten Versuchen sehr rasche Fortschritte machen. Sie registrieren schnell, ob sich das angelegte Tape gut anfühlt, ob es an der richtigen Stelle Halt gibt und ob die gewünschten Bewegungen leichter auszuführen sind. Eine Tape-Anlage darf nie unangenehm sein! Es muss sich von Anfang an angenehm anfühlen, sonst wurde nicht richtig angelegt. Wenn die Beschwerden zunehmen, ist das Tape falsch angelegt und sollte sofort entfernt werden.

Bei einigen Körperregionen benötigt man zwangsläufig die Hilfe eines Partners – an seine eigene Rückseite kann man auch mit ausgeklügelter Technik nicht hingelangen. Falls Ihr Partner das Tapen ebenfalls erlernt oder schon kann, können Sie sich gegenseitig beim Anlegen an unzugänglichen Stellen helfen, ansonsten wenden Sie sich an einen entsprechend geschulten Therapeuten.

Sie können sich immer dann selbstständig mit Tapes versorgen, wenn Ihnen die Ursache Ihrer Beschwerden bekannt ist. Wenn Sie sich beispielsweise stoßen und einen Bluterguss bekommen, werden Sie deshalb kaum zum Arzt gehen, sondern können mithilfe eines Tapes den Bluterguss rascher zum Verschwinden bringen. Oder wenn Sie Muskelkater haben, weil Sie zu lange trainiert oder ungewohnte Bewegungen ausgeführt haben, ist das auch ein dankbares Einsatzgebiet für das Taping.

WICHTIG Wenn Sie Schmerzen verspüren, die Sie noch nie hatten und sich nicht erklären können, sollten Sie zunächst einen Arzt oder Therapeuten aufsuchen. Mit ungeklärten oder unerklärlichen Beschwerden sollten Sie nicht experimentieren. Tapen ersetzt keinen notwendigen Arztbesuch!

Woraus bestehen die Tapes?

Üblicherweise bestehen Tapes aus Baumwollgewebe. Baumwolle ist ein natürliches Produkt – robust und gut hautverträglich. Die Qualität und Stärke der Baumwollfäden sind wichtig, damit das Tape reißfest ist. Von Billigprodukten, die man zum Teil schon für 5 Euro erhält, raten wir ab. Unregelmäßige Ränder deuten beispielsweise auf eine schlechte Qualität hin, das Tape würde im Randbereich schnell ausfransen und somit an Haltbarkeit und Wirksamkeit verlieren. Die besten Tapes werden zurzeit in Korea hergestellt. Handelsüblich sind meist 5 cm Breite und 5 Meter Länge. Eine solche Taperolle kostet in guter Qualität zwischen 7 und 12 Euro. Auch sind 2,5 und 7,5 cm breite Tapes und längere Taperollen mit bis über 30 Meter Länge erhältlich. Inzwischen gibt es in verschiedenen Formen vorgeschnittene Tapes, welche jedoch deutlich teurer sind.

Seit Kurzem gibt es auch elastisches Tape aus Nylon, das jedoch die typischen hautähnlichen Eigenschaften von Baumwolle nicht besitzt. Es scheint eher für starke, kurzfristige Beanspruchung geeignet.

Elastizität
Um die gewünschte Elastizität des Tapes zu erhalten, werden synthetische, elastische

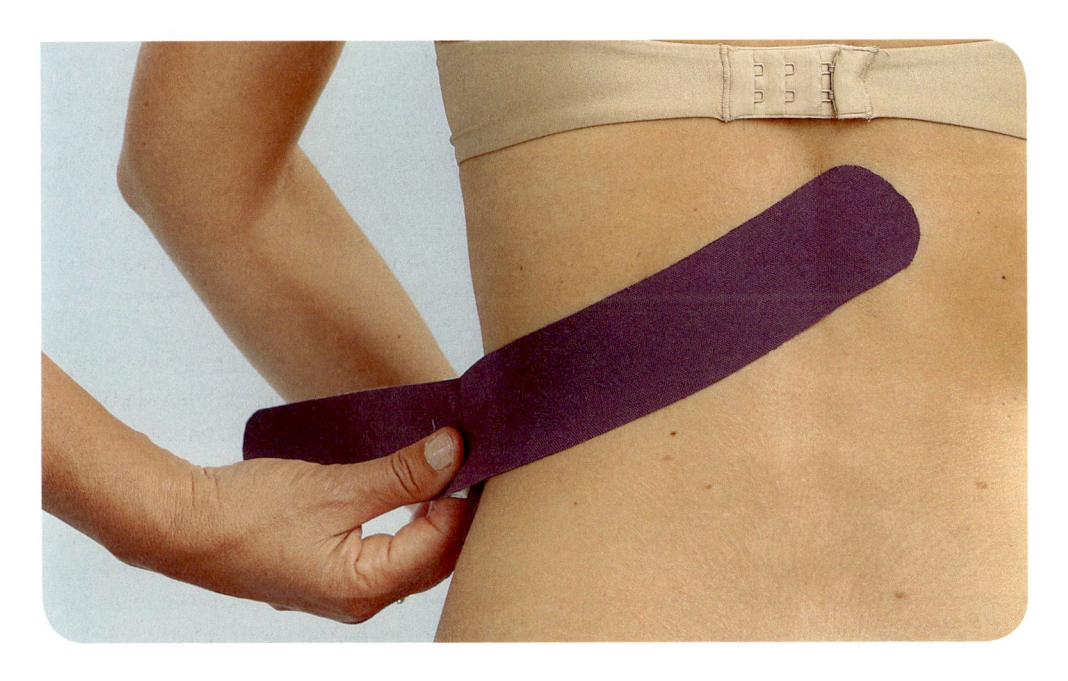

⬥ Die meisten Tape-Anlagen, die in diesem Buch vorgestellt werden, können Sie selbst anlegen. An unzugänglichen Stellen benötigen Sie die Hilfe eines Taping-Partners.

Fasern beigemischt. Der Synthetikanteil rangiert zwischen 3 %–4 % Elastan, woraus sich eine unterschiedliche Elastizität ergibt. Die verfügbaren Tapes sind in Längsrichtung, je nach Beimischung (Markenunterschiede), von 67 %–100 % dehnbar. Es gibt auch schon Tapes, die in 2 Richtungen dehnbar sind; solche Tapes sind zum Beispiel zur Anlage bei einem Bluterguss sinnvoll.

Kleber

Damit die Tapes auf der Haut kleben, sind sie mit einem Polyacrylatkleber, ähnlich wie bei Wundpflastern, beschichtet. Die Klebeschicht wird wellenförmig aufgetragen, damit man mit minimaler Klebemenge maximale Haftkraft über die gesamte Breite des Tapes erzielt, wenn das Tape sich dehnt. Zu viel Kleber könnte die Haut reizen und behindert die Luftzufuhr und Transpiration, außerdem bleiben dann Klebereste auf der Haut zurück, wenn das Tape entfernt wird. Bei zu wenig Kleber löst sich das Tape von der Haut. Ein Tape, mit dem wir gute Erfahrungen haben, ist das 3NS® Tex Sporttape aus Korea, das 0,18 Vol % Klebstoffanteil hat, sehr gut haftet und keine Kleberreste auf der Haut hinterlässt.

Der Polyacrylatkleber ist in den hier verwendeten Mengen meist gut hautverträglich. Es kommt allerdings immer mal wieder vor, dass Patienten oder Kursteilnehmer Hautreaktionen auf das Tape zeigen.

Der Kleber ist thermoaktiv, er wird durch Wärme aktiviert. Das Tape wird zunächst angelegt und auf richtigen Sitz kontrolliert. Erst dann wird der Kleber durch mehrmaliges Streichen mit der Hand, wobei Wärme entsteht, aktiviert. Damit sitzt das Tape fest.

Tragekomfort

Es ist wichtig, dass sich das angelegte Tape von Anfang an angenehm anfühlt. Es soll weder schmerzen noch brennen, soll Sie nicht einengen oder Gewebe einschnüren. Falls das der Fall ist, wurde falsch geklebt. Dann runter damit und noch einmal anlegen. Solange der Kleber noch nicht aktiviert wurde, können Sie das gleiche Tape neu aufkleben. Wenn das Tape durch Streichen und die dabei entstehende Wärmeentwicklung richtig fest geklebt wurde und Sie es dann erneut abziehen, können Sie es nicht noch einmal verwenden, weil es einen Großteil der Klebkraft eingebüßt hat. Tapes sind also Einmalprodukte.

Hautverträglichkeit

Im Allgemeinen sind Tapes gut hautverträglich. Einige wenige vertragen es aber nicht. Woran kann das liegen?

Kleber. Der Polyacrylatkleber ist in den verwendeten Mengen meist gut hautverträglich, zumindest für die meisten Menschen. Falls bei uns im Kurs jemand Hautreaktionen auf das Taping zeigt, sind dies meist Personen, die auf viele Substanzen empfindlich oder allergisch reagieren. Wenn Sie also wissen, dass Ihre Haut sehr empfindlich reagiert, sollten Sie ein gewähltes Tape zunächst auf seine Verträglichkeit testen. Kleben Sie ein Stückchen davon an einer unauffälligen Stelle auf und lassen sie es einige Tage dran.
- Fängt die Haut sofort an zu jucken oder andere starke Reaktionen zu zeigen, sollten Sie es natürlich unmittelbar entfernen. Das gewählte Tape ist dann offenbar nicht für Sie geeignet.

Wie funktioniert Taping?

❯ Achten Sie darauf, die Klebeseite des Tapes beim Anlegen möglichst nicht zu berühren.

Manche Hersteller lassen das angefertigte und besprühte Tapematerial einige Tage an der Luft trocknen. Der Oxidationsprozess sorgt dafür, dass Farbe und Kleber besser hautverträglich sind. Manchmal muss man ein wenig herumprobieren und unterschiedliche Tapemarken oder -farben austesten, bis man die individuell gut verträglichen gefunden hat.

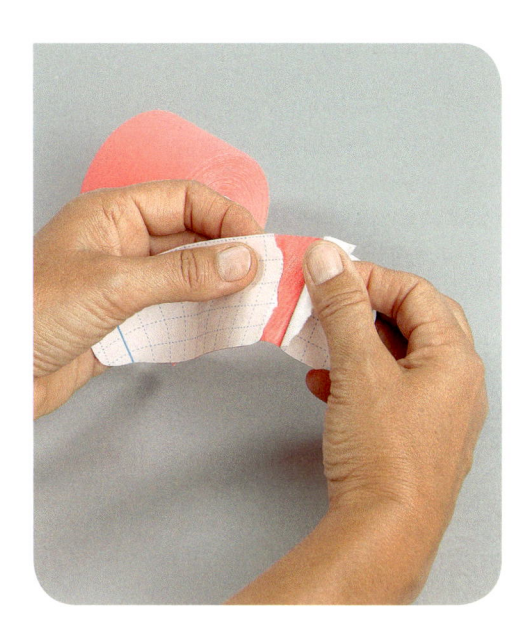

- Wenn Sie nichts verspüren, lassen Sie es einige Tage drauf. Eine leichte Rötung nach dem Abziehen ist nicht besorgniserregend, insbesondere, wenn Ihre Haut empfindlich ist. Quaddeln oder andere Hautveränderungen deuten aber auf Unverträglichkeitsreaktionen hin. Dann sollten Sie ein anderes Tape wählen.

Farbe. Möglicherweise ist aber nicht der Kleber schuld, sondern die Farbpigmente. Auch diese können bei bestimmten Personen hautreizend wirken. Der eine verträgt schwarzes Tape nicht, der andere reagiert auf Magenta. Es ist nicht immer die gleiche Farbe, die Probleme macht. Das ist offenbar individuell unterschiedlich. Falls Sie bereits auch bei neuen Kleidungsstücken Hautreaktionen bei bestimmten Farben gezeigt haben, sollten Sie entsprechend vorsichtig vorgehen und nicht ausgerechnet diese Farben auswählen. Testen Sie ein kleines Stück, wie oben bereits beschrieben. Meist lässt sich das Problem durch ein Wechseln der Farbe einfach lösen.

Was passiert beim Schwitzen?
Tapes sind luft- und wasserdurchlässig, das heißt, Sie können auch durch das Tape hindurch schwitzen. Wenn das Tape gut und sicher aufgeklebt ist, wird es sich auch durch die Schweißbildung, zum Beispiel beim Sporttreiben, nicht lösen. Dennoch sind Transpiration und Luftzirkulation naturgemäß etwas eingeschränkt.

Kann man mit Tape duschen und schwimmen?
Ja, auf jeden Fall. Das tägliche Waschen oder Duschen sollte der Tape-Anlage nichts anhaben können. Allerdings ist die Haftkraft in nassem Zustand etwas geringer, daher sollten Sie beim Abtrocknen vorsichtig sein und nicht über die Tape-Ränder rubbeln, sonst könnten sie sich lösen. Besser ist ein Trockentupfen. Einzelne Streifen bekommen Sie so schnell trocken. Sind mehrere Tapes übereinander geklebt, hält sich die Feuchtigkeit hier etwas länger. Ist die nasse Tape-Anlage noch unangenehm kalt, kann man sie zum Beispiel trocken föhnen oder man wickelt für ein Weilchen ein Handtuch darum.

Das Gleiche gilt fürs Schwimmen oder Badengehen. Das Tape sollte hier keine Behinderung darstellen und wird üblicherweise weder durch Chlor- noch durch Salzwasser vom Körper abfallen.

Muss die Haut vorher enthaart werden?

Ja. Behaarte Körperbereiche sollten enthaart oder rasiert werden, denn der „Haarteppich" verhindert den Kontakt des Tapes zur Haut. Der direkte Hautkontakt des Tapes ist sowohl für die Wirkung als auch für die Haftfähigkeit unerlässlich. Wenn Sie Tape auf einen stark behaarten Hautbezirk aufkleben, wird das Tape vor allem an den Haaren haften. Die Folge ist, dass es ziept und beim Abziehen schmerzen wird, weil Sie sich mit dem Tape auch viele Haare ausreißen. In erster Linie sind Männer davon betroffen, denn bei ihnen ist die Behaarung oft so ausgeprägt, dass sie vorher entfernt werden sollte. Am besten rasieren oder enthaaren Sie sich am Vortag oder zumindest einige Stunden vorher, dann hat die Haut sich schon erholt, bevor das Tape angelegt wird. Bei vielen Frauen ist die Körperbehaarung kaum sichtbar und die Härchen sind so kurz und fein, dass sie nicht stören.

Tragedauer und Haltbarkeit

Die Verweildauer auf der Haut richtet sich ganz nach der gewünschten Wirkung und reicht von wenigen Stunden zur Trainingsunterstützung beim Sport bis zu einer Woche, zum Beispiel bei Lendenwirbelsäulenproblemen. Länger als eine Woche lässt man das gleiche Tape üblicherweise nicht drauf, denn es leiert mit dem Gebrauch aus und die Situation sollte sich spätestens nach einer Woche so verändert haben, dass keine oder eine andere Tape-Anlage erforderlich ist. Wenn das Tape mit starker Vordehnung aufgebracht wurde (Zug), ist die Haltbarkeit kürzer. Je mehr Zug man beim Anlegen verwendet, desto kürzer ist die Haltbarkeit. Außerdem hängt die Haltbarkeit auch von den eigenen Aktivitäten ab. Bei intensivem Sport oder körperlichem Einsatz, wird auch das Tape strapaziert. Man könnte für besonders starke Haftung, zum Beispiel bei intensiver Belastung im Sport, noch zusätzlich Klebemittel auf das Tape sprühen, wobei das für die Haut belastend sein kann. Je nach Kleber, Gebrauch und Körperteil kann also die Einsatzdauer variieren.

Wie entfernt man die Tapes?

Entfernen Sie die Tapes am besten unter der Dusche. Wenn die Tapes nass sind, lassen sie sich leichter abnehmen. Achten Sie darauf, die Tapestreifen jeweils in der Haarwuchsrichtung abzuziehen. Wenn Sie es vorsichtig machen und den Tapestreifen immer wieder nachfassen, wird es nur wenig ziepen. Wenn Sie das Tape ruckartig herunterreißen, können an empfindlichen Hautstellen, wie z. B. in der Kniekehle, auch Blutergüsse entstehen.

Früher, quasi mit den Tapes der „ersten Stunde", gab es nach dem Abziehen des Tapes manchmal Kleberückstände auf der Haut, die man dann mühsam mit Wasser und Seife oder alkoholischem Reiniger entfernen musste. Heutzutage ist die Klebsubstanz so gut verteilt und gering dosiert, dass keine Klebereste zurückbleiben. Ist die Haut etwas gerötet oder gereizt, sollten Sie die Partien mit einer Pflegelotion versorgen.

Welche Rolle spielt die Farbe?

Bei der Frage, wie wichtig die Farbe eines Tapes ist, wird man sehr unterschiedliche Antworten erhalten. Einige schreiben ihr eine tragende Rolle zu, anderen kommt es nur darauf an, dass es gut aussieht.

Inzwischen gibt es mindestens 14 verschiedene Farbtöne. Die ersten Farben waren Rot (Magenta) und Blau (Cyan). Zurzeit sind die traditionellen Farben Magenta, Cyan, Beige, Schwarz, jedoch auch richtiges Rot bzw. Blau (dunkler), und dazu Weiß, Silbergrau, Lila, Orange, Gelb, Grün und Braun, manche Farben sogar in verschiedenen Tönen, erhältlich. Magenta und Cyan sind wohl die bekanntesten Farben und mit Beige und Schwarz immer noch die beliebtesten. Lila und Orange finden zunehmend bei Jugendlichen und Frauen Anklang.

Macht die Farbe einen Unterschied?

Die Hauptwirkungen der Tapes haben mit der Farbe nichts zu tun. Man könnte zunächst meinen, dass Tapes mit unterschiedlicher Stärke oder Eigenschaften durch verschiedene Farben unterschieden werden sollen. Bei Therabändern erkennt man beispielsweise die Stärke an der Farbe. Das ist aber bei den Tapes nicht der Fall. Die Farben hängen weder mit der Stärke, der Elastizität noch mit einer anderen Tape-Eigenschaft zusammen. Dennoch halten wir die Farbe aus verschiedenen Gründen manchmal für relevant. Einige Therapeuten schreiben der Farbe sogar eine wichtige Wirkkomponente zu.

Ursprünglich galt eine Empfehlung für die jeweilige Struktur: Beige für Nerven, Magenta für Meridiane und Cyan für Muskeln. Man kann auch vom gewünschten Effekt ausgehen. Soll ein Muskel in seiner Aktivität unterstützt oder soll er eher entspannt werden? Soll der Energiefluss in einem Meridian eher angeregt oder gedämpft werden? Warmen Farben wie Rot, Magenta und Orange wird eine anregende Wirkung zugeschrieben, kühlen Farben wie Blau oder Cyan sagt man eine beruhigende Wirkung nach.

Dass Farben an sich eine Wirkung auf uns Menschen ausüben, wird kaum einer abstreiten. Welche Relevanz diese Farbpsychologie im Rahmen des Tapings hat, ist umstritten. Wissenschaftliche Studien, die eine eigene Wirkung der Farbe beim Taping nachweisen, gibt es bislang nicht. Dennoch wollen wir Ihnen denkbare Auswahlkriterien in Bezug auf die Farben vorstellen.

Merkmale der Farben

Rot. Diese Farbe aktiviert, wärmt, manchmal erhitzt sie sogar. Rot ist die Farbe des Feuers, der Energie, es erregt Aufmerksamkeit, kann auch aggressiv und aufwühlend wirken. Denken Sie jetzt an Stierkämpfe, Blut? Rot ist die Farbe der Liebe und Leidenschaft, aber verkörpert auch Wut, Brutalität und Zorn.

Blau. Bereits Goethe beobachtete, dass ein blau gestrichener Raum deutlich kälter empfunden wird als ein neutral gestalteter Raum. Blau ist die Farbe des Himmels, entspricht dem Element Wasser, symbolisiert Ruhe, Vertrauen, Pflichttreue, auch Schönheit und Sehnsucht. Blaues Licht kühlt und ist schmerzlindernd, da sich die Blutgefäße zusammenziehen, es wirkt antiseptisch, blutdrucksenkend und wird zur Behandlung aller Arten von Entzündungen und Fiebererkrankungen genutzt; ebenso bei Herzstörungen, entzündlichen Hautprozessen und Sonnenbrand. Blau fördert die Konzentration und wirkt positiv auf das vegetative Nervensystem.

Gelb. Als Sonnen- und Blitzfarbe ist Gelb Ausdruck der Geisteskraft. Gelb vermittelt Freude, Licht und Heiterkeit, verhilft zu Klarheit und guter Konzentration. Diese Farbe steht für Wissen und Weisheit, Rationalität und Logik. Die Sonnenfarbe erhellt das Gemüt, symbolisiert Weite und Offenheit sowie großen Freiheitsdrang, regt die Verdauung an, stärkt den Magen, ist die Farbe des Solarplexus. Es heißt, Gelb kurbelt die Produktion von Sexualhormonen an, macht Lust. In der Farbtherapie wird es bei Rheuma, Arthrosen oder Steinbildungen (Verhärtungen, Ablagerungen bzw. Verkalkungen) oder Verdauungsproblemen eingesetzt. Andererseits regt Gelb auch die geistigen Aktivitäten an und hellt die Stimmung auf.

Neben diesen Hauptfarben gibt es viele Mischfarben und Zwischentöne.

Grün. Als Grundfarbe der Natur (Wiesen und Wälder) steht Grün für Wachstum, Erneuerung, Heilung, Harmonie und Hoffnung. Grün ist die Farbe der Barmherzigkeit (des Herzens!), der Großzügigkeit, der Sicherheit; sie wirkt nervenberuhigend und blutdruckregulierend, stärkt das Immunsystem. Grün lässt Muskeln und Gewebe schneller regenerieren.

Cyan. Türkis oder Cyan ist die Farbe des Meeres an einem sonnigen Tag. Diese Farbe ist frisch, vermittelt Wachheit, Bewusstheit, Klarheit, geistige Offenheit und Freiheit. Cyan kann aber auch sehr kühl und distanziert wirken und ein Gefühl von Leere vermitteln.

Magenta. Magenta (Pink) ist eine sanfte Farbe. Ein Symbol für Zartheit. Diese Farbe drückt Idealismus, Dankbarkeit, Engagement, Ordnung und Mitgefühl aus.

Violett. Hierbei handelt es sich um eine würdevolle, auch außergewöhnliche Farbe. Sie steht für Inspiration, Kunst, Magie, Transformation, Mystik, Spiritualität, Meditation, Frömmigkeit, Buße. Violett kann einen angegriffenen Gemütszustand stabilisieren.

Orange. Diese Farbe gilt als Symbol der Lebensfreude und Inspiration, Kreativität und Kommunikation. Orange signalisiert Aufgeschlossenheit, Kontaktfreude und Jugendlichkeit, Gesundheit und Selbstvertrauen. Orangetöne wirken anregend, optimistisch, lebensfreudig, Sie steigern die Ausschüttung von Adrenalin, verengen dadurch die Blutgefäße, beschleunigen den Puls und heben die Körpertemperatur an. Orange belebt die Leistungen von Nieren, Blase und Drüsen; auch die Atemwege werden positiv beeinflusst.

Weiß. Das ist die Farbe von Eis und Schnee. Weiß ist ein Symbol der Reinheit, Klarheit, Erhabenheit und Unschuld und ist beliebt in Kombination mit anderen Farben.

Schwarz. Schwarz ist die Farbe der Dunkelheit bzw. Lichtlosigkeit. Sie drückt Trauer, Unergründlichkeit, Unabänderlichkeit und das Furchterregende und Geheimnisumwitterte aus. Dennoch ist Schwarz, wie Weiß, eine beliebte Farbe in Kombination mit anderen Farben.

Grau. Ein mit Wolken verhangener Himmel an einem trüben Tag ist grau. Das ist die Farbe vollkommener Neutralität, Vorsicht, Zurückhaltung und Kompromissbereitschaft. Grau ist wie Weiß und Schwarz beliebt als Kombinationsfarbe.

Farben machen unser Leben lebendiger und freundlicher. „Farben sind das Lächeln der Natur", schrieb James Henry Leigh Hunt,

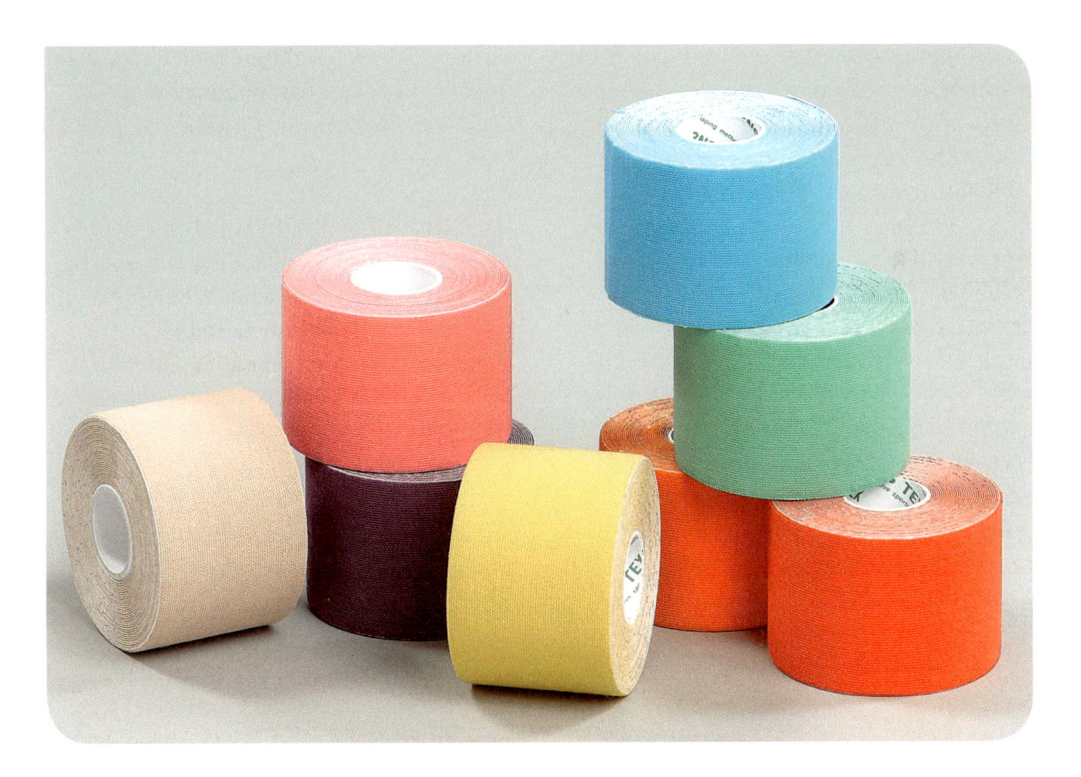

⬆ Die Farbauswahl bei Tapes ist groß. Ob man nur nach Geschmack und modischen Aspekten oder gezielt nach einer Farbwirkung auswählt, bleibt jedem selbst überlassen.

ein englischer Schriftsteller (1784–1859). Farbe bestimmt unser Leben in einem weit größeren Maße, als es uns bewusst ist. Jede Information, die wir visuell aufnehmen, enthält auch Informationen über Farben.

Wie wählt man aus?

Es werden in der Praxis auch verschiedene Methoden angewandt, um die richtige Farbe zu bestimmen, die in einem bestimmten Fall am wirkungsvollsten ist. Praktizierende der angewandten Kinesiologie benutzen dazu Muskeltests. Sind Muskeln stärker oder schwächer bei bestimmten Farben, dann ist das ein Hinweis für oder gegen den Gebrauch dieser Farbe. Jedoch werden solche kinesiologischen Prinzipien kontrovers diskutiert und bislang von der Schulmedizin abgelehnt.

Die französische Ohrakupunktur (Aurikulomedizin) dagegen findet mehr akademische Akzeptanz und ist für uns in doppelter Hinsicht interessant. Zum einem wird mit Farbfiltern untersucht und u. a. mit verschiedenen Laserlicht-Frequenzen behandelt. Die Relevanz von Frequenzen hat dazu geführt anzunehmen, dass Ohrakupunktur über das autonome Nervensystem wirkt und durch Frequenzen spezifisch beeinflussbar ist. Zum anderen wird in der Aurikulomedizin von einem autonomen Reaktionsphänomen, das mit einer speziellen Pulstechnik messbar ist, Gebrauch gemacht.

Vaskuläres autonomes Signal (VAS)

Dieses Phänomen wird VAS genannt und steht für „vaskuläres autonomes Signal". Es wurde 1966 vom französischen Neurologen Dr. Paul Nogier entdeckt und ursprünglich als Reflexe Auriculo Cardique (RAC) beschrieben. Nogier entdeckte, dass die Intensität des Pulses sich scheinbar verändert, wenn das unwillkürliche (vegetative oder autonome) Nervensystem auf körperliche Annäherung von Materie oder Energie reagiert. Der Puls, das Herz, schlägt aber nicht härter oder schwächer, sondern es gibt nur ein kurzes „Innehalten", dadurch eine Verschiebung der Pulswelle durch das Schlagaderbett und somit nur scheinbar eine Änderung in der Intensität des Herzschlages. Das VAS-Phänomen ist mit Doppler-Sonografie wissenschaftlich bestätigt worden und ist ein Standardverfahren zur Objektivierung in der französischen Ohrakupunktur.

Auch Physiotherapeuten wenden dieses Phänomen zunehmend an. Es ist leicht zu erlernen, vor allem, wenn Sie dabei nur fühlen und nicht denken. Legen Sie Ihre Zeigefingerkuppe sanft auf die Schläfe direkt vorm Ohr und fühlen Sie das Pulsieren der Schlagader. Streichen Sie mit der anderen Hand über Ihre Brust und Ihren Bauch und spüren Sie scheinbare Veränderungen in der Stärke des Pulses. Das passiert jedes Mal, wenn Sie eine bestimmte Stelle passieren. Das deutet auf eine Reaktion des unwillkürlichen Nervensystems hin und die Stelle scheint für eine Behandlung geeignet zu sein. Ich wende diese Technik selbst bereits 30 Jahre mit Erfolg an. Mit der Technik des VAS kann der Therapeut also auch zu einer objektiveren Entscheidung für die Farbwahl kommen.

Überlegungen zur Farbwahl

Beige (Hautfarbe). Hautfarbenes Klebeband ist immer dann sinnvoll, wenn Sie das Tape an sichtbaren Körperstellen tragen und es möglichst wenig auffallen soll. Wenn eine Frau im Kostüm zur Arbeit erscheint, mit rot-blauem Tape am Knie, werden viele Kollegen sie zwangsläufig auf diesen „Hingucker" ansprechen oder zumindest dorthin schauen. Wenn Sie keine Lust haben, x-mal Ihre Knieproblematik auszubreiten oder zu erläutern, was Taping ist, stellt hautfarbenes Tape eine gute Wahl dar. Das Gleiche gilt für Mannschaftssportarten. Als ich (John Langendoen) die südkoreanische Fußballnationalmannschaft 2002 sowie 2006 und die iranische in den vergangenen beiden Jahren betreute, wollten die Fußballspieler nur hautfarbenes Tape, da farbiges Tape im eigenen Blickfeld ablenkt und eine direkte Einladung für den Gegner darstellt, noch mal gezielt auf die verletzte Stelle zu treten. Bei ruppigen Mannschaftssportarten ist es also nicht sinnvoll, die eigenen Schwachstellen farbig zu markieren!

Schwarz. Einige schwören auf schwarzes Tape, andere würden es nie verwenden. Einige Taping-Richtungen lehnen Schwarz vollständig ab. Schwarzes Tape lässt sich auf jeden Fall mit allen anderen Farben kombinieren. Falls man keine generelle Ablehnung gegen Schwarz hat, ist es also praktisch. Beim Schwimmsport und beim Wasserball ist es eine sehr beliebte Farbe.

Weiß. Ungefärbte Baumwolle ist weiß, wobei weißes Tape dennoch weißen Farbstoff enthält. Allerdings kann man davon ausgehen, dass bei manchen Marken weniger Farbstoff im Spiel ist. Für Menschen mit empfindlicher Haut könnte weißes Tape also eine gute Wahl sein. Weiß ist mit allen anderen Farben kombinierbar. Oder wenn Sie es möglichst dezent und unauffällig mögen, ist es ebenfalls gut geeignet, weil weißes Tape auf heller Haut kaum ins Auge fällt.

Silbergrau. Grau oder Silber hat wie Schwarz seine Fangemeinde, vor allem unter Therapeuten. Es ist neutral und lässt sich problemlos und geschmackvoll mit anderen Farben kombinieren.

Rot oder Magenta. Rot und Magenta gelten als warme Farben. Generell wird keine Wärme bei akuten, entzündlichen Zuständen und frischen Verletzungen angewendet und daher auch keine „warme Farbe" genommen. Wollen Sie dagegen gern eine anregende oder aktivierende Wirkung erzielen, sind Rot oder Magenta eine gute Wahl.

Blau oder Cyan (Türkis). Bei akuten, entzündlichen Prozessen werden gern kühle Farben wie Blau oder Cyan verwendet. Den kühlen Farben wird eine beruhigende, entspannende Wirkung zugesprochen, also genau das Richtige bei Übererregung, Verkrampfung oder Verspannung.

Für viele erfahrene Taper sind Magenta, gemeinsam mit Cyan, noch immer der Klassiker, der gern angewendet wird. In diesem Buch werden vorwiegend Tape-Anlagen in Magenta- und Cyan-Farbe gezeigt, weil diese Farben vertraut und kontrastreich sind. Für manche Anlagen empfiehlt es sich, zwei verschiedene Farben zu gebrauchen. Zum einen, weil es besser aussieht (das ist sehr wichtig, weil nach dem Kleben das Ergebnis sichtbar ist und bleibt!), zum anderen, damit man beim Kleben seine Kombi-Tapes gut auseinanderhalten kann, ohne durcheinanderzukommen.

Lila. Das war 2009 und 2010 die Modefarbe – bei Frauen sehr beliebt und gut kombinierbar mit Schwarz, Orange, Rot, Magenta und Gelb.

Orange. Eine sehr warme, aktivierende, offene Farbe. Gut, wenn Sie sich einen Energiekick geben wollen und mehr Schwung brauchen. Sie wirkt auch positiv auf alle Betrachter. Exzellent kombinierbar mit Schwarz. Nur wenn die „Oranje-Fußballspieler" gewinnen, kommt das in Deutschland meist nicht so gut an.

Gelb und Grün. Relativ neue Farben, die vor allem unter jungen Frauen und in Kombinationen gut ankommen. Die Grün-Orange-Weiß-Kombination könnte auch Werder-Bremen-Fußballfans gefallen, während Gelb-Schwarz unter BVB-Dortmund-Fans beliebt ist. Dagegen weniger in München, wo man eher auf Rot-Weiß oder Blau-Weiß wie in Berlin oder Bochum steht. Die St.-Pauli-Farbe Braun ist dagegen beim Tapen nicht beliebt.

- Haben Sie eine oder mehrere Lieblingsfarbe(n)? Dann spricht vieles dafür, diese auch zu verwenden, um sich selbst positiv zu unterstützen.
- Erhalten Sie die Tapes von Ihrem Therapeuten, ist die Auswahl möglicherweise eingeschränkter. Ein Therapeut hat vielleicht nur 3 oder 4 Farben zur Auswahl. Die meistgebrauchten Farben sind im Moment weiterhin Rot (Magenta, Pink), Blau (Cyan, Türkis), Beige und Schwarz, da viele Tape-Hersteller nur diese 4 Farben produzieren. Oder Ihr Therapeut empfiehlt Ihnen bereits bestimmte Farben.
- Sie können auch die frequenzspezifische, farbpsychologische Wirkung als Auswahlkriterium nehmen; das wäre vor allem dann sinnvoll, wenn es um die gezielte Beeinflussung des unwillkürlichen (autonomen, vegetativen) Nervensystems geht. Hier könnte die Farbwahl für den Effekt mitentscheidend sein.
- Oder Sie berücksichtigen modische Aspekte und wählen das Tape passend zum restlichen Outfit.
- Möglicherweise vertragen Sie bestimmte Tapefarben nicht, weil die Haut allergisch oder empfindlich darauf reagiert. Das schränkt die Auswahl natürlich auch ein.
- Vielleicht wollen Sie möglichst nichts Buntes und greifen zu den unauffälligen hautfarbenen oder weißen Tapes.
- Vielleicht denken Sie auch, die Farbe ist mir völlig egal, Hauptsache das Tape wirkt. Gegen diese Einstellung ist auch nichts einzuwenden.
- Oder Sie experimentieren selbst, worauf Ihre Problematik im Moment besser reagiert.
- Die Farbe könnte also nach Lust und Laune, nach rationalen Überlegungen oder mit dem VAS-Verfahren gewählt werden.

Sie sehen, es gibt viele verschiedene Aspekte, die man bei der Farbwahl berücksichtigen kann, aber nicht muss!

Tapes vorbereiten und anlegen – so geht's

Im Folgenden führen wir Sie in das praktische Tun ein, verraten kleine Tricks und erläutern die wichtigsten Anwendungsprinzipien.

Tapes abmessen und zuschneiden

Wir verwenden in diesem Buch nur das gängige, 5 cm breite Tape. Nach unserer Erfahrung kann man mit dieser Breite alle Anwendungen abdecken, denn das Tape wird ohnehin spezifisch zugeschnitten. Als erster Schritt wird immer die erforderliche Länge abgemessen. Dazu legt man das Tape (die Schutzfolie noch nicht abziehen!) auf die gleiche Art an, in der auch später geklebt wird. Wenn das Tape also vom Ellbogen bis zum Handgelenk geklebt werden soll, messen Sie diese Länge ab und knicken das Tape am Ende um. Wie gekürzt wird, lesen Sie in der Beschreibung Schritt für Schritt auf S. 55. Wenn Sie nun also das Tapestück in der richtigen Länge haben, muss es – je nach Tape-Anlage – noch in die richtige Form gebracht werden.

Tapeformen

I-Form. Das abgeschnittene Stück Tape hat eine sogenannte I-Form. Diese Form ist die einfachste und meistgebrauchte.

Y-Form. Es gibt unzählige weitere Formen, je nachdem wo Sie einschneiden. Beim symmetrischen Einschneiden in Längsrichtung von einem Ende aus entsteht die Y-Form. Bei

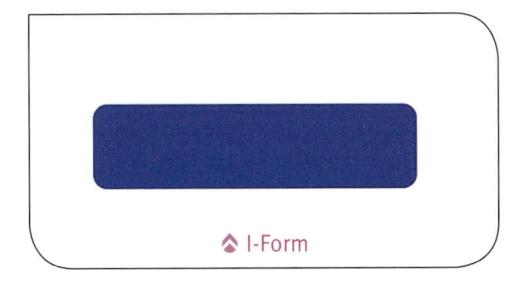

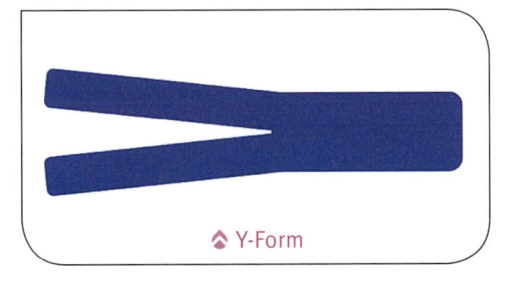

⌃ I-Form

⌃ Y-Form

manchen Anlagen oder größeren Körperteilen, wie z. B. gut entwickelten Oberschenkel- oder Wadenmuskeln, kann man statt einer Y-Form auch 2 I-Formen nehmen und wie ein Y kleben. Y-Zügel können auch asymmetrische Schenkel haben, z. B. weil Finger nun mal unterschiedlich lang sind.

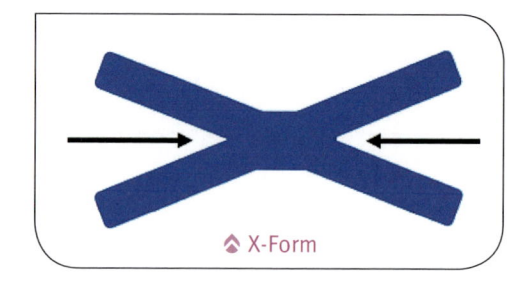

X-Form. Wenn Sie das abgeschnittene Stück Tape in Längsrichtung von beiden Seiten einschneiden, erhalten Sie eine X-Form.

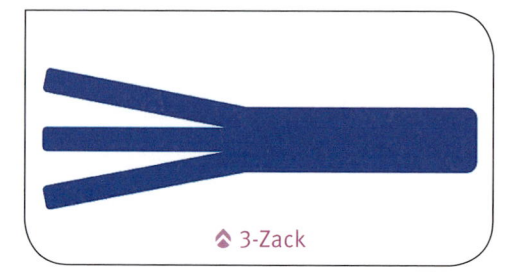

3-Zack. Durch Mehrfachschnitte entstehen weitere Formen, direkt aus der Welt von Neptun und Poseidon, wie der 3-Zack, bei dem von einer Seite her zweimal längs eingeschnitten wird. Diese Form wir zum Beispiel bei Lymphtapes verwendet.

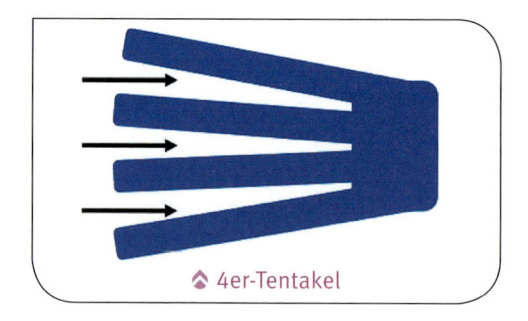

4er-Tentakel. Auch der 4er-Tentakel, bei dem Sie ein Stück Tape dreimal möglichst gleichmäßig längs einschneiden, ist für Lymphtapes gebräuchlich. Damit können Sie auch eine größere Schwellung gut abdecken, wobei Sie die einzelnen „Tentakel" auseinanderspreizen. Reicht das zum Abdecken der Breite noch nicht aus, verwenden Sie zwei 4er-Tentakel nebeneinander.

Das sind bereits alle Formen, die Sie für die Tape-Anlagen in diesem Buch benötigen. Viele weitere Formen und Kombinationen sind möglich. Wichtig ist, dass die Tape-Anlage anatomisch korrekt bleibt. Gewebestrukturen des Körpers, die Kräfte übertragen, kennen keine scharfen Kurven oder rechten Winkel.

⌃ X-Form

⌃ 3-Zack

⌃ 4er-Tentakel

Mit oder ohne Zug?

Elastisches Tape ist dazu entwickelt, die elastischen Eigenschaften der Haut nachzuahmen und zu nutzen. Anlage mit Zug bedeutet, dass das elastische Tape vor dem Aufkleben auf die Haut gedehnt wird. Aufgrund der Elastizität hat das Tape die Tendenz, sich wieder in den ungedehnten Ausgangszustand zurückzuziehen. Wenn es auf der Haut klebt, übt es damit einen gewissen Zug aus. Wird es ohne Zug aufgeklebt, dehnt es sich bei Bewegungen mit.

Basis

Die Stelle, an der man mit Kleben beginnt, wird Basis genannt. Die Basis wird meistens ohne Zug angelegt. Die Basis kann an einem Ende, an beiden Enden, mittig oder irgend-

Tapes vorbereiten und anlegen – so geht's

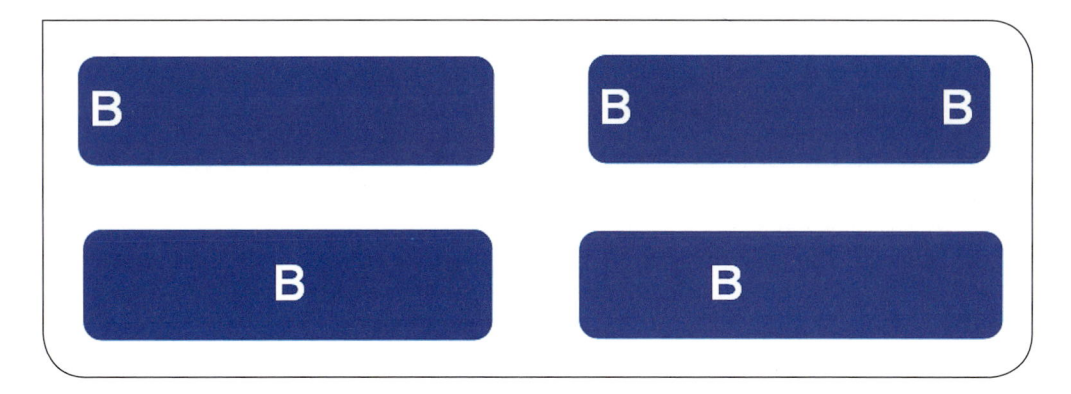

🔺 Die Basis (B), also die Tapestelle (oder Tapestellen), die zuerst und ohne Zug geklebt wird, kann an unterschiedlichen Stellen des Tapes sein.

wo im Verlauf des Tapes sein. Dann kann man das Tape unterschiedlich stark von der Basis wegziehen. Die Elastizität des Tapes sorgt dafür, dass es dementsprechend weniger oder stärker zur Basis zurückzieht. Nur wenn das Tape maximal, zu 100 %, ausgezogen wird, werden die Basis und die Haut bzw. Struktur darunter mitgezogen, also in die Zugrichtung mitgenommen.

🔻 Durch die Elastizität entsteht eine Zugrichtung des Tapes zurück zur Basis.

Wie viel Zug?

Einige Tape-Anlagen werden prinzipiell ohne Zug geklebt, zum Beispiel solche bei Schwellungen und Ödemen. Sonst wird jedoch fast immer mit Zug geklebt. Wie viel Zug verwendet wird, hängt einerseits vom Problem ab, das behandelt werden soll, und andererseits von der Konstitution, also der Beschaffenheit des Gewebes. Dünne, empfindliche oder schlaffe Bindegewebs- und Hautpartien vertragen wesentlich weniger Zug als straffe. Ein paradoxes Phänomen beim Kleben mit Zug ist, dass sich eine Bewegung, der mithilfe des Tapes ein gewisser Widerstand entgegengesetzt wird, häufig leichter ausführen lässt.

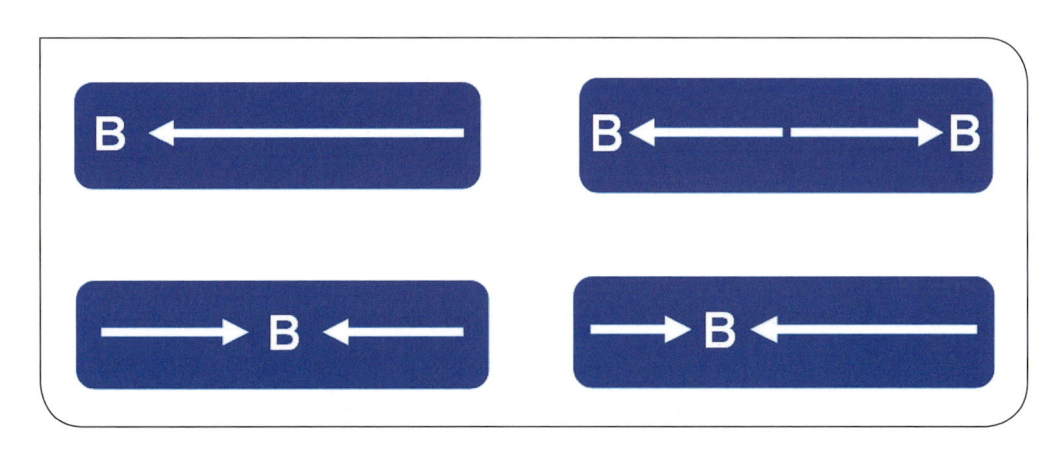

Zugstärken und Anwendungsbeispiele.

Zugstärke	Anwendungsbeispiele
kein Zug	Schwellungen, Ödeme, lymphatisches Taping
leichter Zug	empfindliche Bereiche wie Innenseite der Oberarme oder Oberschenkel
deutlicher Zug	bei straffem Gewebe
starker Zug	nur manchmal bei Gelenken, Knochen
maximaler Zug	mechanische, nicht elastische Technik, für Gelenke und Knochen geeignet, nur manchmal angewandt

Die Tape-Anlagen in diesem Buch wurden mit Tapes mit 3 % Elastananteil demonstriert. Dehnt man dieses Tape (ohne Klebefolie) maximal, ergibt sich eine ⅔-Längenzunahme. 15 cm Tape lassen sich also bis 25 cm ausziehen. Da es auf dem Tape selbst leider keine Angaben zur Elastizität gibt, ist das ein einfacher Test.

Warum ist die Ausgangsstellung so wichtig?

Die Ausgangsstellung des Körperteils – des Gelenks, der Muskeln – beim Anbringen des Tapes ist häufig entscheidend für den Erfolg und wird daher bei jeder Tape-Anlage genau beschrieben und im Foto gezeigt. Die folgenden Beispiele verdeutlichen, warum die Ausgangsstellung so wichtig ist und beachtet werden sollte:

- Ein steifes Gelenk wird für die mobilisierende Behandlung in der eingeschränkten Bewegungsrichtung wie auch für die Tape-Anlage, nah am Schmerzbeginn, positioniert.
- Ein akut verletztes, sehr schmerzhaftes Gelenk dagegen wird zur Behandlung durch den Therapeuten in einer entspannten, schmerzfreien Position gelagert. Für die Tape-Anlage wird ebenfalls in einer schmerzfreien entlastenden Position eingestellt.
- Ein akut verletzter, sehr schmerzhafter Muskel wird beim Anlegen des Tapes entspannt schmerzfrei gelagert.
- Beim Training eines schwachen Muskels wird dieser beim Anlegen des Tapes in einer angenäherten, verkürzten Stellung platziert.
- Zur Verlängerung eines verspannten Muskels wird zum Anlegen des Tapes eine relative Dehnposition für diesen Muskel gewählt, eine Position, bei der der Klient gerade ein erstes Ziehen im Muskelbereich wahrnimmt.
- Für die Tape-Anlage bei einem schmerzhaften Nerv wird der Arm oder das Bein ebenfalls am Beginn der Spannung (des Ziehens), jedoch noch ohne Schmerz, positioniert.

Wie Stellung und Effekt zusammenhängen

Zum (teilweisen) Immobilisieren kann mit viel oder sogar Maximalzug des Tapes gearbeitet werden. Meistens jedoch wird mit moderatem Zug gearbeitet. Dieser Zug kann dazu dienen, eine Bewegung in einer Richtung zu erleichtern oder auch zu erschweren.

Wenn man z. B. das Knie mithilfe von Oberschenkelmuskelanspannung (Quadrizeps-Muskel) gegen Widerstand eines Tapes auf der Rückseite des Oberschenkels (auf den Ischios-Muskeln) streckt, muss der Quadrizeps härter arbeiten und dabei entspannen die Ischios, nach dem Prinzip der umgekehrten Hemmung.

Dieses Prinzip, reziproke Inhibition genannt, ist seit hundert Jahren bekannt und findet in der Physiotherapie täglich Anwendung. Mithilfe von Tape können Sie also jederzeit einfach und ohne Schmerz verspannte Muskeln verlängern, dehnen. Das funktioniert bei vielen, aber nicht allen verspannten Muskeln. Manche Muskeln, z. B. vorne am Hals, reagieren dann eher mit mehr Verspannung anstatt Entspannung, sogar wenn ohne Zug geklebt wird.

Umgekehrt – zum Training – wird ein Muskel häufig in eine angenäherte, verkürzte Stellung (entgegengesetzt der Dehnrichtung) gebracht. Und wird auch in der Stellung geklebt, damit beim Verlassen dieser Stellung ausreichend Tapezug entsteht. Dieser Tapezug lässt das Nervensystem reagieren und es schickt Impulse zum Muskel. Der springt auf dieser Weise schneller oder besser an, lässt sich leichter rekrutieren.

Wo beginnt und wo endet das Tape?

Wird nun vom Anfang zum Ende eines Muskels, von oben nach unten über ein Gelenk oder umgekehrt geklebt? Oder von der Mitte aus zu beiden Enden? Die einfachste Regel ist hier meistens zutreffend: Das Ende vom Tape ist am bewegenden Körperteil. Üben Sie Kniestreckung zur Verlängerung Ihrer verspannten Ischios, dann ist das Ende vom Tape auf dem Unterschenkel. In diesem Beispiel ist die Ausgangsstellung der Ischios in leichter Vordehnung (Kniestreckung). Der Beginn des Tapes ist am Ursprung dieser Muskelgruppe, am Sitzbeinknochen des Beckens.

Wenn Sie eine Bewegung eines Gelenks einschränken wollen, wird dieses entgegengesetzt der Dehnung und des Schmerzes, also entspannt und schmerzfrei, positioniert. Die Tape-Anlage wird an diesem Gelenk enden. Nehmen wir das Umknicken mit dem Knöchel als Beispiel: Die Ausgangsstellung für die Tape-Anlage ist mit einem hochgezogenen Außenrand des Fußes schmerzfrei. Das Tape wird von der Innenseite des Unterschenkels (Beginn) schräg über das Sprunggelenk zur unteren Außenseite des Fußes (Ende) angelegt.

Keine Regel ohne Ausnahme. Manchmal wird auch das elastische Tape-Material voll ausgezogen und nicht elastisch verwendet. Das ist manchmal, also nicht immer, sinnvoll bei knöchernen oder gelenkigen Problemen. In dem Fall wird das Tape zuerst dort geklebt, wo die Knochenstellung zu halten, zu fixieren ist. Bei starken Schmerzen nach einem Umknicktrauma wird nun mit der Tape-Anlage am Fuß begonnen und das Ende des Tapes ist an der Innenseite des Unterschenkels.

Bei der Beschreibung der einzelnen Tape-Anlagen werden alle Einzelheiten, wie Anwendungsbereich, Zielsetzung, die empfohlene Form, Anzahl und Breite der Zügel, Zugstärke beim Anlegen wie auch Ausgangsstellung des Körperteils, die Basis, der Verlauf und das Ende des Tapes genau beschrieben.

Die Anwendungsprinzipien verstehen

Im Folgenden stellen wir Ihnen einige Anwendungsprinzipien vor.

Schwellungen

Bei Schwellungen wird so geklebt, dass der Flüssigkeitstransport in Richtung des Herzens gefördert wird.
- Ausgangsstellung: Der geschwollene Körperteil ist entspannt, schmerzfrei positioniert.
- Basis: die Haut über den, in Richtung Herz, nächstgelegenen Lymphknoten.
- Verlauf: Jedes 5 cm breite Tape ist 2- oder 3-fach längs in gleich breiten Streifen geschnitten, die äußeren Streifen werden zur Oberflächenvergrößerung nach außen gekurvt (konvex) angelegt.
- Ende: die Haut unterhalb der Schwellung.
- Zug: kein Zug, damit die Wellen, die Konvolutionen, entstehen können.

Entspannung von verspannten Muskeln

Zur muskulären Entspannung wird so geklebt, dass das Tape einen leichten Widerstand gegen die Verlängerungsrichtung des Muskels bewirkt.
- Ausgangsstellung: Muskelverlängerung, bis das erste Spannungsgefühl auftritt.
- Basis: die Haut am bzw. beim Muskelursprung bzw. in Bezug zur Übung des stillgehaltenen Körperteils.
- Verlauf: anatomisch korrekt auf der Haut im Muskelverlauf (wenn möglich).
- Ende: auf der Haut etwas weiter als der Muskelansatz bzw. in Bezug zur Übung, der bewegende Körperteil.
- Zug: wenig bis deutlich.

Training von Muskeln

Zum Training von schwachen Muskeln wird so geklebt, dass bei Verlängerung (Dehnung) Tapezug entsteht. Das Nervensystem reagiert darauf reflektorisch und lässt den Muskel anspannen.
- Ausgangsstellung: Muskelursprung und -ansatz werden, entgegengesetzt der Dehnrichtung, angenähert, verkürzt positioniert. Der Muskelbauch ist entspannt, es gibt keinerlei Dehnempfindung.
- Basis: die Haut im Bereich des Muskelursprungs oder -ansatzes am stillgehaltenen Körperteil in Bezug zur Übung.
- Verlauf: anatomisch korrekt auf der Haut im Muskelverlauf (wenn möglich).
- Ende: auf der Haut etwas weiter als der Muskelansatz bzw. in Bezug zur Übung, der bewegende Körperteil.
- Zug: wenig, aber variabel und abhängig vom betroffenen Muskel und der Ausgangsstellung.

Akute Gelenkschmerzen

Zur Linderung von starken Gelenkschmerzen wird so geklebt, dass die schmerzhafte Bewegung durch starken Tapezug verhindert wird.
- Ausgangsstellung: schmerzfreie Stellung, in entgegengesetzter Richtung zur schmerzhaften Bewegungsrichtung.
- Basis: die Haut über dem Knochenteil des Gelenks, der nicht bewegt.
- Verlauf: gradlinig über das schmerzhafte Gelenk.
- Ende: die Haut über dem Knochen an der anderen Seite des Gelenks. Die Bewegung dieses Knochens löst den Schmerz aus.
- Zug: deutlich, meistens werden 2 oder 3 Tapes angelegt.

Tapes vorbereiten und anlegen – so geht's

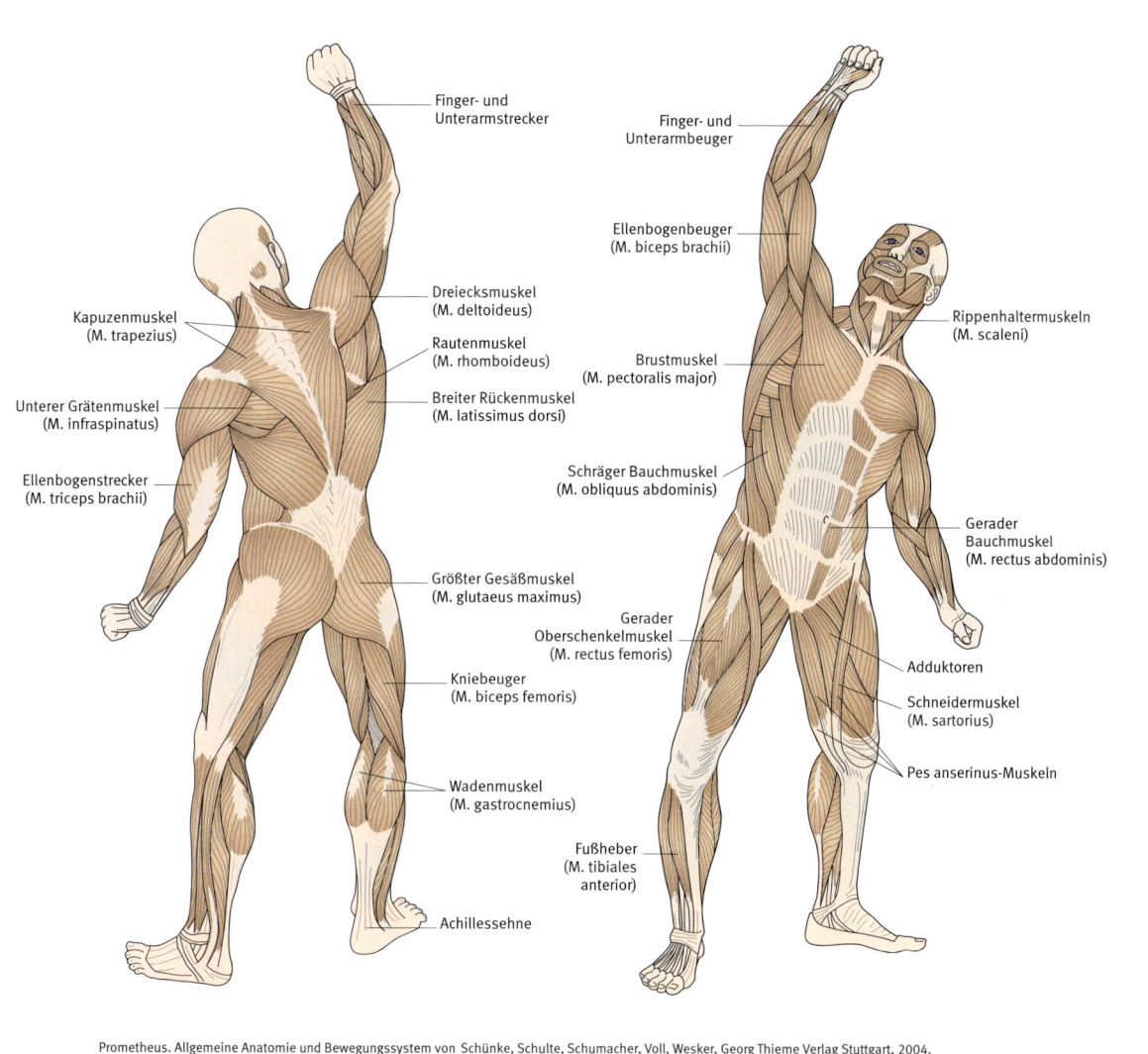

Finger- und Unterarmstrecker
Finger- und Unterarmbeuger
Ellenbogenbeuger (M. biceps brachii)
Dreiecksmuskel (M. deltoideus)
Kapuzenmuskel (M. trapezius)
Rippenhaltermuskeln (M. scaleni)
Rautenmuskel (M. rhomboideus)
Brustmuskel (M. pectoralis major)
Unterer Grätenmuskel (M. infraspinatus)
Breiter Rückenmuskel (M. latissimus dorsi)
Ellenbogenstrecker (M. triceps brachii)
Schräger Bauchmuskel (M. obliquus abdominis)
Gerader Bauchmuskel (M. rectus abdominis)
Größter Gesäßmuskel (M. glutaeus maximus)
Gerader Oberschenkelmuskel (M. rectus femoris)
Adduktoren
Kniebeuger (M. biceps femoris)
Schneidermuskel (M. sartorius)
Pes anserinus-Muskeln
Wadenmuskel (M. gastrocnemius)
Fußheber (M. tibiales anterior)
Achillessehne

Prometheus. Allgemeine Anatomie und Bewegungssystem von Schünke, Schulte, Schumacher, Voll, Wesker, Georg Thieme Verlag Stuttgart, 2004.

🔺 Die Zeichnungen zeigen die wichtigsten großen Muskelgruppen, die auch für viele Tape-Anlagen relevant sind.

Gelenksteifigkeit mit Schmerz

Zur Mobilisierung des Gelenks, und damit zur Linderung des Gelenkschmerzes am Ende der Bewegung, wird so geklebt, dass die Elastizität des Tapes in die eingeschränkte Bewegungsrichtung zieht.

- Ausgangsstellung: kurz vorm Schmerzbeginn. Bewegen Sie das Gelenk in der schmerzhaften Richtung, bis eine erste Spannung (Dehngefühl) spürbar wird.
- Basis: die Haut über dem Knochen, der beim Üben nicht bewegt wird.
- Verlauf: in Richtung der Bewegungsrichtung, die mobilisiert werden soll.
- Ende: die Haut über dem Knochen, der beim Bewegen Schmerzen verursacht.
- Zug: deutlich, meistens werden 2 Tapes angelegt; auch anzulegen mit maximalem Zug (100 %) mit umgekehrter Basis und Ende.

Nervenschmerzen

Zur Linderung von ausstrahlenden Nervenschmerzen wird so geklebt, dass das Tape einen leichten Widerstand gegen die schmerzhafte Bewegungsrichtung bewirkt.
- Ausgangsstellung: kurz bevor der Schmerz spürbar wird bzw. bis das erste Spannungsgefühl auftritt.
- Basis: die Haut über dem Gelenk, welches beim Üben nicht bewegt wird.
- Verlauf: anatomisch korrekt auf der Haut im Nervenverlauf (wenn möglich).
- Ende: auf der Haut über dem nächsten Gelenk, das bei der Übung bewegt wird.
- Zug: deutlich.

Frische Narben

Damit Narben rasch und schöner abheilen, können sie getapet werden. Das Tape soll die Flüssigkeitsbewegungen der Haut im Narbenbereich beschleunigen und so zur schnelleren Heilung beitragen.
- Ausgangsstellung: entspannte Stellung des Narbengewebes.
- Basis: ein Ende der Narbe.
- Verlauf: genau in Längsrichtung über der Narbe.
- Ende: das andere Ende der Narbe.
- Zug: ohne Zug.

Ältere, verklebte Narben

Zur Mobilisierung eines verklebten Narbenteils wird die Narbe vom Tape in die meist eingeschränkte Bewegungsrichtung gezogen.
- Ausgangsstellung: leichte Vordehnung der verklebten Narbenstelle.
- Basis: ca. 10–15 cm entfernt der eingeschränkten Narbenstelle und quer in Bezug zur eingeschränkten Bewegungsrichtung der Narbe.
- Verlauf: zur Narbe hin.
- Ende: die eingeschränkte Narbenstelle.
- Zug: deutlich.

Anlagen im Gesichtsbereich

Zur Linderung von Kiefergelenkschmerzen oder zur Entspannung von Kaumuskeln. Meistens werden zuerst kleine Tapes wie Gittertapes oder Magnetpflaster in entspannter Stellung auf das Gelenk bzw. den Muskel geklebt (siehe S. 250 ff). Das Tape wird so geklebt, dass ein leichter Widerstand gegen die Verlängerungsrichtung des Muskels bzw. gegen die schmerzhafte Gelenkbewegungsrichtung erwirkt wird.
- Ausgangsstellung: minimale Mundöffnung.
- Basis: vor, aber nah am Kiefergelenk (vor dem äußeren Gehörgang) auf dem Jochbogen.
- Verlauf: gradlinig.
- Ende: untere Seite der Kinnspitze (Muskeltape) bzw. zur unteren Seite des Kieferwinkels (Gelenktape).
- Zug: kein Zug.

Beim Tape zur Linderung von Nebenhöhlenbeschwerden wird ebenfalls ohne Zug geklebt.

Anlagen am Bauch

Zur Linderung von (abgeklärten!) Beschwerden im Bauchraum.
- Ausgangsstellung: das erste Spannungsgefühl in der eingeschränkten Bewegungsrichtung der Bauchhaut.
- Basis: Gebiet, wohin das Gewebe bewegt werden soll.
- Verlauf: gradlinig.
- Ende: entgegengesetzt der Basis.
- Zug: wenig.

Eine Erstversorgung mit Gittertapes oder Magnetpflastern kann angebracht sein.

Ein Tape anlegen: Schritt für Schritt

Nun fassen wir alle Überlegungen, Vorbereitungen und Schritte, die zur Anlage eines Tapes erforderlich sind, übersichtlich zusammen. Legen Sie zunächst alles bereit:
- Tapes: elastisch, in mindestens 2 Farben Ihrer Wahl; die Angaben im Buch beziehen sich jeweils auf 5 cm breites Tape mit 3 % Elastananteil; bei maximalem Zug ist das Tape ⅔ länger als ohne Zug – ein Stück von 15 cm lässt sich also maximal auf 25 cm dehnen.
- Schere: eine einfache Papierschere tut's, bitte keine Nagelschere (zu klein) oder Verbandschere (ungeeignete Form, weniger scharf) verwenden.
- Rasierer: starke Körperbehaarung muss vor dem Tapen entfernt werden, idealerweise schon am Vortag oder zumindest einige Stunden zuvor, damit sich die Haut regenerieren kann.
- Alkohol: Falls die Haut fettig ist, sollte sie zuvor mit in Alkohol (45 %) getränkten Pads/Tüchern gereinigt werden.
- Spiegel: Vor einem Spiegel können Sie bequem im Gesicht und am Hals kleben.
- Stuhl oder Hocker: zum Sitzen oder zum Fußdraufstellen.
- Tisch: zum Armablegen und Abstützen.
- Kissen: um bestimmte Armstellungen abzustützen.

Wie sehen dann die einzelnen Schritte aus?

1. Welches Tape soll geklebt werden?
Zuerst überlegen, welches Tape bzw. welche Tapes geklebt werden sollen. Die Tabelle auf S. 8 gibt Ihnen dazu einen guten Überblick, welche Tapes bei welchen Problemen/Beschwerden/Krankheitsbildern infrage kommen. Lesen Sie dann gezielt bei den einzelnen Beschreibungen nach, welche Tape-Anlage am geeignetsten ist.

2. Welche Farbe?
Die Tapefarbe(n) bestimmen. Falls Sie einige Farben zur Auswahl haben, finden Sie auf den S. 41 ff mögliche Auswahlkriterien.

3. Die Haut vorbereiten
Die Haut sollte sauber, fettfrei und trocken sein. Also gegebenenfalls waschen, abtrocknen und bei fettiger Haut mit 45 % Alkohol entfetten. Stark behaarte Haut sollte vorher enthaart (rasiert) werden. Am besten am Tag zuvor oder zumindest einige Stunden, bevor Sie das Tape anbringen, damit sich die Haut erholen kann.

4. Tapes abmessen und kürzen
Messen Sie die Länge der Tapes aus, so wie es bei der jeweiligen Tape-Anlage beschrieben ist. Knicken Sie das Tape an der abgemessenen Stelle um und schneiden es nicht gleich ab. Bitte bei den folgenden Schritten die Schutzfolie vom Tape noch nicht ablösen.

Da das Tape meist mit Zug (also im gedehnten Zustand) aufgeklebt wird, muss man es entsprechend kürzen:
- Wird das Tape ohne Zug, also ohne Vordehnung, verwendet, können Sie direkt die gemessene Länge abschneiden.
- Wenn das Tape mit deutlichem Zug angelegt wird, Sie es also in die Länge ziehen, bevor Sie es anlegen, benötigen Sie logischerweise ein kürzeres Tapestück, um die ausgemessene Strecke zu bedecken. Und zwar muss die gemessene Tapelänge bei deutlichem Zug ungefähr um ein

Was Sie über Taping wissen sollten

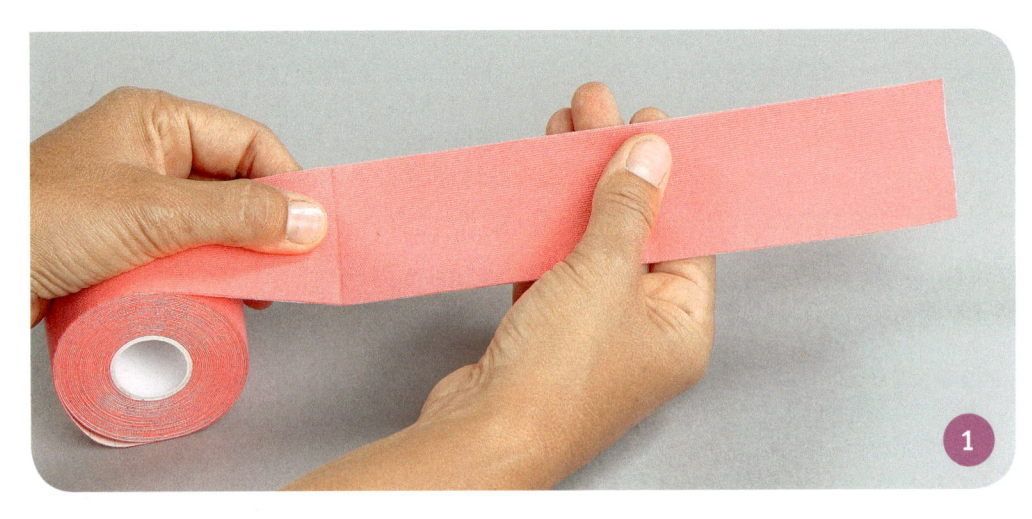

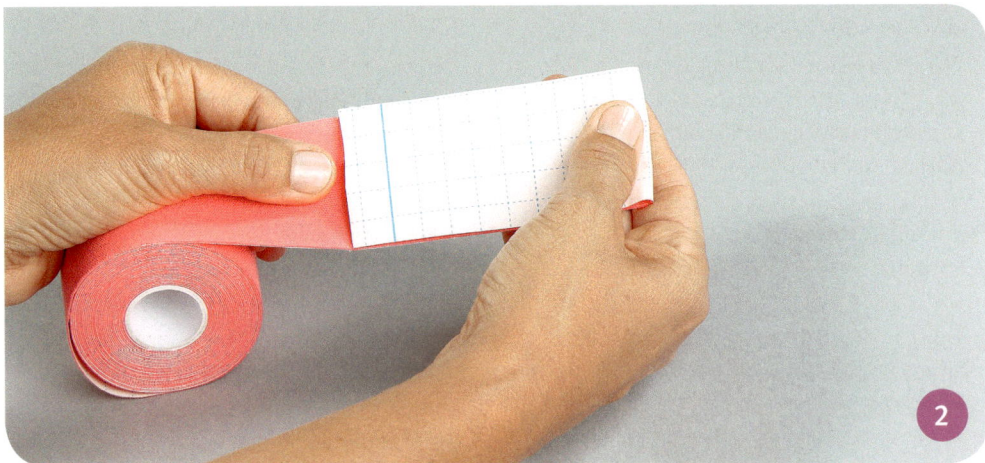

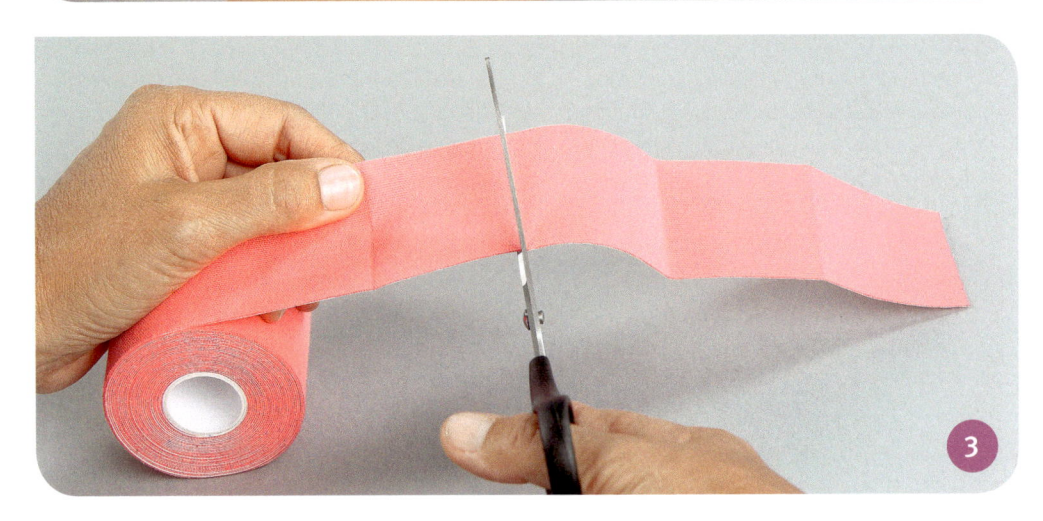

Tapes vorbereiten und anlegen – so geht's

① Schneiden Sie die abgemessene Tapelänge nicht gleich ab, wenn die Tape-Anlage mit Zug angelegt wird.

② + ③ Muss um ein Viertel gekürzt werden, halbieren Sie einfach zweimal die Tapelänge und schneiden dann ¾ ab. Soll nur um ⅛ gekürzt werden, halbieren Sie noch einmal das letzte Viertel und schneiden die restliche Tapelänge ab.

Viertel gekürzt werden. Halbieren Sie also die abgemessene Tapelänge zweimal und schneiden dann ¾ ab. Das ist dann Ihre erforderliche Tapelänge.
- Wird das Tape nur mit leichtem Zug angelegt, müssen Sie die abgemessene Tapelänge um ein ⅛ kürzen – also das letzte Viertel noch einmal halbieren.

Sie können natürlich auch mit einem Zentimetermaß abmessen und dann die erforderliche Tapelänge berechnen. Aber die Erfahrung zeigt, dass die oben beschriebene Vorgehensweise, wenn man Sie dann einmal angewandt und verstanden hat, schneller und bequemer ist.

Bei den meisten Tape-Anlagen wird die I-Form benutzt, also das abgemessene und abgeschnittene Stück Tape, das Sie jetzt in Händen haben. Auch die anderen Tapeformen sind einfach zuzuschneiden (siehe S. 47).

5. Wichtig: alle Ecken runden!
Nach dem Zuschneiden in die erforderliche Form sollten Sie sämtliche Ecken des Tapes runden, um die Haftung der Tape-Enden zu verbessern. Die Ecken neigen dazu, sich leicht abzulösen, dann könnte man beim Abtrocknen, Anziehen oder bei anderen Verrichtungen an der klebrigen Ecke hängen bleiben, das Tape würde sich mit von der Haut ablösen oder die Ecken rollen sich zumindest weiter auf. Darum sorgfältig alle Ecken runden, auch die der zugeschnittenen Zügel. Wenn Sie dabei so vorgehen wie auf dem Foto gezeigt, geht es schnell und Sie bekommen es auch gleichmäßig hin.

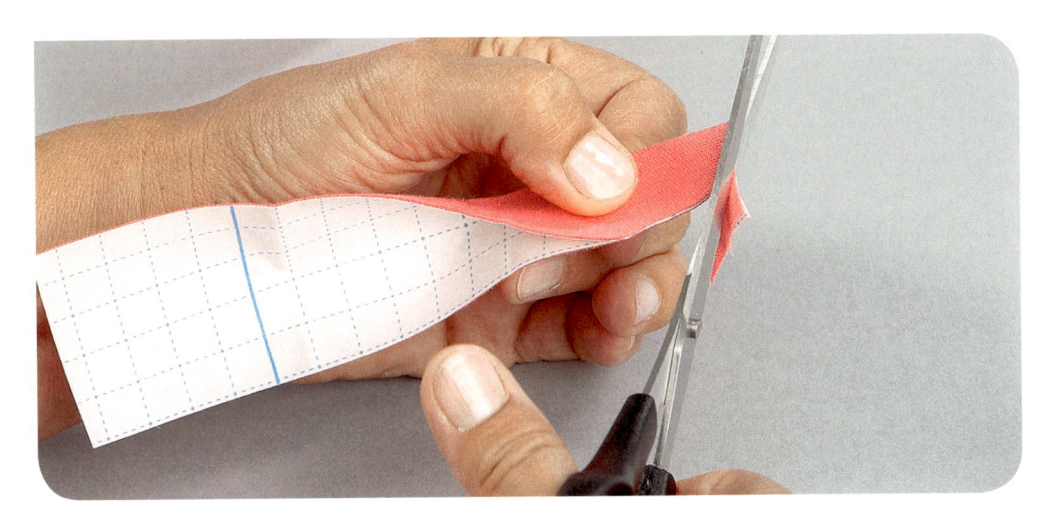

❤ Um die Ecken zu runden, falzen Sie das Tape-Ende mittig ein und schneiden dann gleichzeitig beide Ecken ab.

6. Die Tapes aufkleben

- **Referenzpunkte:** Markieren Sie wenn nötig Beginn und Ende des Tapes auf der Haut. Das vermeidet unnötiges anatomisches Suchen während des Anlegens. Sie brauchen beide Hände beim Anlegen.
- **Sonderpunkte:** Sind zuerst Sonderpunkte zu versorgen? Falls Sie Schmerzpunkte oder Akupunkturpunkte mit kleinen Tapes kleben wollen, sollten Sie das als Erstes machen. Die Tapestreifen können Sie dann gegebenenfalls darüberkleben (siehe S. 250).
- **Ausgangsstellung:** Die gewünschte Ausgangsstellung einnehmen, so wie es bei der Tape-Anlage beschrieben wird.
- **Basis kleben:** Nun für das Kleben der Basis die Schutzfolie ein Stückchen vom Tape entfernen. Reißen Sie dazu die Schutzfolie kurz vor dem Tape-Ende quer (siehe Foto) ein und ziehen Sie dann nur am Tape-Ende ab, dabei sollte die Klebeseite des Tapes möglichst nicht mit den Fingerkuppen berührt werden, damit die Klebkraft nicht beeinträchtigt wird. Gerade am Beginn und Ende vom Tape ist eine optimale Klebkraft erforderlich.
- **Tape anlegen:** Die Basis ohne Zug anlegen. Dann das restliche Tape mit dem angegebenen Zug auf die Haut aufbringen. Die Schutzfolie direkt beim Anlegen abziehen oder vorher entfernen. Bitte achten Sie auch darauf, dass sich der getapete Körperteil nach wie vor in der richtigen Ausgangsstellung befindet.
- **Kontrolle:** Nun die Tape-Anlage kontrollieren und gegebenenfalls korrigieren. Fühlt es sich gut an? Oder ziept es, engt zu stark ein? Falten im Tapeverlauf einfach rausziehen oder das Tape noch mal abziehen und neu auflegen.

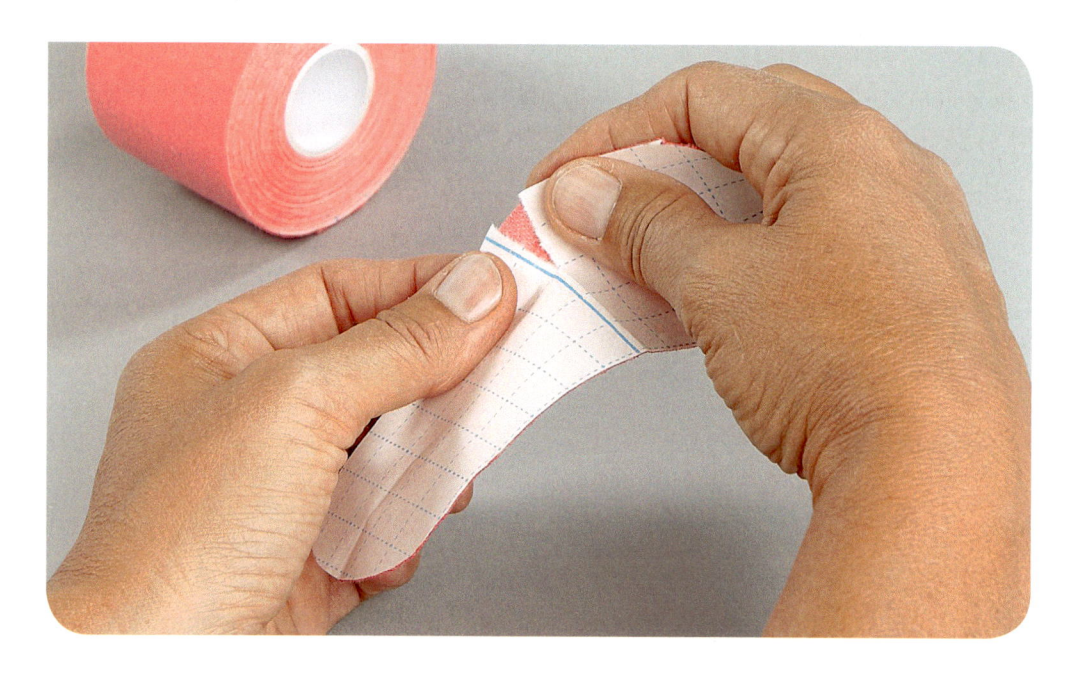

▲ Wenn Sie die Schutzfolie etwas einreißen und dann abziehen, brauchen Sie die Klebeseite nicht zu berühren und die volle Klebkraft bleibt erhalten.

- **Weitere Tapes kleben:** zweites und drittes Tape kleben. Bei identischen Tapes, gewöhnlich teilweise überlappend (wenn möglich), damit auch das zweite Tape auf der Haut haftet und für mehr Wirkung sorgt. Wieder kontrollieren und bei Bedarf korrigieren.
- **Kleber aktivieren:** Der Klebstoff auf dem Tape wird durch Wärme aktiviert. Wenn das Tape (die Tapes) in seiner richtigen Position sitzt und nicht mehr verändert oder abgezogen werden soll, verstärken Sie die Haftung an der Haut, indem Sie mehrfach mit der flachen Hand von der Mitte zu den Enden des Tapes streichen.
- **Tape-Enden fixieren:** Falls das Tape an einer Stelle endet, an der es sich leicht wieder lösen könnte, wie am Knöchel, sollte dieses Ende mit einem quer dazu verlaufenden Tape (ohne Zug anbringen) gesichert werden.
- **Kontrolle:** Ein geklebtes Tape sollte regelmäßig kontrolliert werden. Sitzt es noch richtig? Hat es den gewünschten Effekt?
- **Entfernen:** Nach dem Training bzw. bei längeren Tape-Anlagen spätestens nach 7 Tagen das Tape entfernen.

Fehler vermeiden

Wenn Sie die Tapes falsch angelegt haben, merken Sie das ziemlich schnell. Entweder daran, dass es sich unangenehm anfühlt:
- Es zieht zu sehr. Dann haben Sie das Tape zu stark vorgedehnt, bevor Sie es aufklebten. Also mit zu viel Zug gearbeitet. Der Bauchbereich sowie die Innenseiten der Oberarme und Oberschenkel sind wesentlich empfindlicher als beispielsweise der Rücken oder die Unterschenkel, hier darf dementsprechend nur mit wenig oder keinem Zug gearbeitet werden.
- Oder es juckt oder zieht. – Das Tape wirkt nicht unterstützend, sondern belastend auf die Haut und die darunterliegenden Schichten.
- Es tut weh.
- Die Tapes schnüren zu stark ein.
- Sie können sich nicht besser, sondern schlechter bewegen.
- Sie reagieren zu stark. Höchst selten kann es, bei Anlagen vorne oder hinten auf dem Rumpf (Brustkorb, Bauch), zu starken Reaktionen des unwillkürlichen Nervensystems wie Übelkeit oder Brechreiz kommen.

Oder daran, dass kein positiver Effekt eintritt:
- Die Schmerzen bleiben genauso stark oder nehmen zu.
- Die Beweglichkeit wird nicht besser.
- Die gewünschte Stützfunktion bleibt aus.
- Die Effekte heben sich gegenseitig auf, weil Sie in zwei Richtungen geklebt haben, das heißt zum Beispiel, dass Sie das eine Tape quer über das andere geklebt haben.

Wenn das Tape richtig sitzt, fühlt man unmittelbar eine positive Wirkung. Man spürt sofort, dass die Beweglichkeit zunimmt und der Schmerz zurückgeht. Man hat gleich ein gutes Gefühl und fühlt sich befreiter, um sich wieder zu bewegen.

WICHTIG Kleben Sie Tapes grundsätzlich nie über Kleidung, z. B. über BH-Verschlüsse, oder Schmuck wie Piercings, Hals-, Handgelenk- bzw. Knöchelketten und Finger- bzw. Zehringe. Das könnte zu Verletzungen und Blutergüssen führen.

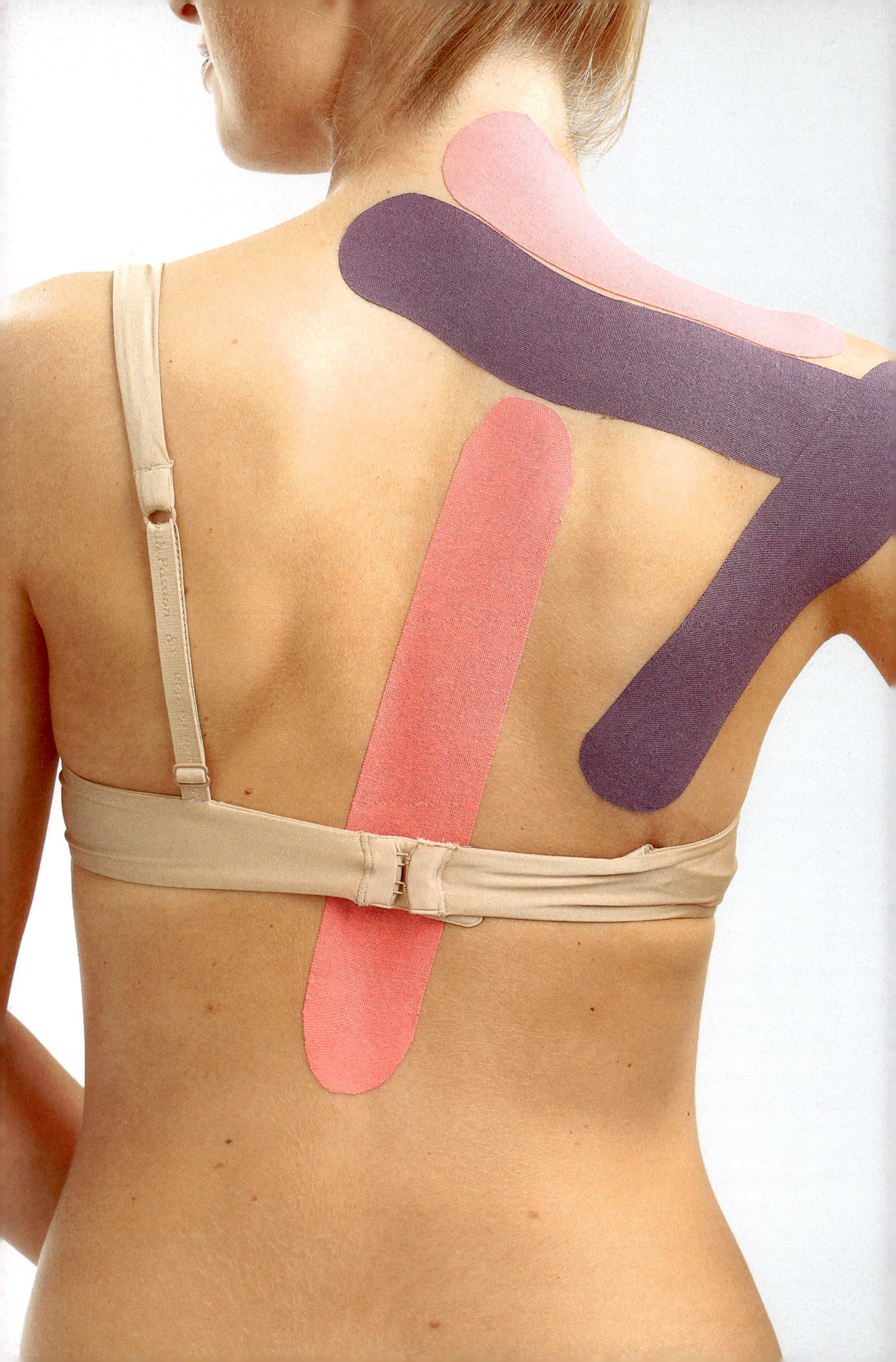

Alle Tape-Anlagen von Kopf bis Fuß

Schwellungen, Blutergüsse, Schmerzen oder spezifische Probleme – wir stellen Ihnen Tape-Anlagen für jede Körperregion und unterschiedlichste Indikationen vor!

LY-Tape: Lymphtape

Wirken bei Schwellungen/Ödemen wahre Wunder

>> Lymphtapes, also lymphatisch wirkende Tapes, reduzieren nachgewiesenermaßen die Schwellung, verringern den Umfang und lindern dadurch den entstandenen Spannungsschmerz. Dabei ist es belanglos, wie die Schwellung entstanden ist – durch einen Unfall, eine OP, Wasserstau in Armen oder Beinen ...

Tape
Anzahl:	variabel
Form:	3-Zack oder 4er-Tentakel
Breite:	5 cm
Zug:	ohne
Dauer:	wie erforderlich, auch länger als 7 Tage

Kombi-Tapes
Die Lymphtapes können mit spezifischen Tapes für Funktionsstörungen kombiniert geklebt werden. Für die Wirksamkeit der Tape-Anlage ist es erforderlich, den geschwollenen Körperteil kontinuierlich (schmerzfrei) zu bewegen.

Anleitung
Prinzipiell wird ein 5 cm breites Tape in Längsrichtung zwei- oder dreimal bis kurz vor dem anderen Ende eingeschnitten; so hat das Tape eine Basis und 3 oder 4 Beinchen (Tentakel). Die Basis wird immer in dem Lymphknotenbereich angelegt, der in Herzrichtung am nächsten liegt. Lymphknoten befinden sich in der Leiste, in den Kniekehlen, in den Achselhöhlen, in den Ellbogenbeugen und im Bereich des vorderen inneren Halsdreiecks. Die Tentakel werden ohne Zug leicht bogenförmig über das Schwellungsgebiet geklebt.

Messen Sie die benötigte Tapelänge von der Innenseite des nächstgelegenen Gelenks hinunter zum geschwollenen Bereich und schneiden das Tape ab. Bei einer Schwellung im Wadenbereich messen Sie also vom Beginn der Schwellung bis zur Kniekehle. Schneiden Sie das Tape dann so oft wie nötig längs ein, sodass schmale Tentakel-Streifen entstehen.

① **Basis:** Kleben Sie das ungeschnittene Tape-Ende auf die Innenseite des Gelenks, das vom geschwollenen Gebiet aus gesehen, näher zum Herzen gelegen ist. In unserem Beispiel also die Kniekehle.
② **Verlauf und Ende:** Ziehen Sie Streifen für Streifen das Papier vom Tape nach unten ab und legen Sie jeden Tapestreifen ohne Zug an. In unserem Beispiel decken Sie mit den Tentakeln die Schwellung an der Wade ab. Kurven Sie die äußeren Tentakel ein wenig nach außen, damit Sie eine größere Fläche abdecken.

Wenn größere Flächen geschwollen sind, verwenden Sie mehrere Tentakel-Tapes. Die Wirkung ist am besten, wenn das geschwollene Gebiet komplett mit Lymphtapes versorgt ist.

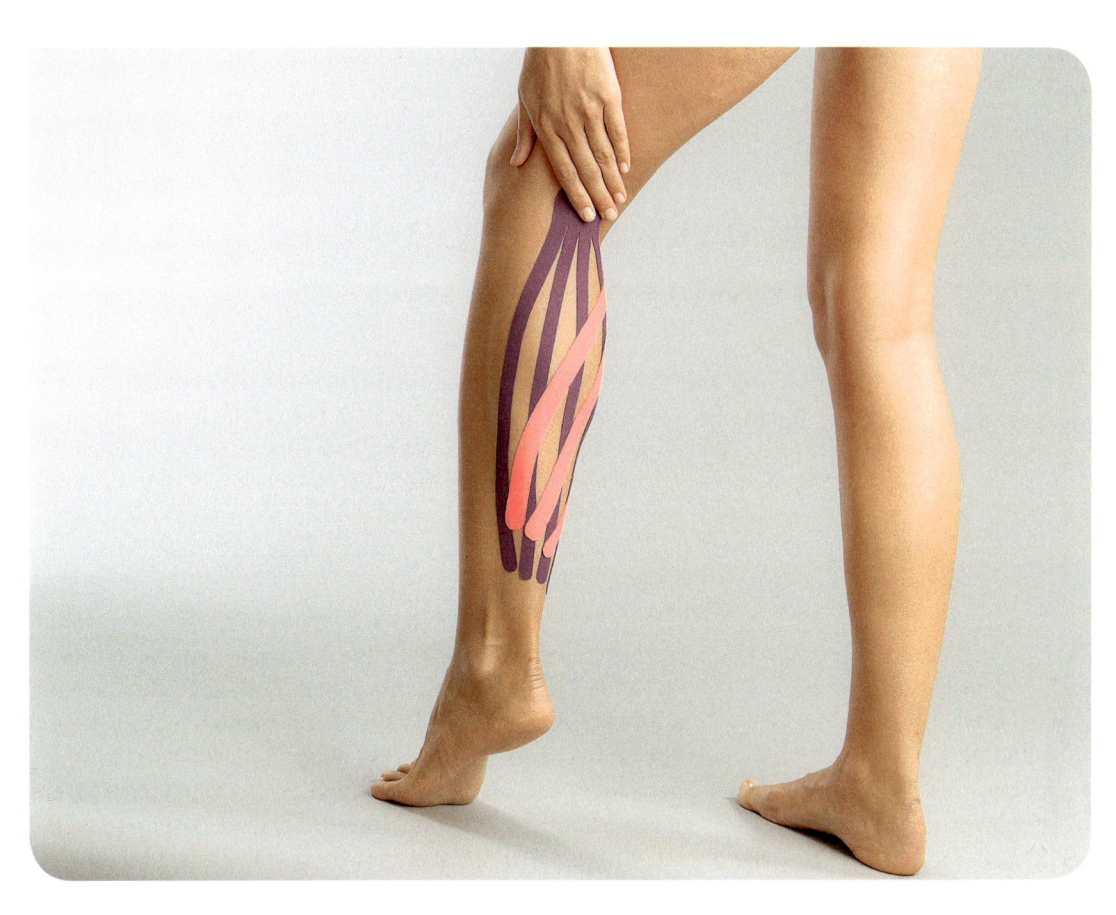

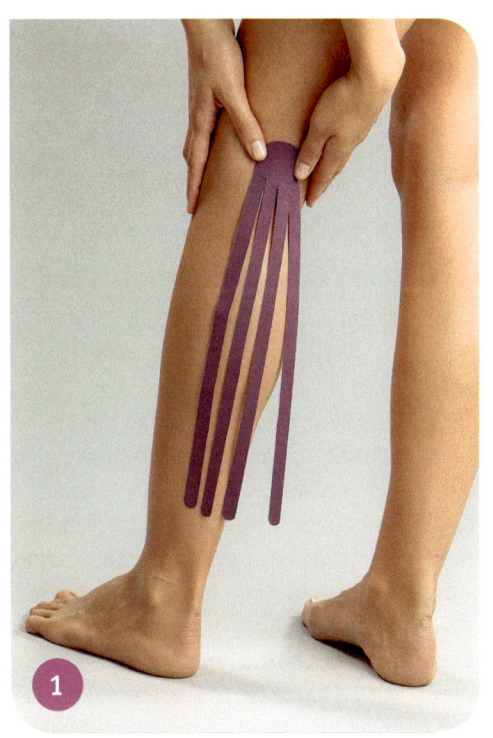

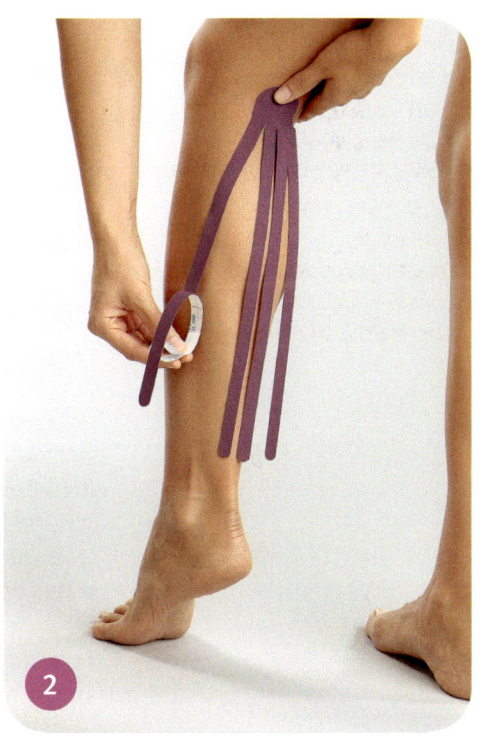

1

2

H1-Tape: Hämatom (Bluterguss)

Ideale Erstversorgung nach kleinen Unfällen

>> Blutergüsse (Hämatome) nach Prellungen und Quetschungen können tagelang sehr schmerzhaft sein. Auch hier helfen Tapes großartig, um den Schmerz zu lindern. Zusätzlich zu einem Lymphtape kann direkt über der Schwellung ein Hämatomtape angelegt werden. Dafür benötigen Sie ein Tape, das längs und quer dehnbar ist (z. B. 3NS Tex Sporttape). Aber auch mit dem gängigen Tape ist es möglich, in zwei Ausrichtungen elastisch zu arbeiten. Dazu verwenden Sie ein quadratisches Stück und erzeugen über die Diagonale beidseitige Dehnbarkeit.

Tape
Anzahl:	1 oder mehrere
Form:	I
Breite:	5 cm
Zug:	deutlich
Dauer:	bis 3 Tage

Tipp
Am effektivsten wirken die örtlichen Ergusstapes, wenn Sie vorher ein oder zwei Lymphtapes angelegt haben. Als alternative Anlage können Sie auch S3 mit 4 Zügeln anlegen.

Anleitung

Schneiden Sie ein quadratisches Stück Tape ab – 5 × 5 cm; oder falls das Stück größer sein muss, brauchen Sie ein breiteres Tape (z. B. 7,5 × 7,5 cm). Rollen Sie die Schutzfolie vom Tape ab.

① Die Mitte des Tapes ist die Basis. Nehmen Sie 2 diagonal gegenüberliegende Ecken zwischen Daumen und Zeigefinger. Die Mitte wird genau in der Mitte des Blutergusses aufgelegt. Drücken Sie beim Anlegen nicht in der Mitte durch das Tape auf Ihre schmerzhafteste Stelle.
② Ziehen Sie die Ecken mit deutlichem Zug auseinander.
③ Das Gleiche wiederholen Sie mit den anderen beiden Ecken.

Kleben Sie so viele quadratförmige Tapes wie erforderlich, um Ihren Bluterguss abzudecken.

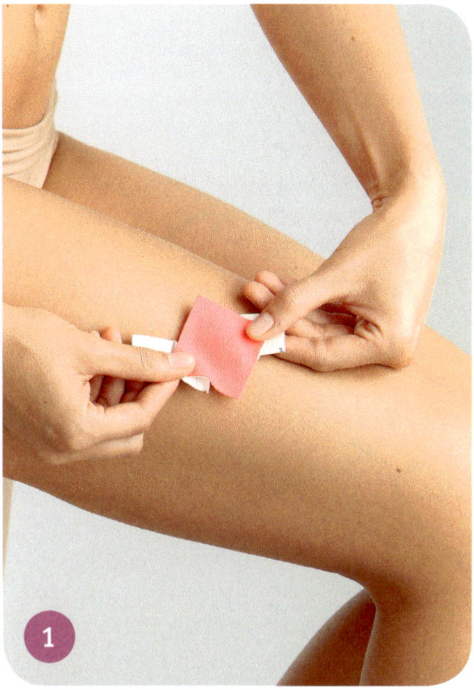
1

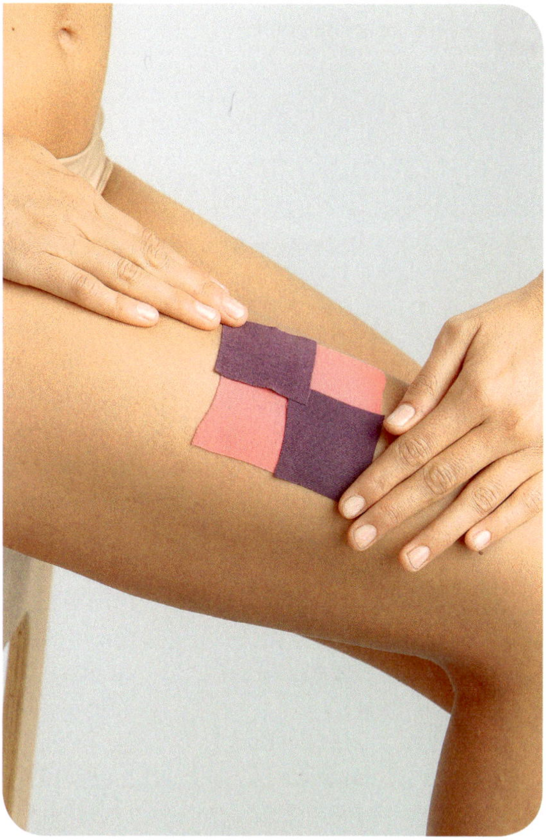

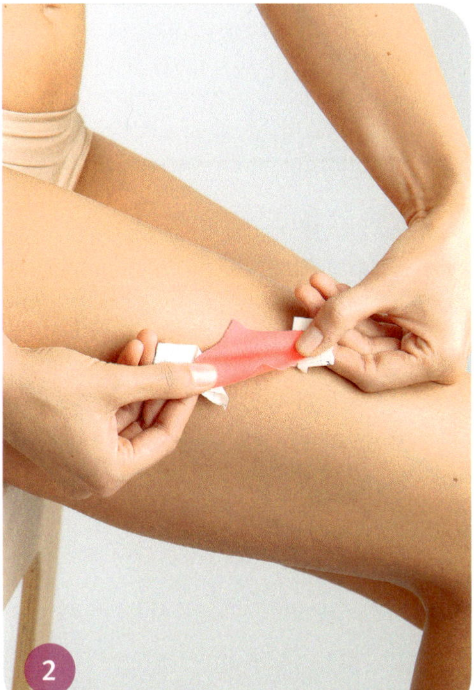
2

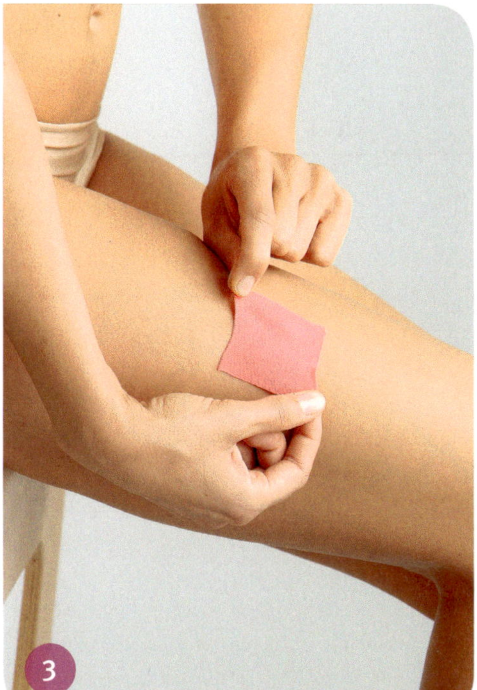
3

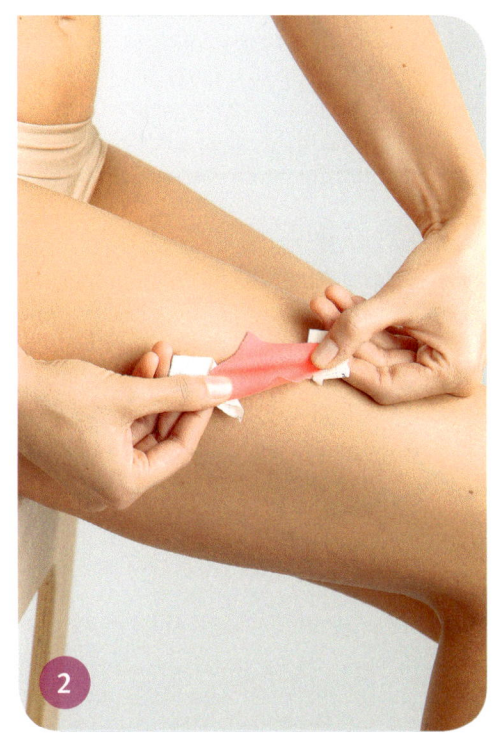

H2-Tape: Hämatom (Bluterguss)

Bei einem Bluterguss durch Muskelfaserriss

>> Ein Muskelfaserriss braucht fachmännische Betreuung! Es entsteht meistens ein Bluterguss mit einer länglichen Schwellung, der über die ganze Länge mit diagonalen Tapestreifen versorgt wird. Vorher sollten Sie ein oder zwei Lymphtapes angelegt haben. Versuchen Sie, einen geprellten Muskel dennoch leicht (mit nur wenig Schmerz) zu bewegen. Dadurch lässt der Schmerz immer mehr nach, die Verletzung heilt schneller und es entstehen weniger Verklebungen im Muskel.

Tape
Anzahl:	bis 8 je Farbe
Form:	I
Breite:	2,5 oder 5 cm
Zug:	deutlich
Dauer:	bis 3 Tage

Anleitung

Schneiden Sie mehrere Tapes von einer Länge von 7,5 bis 10 cm ab. Schneiden Sie die Tapes längs durch, wenn Sie mit 2,5 cm breiten statt 5 cm breiten Tapes arbeiten möchten.

① **Richtung 1:** Die Mitte des Tapes ist die Basis. Reißen Sie die Schutzfolie mittig durch und rollen Sie das Papier in beiden Richtungen zu den Enden. Berühren Sie die Klebeseite nicht mit den Zeigefingerkuppen. Legen Sie die Mitte des Tapes ohne Druck am unteren Ende des Faserrisses an. Machen Sie das schräg, nicht quer oder längs, zur längsgerichteten Verletzung. Ziehen Sie das Tape gleichzeitig und mit deutlichem Zug in beiden Richtungen aus. Drücken Sie beim Anlegen nicht in der Mitte durch das Tape auf Ihre schmerzhafteste Stelle.

② **Richtung 2:** Mit einem Tape der zweiten Farbe gehen Sie genauso vor. Sie legen das zweite Tape ebenfalls schräg zur Richtung der Verletzung an. Nur in der entgegengesetzten schrägen Richtung. Die beiden Tapes sollten sich exakt auf der Verletzung kreuzen.

③ Im ständigen Wechsel legen Sie nun alle Tapes an. Die Tapes einer Farbe haben immer die gleiche Ausrichtung. Die Tapes einer Farbe sollten sich nur am Rand überlappen, Keineswegs halb oder noch mehr überlappen lassen! Sonst wird das Tapepaket zu dick.

Kleben Sie so viele Tapes wie erforderlich, um Ihren Bluterguss vollständig abzudecken.

67

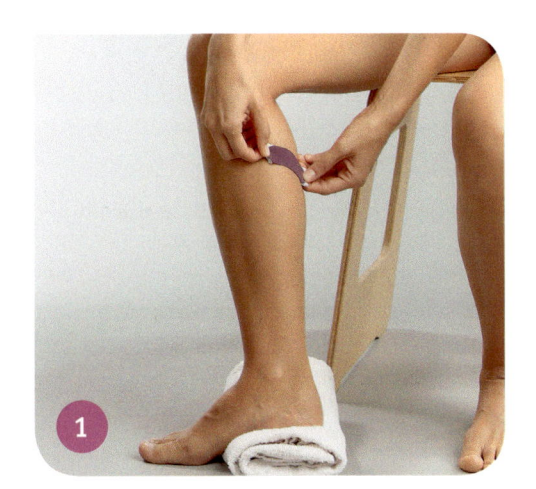

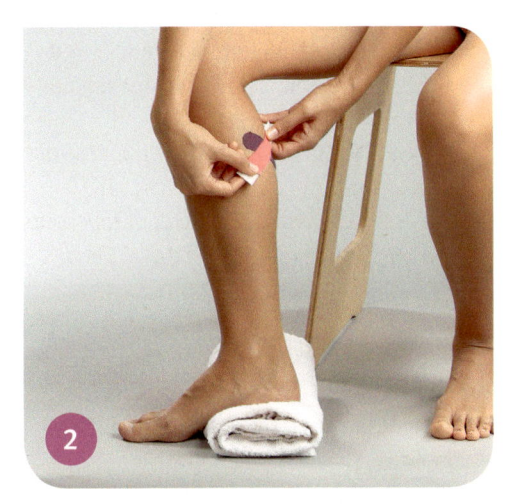

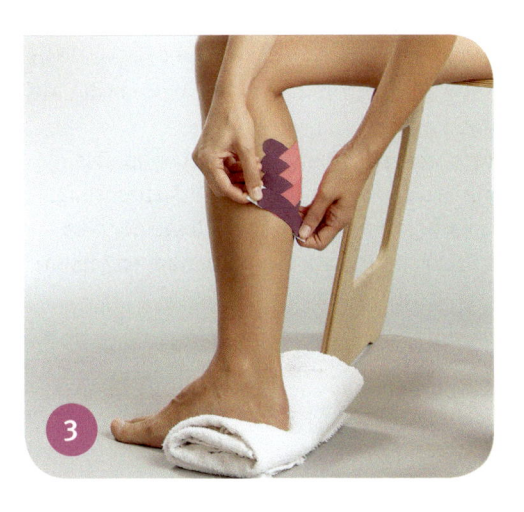

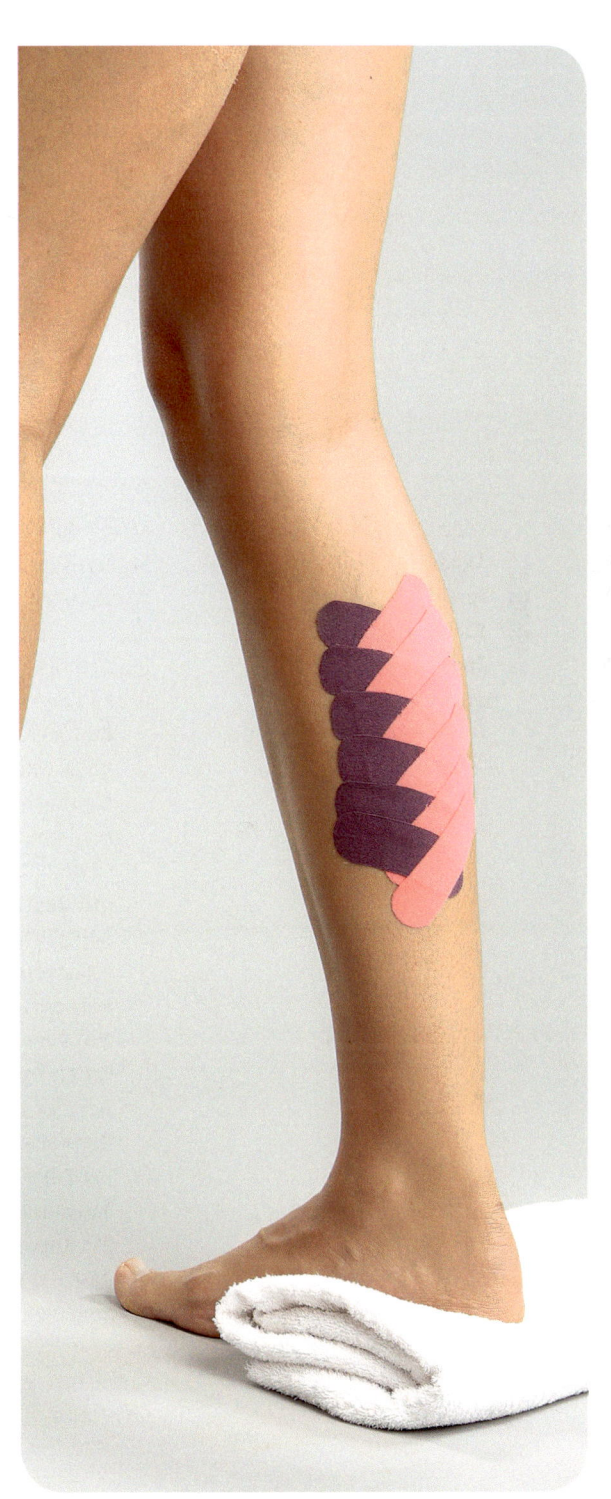

S3-Tape: Schmerz, allgemein

Das klassische Schmerztape in Sternform

> Das schmerzhafte Areal wird mit einer Tape-Anlage in Sternform beklebt, wobei die Strahlen kurz oder lang, symmetrisch oder asymmetrisch sein können. Wenn beispielsweise die Schmerzen vor allem in einer bestimmte Bewegungsrichtung auftreten, sollte man diese Problemrichtung mit einem längeren Tape kleben und die Richtung, die dazu quer verläuft, gar nicht. Bei einer Prellung dagegen, bei der es keine besondere Schmerzrichtung gibt, legt man den Stern symmetrisch an. Legen Sie zuerst ein Lymphtape an, bevor Sie den Schmerzstern kleben.

Tape
Anzahl: 3 oder 4
Form: I
Breite: 2,5 oder 5 cm
Zug: deutlich
Dauer: bis 5 Tage

Anleitung

Setzen Sie sich so hin, dass Sie Ihre Schmerzstelle bequem erreichen können. Oder bitten Sie Ihren Tape-Partner um Hilfe. Messen Sie die erforderlichen Tapelängen aus und schneiden Sie das Tape ¼ kürzer als gemessen ab. Reißen Sie die Schutzfolie in der Mitte des Tapes durch.

① **Basis von Tape 1:** Die Mitte des Tapes ist die Basis. Legen Sie diese zweihändig, aber ohne auf die schmerzhafte Stelle zu drücken, an.

② **Verlauf und Ende von Tape 1:** Ziehen Sie die beiden Enden mit deutlichem Zug aus.

③ **Basis, Verlauf und Ende von Tape 2 und 3:** Die Mitte dieser beiden Tapes ist die Basis. Legen Sie diese nacheinander zweihändig, aber ohne auf die schmerzhafte Stelle zu drücken, an. Tape 2 legen Sie quer und Tape 3 schräg zu Tape 1 an.
Ein viertes Tape ist häufig nicht notwendig bzw. verbessert den Schmerzlinderungseffekt nicht weiter.

④ Ein Beispiel von einem kleinen Stern anstelle eines Hämatom-Tapes (H1).

⑤ Ein Beispiel von einem asymmetrischen, funktionellen Stern. Die Tapes sind in Richtung des Muskelfaserverlaufs angelegt.

69

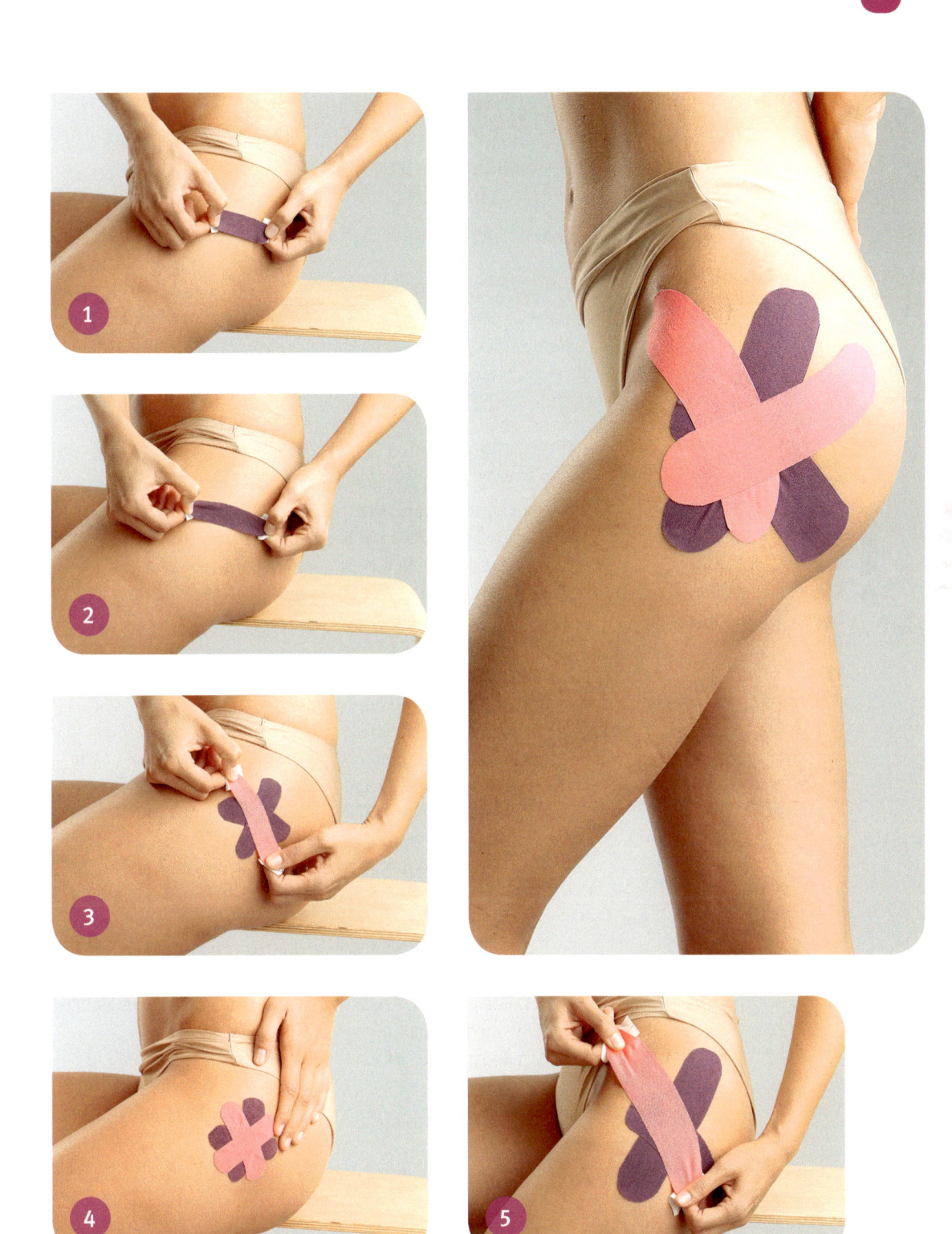

N1-Tape: frische Narbe

Schönere Narbenheilung mit Tape

>> Auch Narben können geklebt werden. Viele Patienten berichten, dass die Narbe durch Tapen besser abheilt und es weniger Verhärtungen oder Verklebungen gibt, sie also weicher bleibt. Untersuchungen, die diesen Effekt wissenschaftlich nachweisen, gibt es bisher nicht. Ob sich die Keliod-Narbenbildung, diese unschöne, überschießende Wucherung, positiv beeinflussen lässt, ist ebenfalls nicht nachgewiesen. Kleben Sie bei Schwellung oder Schmerz zuerst ein Lymphtape.

Tape
Anzahl: 1
Form: I
Breite: 2,5 cm
Zug: ohne
Dauer: bis 7 Tage

Tipp
Wann und ob man überhaupt eine frische Narbe tapen will, muss jeder selbst entscheiden. Das Fädenziehen sollten Sie auf jeden Fall abwarten!

Anleitung

Setzen Sie sich so, dass Sie Ihre frische Narbe bequem erreichen können. Eine Narbe am Rücken kann Ihr Partner versorgen. Messen Sie die Länge der Narbe und schneiden Sie das Tape genauso lang ab. Schneiden Sie das 5 cm breite Tape längs durch. Reißen Sie die Schutzfolie in der Mitte des Tapes durch.

① **Basis:** Die Mitte des Tapes ist die Basis in der Mitte der Narbe.
② **Verlauf und Ende:** Legen Sie das Tape von der Mitte aus in beide Richtungen gleichzeitig und ohne Zug an.

Beim Entfernen des Tapes sollten Sie natürlich sehr behutsam und vorsichtig vorgehen.

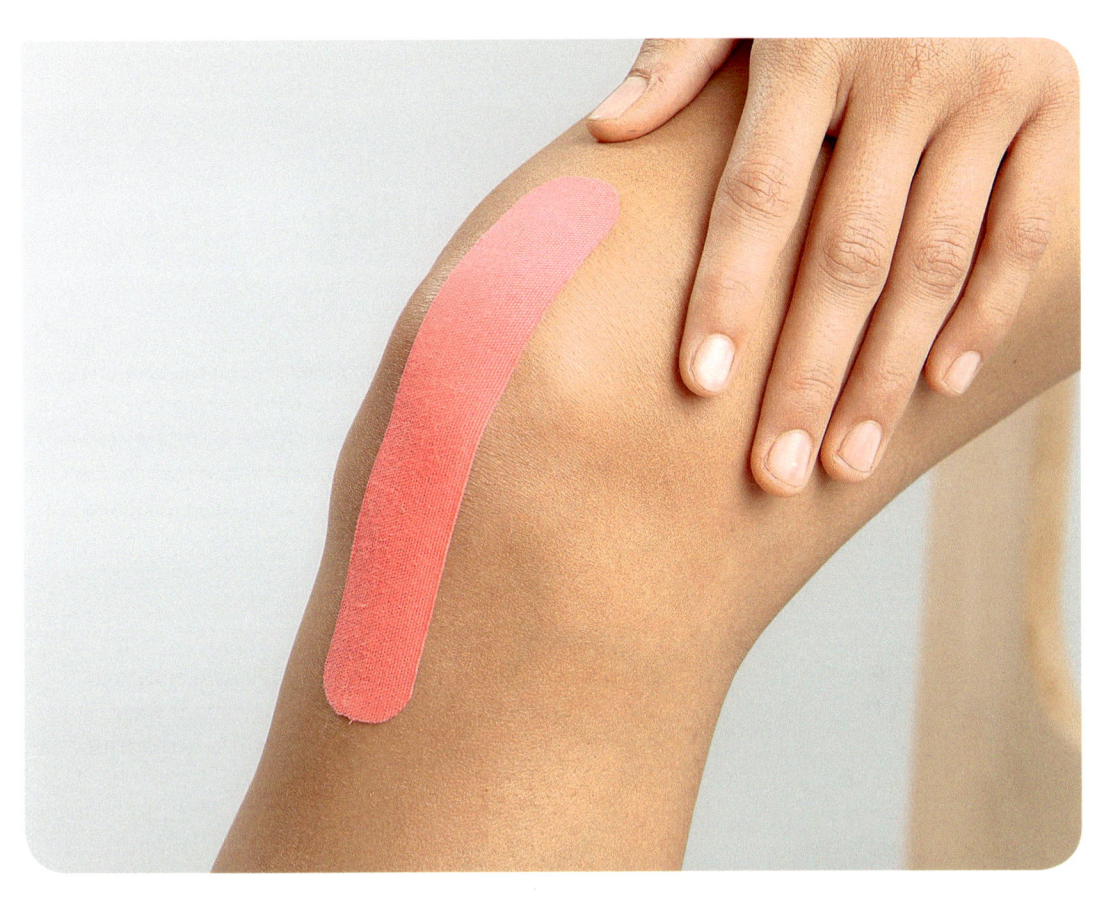

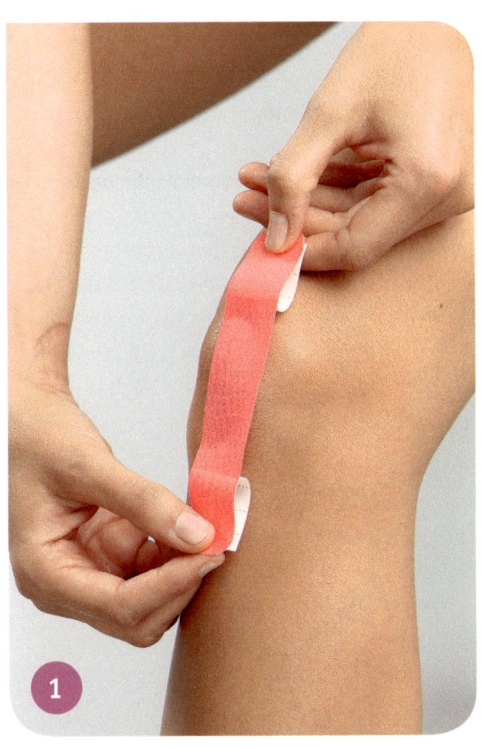

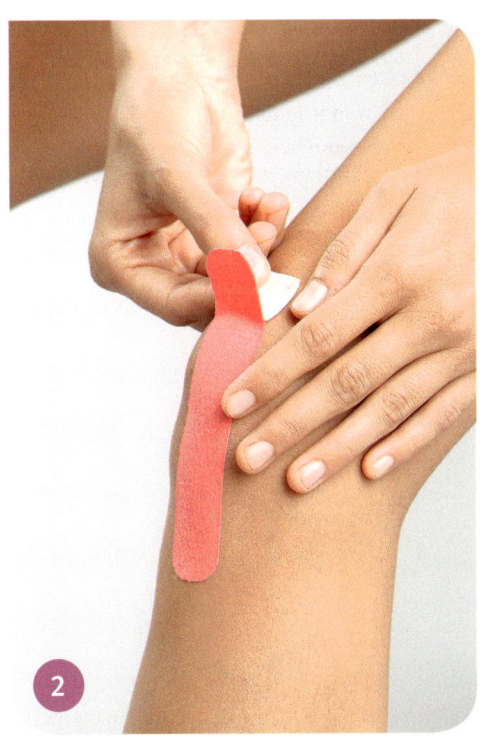

1

2

N2-Tape: alte, verklebte Narbe

Mit Tapezug verklebte Narben mobilisieren

>> Wenn bei der Abheilung von Wunden die Gewebeschichten miteinander verkleben, lässt sich die Haut später nicht mehr frei verschieben. Im Vernarbungsgebiet sind die Bewegungen behindert und die Muskelfunktion beeinträchtigt; es können ziehende Schmerzen entstehen. Massagetechniken können Narbenverklebungen nach und nach lösen. Ein einfaches Tape könnte einen Dauerzug an der Narbe in der gewünschten Richtung erzeugen und so die Behandlung effektiv unterstützen.

Tape
Anzahl: 1
Form: I
Breite: 2,5 cm
Zug: leicht bis deutlich
Dauer: bis 7 Tage

Tipp
Sie können auch ein quer zur Narbe verlaufendes Y-Tape anlegen. Die beiden Y-Schenkel sind die Basen und werden in V-Form ca. 12 cm entfernt quer zur Narbe angelegt. Das Tape wird mit dem nicht geschnittenen Ende zur verklebten Narbenstelle gezogen und geklebt (großes Foto).

Anleitung

Setzen Sie sich so, dass Sie Ihre Narbe bequem erreichen können. Eine Narbe am Rücken kann Ihr Partner versorgen. Schneiden Sie ca. 9 cm Tape ab und dann das 5 cm breite Tape längs durch.

① **Basis:** Kleben Sie ein Tape-Ende ca. 12 cm entfernt und quer zur verklebten Narbenstelle auf die Haut. An welcher Seite Sie kleben, bestimmen Sie vorab durch die Verschieblichkeit der Narbe. Sie kleben das Tape an der Seite, an der die Beweglichkeit der Narben am geringsten ist, denn Sie wollen die Verschieblichkeit der Hautschichten ja verbessern.

② **Verlauf und Ende:** Ziehen Sie das Tape so aus, dass Sie die verklebte Narbenstelle genau erreichen. Mit der anderen Hand können Sie die Narbe bereits in der verklebten Richtung vordehnen. Das Tape darf spürbaren Zug auf die Narbe ausüben, es sollte sich aber auf keinen Fall schmerzhaft oder unangenehm anfühlen! Lassen Sie sich im Zweifel von dem Therapeuten beraten, der auch die Narbenmobilisierung bei Ihnen durchführt.

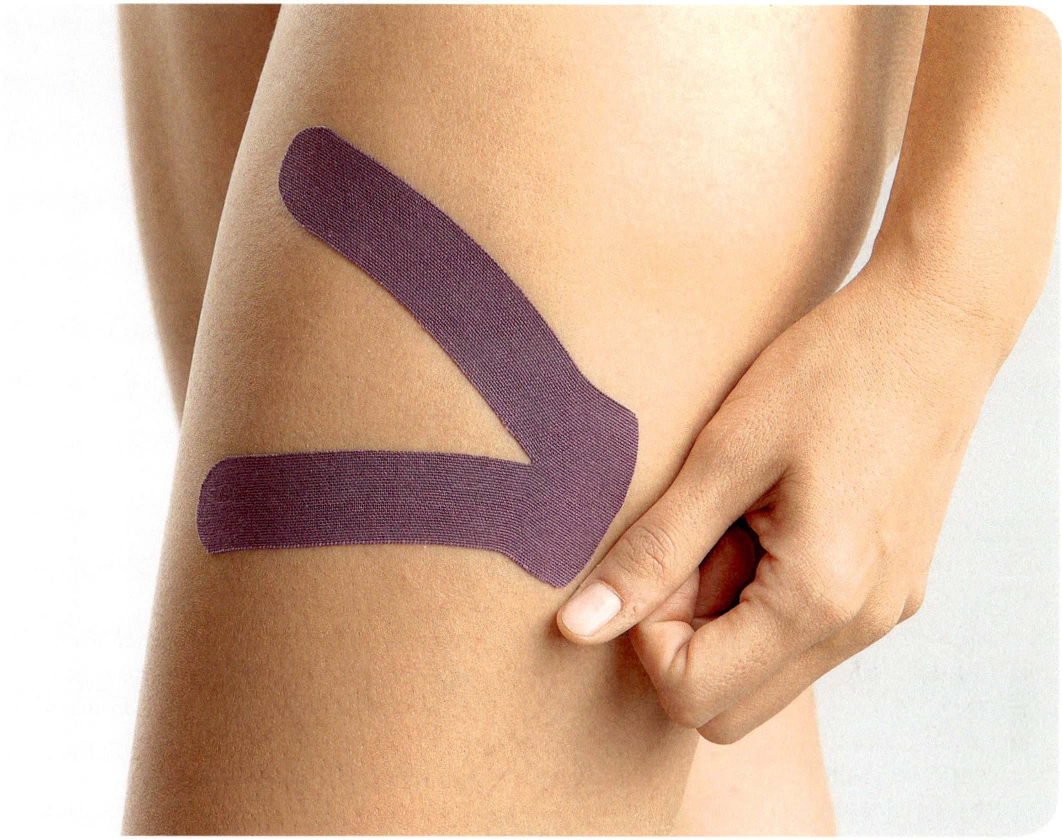

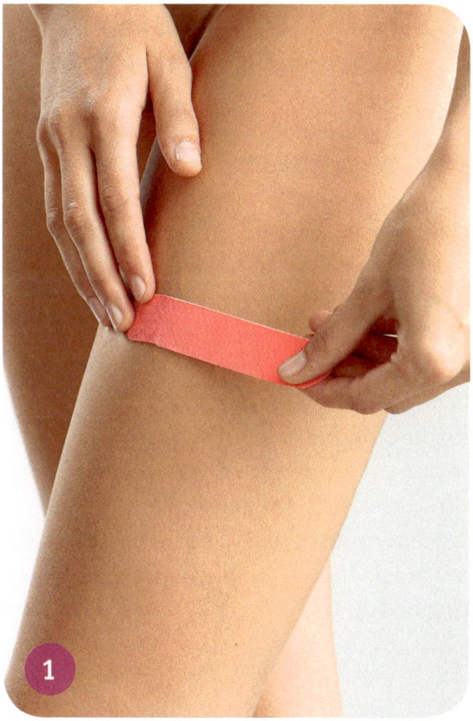
1

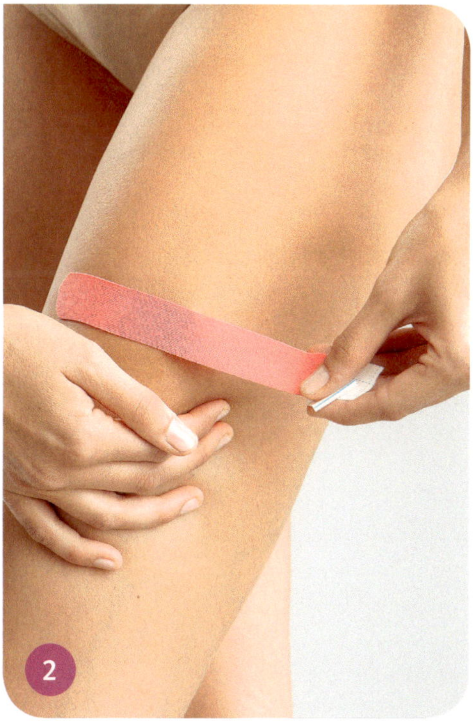
2

L1-Tape: Längsgewölbe des Fußes

Stützt das Längsgewölbe des Fußes – gegen Senkfüße

» Senk-Spreiz-Füße deuten auf eine Schwäche des Längs- und des Quergewölbes des Fußes hin. Sie benötigen geeignete Einlagen für Ihre Schuhe. Ohne oder zusätzlich zu Ihren Schuheinlagen könnten Tapes bei anstehenden größeren Belastungen Beschwerden vorbeugen oder lindern. Das können Schmerzen am Fuß, jedoch auch an der Achillessehne, am vorderen Knie oder am Großzeh sein. Die Tapes ersetzen jedoch keine Einlagen!

Tape
Anzahl: 4
Form: I
Breite: 5 cm
Zug: deutlich
Dauer: bis 7 Tage

Kombi-Tapes
mit F4 (Tape 2), Q2 oder G2

Anleitung

Positionieren Sie Ihren Zehenballen und Großzeh des betroffenen Fußes auf der Kante eines Hockers. Messen Sie die Tapelänge von der Rückseite des Außenknöchels, vorne schräg über das Sprunggelenk nach innen, zur mittleren Fußsohle aus. Schneiden Sie zwei Tapes jeweils ¼ kürzer als gemessen ab.

Für die beiden weiteren Tapes messen Sie von der Außenseite der Ferse, unter der Ferse hindurch zum Innenknöchel und weiter zum unteren Drittel des Schienbeins ab. Schneiden Sie zwei Tapes ⅓ kürzer als gemessen ab.

① **Basis:** Kleben Sie ein Tape-Ende an die Rückseite des Außenknöchels. Das Tape zeigt nach innen und unten.
② **Verlauf und Ende:** Lehnen Sie sich mit Ihrem Körper etwas nach vorn und schieben Sie das Knie des aufgestellten Beins so nach vorne. Ziehen Sie das Tape schräg nach unten und innen über das Sprunggelenk. Ziehen Sie nun mit einer Hand das Längsgewölbe hoch, während Sie mit der anderen Hand das Tape weiter zur Mitte der Fußsohle ziehen.
③ Kleben Sie dieses Tape teils überlappend nochmals.
④ **Basis, Verlauf und Ende der zweiten Anlage:** Ziehen Sie ein Tape mit starkem Zug von der Außenseite der Ferse, unter der Ferse durch, weiter zum Innenknöchel hoch und lassen Sie es vorne am Schienbein auslaufen. Das zweite Tape kleben Sie genau auf das erste.

75

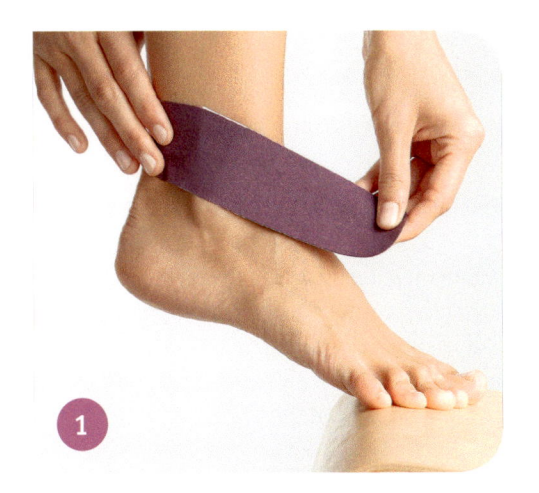

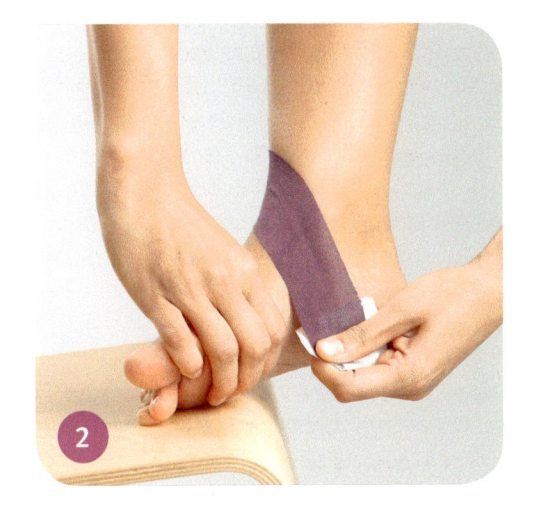

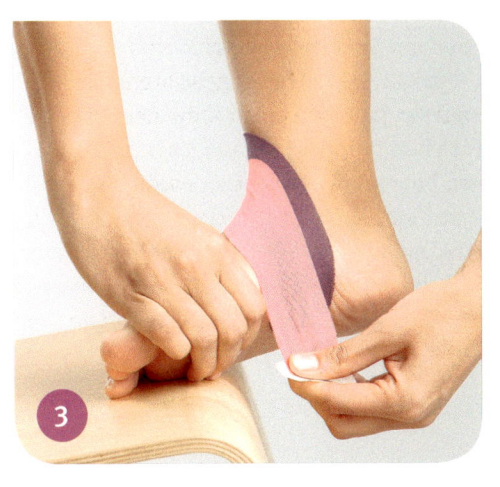

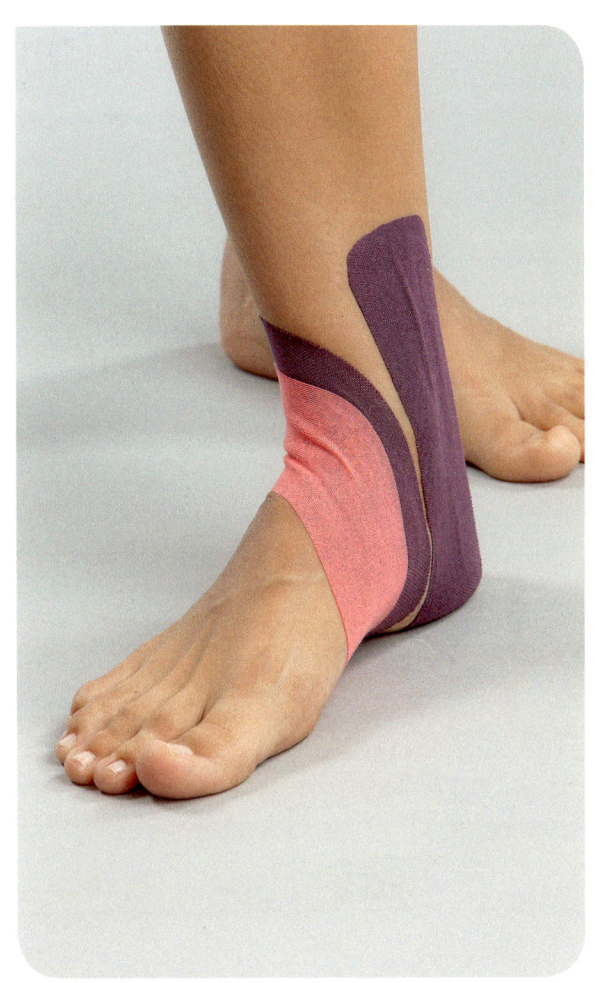

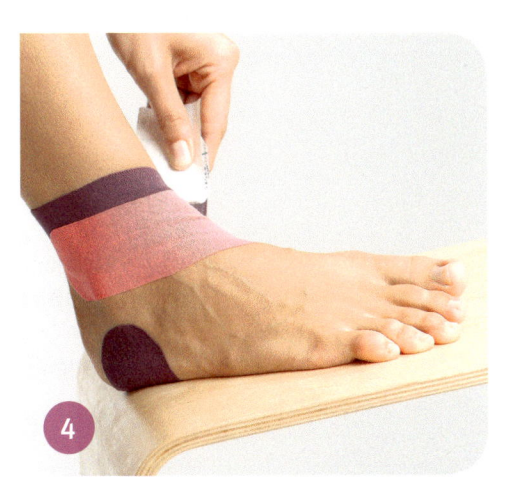

Q2-Tape: Quergewölbe des Fußes

Lindert Beschwerden beim Spreizfuß

>> Der Spreizfuß ist normalerweise Teil eines Senk-Spreiz-Fußes. Das Quergewölbe im Fuß hat keine schöne römische Bogenform mehr, sondern ist platt, durchgesackt. Das kann zu Hornhaut unter dem Gewölbe führen, jedoch auch zu Fußschmerzen und Hallux valgus (schiefer Großzeh). Schuheinlagen zur Unterstützung der Röhrenknochen im Mittelfuß sind unerlässlich. Sie können Ihr Quergewölbe mit Tape stützen und so den Effekt von zukünftigen Einlagen beurteilen oder im Vorfeld einer größeren Belastung Schmerzen vorbeugen.

Tape
Anzahl: 2
Form: I
Breite: 5 cm
Zug: deutlich
Dauer: bis 7 Tage

Kombi-Tapes
mit L1 oder G2

Anleitung

Stellen Sie sich mit der Ferse des betroffenen Fußes auf einen Hocker oder setzen Sie sich drauf und legen den betroffenen Fuß übers andere Knie. Messen Sie die notwendige Tapelänge von der oberen Seite des ersten Zehstrahls (Großzeh-Seite), unter dem Fuß durch zurück auf den Fußrücken. Schneiden Sie zwei Tapes jeweils ¼ kürzer als gemessen ab.

① **Basis:** Kleben Sie ein Tape-Ende quer auf der Rückseite des ersten Zeh-Strahls. Das Tape zeigt dabei nach innen, vom Fuß weg. Nicht auf den Großzeh selbst. Das Tape bleibt oberhalb der Schwimmhaut der Zehe.

② **Verlauf:** Mit dem Daumen und Zeige- mit Mittelfinger einer Hand drücken Sie Groß- und Kleinzeh herunter. So formen Sie Ihr Quergewölbe so gut wie möglich. Ziehen Sie nun mit der anderen Hand das Tape mit deutlichem Zug unter dem Fuß zur Außenseite durch.

③ **Ende:** Mit dem Tape am Außenrand angelegt, greifen Sie um. So können Sie das Tape weiter zur Rückseite des Kleinzehstrahls ziehen, während die andere Hand das Quergewölbe von unten reindrückt. Auf der Rückseite des Fußes legen Sie das Tape-Ende ohne Zug an.

④ Kleben Sie wenn nötig und voll überlappend ein zweites Tape. Es ist im Alltag komfortabler, wenn Sie statt einem Tape mit starkem Zug zwei Tapes mit deutlichem Zug anlegen.

77

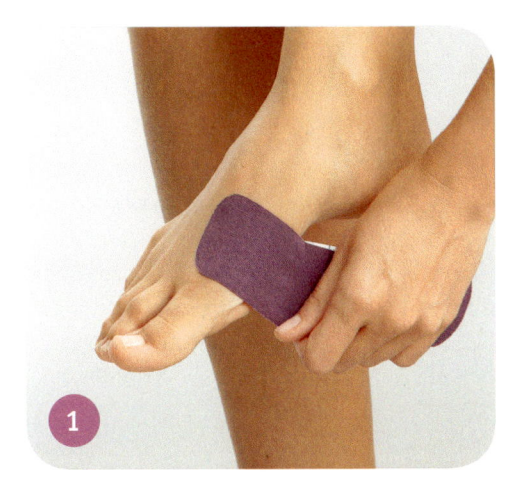

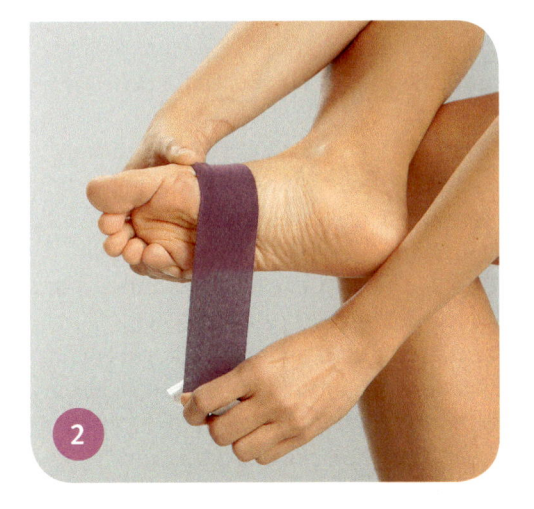

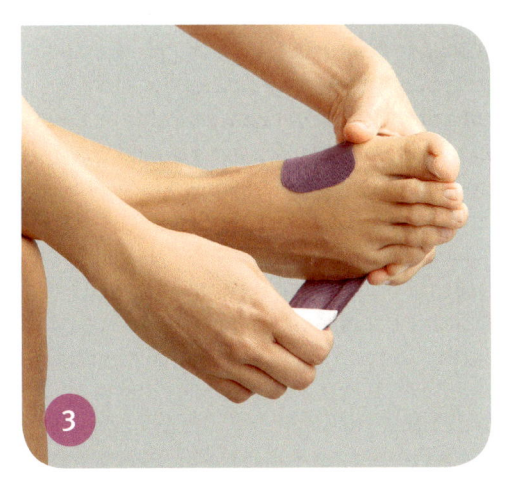

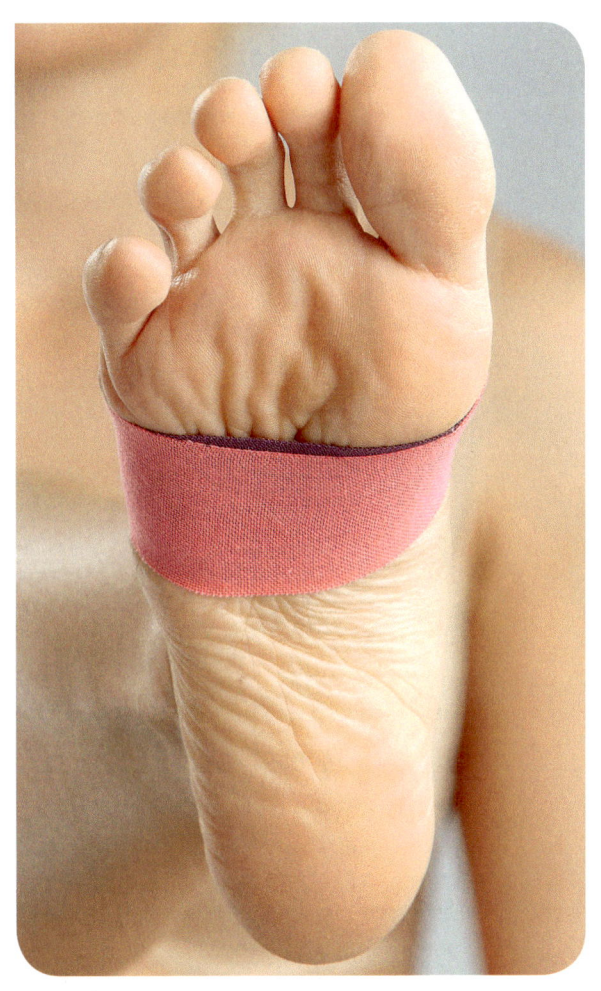

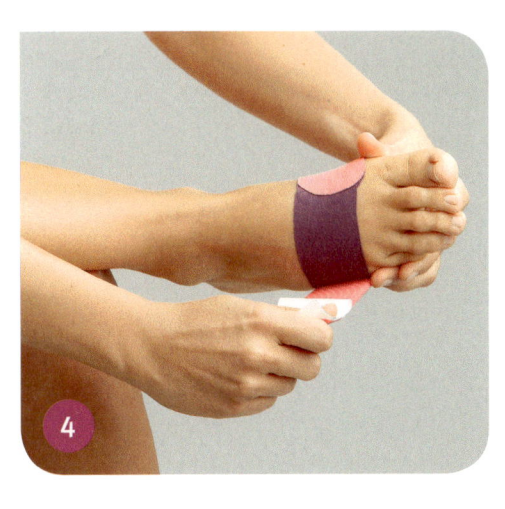

G2-Tape: schiefer Großzeh

Unterstützt bei anstehenden Belastungen

» Oft sind Senk-Spreiz-Füße schuld daran, dass sich im Laufe der Zeit ein Hallux valgus entwickelt. Gut stützendes Schuhwerk sowie Unterstützung des Längs- und Quergewölbes mit Schuheinlagen wirken vorbeugend bzw. unterstützend, damit die Schiefstellung nicht noch stärker wird. Häufig tritt ein schiefer Großzeh bei Frauen auf, denn auch zu enge oder zu hochhackige Schuhe können langfristig zu dieser Deformation führen. Eine Tape-Anlage kann kurzfristig Linderung schaffen, wenn größere Belastungen anstehen.

Tape
Anzahl: 3
Form: I
Breite: 5 cm
Zug: deutlich
Dauer: bis 7 Tage

Kombi-Tapes
mit F4 (Tape 2) und L1 (erst F4, dann L1 und dann G2 kleben)

Anleitung

Setzen Sie sich auf einen Hocker und legen Sie Ihren Unterschenkel über das andere Bein, um die Längen für die 3 Tapes abzumessen:
- Messen Sie die Länge für Tape 1 von der Außenseite Ihres Vorfußes quer über den Fußrücken zur Innenseite und weiter zur Fußsohle, knapp vor dem Großzehballen.
- Tape 2 verläuft von der Außenseite Ihres Vorfußes quer unter dem Quergewölbe zur Innenseite und weiter über den Großzeh zu dessen Innenseite.
- Messen Sie ein drittes Tape vom vorderen Ende des Innenknöchels über die Innenseite des Fußes zur Innenseite des Großzehnagelbetts.

Schneiden Sie alle 3 Tapes ¼ kürzer als gemessen ab.

① **Basis, Verlauf und Ende Tape 1:** Legen Sie das Tape knapp vor dem Kleinzehballen auf der Außenseite des Vorfußes an. Das Tape zeigt zur Fußrückenseite. Ziehen Sie das Tape mit einer Hand quer über den Fußrücken zur Großzehseite, während die andere Hand das Längsgewölbe hochzieht und hält. Kleben Sie das Ende unterhalb des Längsgewölbes, knapp vor dem Großzehballen.

② **Basis und Verlauf Tape 2:** Schmälern Sie ein Ende des Tapes zur Hälfte, damit nach dem Anlegen die Schwimmhaut zwischen dem Großzeh und dem zweiten Zeh nicht gereizt wird. Legen Sie dann das andere Ende des Tapes knapp vor dem Kleinzehballen auf der Außenseite des Vorfußes an. Das Tape zeigt zur Fußsohleseite. Ziehen Sie

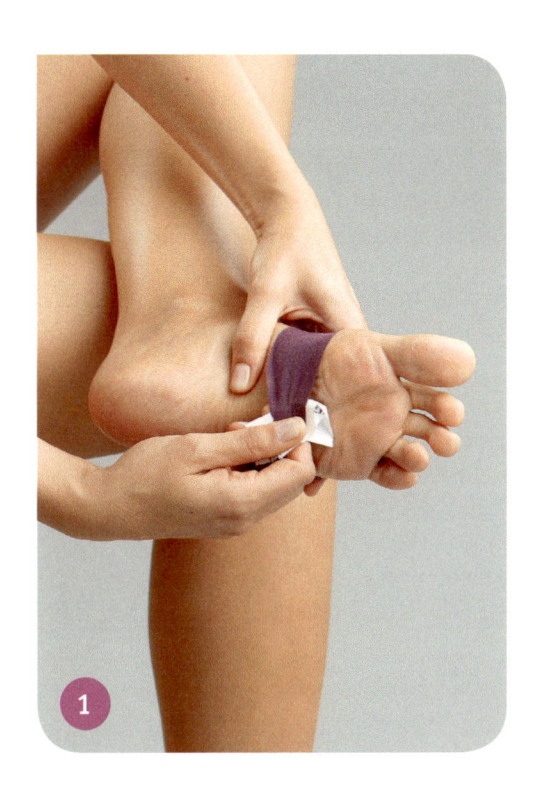

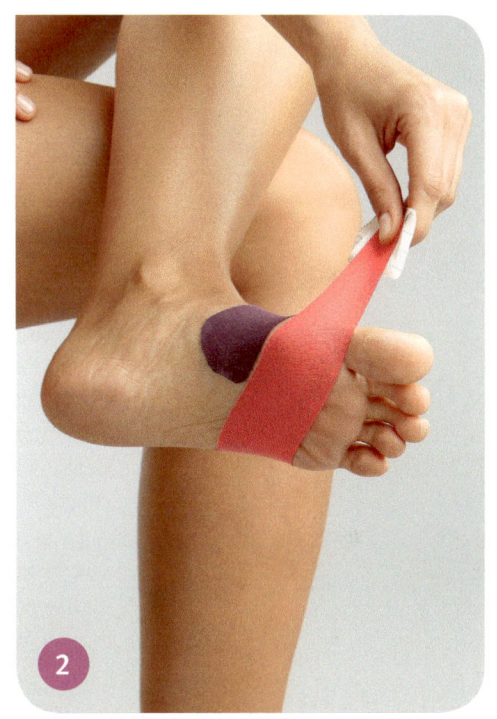

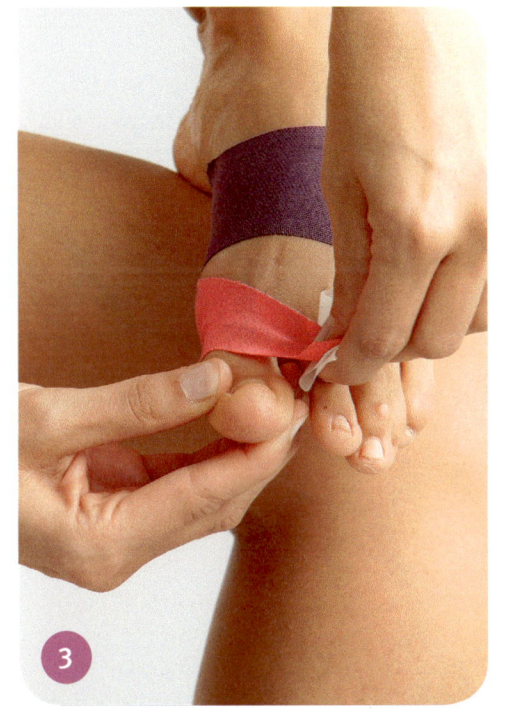

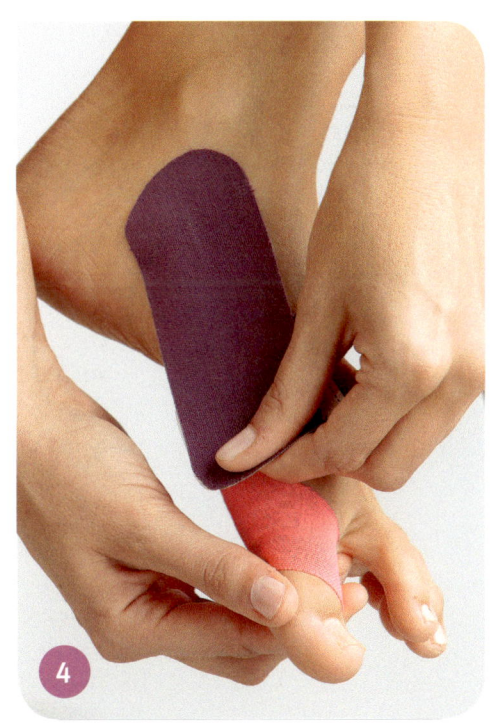

1

2

3

4

das Tape mit einer Hand quer unter dem Fuß durch zur Großzehseite, während die andere Hand den Zeh runter und nach innen gedreht hält.

③ **Ende Tape 2:** Ziehen Sie das Tape über den Großzeh, zwischen der Schwimmhaut mit dem zweiten Zeh und das Nagelbett des Großzehs durch. Das Ende des Tapes ist an der Innen- und Unterseite des Großzehs.

Tape 1 und Tape 2 dürfen sich unten am inneren Fußrand nicht überlappen, da sie in entgegengesetzte Richtungen wirken.

④ **Basis, Verlauf und Ende von Tape 3:** Legen Sie das Ende direkt vor dem Innenknöchel an und ziehen Sie das Tape über den inneren Fußrand bis kurz vorm Nagelbett des Großzehs vor. Halten Sie dabei Ihren Schiefzeh so weit wie möglich nach innen korrigiert fest.

Zum Schluss fixieren Sie die Tape-Enden 2 und 3 mit einem schmalen zirkulären Tape, ohne dabei das Nagelbett zu überkleben.

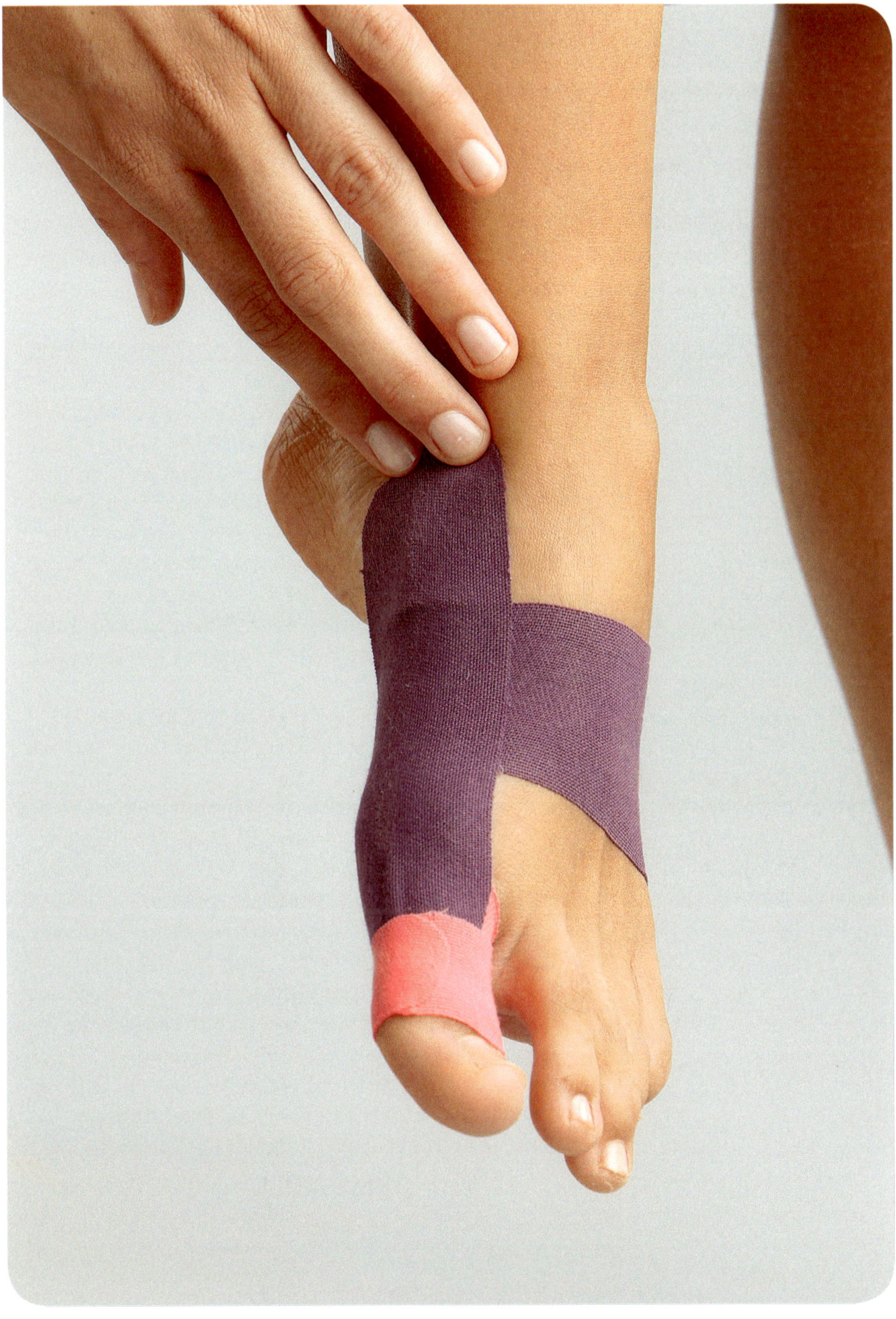

S7-Tape: Sprunggelenk

So versorgen Sie Ihren umgeknickten Knöchel

» Schlechte Straßen, unebener Boden, hohe Absätze – und schon ist es passiert: Der Fuß knickt um. Vorne außen am Knöchel tut es weh. Sie können den Fuß nicht ohne Schmerzen nach innen und unten bewegen und schon gar nicht belasten. Je öfter man umknickt, desto instabiler wird das Sprunggelenk, daher sollte man es nach einem Umknicken sofort tapen. Der Spezialist kennt viele Tapevarianten. Hier wird gezeigt, wie Sie sich selbst in der ersten Woche nach der Verletzung schützen können.

Tape
Anzahl: **3 oder 4**
Form: **I**
Breite: **5 cm**
Zug: **deutlich**
Dauer: **bis 4 Tage**

Tipp
Die Gruppe der äußeren Unterschenkelmuskeln sollte baldmöglichst funktionell trainiert werden. Das beugt Instabilität vor. Taping des Gelenks (S7) lässt sich mit Tapes für die Muskeln einfach verknüpfen (U5).

Anleitung

Setzen Sie sich mit Ihrem schmerzhaften Fuß so hin, dass Sie der schmerzhaften Dehnstellung maximal aus dem Weg gehen. Die vordere Außenseite des Fußes wird hochgezogen, hochgehalten, hochgestützt. Messen Sie die Tapelänge von der unteren Innenseite des Schienbeins, schräg über das Sprunggelenk, vorne am Außenknöchel vorbei, über die schmerzhafteste Stelle drüber, zur Unterseite des Außenrands des Fußes. Schneiden Sie drei Tapes jeweils ¼ kürzer als gemessen ab.

① **Basis:** Kleben Sie ein Tape-Ende an der Innenseite des unteren Drittels des Schienbeins auf. Das Tape zeigt nach außen und unten.

② **Verlauf und Ende:** Ziehen Sie das Tape mit deutlichem Zug schräg nach außen unten, über das obere Sprunggelenk, weiter mit starkem Zug innen am Außenknöchel vorbei, über den Außenrand des Fußes zur Fußsohle.

③ Kleben Sie halb überlappend genau so noch ein zweites Tape. Häufig ist es erforderlich, noch ein drittes Tape anzulegen. Das könnten Sie auch umgekehrt und mit vollem Zug anlegen: von unter der Fußsohle schräg über das Sprunggelenk zur Innenseite des Schienbeins.

④ Zur weiteren Stabilisierung kleben Sie noch ein Tape von unter der Ferse, zu beiden Seiten, an der Außen- und Innenseite hoch, über beide Knöchel zum Unterschenkel.

83

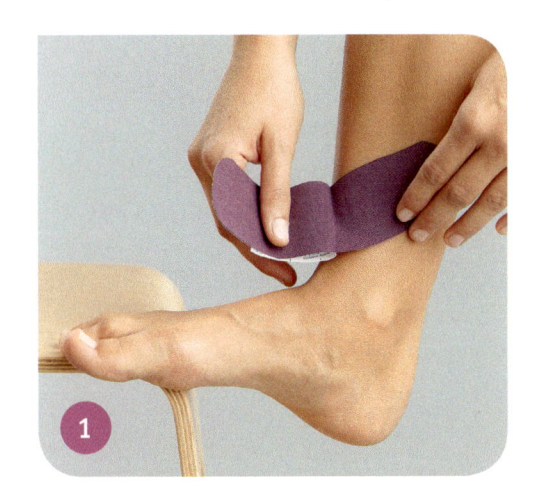

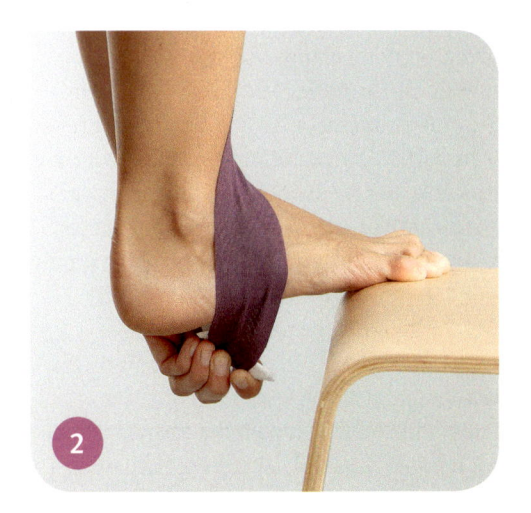

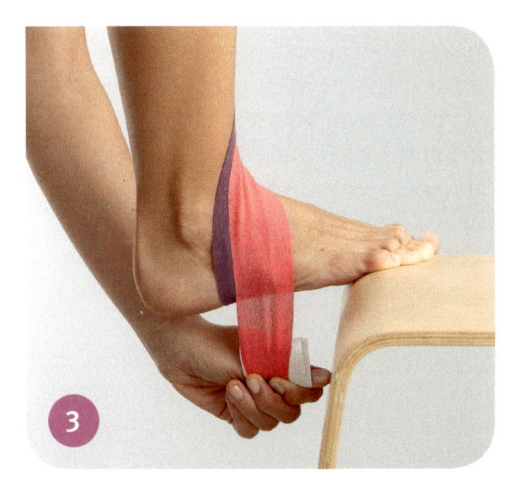

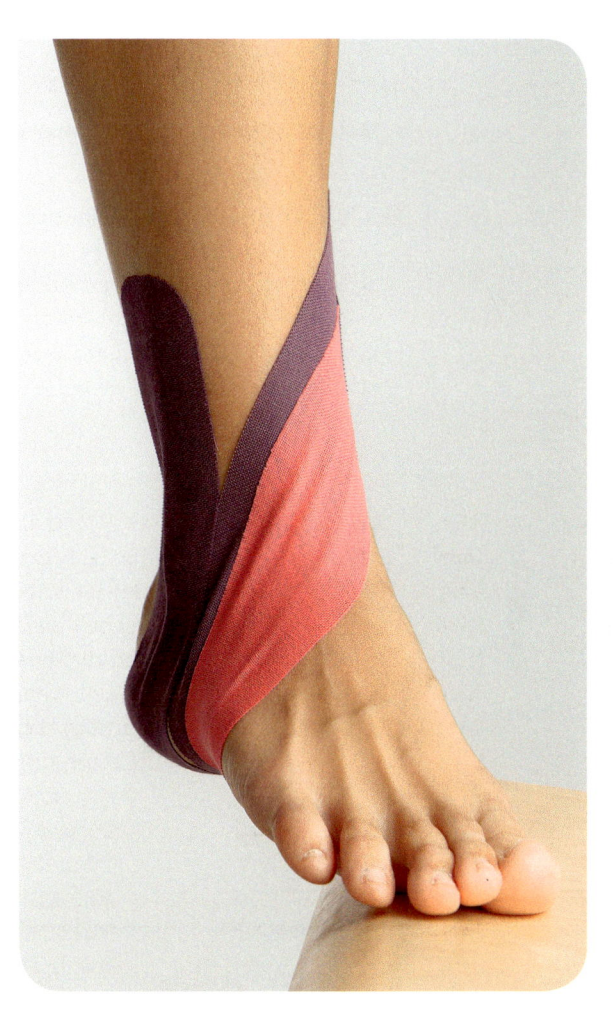

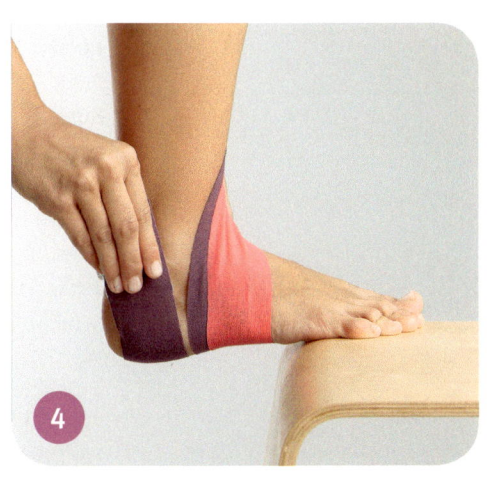

S8-Tape: Sprunggelenk-Bandhaft

Bei anhaltenden Schmerzen oberhalb des Sprunggelenks

》 Diese Schmerzen könnten auf eine Syndesmosis-Läsion hindeuten. Syndemosis bedeutet Bandhaft, hier werden Schien- und Wadenbein mit Bindegewebe zusammengehalten. Haben Sie nach einer Fußverletzung immer noch Schmerzen beim Landen im Sprunggelenk, zwischen beiden Knöcheln? Das könnte auf eine Syndesmosis-Läsion hindeuten, die häufig schlecht abheilt. Lassen Sie das bitte schnellstens abklären. Das Sprunggelenk muss dann mit Gips oder Tapes gestützt werden. Den Fuß bitte nicht belasten.

Tape
Anzahl: 5
Form: I
Breite: 5 cm
Zug: deutlich
Dauer: bis 10 Tage

Anleitung

Messen Sie die erforderliche Tapelänge von der Innenseite des Schienbeins horizontal zur Außenseite des Wadenbeins. Schneiden Sie drei Tapes etwas mehr als ¼ kürzer als gemessen ab. Messen Sie zusätzlich die benötigte Tapelänge für eine Schleife von der Rückseite des Schienbeins, schräg über das Sprunggelenk zur Außenseite des Fußes, weiter unter dem Fuß zur Innenseite und wieder schräg hoch über das Sprunggelenk zur Rückseite des Wadenbeins. Schneiden Sie hier 2 Tapes jeweils ¼ kürzer als gemessen ab.

① Kleben Sie ein kurzes Tape mit starkem Zug von der Rückseite des Innenknöchels, oberhalb des Sprunggelenks, quer rüber zur Rückseite des Außenknöchels. Ein zweites kurzes Tape genauso, jedoch etwas oberhalb und halb überlappend mit dem ersten Tape.

② Kleben Sie die Mitte eines langen Tapes quer unter die Ferse. Ziehen Sie mit deutlichem Zug ein Tape-Ende über die Fußinnenseite hoch, vorne über das Sprunggelenk, zwischen beiden Knöcheln durch zur Rückseite des Wadenbeins.

③ Ziehen Sie mit deutlichem Zug das andere Tape-Ende über die Fußaußenseite hoch, vorne über das Sprunggelenk, zwischen beiden Knöcheln durch zur Rückseite des Schienbeins.

④ Wiederholen Sie das noch einmal mit dem zweiten langen Tape. Zum Schluss kleben Sie wieder ein kurzes Quertape, wie in 1. beschrieben, von der Rückseite des Schienbeins zur Rückseite des Wadenbeins.

85

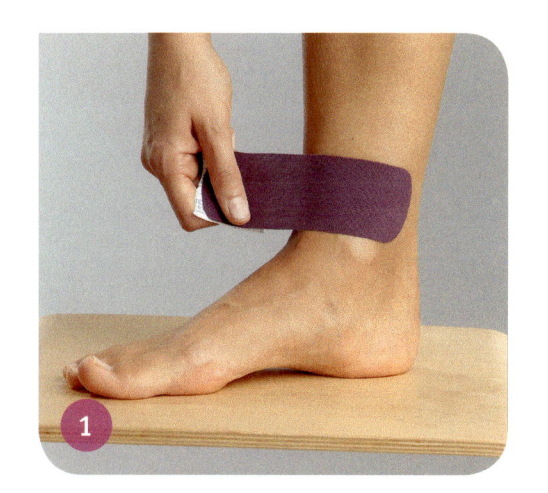

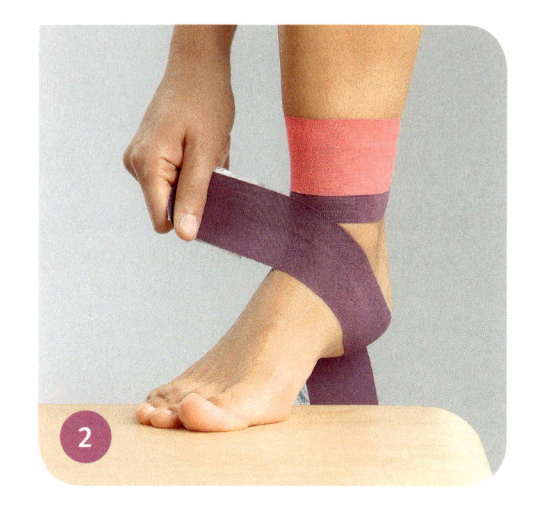

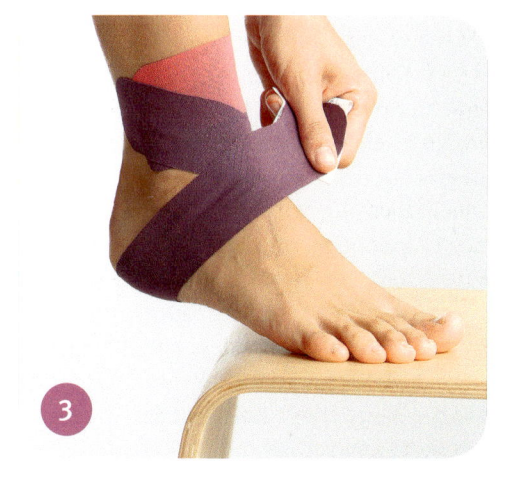

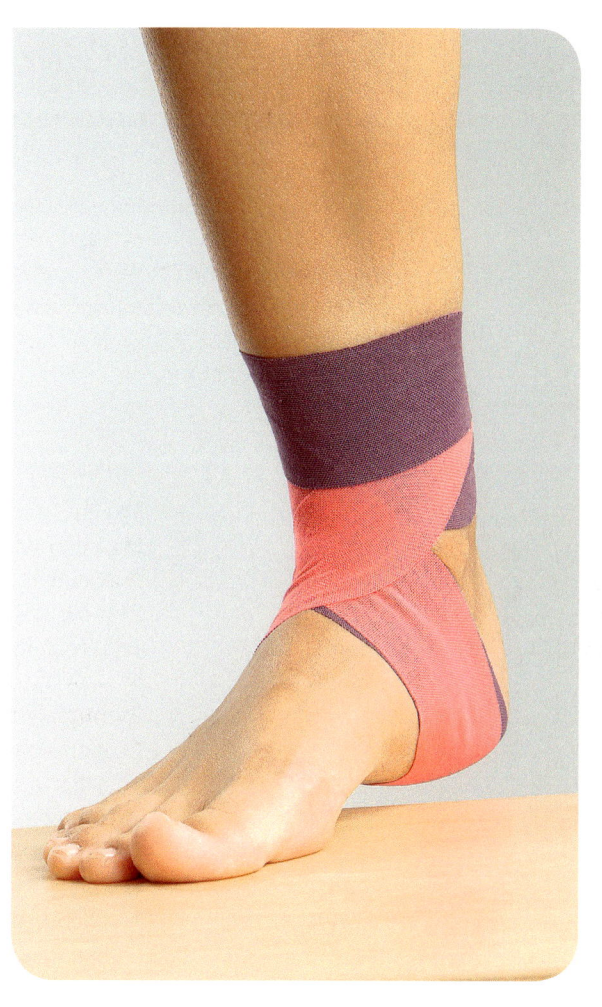

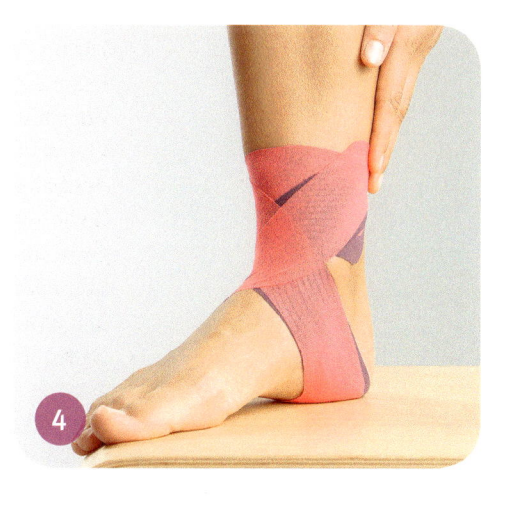

A1-Tape: Achillessehne, Wade

Lindert Schmerzen der Achillessehne und Wadenkrämpfe

» Die Achillessehne ist eine klassische Schwachstelle unseres Bewegungsapparats. Bei Beschwerden ist es entscheidend, die Ursache festzustellen und effektiv zu behandeln. Taping der Wade zielt nur auf Linderung der Achillesschmerzen, vor allem, wenn Bodenkontakt der Ferse beim Laufen einen stechenden oder einschießenden Schmerz verursacht. Diese Tape-Anlage kann auch zur Vorbeugung und Behandlung von Wadenkrämpfen oder zur Linderung von Muskelkater eingesetzt werden.

Tape
- Anzahl: je 1
- Form: I und Y
- Breite: 5 cm
- Zug: deutlich
- Dauer: bis 7 Tage

Tipp
Dieses Tape lässt sich bei Fußsohlenverspannung von der Ferse zum Quergewölbe in Y-Form mit dem Fußsohle-Tape F4 erweitern (Seite 87/88).

Anleitung

Setzen Sie sich auf einen Hocker, mit einem nur leicht gebeugten Knie. Messen Sie die notwendige Tapelänge von der unteren Seite der Ferse zur Kniekehle und schneiden Sie 2 Tapes ¼ kürzer als die gemessene Länge ab. Danach schneiden Sie ein Tape von einer Seite bis zu den letzten 5 cm längs ein.

① **Basis Y-Tape:** Das ungeteilte Ende kleben Sie auf der Unterseite der Ferse an. Das Tape zeigt nach hinten. Die Tapeschnittstelle legen Sie exakt am Übergang der unteren zur hinteren Seite der Ferse an. Das verhindert Bläschen.

② **Verlauf:** Ziehen Sie nun Ihren Fuß so weit hoch, bis Sie ein leichtes Ziehen in der Wade spüren. Die Schenkel des Tapes ziehen Sie mit deutlichem Zug über die Außen- bzw. Innenseite der Achillessehne hoch, weiter bogenförmig um die beiden Muskelbäuche der Wade herum. Die Muskelbäuche halten Sie dabei jeweils mit einer Hand etwas zur Mitte.

③ **Ende:** Das Tape-Ende kleben Sie knapp oberhalb der Kniekehle und innerhalb der Sehnenstränge der hinteren Oberschenkelmuskeln, die an der Innen- und Außenseite der Kniekehle deutlich spürbar sind.

④ Das I-Tape ziehen Sie gradlinig von der unteren Seite der Ferse (Beginn des Y-Tapes) über die Achillessehne und die Mitte der Wade und zum Ende des Y-Tapes hoch. Anfänglich mit deutlichem Zug, jedoch über der Kniekehle zum Ende ohne Zug.

⑤ Danach streichen Sie das Tape an der Achillessehne seitlich aus und lassen so die Kanten des I-Tapes mit den Schenkeln des Y-Tapes überlappen.

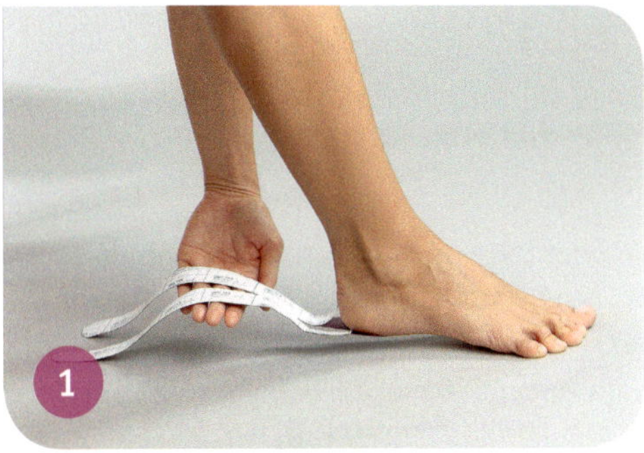
1

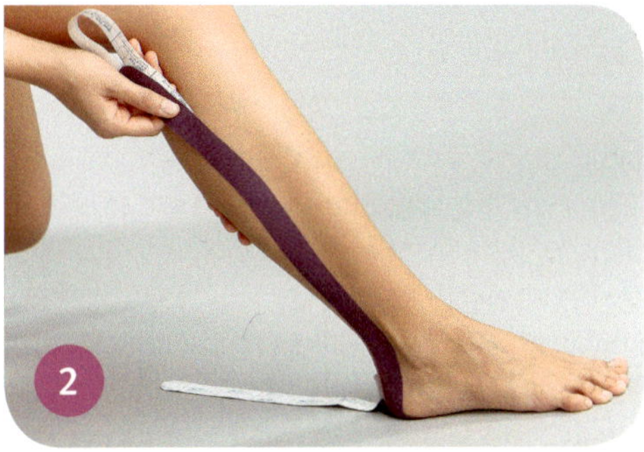
2

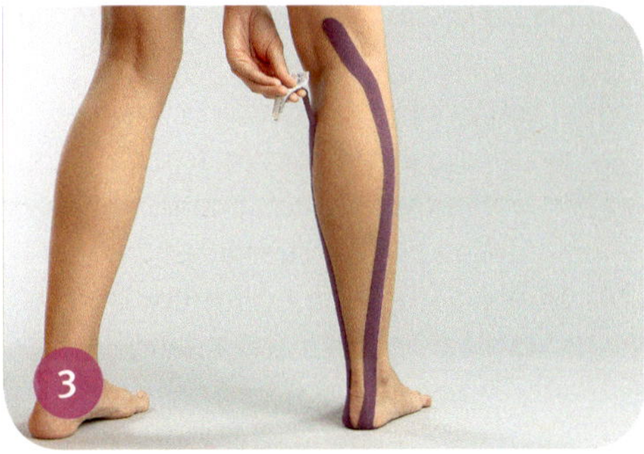
3

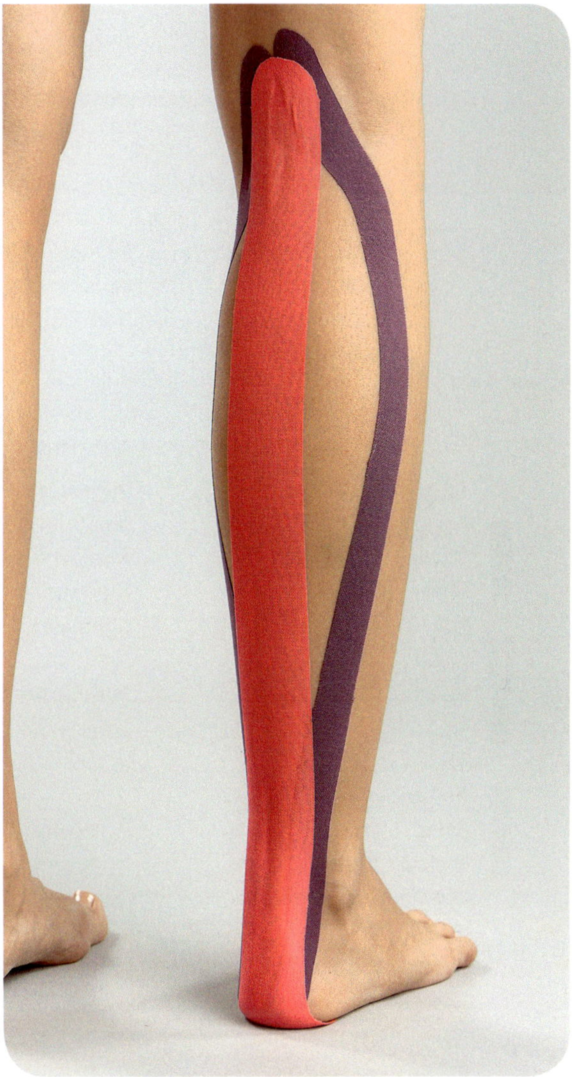

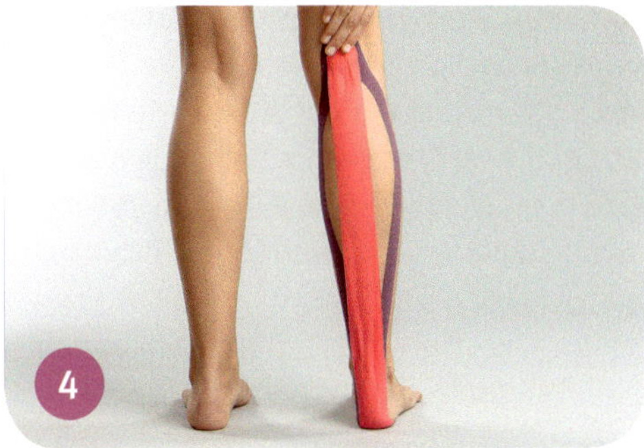
4

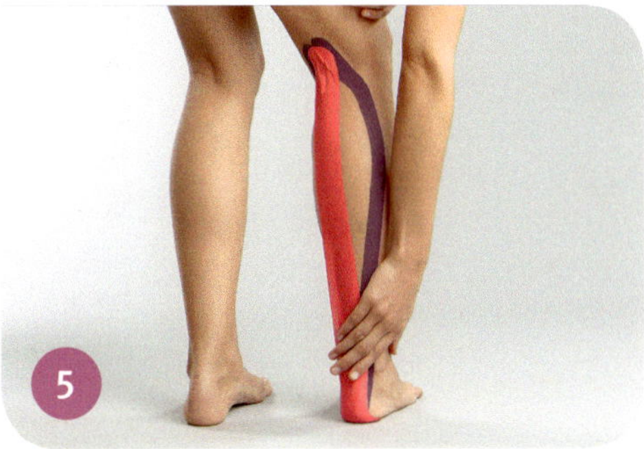
5

F4-Tape: Fußsohle

Bei Schmerzen und Verspannungen in der Fußsohle

>> Die Fußsohle kann auch ohne Achillessehnenprobleme verspannt sein und wehtun. Häufig bilden sich dicke schmerzhafte Stränge, die sich vor allem bei längerer Belastung bemerkbar machen. Solche Bindegewebsverhärtungen könnten sogar die Ursache eines Fersensporns vorne unten am Fersenbein sein. Bei weiteren Fußproblemen wie einem Senk-Spreiz-Fuß könnten korrigierende Einlagen angezeigt sein. Tape allein zur Korrektur der Fußfehlstellung reicht hier nicht.

Tape
Anzahl: 1 oder 2
Form: 1× Y oder 2× I
Breite: 5 cm
Zug: wenig bis deutlich
Dauer: bis 7 Tage

Tape
Anzahl: 2
Form: I
Breite: 5 cm
Zug: deutlich bis stark
Dauer: bis 7 Tage

Kombi-Tapes
mit L1

Anleitung

Messen Sie die Tapelänge für Tape 1 vom hinteren Fersenrand bis zum Quergewölbe aus und kürzen Sie es um etwas weniger als ein ¼ der gemessenen Länge. Schneiden Sie das Tape von einer Seite bis zu den letzten 5 cm längs ein, oder schneiden Sie, wenn Sie große Füße oder sehr starke Schmerzen haben, zwei Tapes ab. Tape 2 messen Sie von der unteren Außenseite des Unterschenkels über den inneren Knöchel zur unteren Seite der Ferse. Schneiden Sie zwei Tapes jeweils ¼ kürzer als die gemessene Länge ab.

① **Basis Y-Tape:** Kleben Sie das ungeschnittene Ende von hinten nach vorne auf die Unterseite der Ferse.
② **Verlauf und Ende:** Sie ziehen die beiden Schenkel des Tapes über die Außen- bzw. Innenseite der Fußsohle nach vorne zum Groß- und Kleinzehballen, während Sie Ihre Zehe etwas nach oben strecken und ein leichtes Spannungsgefühl an der Fußsohle wahrnehmen. Vor allem an der Innenseite ist ein deutlicher Strang spürbar. Bei stärkeren Beschwerden können Sie auch 2 volle I-Tapes anlegen.
③ **Basis I-Tape:** Das zweite Tape legen Sie an der Außenseite der Ferse an und ziehen es mit deutlichem Zug unter der Ferse nach innen, während Sie nur auf der Außenseite des Fußes lehnen, damit die Ferse nach innen kippt.
④ **Verlauf und Ende I-Tape:** Ziehen Sie das Tape mit starkem Zug weiter zum Innenknöchel hoch und lassen Sie es vorne am Schienbein auslaufen. Das zweite Tape kleben Sie genau auf das erste.

89

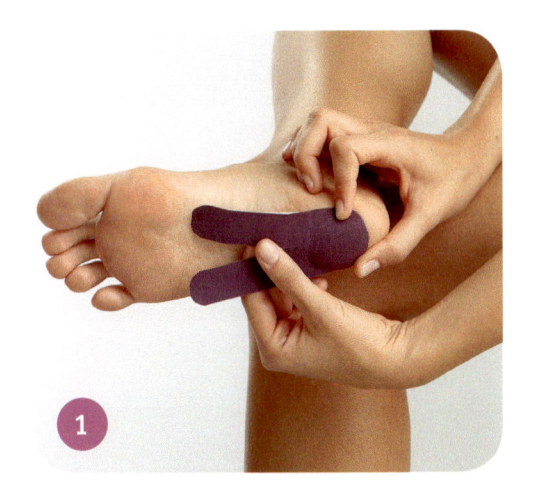

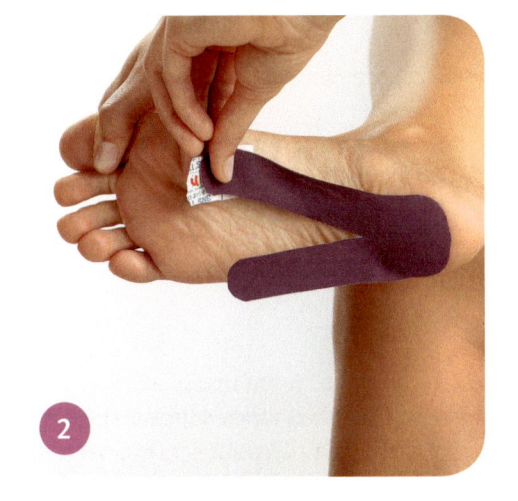

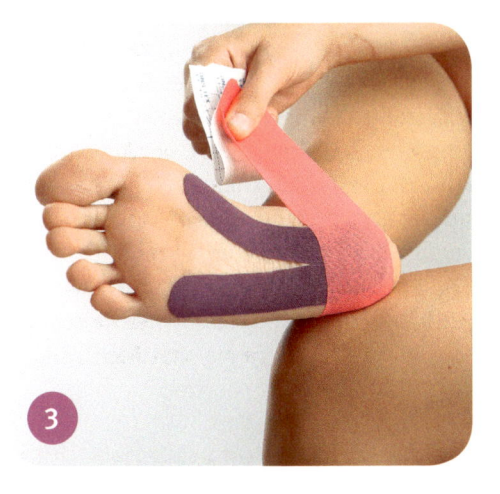

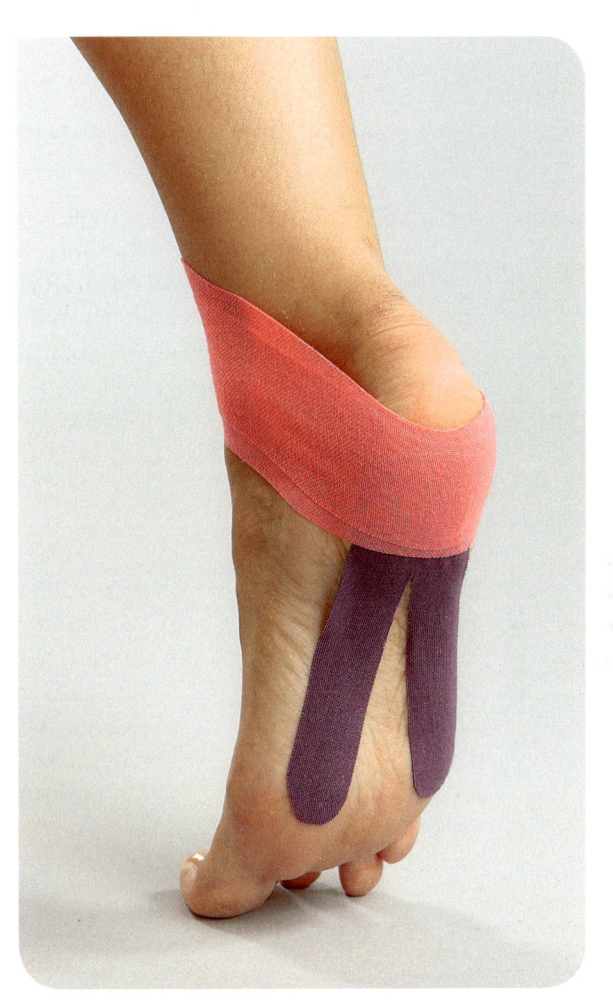

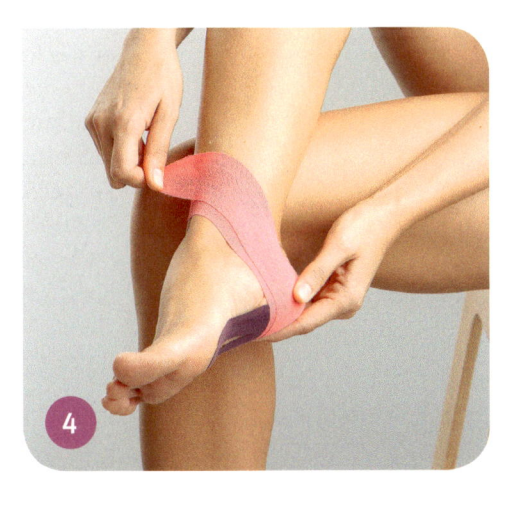

S1-Tape: hinterer Schienbeinmuskel

FASZIEN TAPE

Bei Schienbein- oder Knieschmerzen und Senkfüßen

» Der hintere Schienbeinmuskel ist häufig schwach, jedoch nur manchmal schmerzhaft. Er prägt das Längsgewölbe vom Fuß und wandelt Fußbewegungen in Unterschenkeldrehung um. Wenn Sie einen Senkfuß haben, kann der Muskel nicht gut funktionieren. Infolgedessen dreht sich der Unterschenkel im Knie auch nicht normal und es können innere Schienbein- oder Knieschmerzen entstehen. Zusätzlich besteht eine Handbreit über dem Innenknöchel ein starker Druckschmerz an der Kante des Schienbeins. Schuheinlagen zur Unterstützung des Längsgewölbes können erforderlich sein und diese erleichtern auch das Üben des Muskels.

Tape
Anzahl: 1
Form: I
Breite: 5 cm
Zug: deutlich
Dauer: bis 7 Tage

Kombi-Tapes
mit L1, U5 oder S2

Anleitung

Setzen Sie sich mit leicht gespreizten Beinen und leicht gebeugtem Knie auf einen Hocker. Der Fuß liegt mit dem Außenrand auf dem Boden auf. Messen Sie die Tapelänge von der Fußsohle zur Höhe des Quergewölbes, hinter dem Innenknöchel schräg über den Waden und der Kniekehle zum Oberschenkelknochen an der Außenseite des Knies. Schneiden Sie das Tape ¼ kürzer als gemessen ab. Reißen Sie die Schutzfolie auf ¼ der Tapelänge durch.

① **Basis:** Diese Reißstelle kleben Sie auf und hinter den Innenknöchel. Das kürzere Teil des Tapes zeigt zur Fußsohle. Schneiden Sie das Tape jedoch zuerst an der Reißstelle bis zur Hälfte quer ein, und zwar von der Seite, die vorne am Knöchel geklebt wird! Die nicht geschnittene Hälfte liegt an der Rückseite des Innenknöchels an.

② **Verlauf und Ende nach unten:** Ziehen Sie das Tape mit deutlichem Zug über die Fußinnenseite und Fußsohle nach unten zum Quergewölbe.

③ **Verlauf und Ende nach oben:** Ziehen Sie das Tape vom Innenknöchel über der unteren Innenseite des Schienbeins hoch. Dabei überkleben Sie die schmerzhafte Druckstelle.

④ Ziehen Sie das Tape mit deutlichem Zug diagonal über den Waden schräg durch die Kniekehle zur Außenseite des Knies, etwas oberhalb des Gelenkspalts, und kleben Sie das Tape-Ende außen an den Oberschenkel.

91

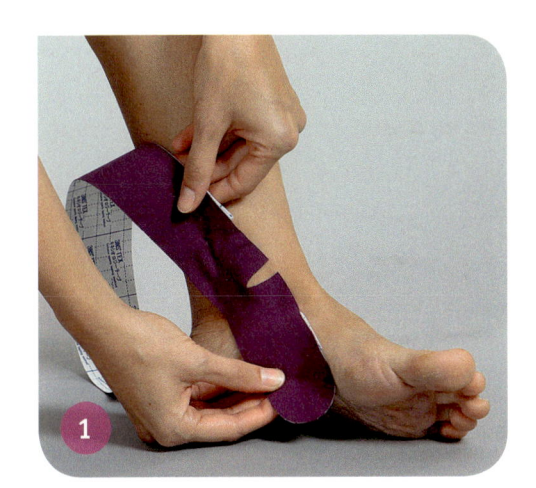

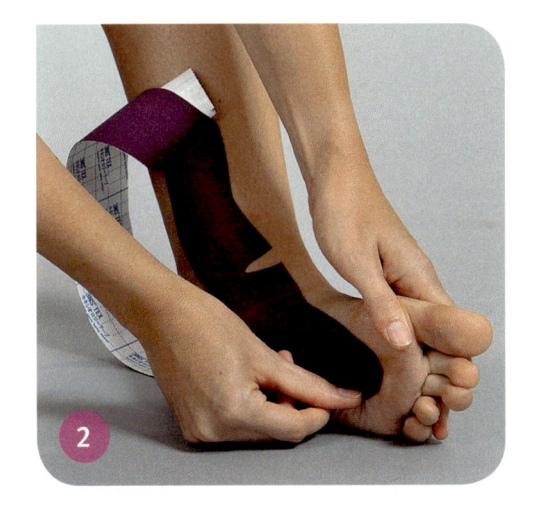

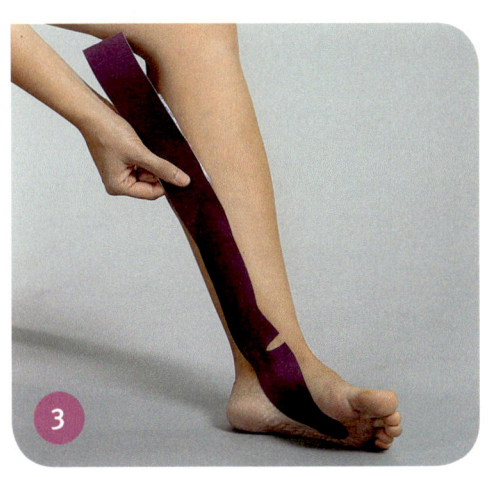

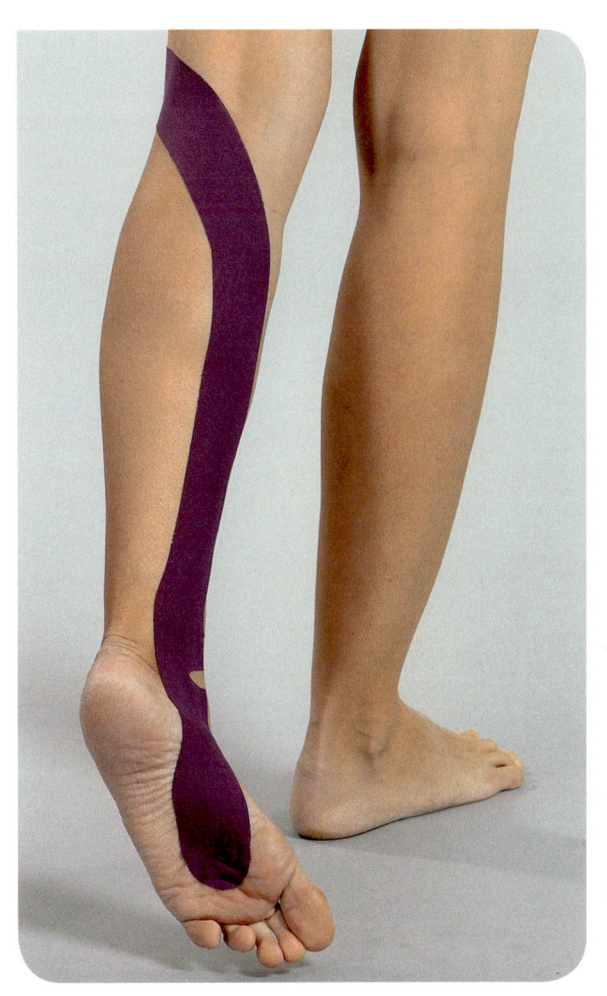

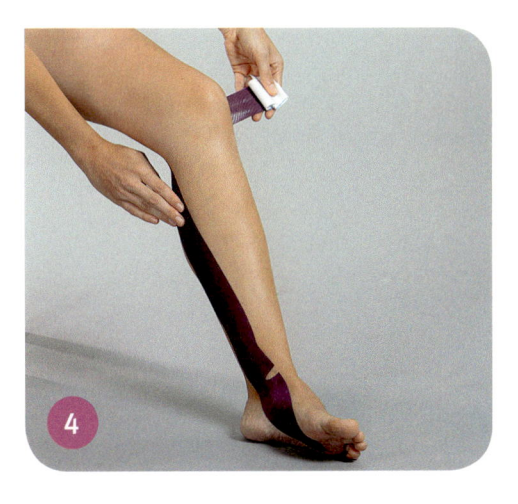

FASZIEN TAPE — S2-Tape: vorderer Schienbeinmuskel

Bei Schmerzen des vorderen Schienbeinmuskels

>> Der vordere Schienbeinmuskel hat eine doppelte Funktion. Einerseits bringt er das Knie nach vorne, damit wir in Bewegung kommen und gehen können, andererseits hebt er den Fuß, damit wir nicht stolpern. Ein Tape sollte beiden Funktionen gerecht werden. Während des Gehens arbeitet der Muskel im rhythmischen Wechsel mit anderen Unterschenkel-Fuß-Muskeln. Zur Fußgymnastik ist er weniger geeignet, sein hinterer Bruder dafür umso mehr.

Tape
Anzahl: 1
Form: I
Breite: 5 cm
Zug: deutlich
Dauer: bis 7 Tage

Kombi-Tapes
mit S1

Anleitung

Setzen Sie sich mit leicht gespreizten Beinen und leicht gebeugtem Knie auf einen Hocker. Der Fuß liegt mit dem Außenrand auf dem Boden. Messen Sie die Tapelänge von der Fußsohle, vorne am Innenknöchel vorbei über das Sprunggelenk und weiter schräg über den Unterschenkel zur Außenseite des Knies. Schneiden Sie das Tape ¼ kürzer als gemessen ab. Reißen Sie die Schutzfolie auf ¼ der Tapelänge durch.

① **Basis:** Diese Reißstelle kleben Sie vorne auf das Sprunggelenk.
② **Verlauf und Ende nach unten:** Rutschen Sie mit dem Fuß über den Boden so weit von sich weg, bis das Knie rechtwinklig ist. Ziehen Sie das untere Ende des Tapes mit deutlichem Zug vor dem Innenknöchel vorbei zur Innenseite der Fußsohle.
③ **Verlauf und Ende nach oben:** Ziehen Sie das Tape vom Sprunggelenk mit deutlichem Zug gradlinig über den Unterschenkel zur Außenseite des Knies hoch. Der letzte Teil des Tapes, oberhalb des Kniegelenkspalts, wird ohne Zug geklebt.
④ Bei Kniebeschwerden, die mit dem Außendrehungs-Tape (K8) versorgt werden, kann eine verlängerte Version dieses vorderen Schienbein-Tapes weiter durch die Kniekehle zum Oberschenkel mit K8 mitlaufen. Stellen Sie dabei das Knie jedoch nur leicht gebeugt ein.

93

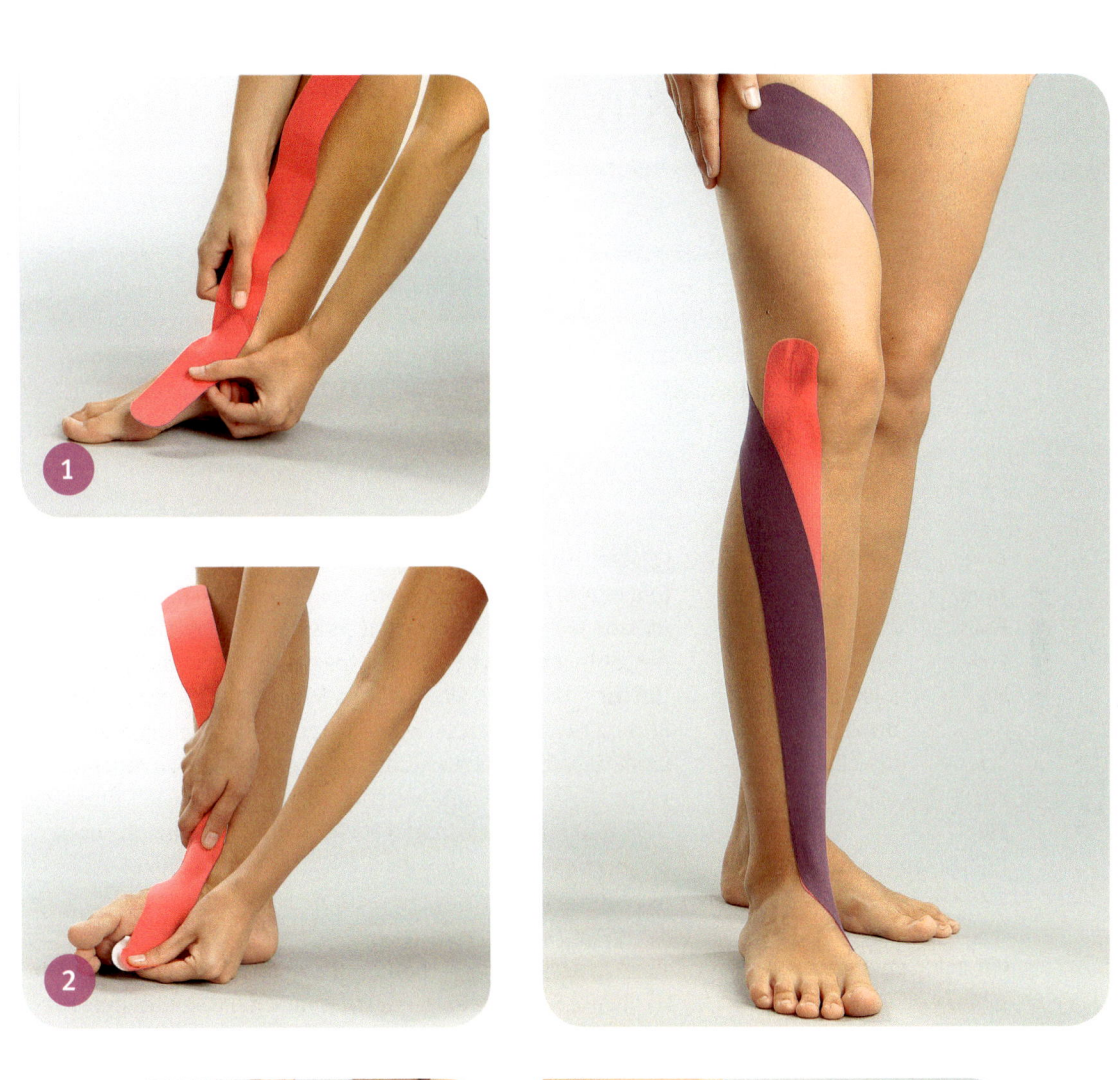

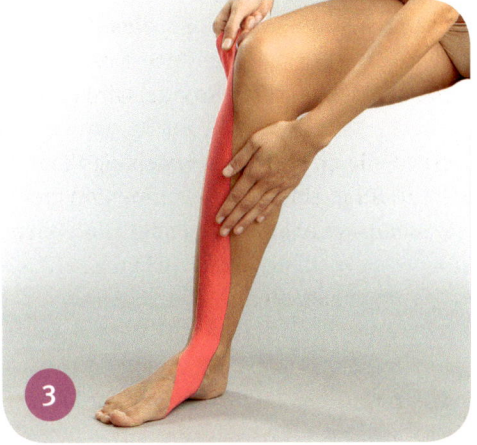

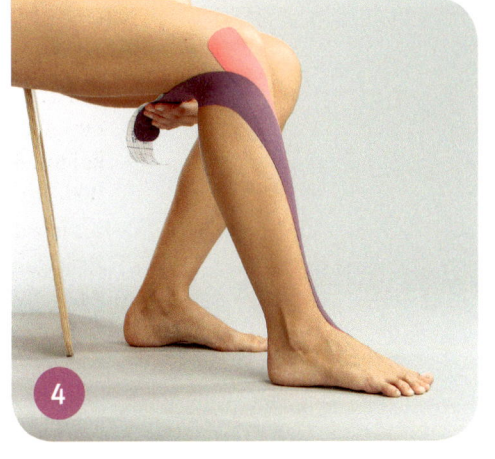

U5-Tape: Unterschenkelmuskeln

FASZIENTAPE

Wenn Sie häufig mit dem Knöchel umknicken

》 Die äußeren Unterschenkelmuskeln, also die Muskeln am Wadenbein, von der Außenseite des Knies herunter und hinter dem Außenknöchel vorbei zum Fuß, müssen häufig speziell trainiert werden. Sie sind wichtig beim normalen Gehen. Nach einem Umknicken sind diese äußeren Muskeln schnell abgeschwächt. Das erklärt zum Teil, dass sich das Umknicken immer öfter und immer leichter wiederholt. Funktionelles Training ist angesagt, am besten so schnell wie möglich nach dem Umknicken. Taping hilft dabei.

Tape
Anzahl: 1
Form: I
Breite: 5 cm
Zug: deutlich
Dauer: bis 7 Tage

Tipp
Dieses Tape kann beim Trainingsbeginn nach einem Umknicken des Fußes mit dem Sprunggelenk-Tape (S7) kombiniert werden.

Anleitung

Stützen Sie die hochgezogene Außenseite des Fußes und messen die Tapelänge von der äußeren Fußsohle, hinter dem Außenknöchel vorbei, jedoch vor der Achillessehne hoch zum Unterschenkel. Am Unterschenkel messen Sie weiter Richtung Außenseite des Knies, wenn Sie das Tape in Kombination mit dem hinteren Schienbeinmuskel-Tape (S1) kleben möchten. Wenn dieses Tape mit dem Innendrehungs-Tape des Knies (K9) kombiniert wird, messen Sie weiter diagonal über den Unterschenkel zur Innenseite der Kniekehle. Schneiden Sie das Tape ¼ kürzer als gemessen ab. Reißen Sie die Schutzfolie auf ⅓ der Tapelänge durch.

① **Basis:** Diese Reißstelle kleben Sie auf und hinter dem Außenknöchel. Das kürzere Teil des Tapes zeigt zur Fußsohle. Schneiden Sie das Tape jedoch zuerst an der Reißstelle bis zur Hälfte quer ein, und zwar von der Seite, die vorne am Knöchel geklebt wird! Die nicht geschnittene Hälfte liegt an der Rückseite des Außenknöchels an.

② **Verlauf und Ende nach unten:** Ziehen Sie das Tape mit deutlichem Zug über die Fußaußenseite und Fußsohle unten zum Quergewölbe. Wenn dieses Tape zusammen mit dem hinteren Schienbeinmuskel-Tape (S1) angelegt wird, überlappen beide Enden mittig auf der vorderen Fußsohle.

③ **Verlauf und Ende nach oben:** Ziehen Sie das Tape vom Außenknöchel, jedoch vor der Achillessehne, zum Unterschenkel hoch zum Wadenbeinköpfchen und der Außenseite des Knies. Das Ende kann auf den Sehnen der äußeren hinteren Oberschenkelmuskeln (Ischios) auslaufen.

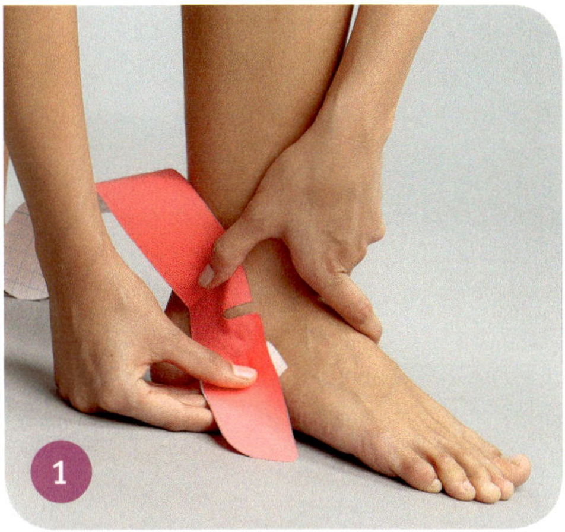
1

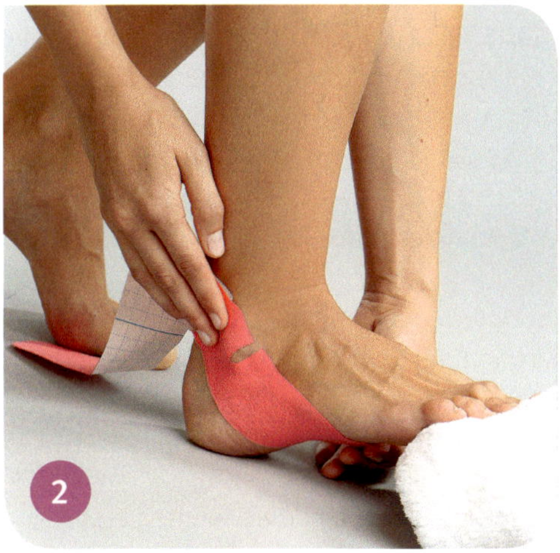
2

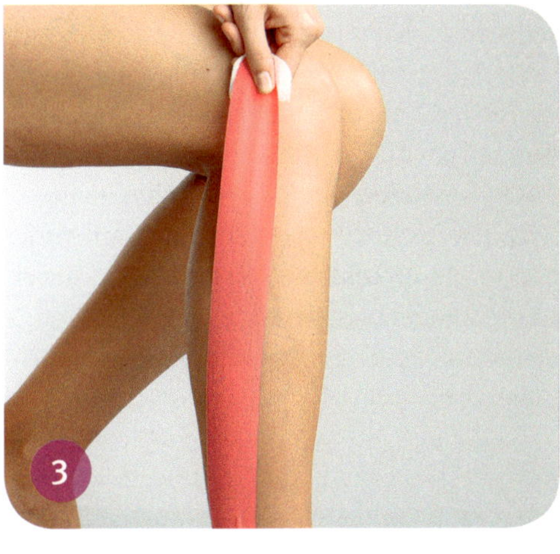
3

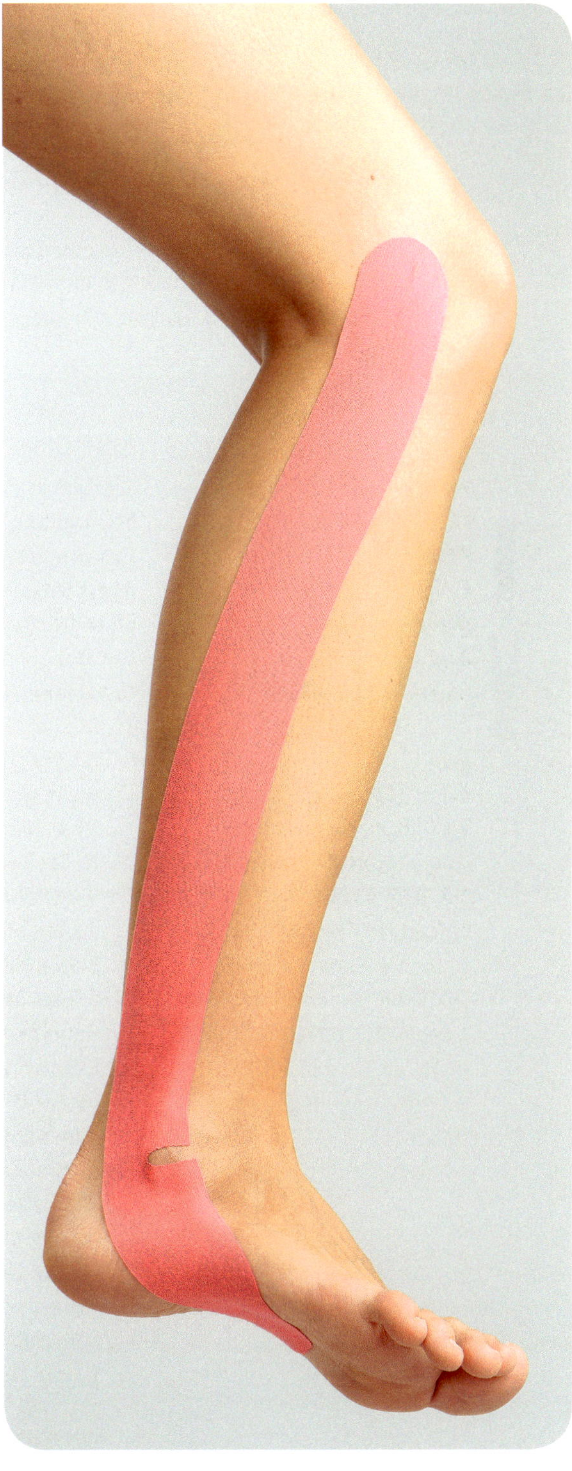

K6-Tape: Kniegelenk, Beugung

Wenn die Beugung des Knies schmerzt

 » Unser Kniegelenk ist kompliziert gebaut, mit 2 Kreuzbändern und 2 Menisken. Die wichtigste Bewegung des Kniegelenks ist die Streckung. Sie ermöglicht, dass wir stehen und laufen können. Die Beugung tut jedoch häufiger weh. Tapes zur Verbesserung der Kniebeugung sind fast immer erfolgreich, unabhängig von der Diagnose oder dem Schaden. Allerdings müssen Sie zuerst etwas experimentieren, bis die Anlage für Sie stimmt.

Tape

Anzahl:	2 oder 3
Form:	3× I, oder 1× I und 1× Y
Breite:	5 cm
Zug:	deutlich
Dauer:	bis 7 Tage

Tipp

Wenn das Knie geschwollen und warm ist, zum Beispiel nach einer Arthroskopie, dann kleben Sie zuerst Lymphtapes. In der Praxis können Sie ausprobieren, ob die halben oder ganzen Tapestreifen besser wirken, wenn Sie nur den äußeren oder inneren Bogen kleben.

Anleitung

Setzen Sie sich mit leicht gebeugtem Knie auf einen Hocker. In der Stellung sollte das Knie noch nicht wehtun. Messen Sie die Tapelänge von der oberen Hälfte des vorderen Oberschenkels übers Knie bis zum oberen Schienbein. Schneiden Sie zwei oder drei Tapes fast ¼ kürzer als gemessen ab. Bei muskulösen Oberschenkeln brauchen Sie drei Tapes, sonst nur zwei. Schneiden Sie eines der beiden fast vollständig längs ein.

① **Basis von Tape 1:** Das ungeteilte Ende des geschnittenen Tapes kleben Sie oben mittig auf Ihren Oberschenkel. Das Tape zeigt Richtung Knie.

② **Verlauf von Tape 1:** Ziehen Sie einen halben Tapestreifen leicht bogenförmig und mit deutlichem Zug um den äußeren Muskelbauch zum Knie. Heben Sie diesen Muskelbauch mit der anderen Hand etwas an. Ziehen Sie das Tape weiter an der Kniescheibe vorbei zum vorderen oberen Rand des Schienbeins.

③ **Ende von Tape 1:** Den zweiten Teil dieses Tapes legen Sie genauso, um den inneren Muskelbauch des Oberschenkels zum Schienbein, an.

④ **Basis, Verlauf und Ende von Tape 2:** Kleben Sie das zweite Tape, längs nach unten ausgerichtet, auf den Beginn des ersten. Ziehen Sie es, mit deutlichem Zug, gerade herunter, genau über die Kniescheibe und Sehne bis auf die Enden der ersten Tapestreifen. Kleben Sie über das Ende ein horizontales Fixierungstape.

97

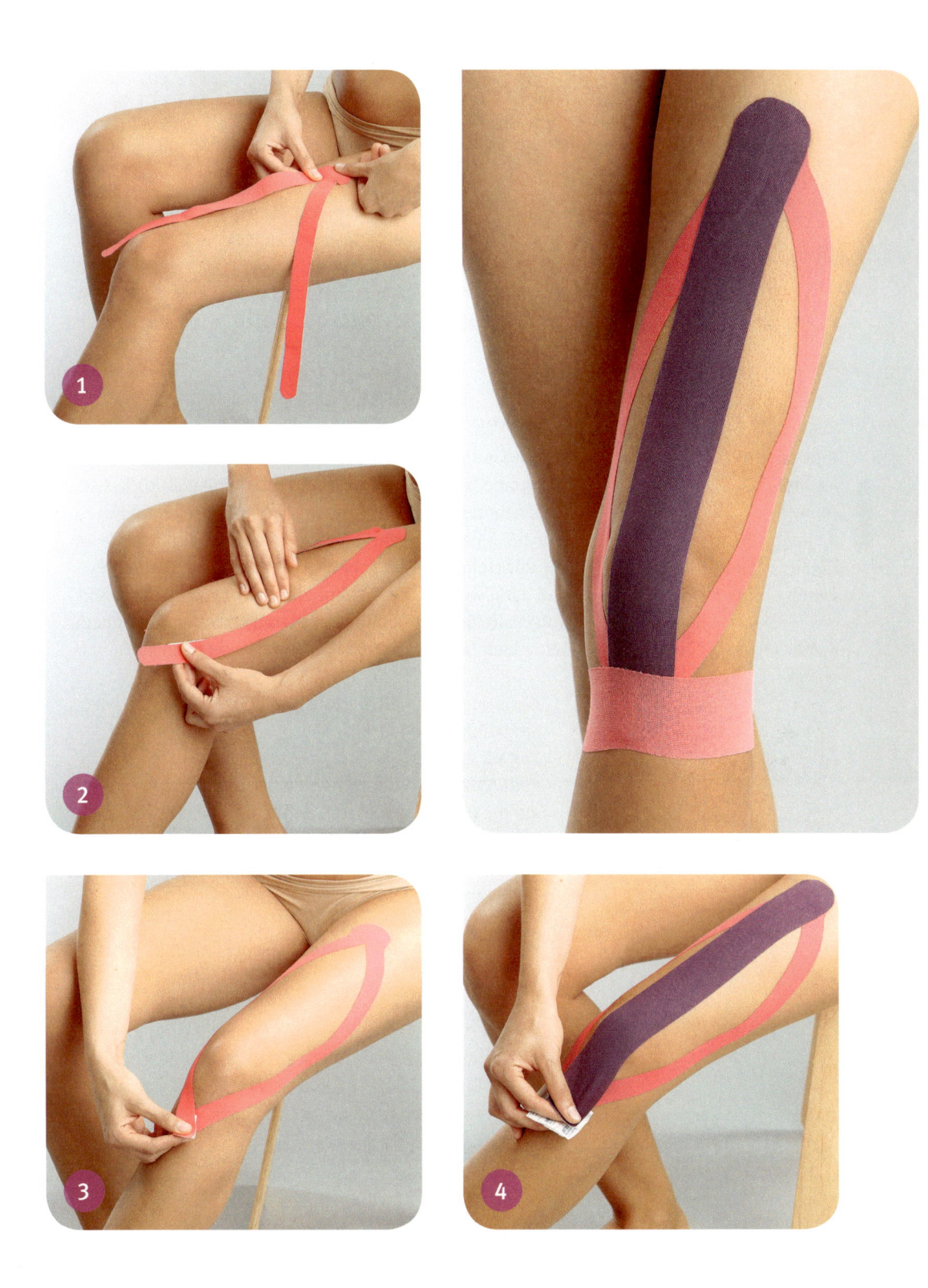

K7-Tape: Kniegelenk, Streckung

Wenn Sie Ihr Knie nicht mehr vollständig strecken können

》 Bei Verschleiß des Kniegelenks oder nach einer Kreuzband-OP kann die Streckung des Knies mit oder ohne Schmerz eingeschränkt sein. Es erfordert Geduld, die Beweglichkeit zu verbessern. Freuen Sie sich über jeden kleinen Fortschritt. Alle denkbaren therapeutischen Tricks und Techniken werden ausprobiert. So auch Taping. Die Tape-Anlage erfolgt fast identisch mit der des Ischios-Tapes (I2), jedoch mit einem wichtigen Unterschied bei der Ausgangsstellung des Knies und beim Verlauf der Tapes am Knie.

Tape
Anzahl: 2
Form: I
Breite: **5 cm**
Zug: **deutlich**
Dauer: **bis 7 Tage**

Kombi-Tapes
mit S4

Anleitung

Setzen Sie sich auf den vorderen Rand des Hockers. So, dass Sie gerade keinen Schmerz an der Oberschenkel-Rückseite wahrnehmen. Die Ferse liegt mit der Außenseite am Boden auf. Messen Sie die Tapelänge vom Sitzbeinknochen an der Rückseite des Oberschenkels herunter zur Kniekehle und dann weiter zum Wadenbeinköpfchen, das sich außen unterhalb des Knies befindet, bis zum vorderen Schienbein. Schneiden Sie zwei Tapes ¼ kürzer als gemessen ab.

① **Basis von Tape 1:** Kleben Sie ein Tape-Ende hinten am Sitzbeinknochen fest.
② **Verlauf und Ende von Tape 1:** Ziehen Sie das Tape schräg zum Außenrand der Kniekehle herunter. Kleben Sie genau auf die deutlich spürbaren Sehnen, die diesen Außenrand bilden, und weiter zum Wadenbeinköpfchen an der oberen Außenseite des Unterschenkels und enden Sie mit dem Tape vorne am Schienbein
③ **Basis und Verlauf von Tape 2:** Kleben Sie ein Ende des zweiten Tapes auf das erste Tape am Sitzbeinknochen. Ziehen Sie dieses zweite Tape ebenfalls schräg zum Knie hinunter.
④ **Verlauf und Ende von Tape 2:** Führen Sie das Tape jedoch nicht zur Kniekehle, sondern ziehen es mit deutlichem Zug an der Innenseite des Knies zum Schienbein und weiter nach außen zum Ende des ersten Tapes.

99

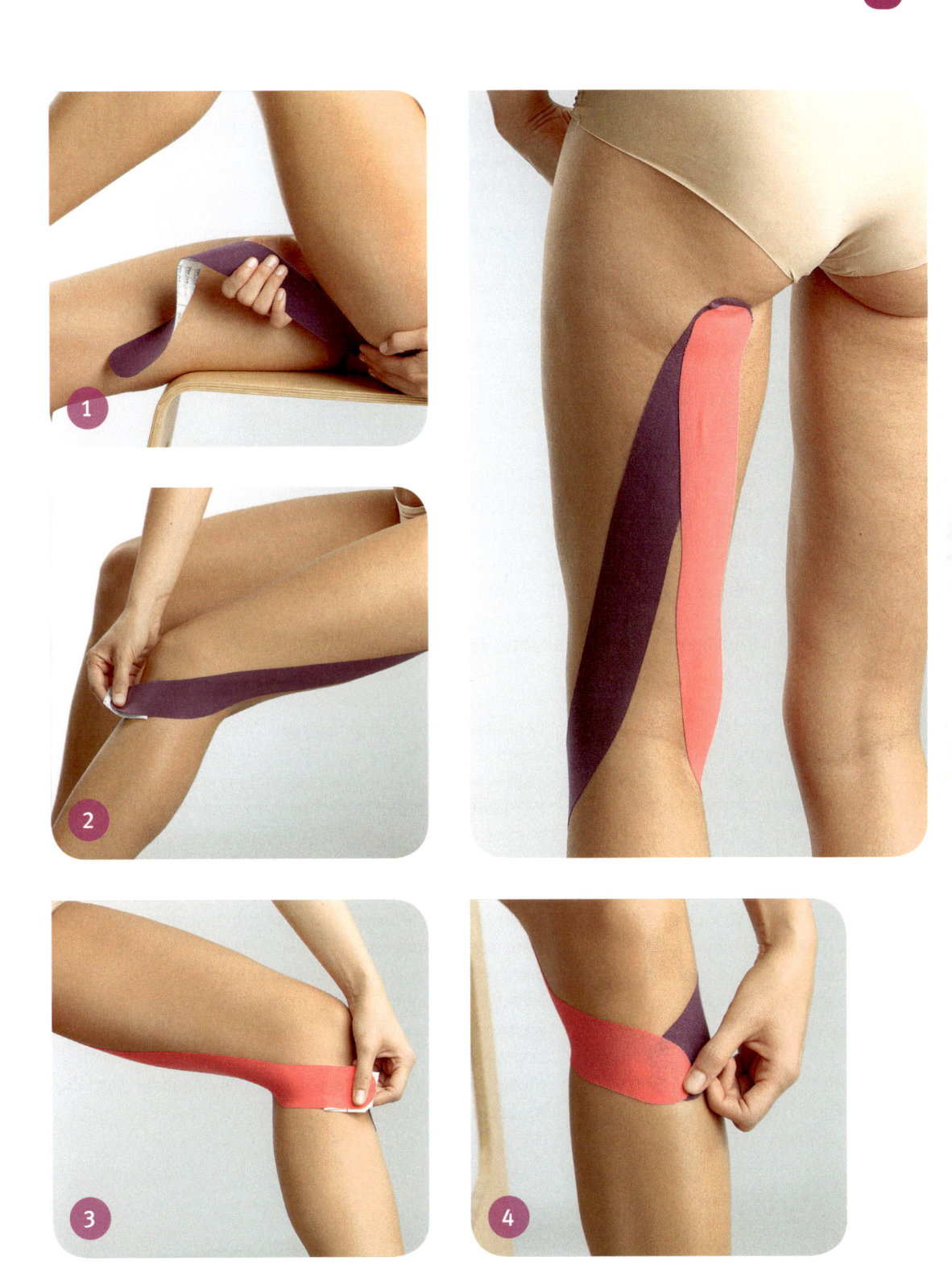

K8-Tape: Kniegelenk, Außendrehung

Wenn Sie Ihr Knie verdreht haben

》 Die Drehung vom Unterschenkel, mit Fuß, findet im Kniegelenk statt. Im Knie dreht das Schienbein unter dem Oberschenkel. Das Knie ist beim Nach-außen-Drehen selten steif, dagegen häufig, und vor allem bei Frauen, eher überbeweglich. Dennoch kann dieses Tape zur Behandlung von akuten Schmerzen sehr nützlich sein, wenn die Innendrehung schmerzhaft ist und verhindert werden soll. Soll das Knie insgesamt stabilisiert werden, z. B. bei verletzten Kreuzbändern, wird K8 in Kombination mit K9 verwendet.

Tape
Anzahl: **1 oder 2**
Form: **I**
Breite: **5 cm**
Zug: **deutlich**
Dauer: **bis 7 Tage**

Tipp
Meistens wird diese Anlage mit einem anderen Tape kombiniert und im Wechsel angelegt (z. B. nachfolgend K9). Das zweite Tape wird an der Basis in der Kniekehle fast voll überlappend angelegt, im weiteren Verlauf überlappen sich beide Tapes nur noch teilweise (siehe großes Foto S. 103).

Anleitung

Messen Sie die Tapelänge von der Innenseite des Schienbeins, zur Außenseite des Knies, diagonal hoch durch die Kniekehle zur Innenseite und über den Oberschenkel wieder zur Außenseite, in der Mitte der Oberschenkellänge. Schneiden Sie das Tape ¼ kürzer als gemessen ab. Reißen Sie die Schutzfolie in der Mitte des Tapes durch.

① **Basis:** Die Mitte des Tapes ist die Basis. Legen Sie diese beidhändig an der Rückseite des Knies an. Die Hand an der Innenseite des Knies ist dabei höher als die Hand an der Außenseite. Das Tape wird so schräg und mit deutlichem Zug in der Kniekehle angelegt.

② **Verlauf und Ende nach unten:** Ziehen Sie das Tape schräg nach unten und innen. Während eine Hand den Unterschenkel maximal nach außen gedreht hält, zieht die andere Hand das Tape mit sehr deutlichem Zug zur Innenseite des Schienbeins.

③ **Verlauf und Ende nach oben:** Ziehen Sie das Tape von der Innenseite des Knies schräg hoch, auf dem Oberschenkel weiter schräg nach oben zur vorderen Seite des Oberschenkels und weiter zur Außenseite.

④ Kleben Sie ein zweites Tape, wenn Sie noch mehr Halt brauchen.

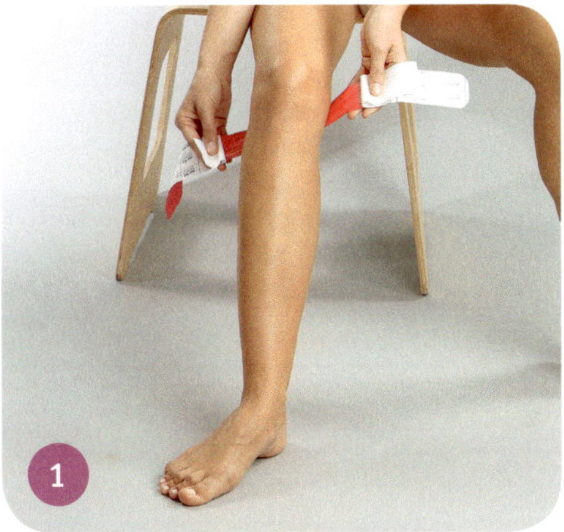
1

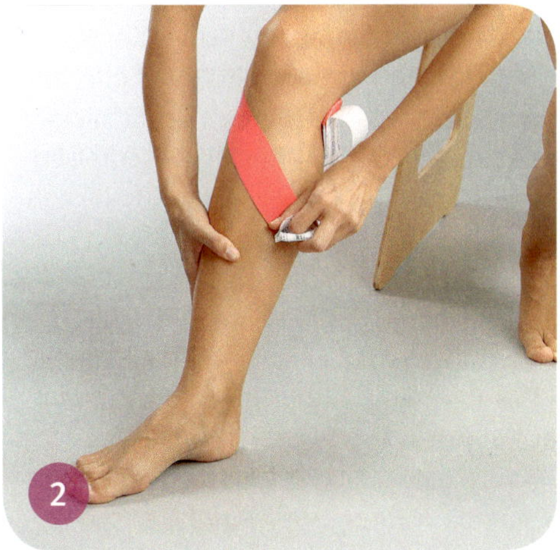
2

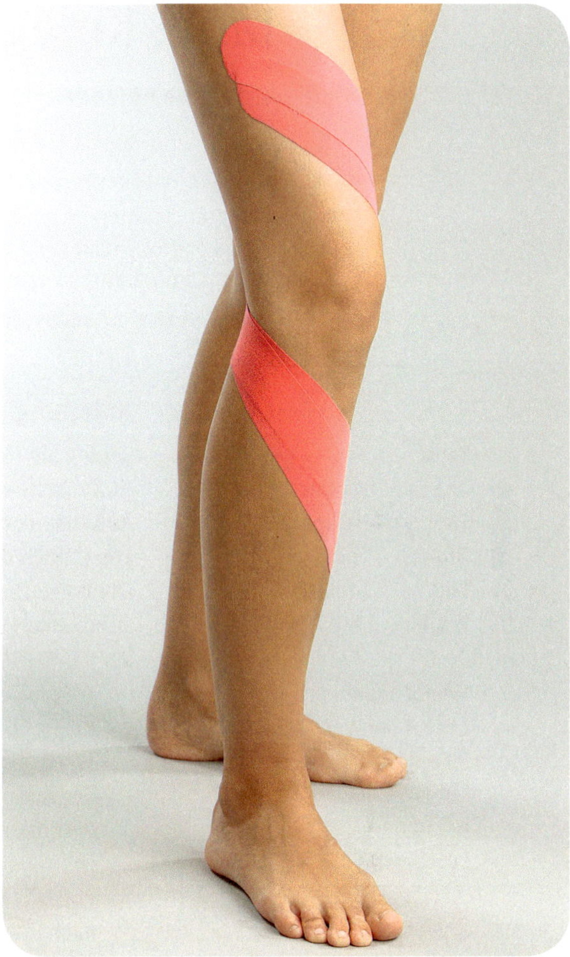

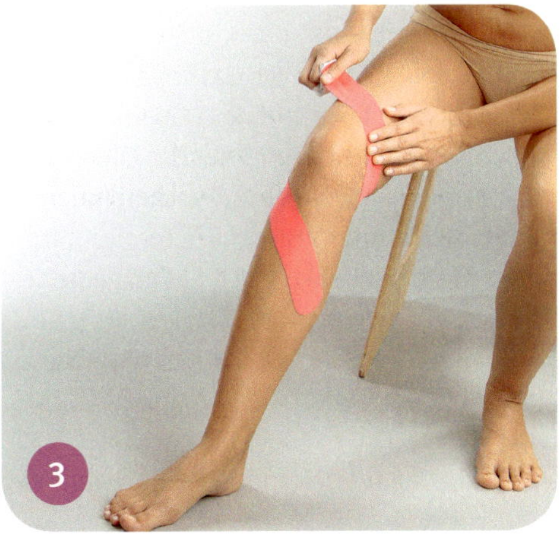
3

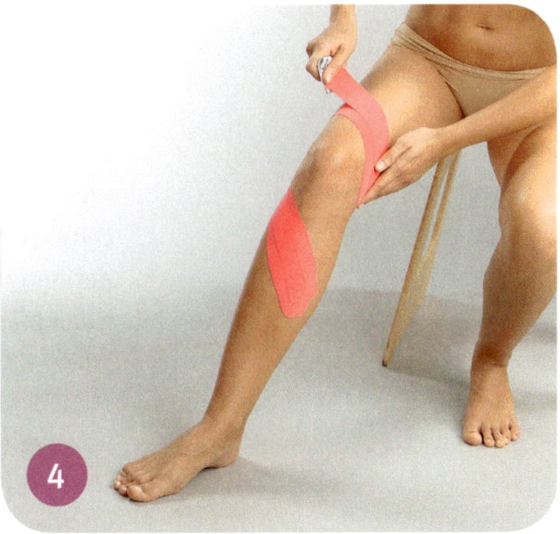
4

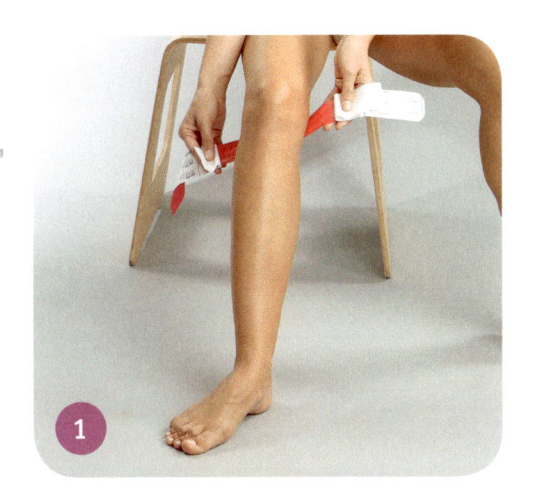

K9-Tape: Kniegelenk, Innendrehung

Oft die wichtigste Kniebewegung in der Therapie

>> Bei Kniebeschwerden ist die Innendrehung meist eingeschränkt. Das kann bei verschleißbedingten Schmerzen am Kniegelenk (Arthrose) wie auch bei Kniescheibenbeschwerden der Fall sein. Dagegen kann der Unterschenkel auch zu viel Außendrehung aufweisen. Diese Tape-Anlage am Knie zur Förderung der Innendrehung ist häufig sehr nützlich und lässt sich gut mit anderen Tapes kombinieren.

Tape
Anzahl: 1 oder 2
Form: I-Tape
Breite: 5 cm
Zug: deutlich
Dauer: bis 7 Tage

Kombi-Tapes
mit K8 (im Wechsel anlegen), K10, S4 oder I2

Anleitung

Setzen Sie sich auf einen Hocker. Die Ferse liegt mit der Außenseite am Boden auf. Messen Sie die Tapelänge von der Außenseite des Unterschenkels zur Innenseite des Knies, diagonal hoch durch die Kniekehle zur Außenseite und über den Oberschenkel zur weichen Innenseite (Bereich des Schneidersitzmuskels). Schneiden Sie das Tape ¼ kürzer als gemessen ab.

① **Basis:** Die Mitte des Tapes ist die Basis. Legen Sie diese zweihändig an der Rückseite des Knies an. Die Hand an der Außenseite des Knies ist dabei höher als die Hand an der Innenseite. Das Tape wird so schräg und mit deutlichem Zug in der Kniekehle angelegt.

② **Verlauf und Ende nach unten:** Ziehen Sie das Tape schräg nach unten und außen. Während eine Hand den Unterschenkel maximal nach innen gedreht hält, zieht die andere Hand das Tape mit sehr deutlichem Zug zur Rückseite des Wadenbeins.

③ **Verlauf und Ende nach oben:** Ziehen Sie das Tape von der Außenseite des Knies schräg hoch, auf dem Oberschenkel weiter schräg nach oben zur vorderen Seite des Oberschenkels, und mit wenig Zug weiter zur weichen Innenseite (Bereich des Schneidersitzmuskels). Halten Sie mit der anderen Hand den Oberschenkel nach außen gedreht.

④ Kleben Sie wenn nötig ein zweites Tape. Das zweite Tape wird an der Basis in der Kniekehle fast voll überlappend angelegt, im weiteren Verlauf überlappen sich beide Tapes nur noch teilweise.

Das große Foto zeigt die im Wechsel angelegte Kombination aus K8 und K9.

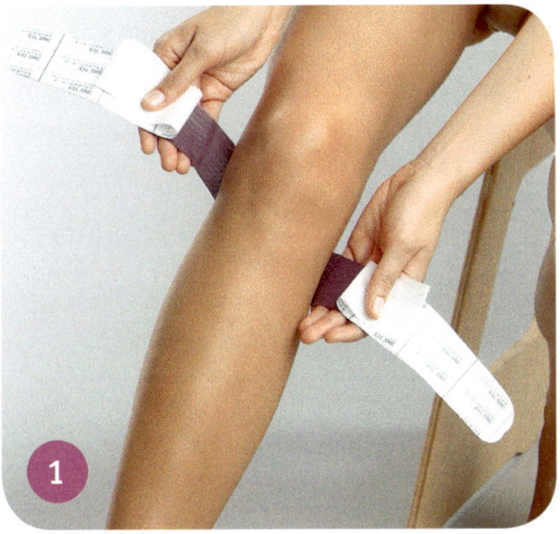
1

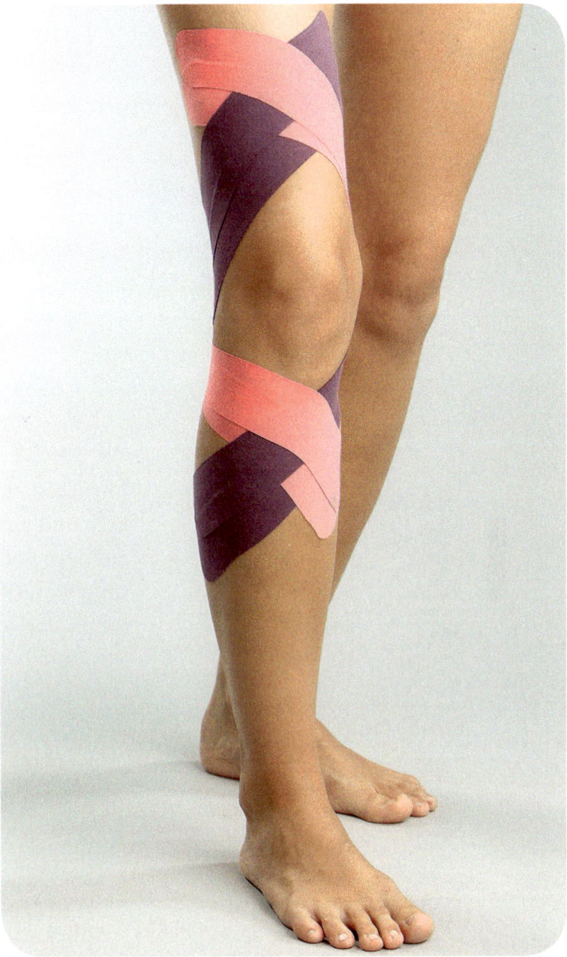

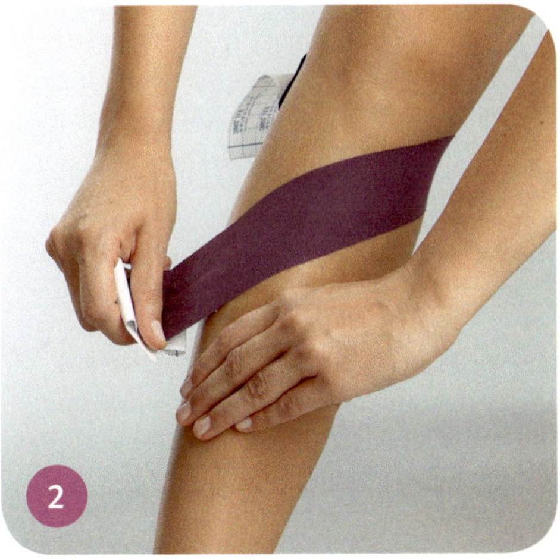
2

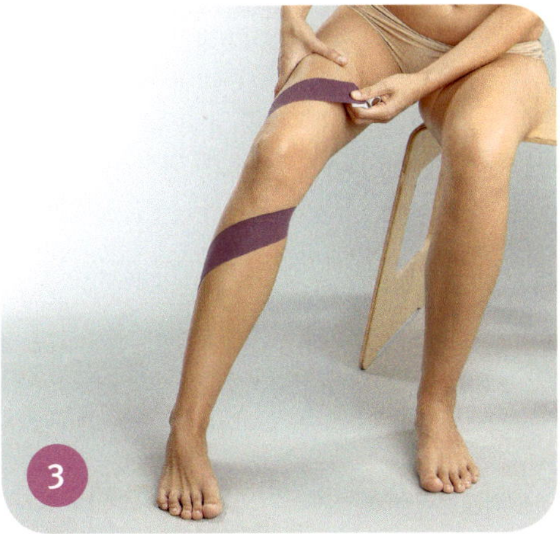
3

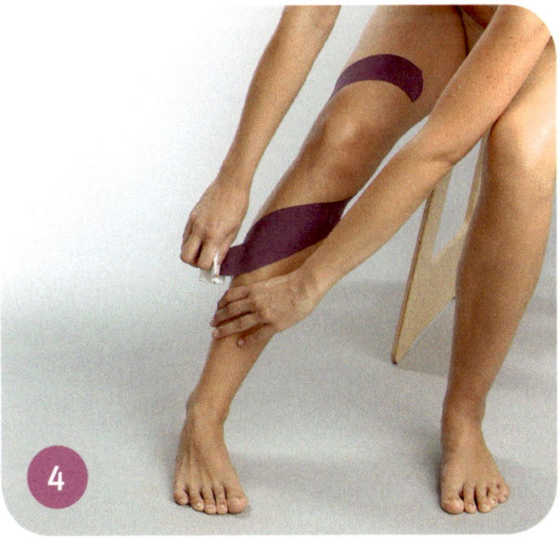
4

K10-Tape: Knie, Innenband

Bei Verletzungen des Innenbands

>> Überdehnungen und Zerrungen des Innenbands (und der Gelenkkapsel) vom Knie können jederzeit und überall passieren. Es passiert schnell, heilt aber leider sehr langsam. Es dauert Wochen, ja Monate, bis der Schmerz komplett weg ist. Eine dankbare Indikation für Taping. Das Innenband sollte vor starker Dehnung geschützt werden. Daher wird die Innendrehung des Knies gefördert und das Band entlastet sowie die Außendrehung verhindert.

Tape
Anzahl: 2
Form: I
Breite: 5 cm
Zug: deutlich
Dauer: bis 7 Tage

Kombi-Tapes
muss mit K9 kombiniert werden!

Anleitung

Im Sitzen auf einem Hocker mit leicht gespreizten Oberschenkeln und nur leicht angewinkeltem Knie. Die Außenferse liegt auf dem Boden. Tapelänge für Tape 1 von der weichen Innenseite vom Oberschenkel zur Innenseite vom Knie, weiter nach unten und außen bis zur Rückseite des Wadenbeins messen. Das Tape ¼ kürzer schneiden.

① **Basis Tape 1:** Innenseite des Knies, genau da, wo das Band wehtut.
② **Verlauf und Ende von Tape 1 nach unten:** Ziehen Sie das Tape schräg nach unten und außen. Während eine Hand den Unterschenkel maximal nach innen gedreht hält, zieht die andere Hand das Tape mit sehr deutlichem Zug zur Rückseite des Wadenbeins.
③ **Verlauf und Ende von Tape 1 nach oben:** Von der Innenseite des Knies ziehen Sie das Tape leicht bogenförmig hoch Richtung Becken zur weichen vorderen Innenseite des Oberschenkels (Bereich des Schneidersitzmuskels). In diesem Bereich legen Sie das Tape nur mit leichtem Zug an.
④ Das zweite Tape entspricht K9. Die Basis ist nun jedoch an der Innenseite des Knies. Es wird ansonsten wie vorher bei K9 beschrieben angelegt.
Bei akuten Verletzungen legen Sie beide Tapes zweimal an: zuerst K10, dann K9, wieder K10 und zum Schluss nochmals K9 (großes Foto).

105

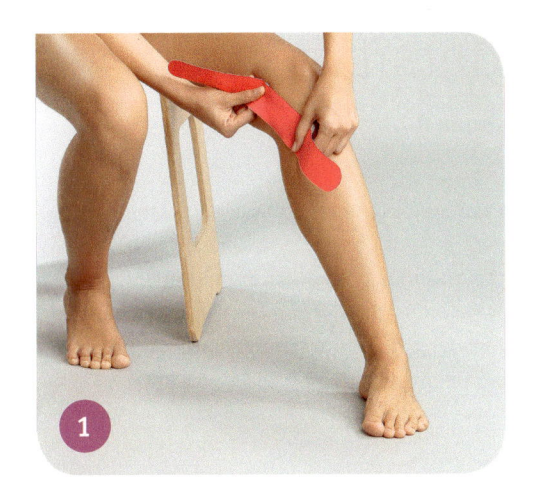

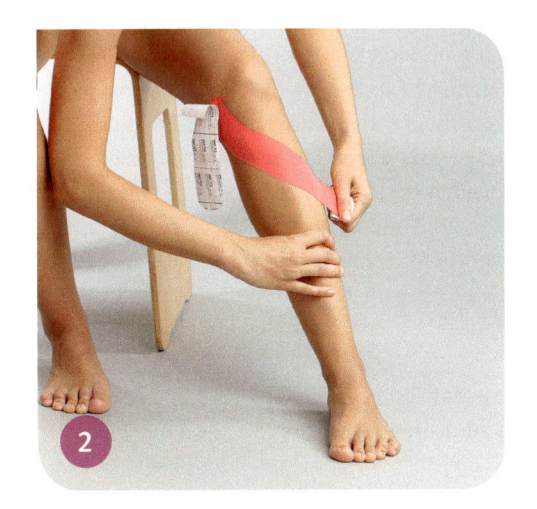

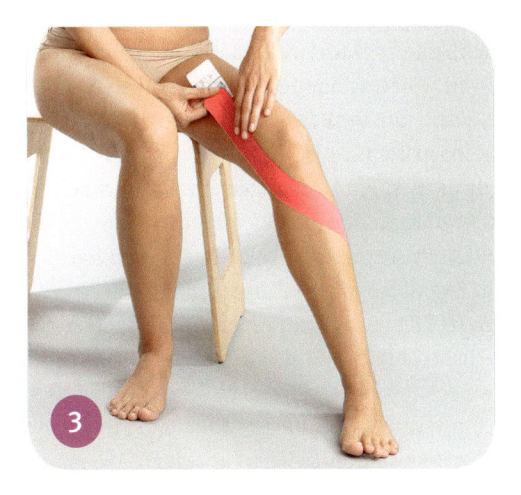

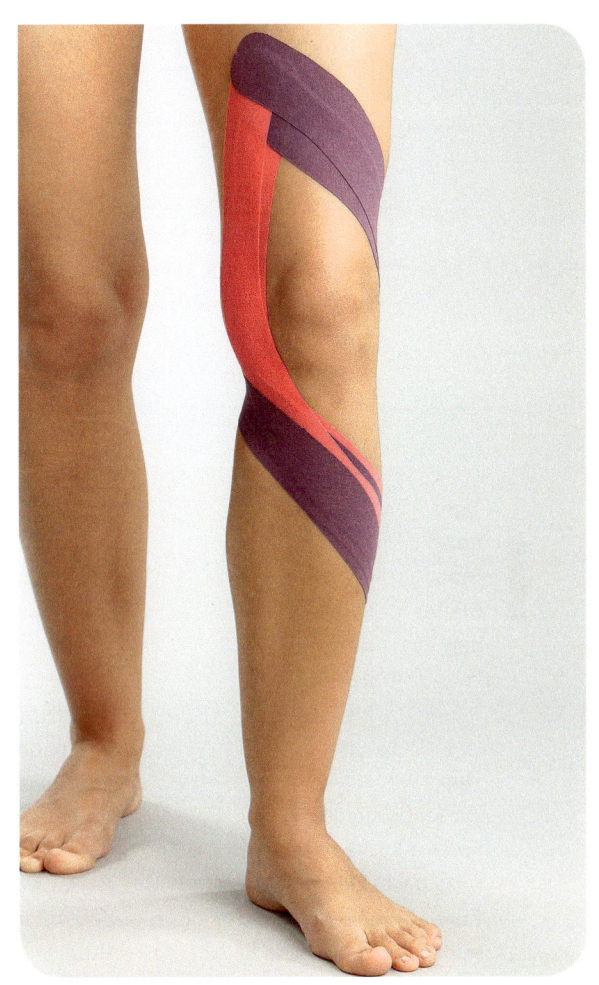

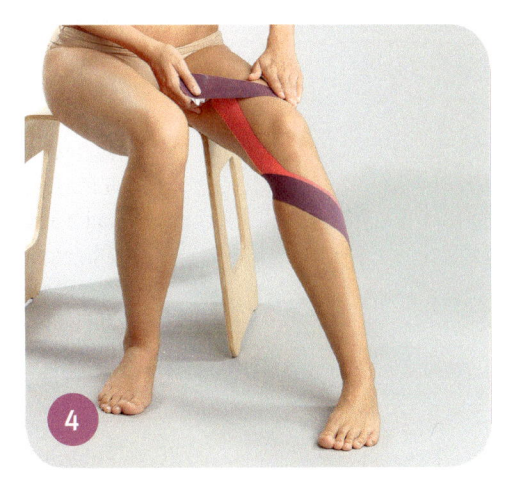

FASZIEN TAPE

S4-Tape: Schneidersitzmuskel

Wenn X-Beine beim Sport zu Beschwerden führen

» Der Schneidersitzmuskel verläuft von der äußeren vorderen Seite des Beckens schräg nach unten innen über den Oberschenkel diagonal herunter zum Knie. Er ist für die Hüftbeugung mit Außendrehung und die Kniebeugung mit Innendrehung mitverantwortlich. Dieser Muskel wird als wichtiges Bindeglied zwischen Becken und Knie betrachtet. Die Effektivität des Tapes, vor allem in der Kombination, wird Sie überraschen. Das Tape ist ideal zur Unterstützung bei Ausdauersport geeignet.

Tape
Anzahl: 1
Form: I
Breite: 5 cm
Zug: wenig bis deutlich
Dauer: bis 7 Tage

Tipp
Zur Stabilisierung des Knies mit K9 kombinieren. Dazu passt I2 (inneres Tape). Bei Hüft-Leisten-Beschwerden mit G1 und B5 kombinieren.

Anleitung

Setzen Sie sich mit leicht gespreizten Beinen und leicht gebeugtem Knie auf einen Hocker. Die Ferse liegt mit der Außenseite am Boden auf. Messen Sie die Tapelänge von der Außenseite des Beckens, oberhalb vom äußeren Hüftknochen, über die schräge Grube des Oberschenkels (zwischen Adduktoren und Quadrizeps) zur Innenseite des Knies und weiter schräg runter zur Außenseite des Unterschenkels und Rückseite des Wadenbeins. Schneiden Sie das Tape ¼ kürzer als gemessen ab. Reißen Sie die Schutzfolie auf ⅓ des Tapes durch.

① **Basis:** Kleben Sie das Tape an der Reißstelle an der hinteren Innenseite des Knies. Dabei zeigt der kürzere Teil nach unten.

② **Verlauf und Ende nach unten:** Drehen Sie den Unterschenkel nach innen (mit einer Hand unterstützen). Ziehen Sie das Tape von der hinteren Innenseite des Knies mit starkem Zug schräg zur Außenseite des Unterschenkels. Das Ende des Tapes wird, wie immer ohne Zug, an der Rückseite des Wadenbeins geklebt.

③ **Verlauf und Ende nach oben:** Drehen Sie den Oberschenkel nach außen und unterstützen Sie das mit einer Hand am Oberschenkel. Ziehen Sie das Tape mit der anderen Hand mit moderatem Zug diagonal zur Außenseite des Beckens hoch. Zu viel Zug könnte am inneren Oberschenkel Blutergüsse verursachen. Das Ende wird ohne Zug an der Außenseite des Beckens, oberhalb des äußeren Hüftknochens geklebt. Ein zweites, identisches Tape verstärkt den Effekt und wird teilweise überlappend angelegt.

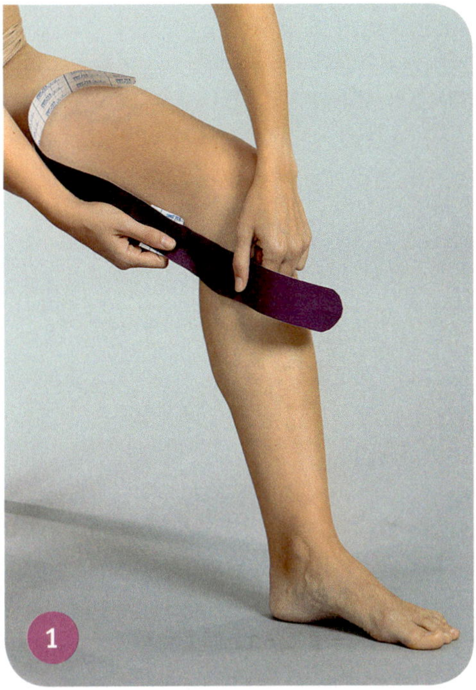
1

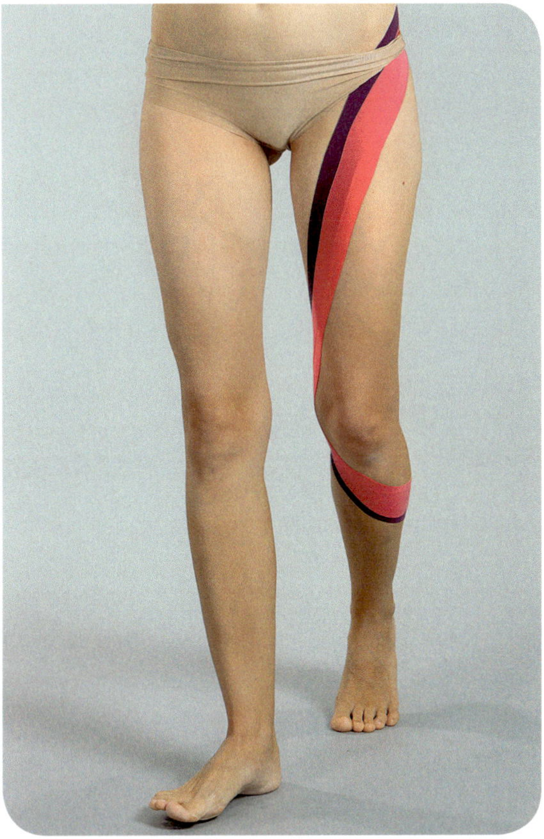

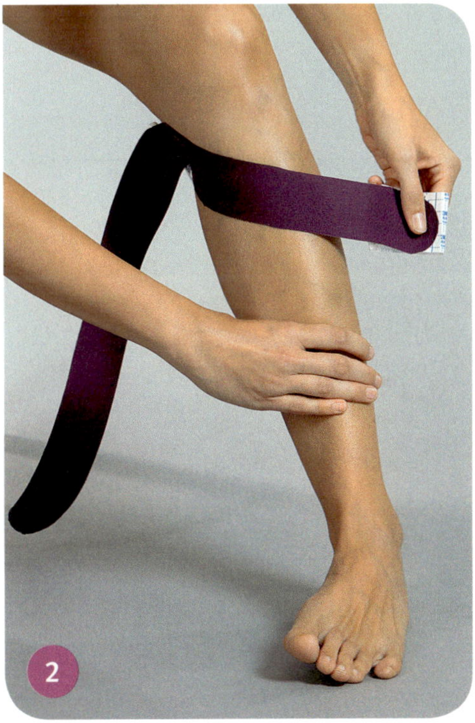
2

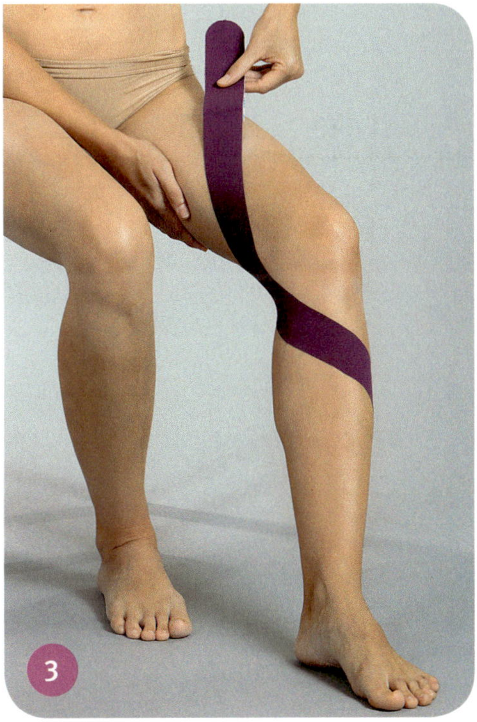
3

Q1-Tape: Quadrizeps

Unterstützt einen schwachen oder verletzten Quadrizeps

» Der vordere vierköpfige Oberschenkelmuskel (Quadrizeps) kann mehrere Probleme aufweisen. Teile können verspannt sein, andere Teile abgeschwächt oder nicht aktiv und können so zu Gelenkschmerzen beitragen. Der Muskel kann auch selbst durch eine Prellung oder einen Muskelfaserriss verletzt sein und wehtun (siehe dazu Hämatomtapes H1 bzw. H2). Die hier beschriebene Anlage eignet sich beim Auftrainieren eines schwachen und verletzten Muskels.

Tape
Anzahl: 2 oder 3
Form: 3× I oder 1× I und 1× Y
Breite: 5 cm
Zug: wenig
Dauer: bis 7 Tage

Tipp
Wenn nur der innere oder der äußere Muskelteil verletzt war, können Sie Tape 1, in ungeteilter I-Form, ausschließlich an der betroffenen Seite anlegen.

Anleitung

Setzen Sie sich mit leicht gespreizten Beinen und locker gestrecktem Knie auf einen Hocker. In der Stellung sollte das Knie noch nicht wehtun. Messen Sie die Tapelänge von der oberen Hälfte des vorderen Oberschenkels übers Knie bis zum oberen Schienbein. Schneiden Sie zwei oder drei Tapes ⅛ (also die Hälfte von ¼) kürzer als gemessen ab. Bei muskulösen Oberschenkeln brauchen Sie drei Tapes, sonst nur zwei, und schneiden Sie eines der beiden fast vollständig längs ein.

① **Basis von Tape 1:** Das ungeschnittene Ende des geschnittenen Tapes kleben Sie oben mittig auf Ihren Oberschenkel. Das Tape zeigt Richtung Knie.

② **Verlauf von Tape 1:** Ziehen Sie einen Schenkel des Y-Tapes leicht bogenförmig und mit wenig Zug um den inneren Muskelbauch zum Knie. Heben Sie diesen Muskelbauch mit der anderen Hand etwas an. Ziehen Sie das Tape weiter, an der Kniescheibe und der Patellasehne vorbei zum vorderen oberen Rand des Schienbeins.

③ **Ende von Tape 1:** Den zweiten Teil dieses Tapes legen Sie genauso, um den äußeren Muskelbauch des Oberschenkels zum Schienbein, an.

④ **Basis, Verlauf und Ende von Tape 2:** Kleben Sie das zweite Tape, längs nach unten ausgerichtet, auf den Beginn des ersten. Ziehen Sie es, mit leichtem Zug, gerade runter, genau über die Kniescheibe und Sehne bis auf die Enden der ersten Tapestreifen. Kleben Sie über das Ende ein horizontales Fixierungstape.

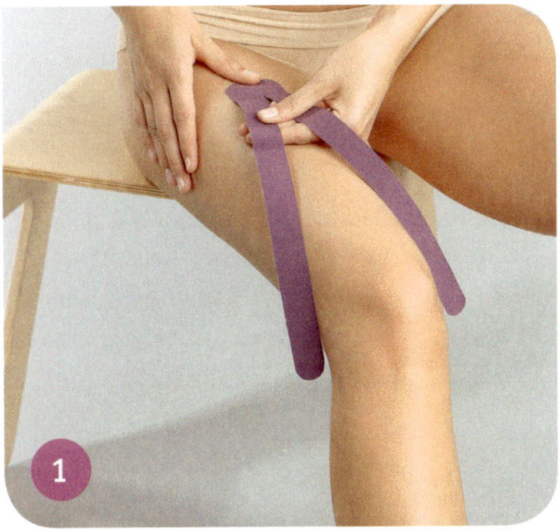
1

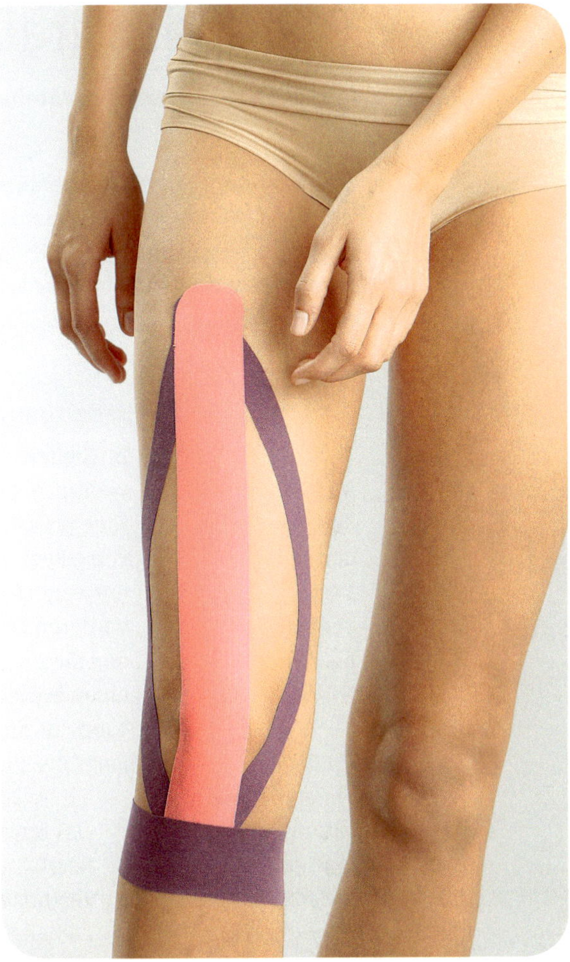

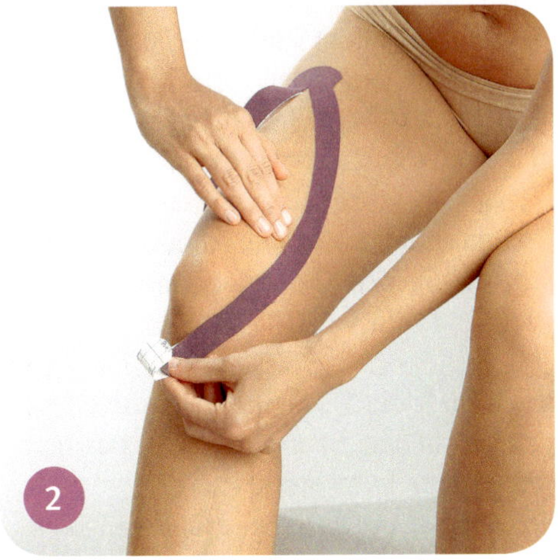
2

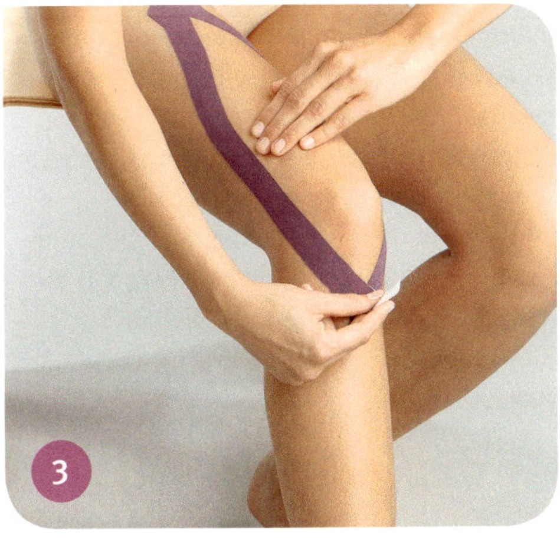
3

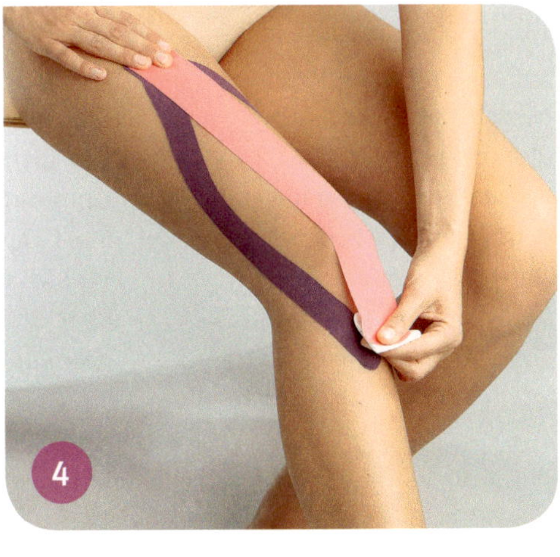
4

P1-Tape: Patella, oben

Wenn die Bewegung der Patella nach oben wehtut

>> Beschwerden an der Kniescheibe (Patella) sind in den allermeisten Fällen ein Zeichen von sich schleichend entwickelnden Muskelungleichgewichten: Manche Muskeln neigen zur Verspannung, andere zu Schwäche, wenn die Muskeln nicht oder falsch beansprucht werden. Tut die Bewegung der Kniescheibe weh, brauchen Sie spezialisierte Betreuung. Dieses Tape ist angezeigt, wenn die Bewegung nach oben wehtut.

Tape
Anzahl: 3
Form: 3× I oder 2× I und 1× Y
Breite: 5 cm
Zug: deutlich
Dauer: bis 7 Tage

Tipp
Zur Stabilisierung der Anlage wird bei sportlichen Aktivitäten ein zusätzliches Quer-Tape geklebt. Die Mitte des Tapes ist die Basis und wird auf die unteren Enden der beiden Tapes gelegt. Während die Kniescheibe nach oben gedrückt wird, werden die beiden Enden oberhalb des Kniegelenkspalts fast waagerecht und mit deutlichem Zug zur Rückseite des Oberschenkels gezogen. Die beiden Enden überlappen sich ohne Zug (großes Foto).

Anleitung

Im Stehen messen Sie, bei welcher Beugestellung Ihr Knie wehtut. Setzen Sie sich dann so auf einen Hocker, dass das Knie bis kurz vor der schmerzhaften Stellung gebeugt ist. Die Ferse liegt mit der Außenseite am Boden auf. Messen Sie die notwendige Tapelänge von der Mitte der oberen Hälfte des vorderen Oberschenkels zur Spitze der Kniescheibe. Schneiden Sie zwei Tapes jeweils ¼ kürzer als gemessen. Wenn Sie einen großen Oberschenkelumfang haben, schneiden Sie drei Tapes zu. Sonst schneiden Sie eines der beiden Tapes mittig längs bis kurz vor dem Ende ein.

① Das ungeschnittene Ende des Y-Tapes legen Sie im oberen Bereich vorne, mittig auf dem Oberschenkel an. Das Tape zeigt dabei Richtung Knie.

② Ziehen Sie einen Schenkel des Y-Tapes am äußeren Rand des inneren Muskelbauchs vorbei. Heben Sie dabei mit der anderen Hand den Muskelteil etwas an. Die gleiche Hand gebrauchen Sie anschließend, um die untere Spitze der Kniescheibe mit zwei Fingerkuppen nach oben zu schieben, während Sie das Tape dorthin ziehen.

③ Das Gleiche wiederholen Sie mit dem zweiten Schenkel des Y-Tapes um den äußeren Muskelbauch herum.

④ Das I-Tape kleben Sie von der gleichen Beginnstelle am Oberschenkel, gradlinig und mit deutlichem Zug, zur und über die Kniescheibenspitze. Wiederum schieben Sie dabei die Patella nach oben.

111

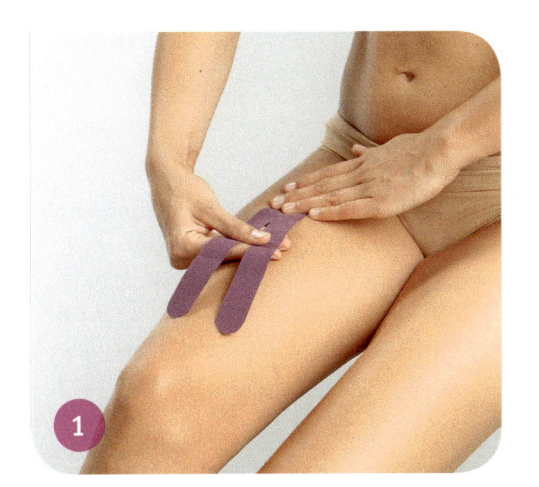

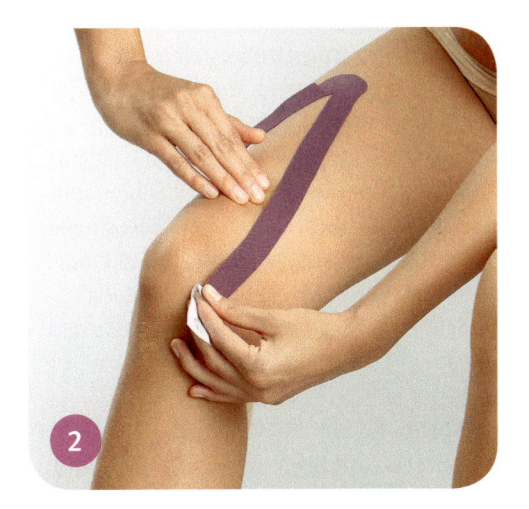

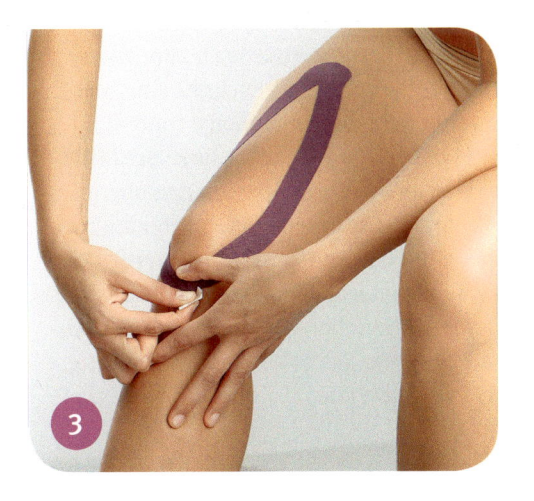

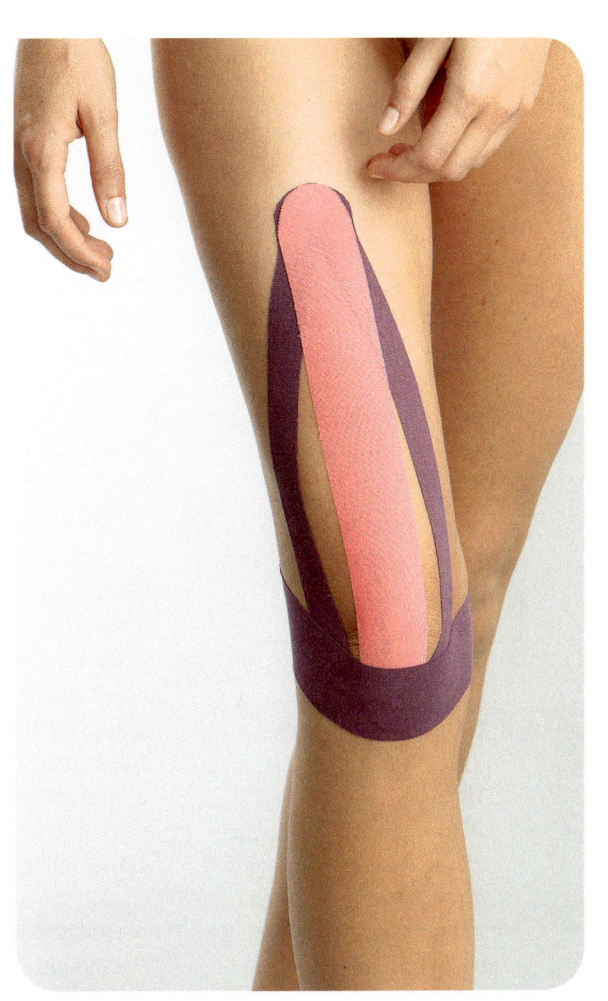

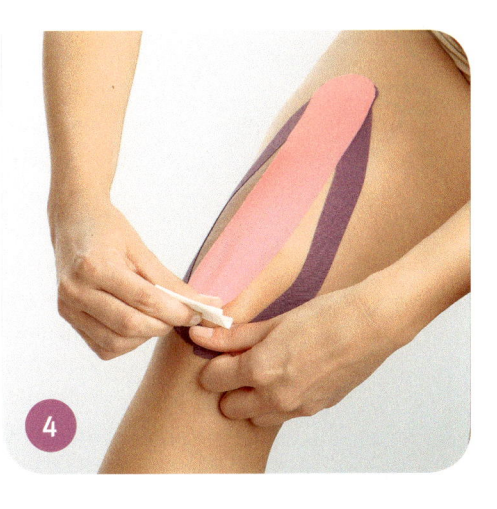

P2-Tape: Patella, unten

Die Bewegung der Kniescheibe nach unten schmerzt

>> Das Knie ist zwischen Hüfte und Fuß eine Art Kreuzung im Bein. Störungen von unten (Senk-Spreiz-Fuß) oder oben (Hüftgelenk- oder Beckenmuskelprobleme) zeigen sich möglicherweise zuerst in der Mitte, am Knie. Auch kann es durch Unfälle Knorpelschäden am Knie und an der Kniescheibe geben, die Patella kann fehlerhaft veranlagt sein oder nach Knieoperationen wird die Kniescheibe mit der Sehne überlastet. Falls sich nun die Kniescheibe nach unten mühsamer oder schmerzhaft bewegen lässt, ist dieses Tape angezeigt.

Tape
Anzahl: 2
Form: I
Breite: 5 cm
Zug: deutlich
Dauer: bis 7 Tage

Tipp
Das zweite Tape kann auch etwas höher, straff über die obere Kante des Schienbeins gezogen werden, wenn das die schmerzhafteste Stelle ist.

Anleitung

Im Stehen stellen Sie fest, bei welcher Beugestellung Ihr Knie wehtut. Setzen Sie sich dann so auf einen Hocker, dass das Knie bis kurz vor der schmerzhaften Stellung gebeugt ist. Die Ferse liegt mit der Außenseite am Boden auf. Messen Sie die benötigte Länge für Tape 1 vom oberen vorderen Schienbein, über die Patellasehne und zum oberen Rand der Kniescheibe. Schneiden Sie das Tape ¼ kürzer als gemessen ab. Für Tape 2 messen Sie direkt unterhalb der Kniekehle den Umfang des Unterschenkels. Schneiden Sie das Tape ¼ kürzer als den gemessenen Umfang ab.

① **Basis von Tape 1:** Kleben Sie ein Tape-Ende auf den oberen Teil des Schienbeins. Das Tape zeigt dabei hoch Richtung Knie.
② **Verlauf und Ende von Tape 1:** Ziehen Sie das Tape mit deutlichem Zug über die Patellasehne hoch zum oberen Rand der Kniescheibe. Drücken Sie gleichzeitig mit dem Daumen der anderen Hand die Kniescheibe runter.
③ **Basis von Tape 2:** Reißen Sie die Schutzfolie in der Mitte des Tapes durch und kleben Sie es quer auf den oberen Schienbeinvorsprung, direkt unterhalb der Patellasehne.
④ Ziehen Sie das Tape mit beiden Händen gleichzeitig und mit starkem Zug seitlich nach innen und außen. Sobald Sie an der Rückseite des Unterschenkels angekommen sind, kleben Sie ohne Zug weiter, bis beide Enden sich mittig voll überlappen. Die Tape-Enden befinden sich unterhalb der Kniekehle.

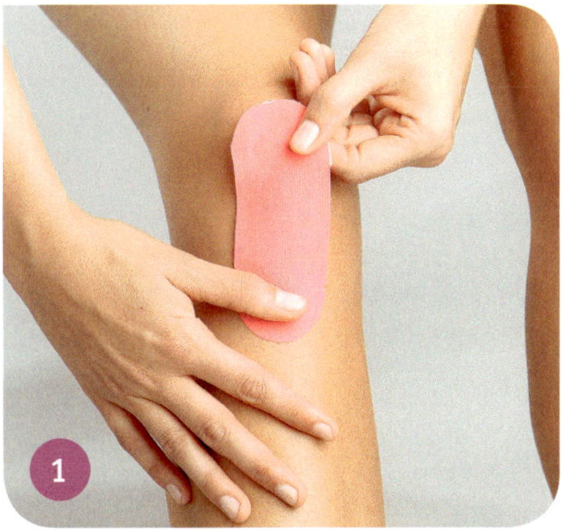
1

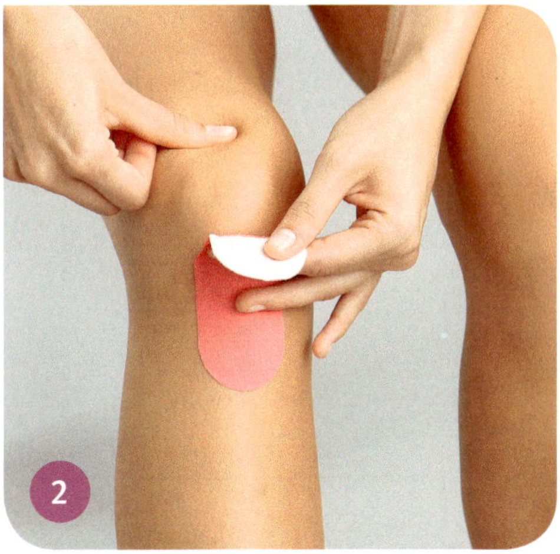
2

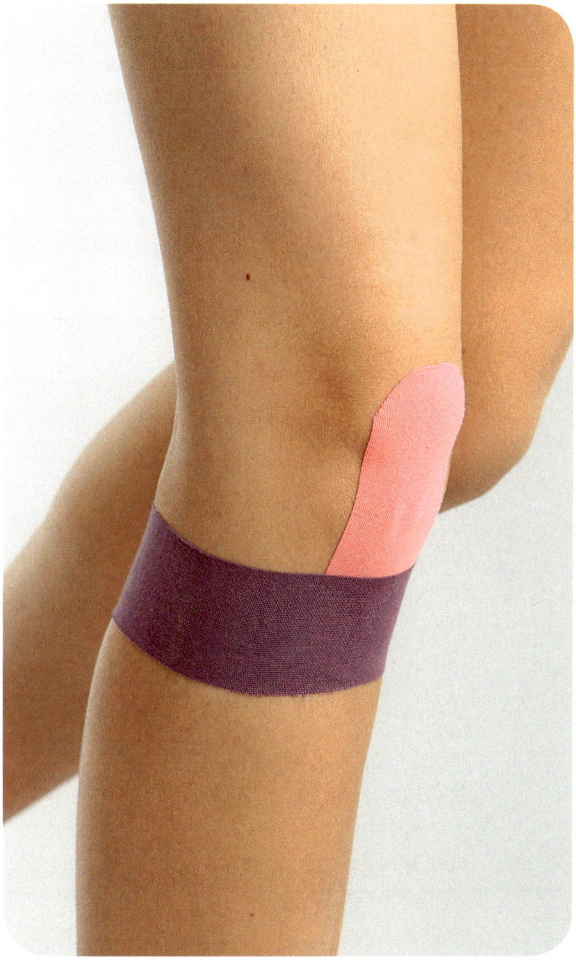

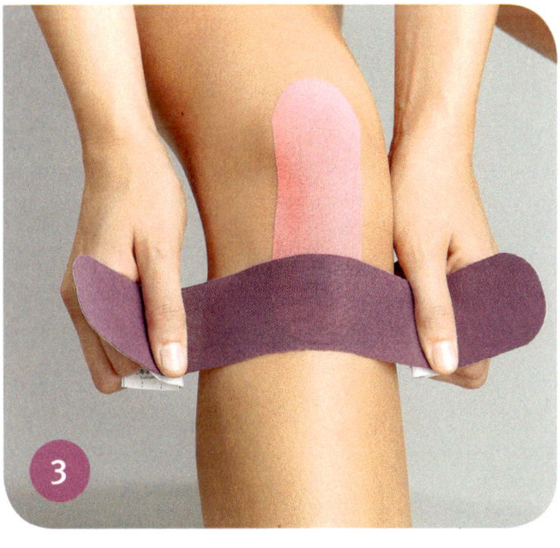
3

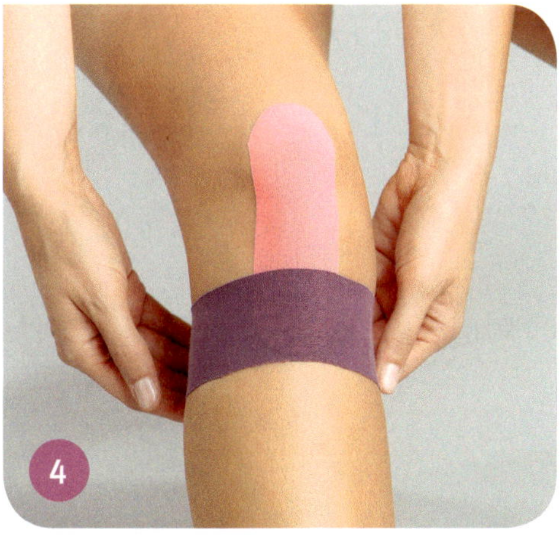
4

P3-Tape: Patella, innen

Tut die Bewegung der Kniescheibe nach innen weh?

>> Die Kniescheibe ist so beweglich, dass Taping nicht darauf abzielt, sie ruhig zu stellen; sondern die Muskelzugrichtungen sollen so verändert werden, dass die Kniescheibe besser geführt wird bzw. weniger Schmerzen verursacht. Dazu benötigen Sie die Hilfe eines erfahrenen Therapeuten. Dieses Tape ist angezeigt, wenn die Bewegung der Kniescheibe nach innen oder schräg nach innen-oben oder innen-unten Schmerzen bereitet.

Tape
Anzahl: 1 oder 2
Form: I
Breite: 5 cm
Zug: deutlich
Dauer: bis 7 Tage

Tipp
Zur besseren Kontrolle und Führung der Kniescheibe kann dieses Tape mit A2 kombiniert werden; dabei überlappt A2 den Beginn von P3.

Anleitung

Im Stehen stellen Sie fest, bei welcher Beugestellung Ihr Knie wehtut. Setzen Sie sich dann so auf einen Hocker, dass das Knie bis kurz vor der schmerzhaften Stellung gebeugt ist. Die Ferse liegt mit der Außenseite am Boden auf. Messen Sie die erforderliche Tapelänge von der Innenseite des Oberschenkels, schräg oberhalb der Kniescheibe, zur unteren und äußeren Seite der Kniescheibe ab. Schneiden Sie ein Tape, oder zwei, ¼ kürzer als gemessen ab.

① **Basis von Tape 1:** Kleben Sie ein Tape-Ende auf die Innenseite des Oberschenkels (Adduktoren-Bereich). Das Tape zeigt dabei schräg herunter zur Kniescheibe.

② **Verlauf und Ende von Tape 1:** Ziehen Sie das Tape mit deutlichem Zug schräg von innen-oben zu außen-unten über die Kniescheibe zum äußeren Rand der Patella. Halten Sie mit dem Daumen der anderen Hand die Kniescheibe nach innen gedrückt. Das Ende vom Tape bleibt auf der Haut über der Kniescheibe und läuft nicht weiter zum Kniegelenk.

③ **Tape 2:** Für mehr Linderung benötigen Sie ein zweites Tape, das Sie genauso, jedoch etwas unterhalb von Tape 1 und teils damit überlappend anlegen.

115

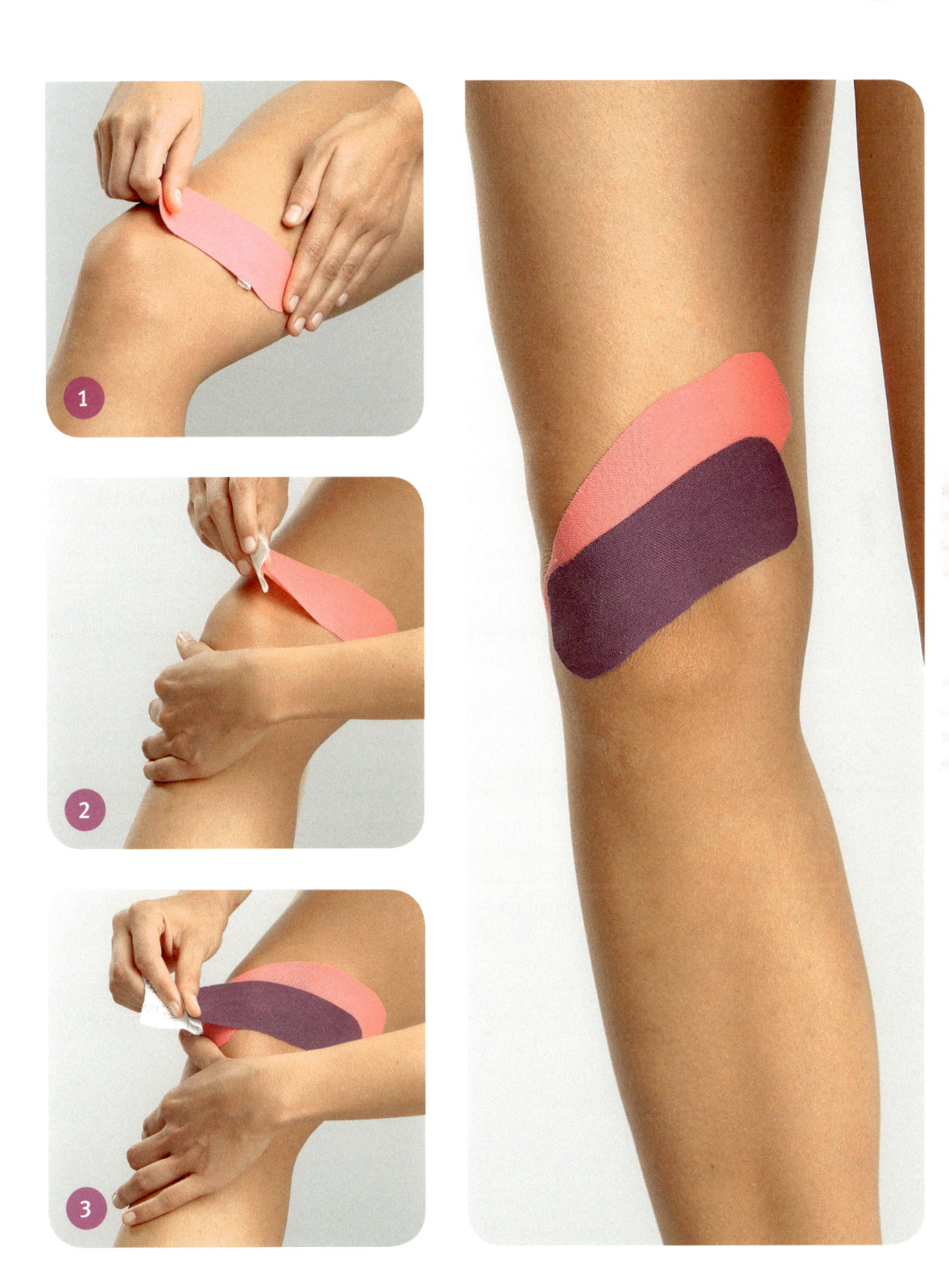

P4-Tape: Patella, außen

Wenn die Patella bei der Streckung nach außen zieht

>> Dieses Tape ist angezeigt, wenn die Kniescheibe beim Anspannen des vierköpfigen vorderen Oberschenkelmuskels (Quadrizeps) nach außen statt nach oben gezogen wird. Auch das hat Ihr Therapeut sicherlich schon festgestellt. Häufig ist es nicht von Bedeutung. Wenn jedoch diese falsche Bewegung der Kniescheibe mit Ihrem Schmerz zusammenhängt, die Beschwerden nicht in den Griff zu bekommen sind, auch nicht mit dem P3-Tape, könnte dieses Patella-Tape hilfreich sein.

Tape
Anzahl: **1 oder 2**
Form: **I**
Breite: **5 cm**
Zug: **deutlich**
Dauer: **bis 7 Tage**

Kombi-Tapes
mit O1 (äußeres Tape), dabei überlappt O1 den Beginn von P4

Anleitung

Im Stehen stellen Sie fest, bei welcher Beugestellung Ihr Knie wehtut. Setzen Sie sich dann so auf einen Hocker, dass das Knie bis kurz vor der schmerzhaften Stellung gebeugt ist. Die Ferse liegt mit der Außenseite am Boden auf. Messen Sie die erforderliche Tapelänge von der Außenseite des Oberschenkels, schräg oberhalb der Kniescheibe, zur unteren und inneren Seite der Kniescheibe ab. Schneiden Sie ein Tape, oder zwei, ¼ kürzer als gemessen ab.

① **Basis von Tape 1:** Kleben Sie ein Tape-Ende auf die Außenseite des Oberschenkels (Traktus-Bereich). Das Tape zeigt dabei schräg herunter zur Kniescheibe.
② **Verlauf und Ende von Tape 1:** Ziehen Sie das Tape mit deutlichem Zug schräg von außen-oben zu innen-unten über die Kniescheibe zum inneren Rand der Patella. Halten Sie mit dem Daumen der anderen Hand die Kniescheibe nach außen gedrückt. Das Ende vom Tape bleibt auf der Haut über der Kniescheibe und läuft nicht weiter zum Kniegelenk.
③ **Tape 2:** Für mehr Linderung benötigen Sie ein zweites Tape, das Sie genauso, jedoch etwas unterhalb von Tape 1 und teils damit überlappend anlegen.

1
2
3

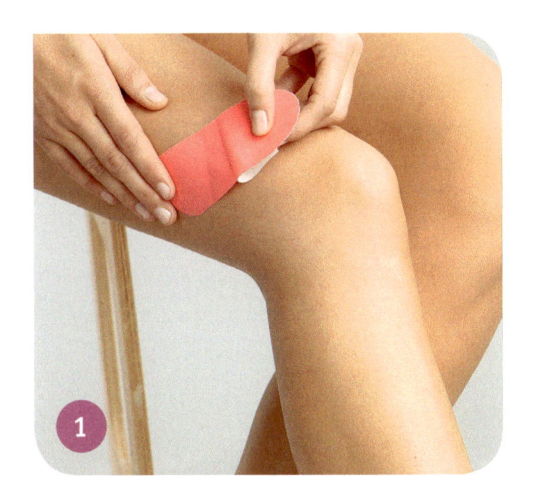

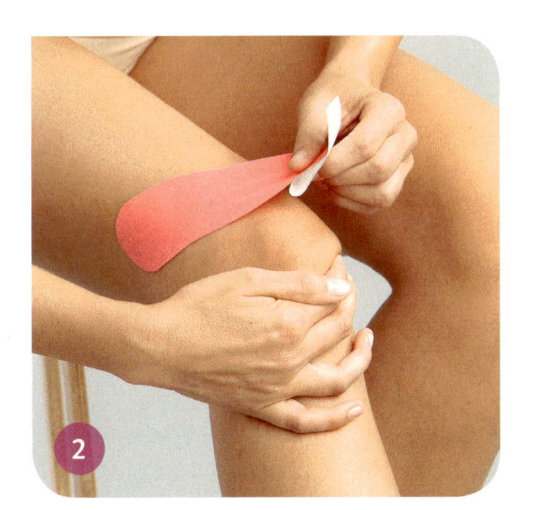

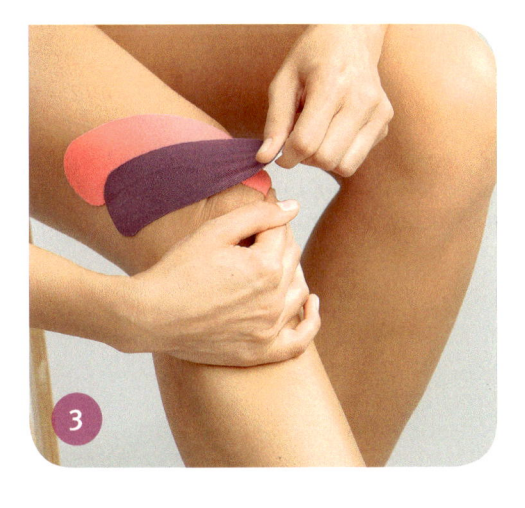

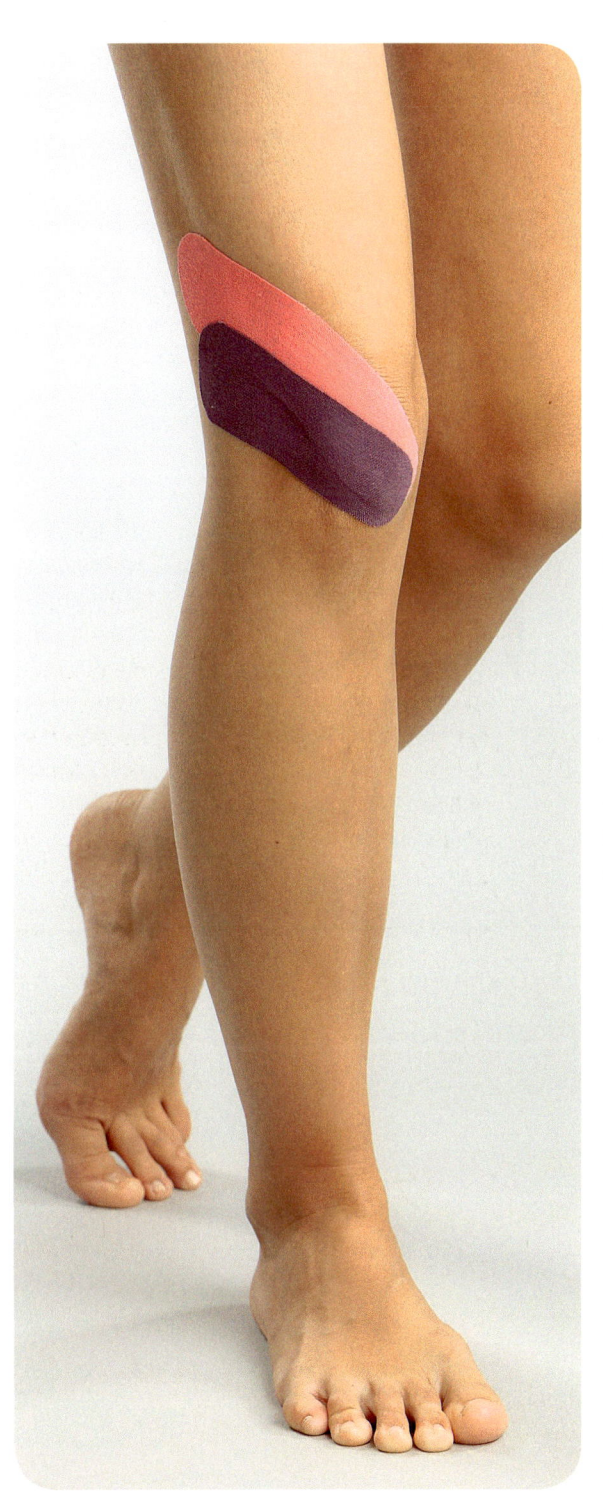

Knie und Oberschenkel tapen

FASZIEN TAPE — O1-Tape: Oberschenkel, außen

Wenn die Außenseite des Oberschenkels verspannt ist und Schmerzen bereitet

>> Der äußere Strang am Oberschenkel kann sehr straff sein, und beim Abtasten finden Sie mehrere schmerzhafte Stellen. Diese Stellen können Sie einfach mit Magnet- oder Gitterpflaster versorgen. Muskelschwäche und -verspannungen am Becken können zu Verspannung und Verkürzung des Strangs führen und Hüft- oder Knieschmerzen können die Folge sein. Das tritt vor allem bei Ausdauersportlern auf und wird durch X-Beine noch begünstigt. Verlängerungsübungen für den äußeren Strang sind angesagt. – Mit Tape gelingen diese leichter und besser.

Tape Teil 1
Anzahl: 1 oder 2
Form: I
Breite: 5 cm
Zug: deutlich
Dauer: bis 7 Tage

Kombi-Tapes
mit B5 und G1

Anleitung Teil 1

Setzen Sie sich mit leicht gespreizten Beinen und leicht gebeugtem Knie auf einen Hocker. Die Ferse liegt mit der Außenseite am Boden auf. Messen Sie die Tapelänge vom äußeren Hüftknochen herunter zur Außenseite des Knies und vorderen Seite des Schienbeins. Schneiden Sie das Tape ¼ kürzer als gemessen ab. Kleben Sie bei Bedarf zuerst Magnet- oder Gittertapes auf die schmerzhaftesten Stellen des Oberschenkels.

① **Basis:** Legen Sie dann ein Tape-Ende genau auf dem äußeren Hüftknochen an. Das Tape zeigt dabei herunter zum Knie.
② **Verlauf und Ende:** Ziehen Sie das Tape mit deutlichem Zug über die Außenseite des Oberschenkels nach unten zur Außenseite des Knies. Zwischen der Außenkante der Kniescheibe und der Kniekehle ziehen Sie das Tape zum oberen Teil des Schienbeins.
③ Falls erforderlich, legen Sie noch ein zweites Tape an. Der Beginn ist ebenfalls auf dem äußeren Hüftknochen, im Oberschenkelbereich etwas mehr nach vorne, jedoch am Knie wieder voll mit Tape 1 überlappend.

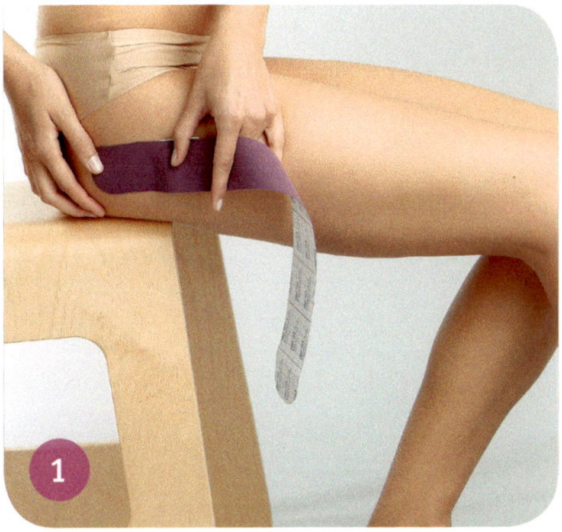
1

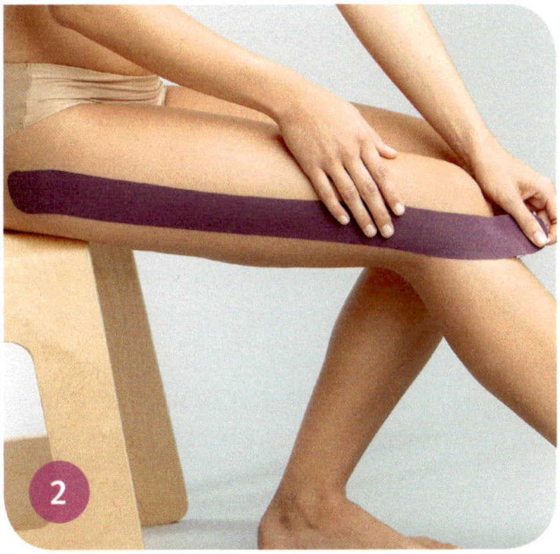
2

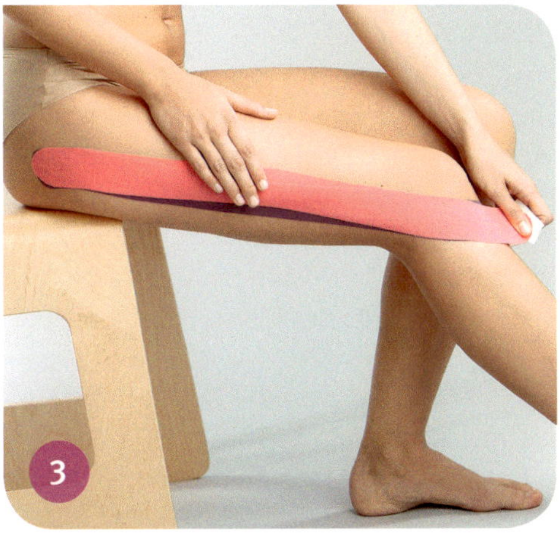
3

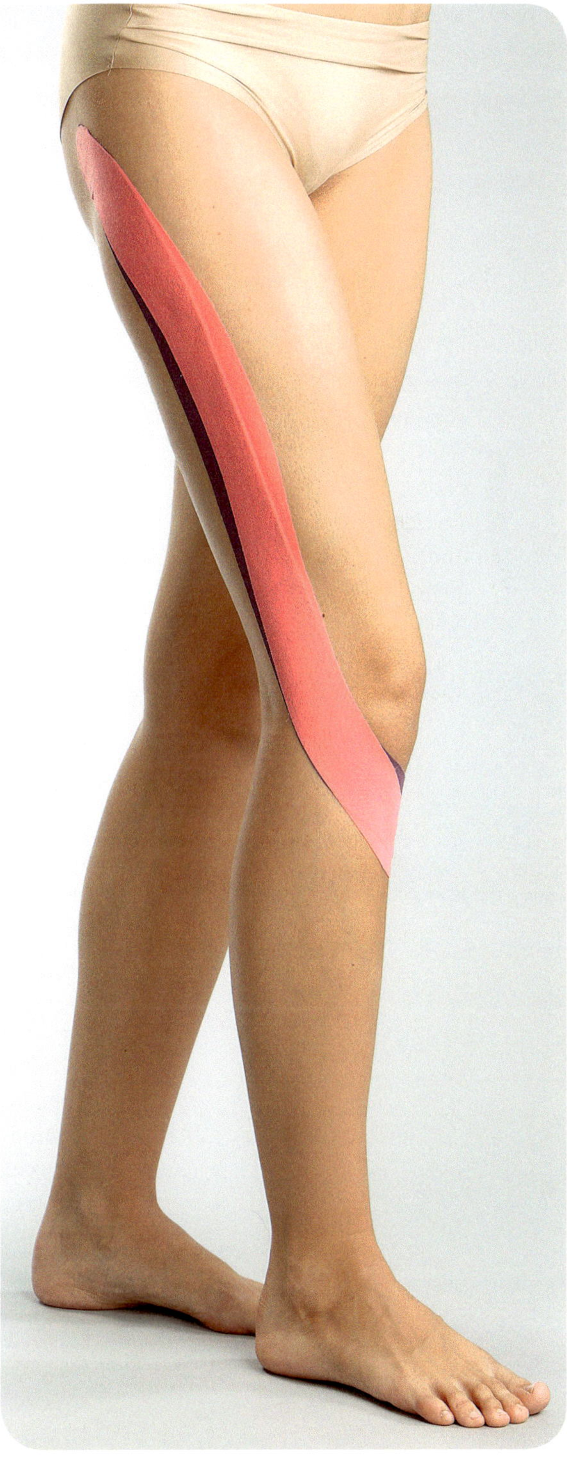

O1-Tape: Oberschenkel, außen Teil 2

>> Ursachen und Folgen der Verspannung des äußeren Oberschenkelstrangs können sich oberhalb dessen am Rumpf und unterhalb dessen am Fuß und Unterschenkel befinden. Wenn Sie ebenfalls leichte oder stärkere Beschwerden am Rücken oder seitlich am Rumpf wahrnehmen, empfiehlt sich die nachfolgende Erweiterung der Tape-Anlage zum Rumpf.

Tape Teil 2
- Anzahl: 3
- Form: I
- Breite: 5 cm
- Zug: deutlich
- Dauer: bis 7 Tage

Anleitung Teil 2

Wenn das Ergebnis des Tapes nicht ausreicht, gibt es zwei Erfolg versprechende Erweiterungen. Teil 2 empfiehlt sich, wenn Ihre Beschwerden vor allem außen an der Hüfte gespürt werden. Legen Sie sich auf Ihre nichtbetroffene (gesunde) Seite hin. Ihr Tape-Partner misst die Tapelänge vom äußeren Hüftknochen zur unteren Spitze des Brustbeins. Schneiden Sie das Tape ¼ kürzer als gemessen ab. Schneiden Sie noch zwei Tapes dieser Länge.

① **Basis 1:** Ihr Partner legt dann ein Tape-Ende genau auf dem äußeren Hüftknochen an. Das Tape zeigt dabei schräg hoch zur Brust.

② **Verlauf und Ende 1:** Ihr Partner zieht das Tape während einer Ausatmung mit moderatem Zug über den Bauch zur unteren Spitze des Brustbeins. Das Ende wird wie immer ohne Zug geklebt.

③ **Basis 2:** Ihr Partner legt das zweite Tape an. Der Beginn ist ebenfalls auf dem äußeren Hüftknochen, aber das Tape zeigt nun zum Schulterblatt.

④ **Verlauf und Ende 2:** Ihr Partner zieht das Tape während einer Ausatmung mit moderatem Zug über das Becken zur unteren Brustwirbelsäule. Das Ende wird wie immer ohne Zug geklebt. Dieses Tape sollte einfacherweise von einem Partner angelegt werden.

⑤ **Basis 3:** Ihr Partner legt ein Tape-Ende etwas unterhalb von 1 und 2 auf der Außenseite des Oberschenkels an. Das Tape zeigt zur Flanke hoch.

⑥ **Verlauf und Ende 3:** Ihr Partner zieht das Tape während einer Ausatmung mit moderatem Zug über die Taille zur Außenseite des Brustkorbs. Die Tape-Enden werden wie immer ohne Zug geklebt.

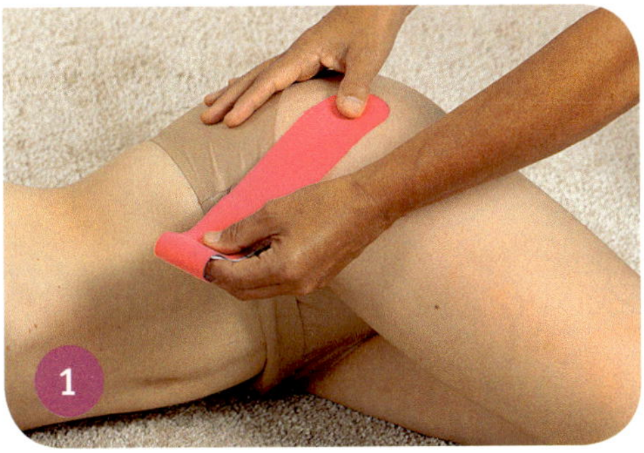
1

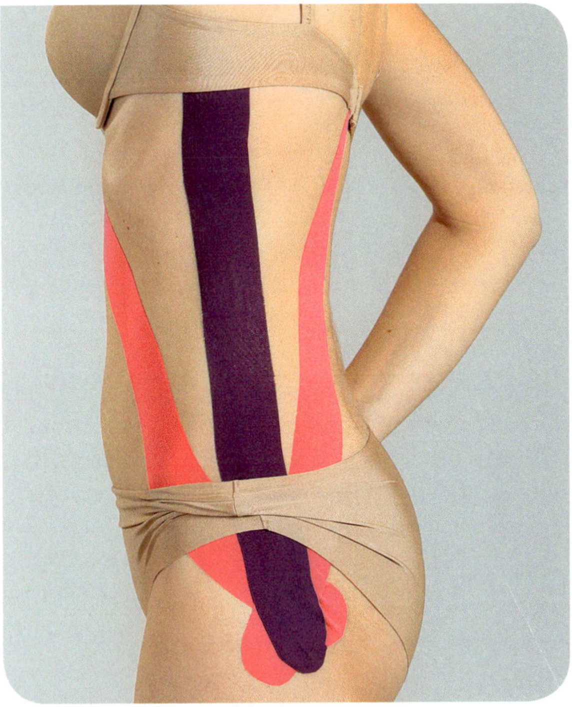

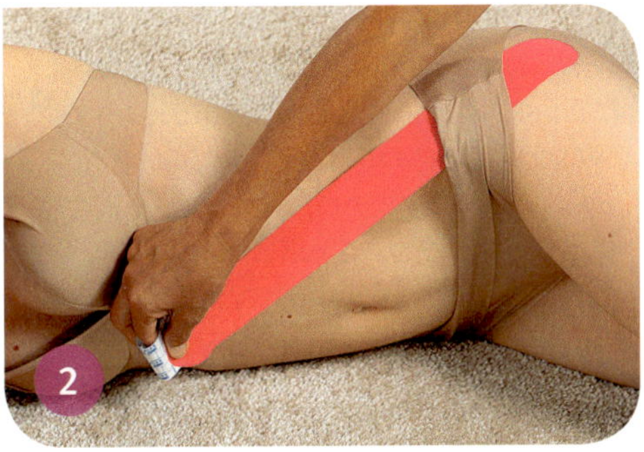
2

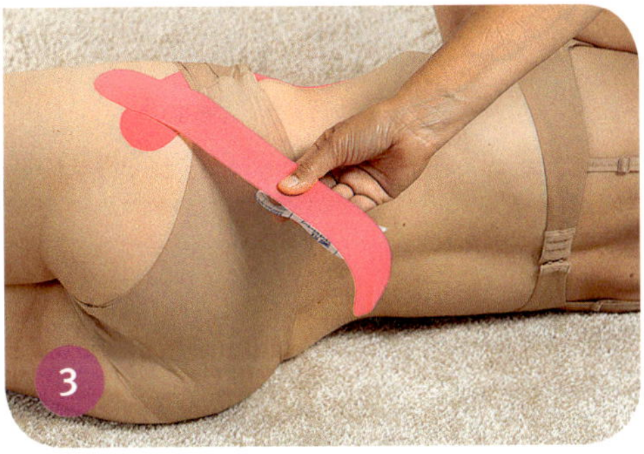
3

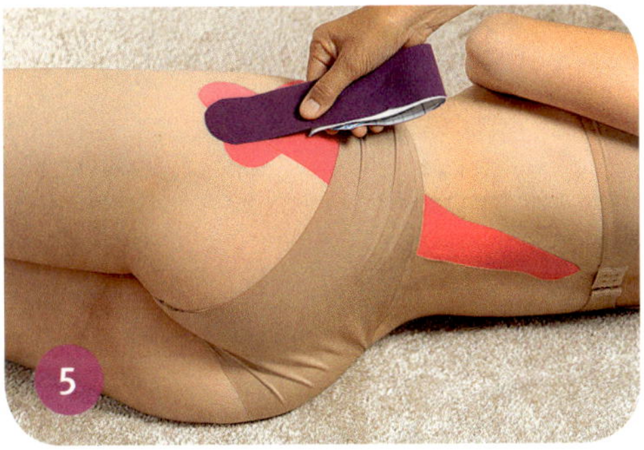
5

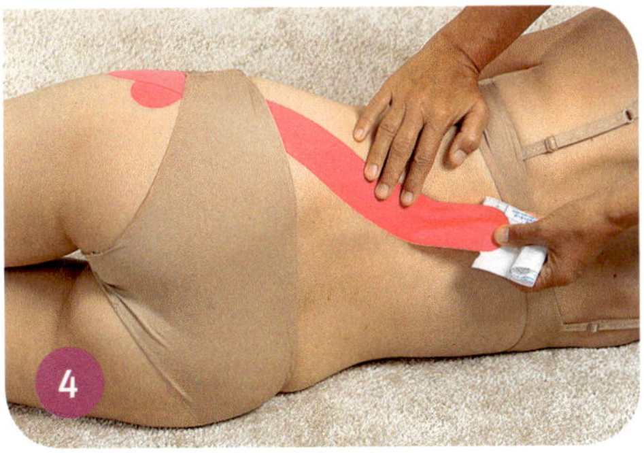
4

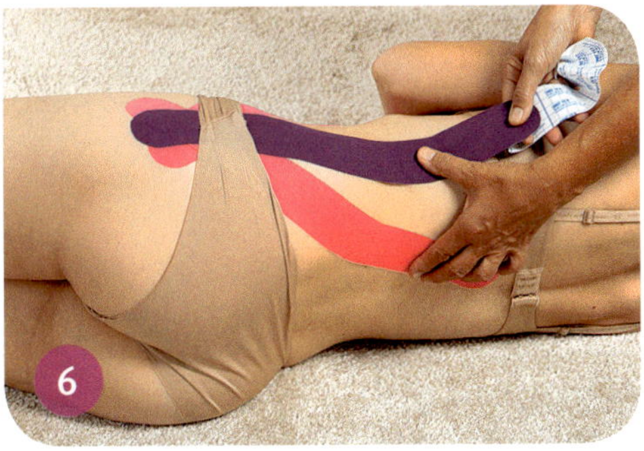
6

O1-Tape: Oberschenkel, außen Teil 3

>> Wenn sich Ihre Beschwerden an der Außenseite des Oberschenkels und Knies weiter zur Außenseite des Unterschenkels im Wadenbeinbereich ausbreiten, empfiehlt sich eine Erweiterung der Tape-Anlage zum Unterschenkel und Fuß.

Tape Teil 3
Anzahl: 1
Form: I
Breite: 5 cm
Zug: deutlich
Dauer: bis 7 Tage

Tipp
Dieses Tape kann leicht abgeändert bei anhaltenden Knöchelschmerzen nach einem Umknicktrauma gute Dienste erweisen. Nur der Beginn ist wesentlich abzuändern: Legen Sie ein Tape-Ende mittig auf die Rückseite des Oberschenkels und ziehen Sie das Tape schräg durch die Kniekehle zum Wadenbeinköpfchen.

Anleitung Teil 3

Teil 3 empfiehlt sich, wenn Sie Ihre Beschwerden vor allem außen am Knie wahrnehmen. Setzen Sie sich mit leicht gespreizten Beinen und leicht gebeugtem Knie auf einen Hocker. Die Ferse liegt mit der Außenseite am Boden auf. Ihr Tape-Partner misst die Tapelänge vom äußeren Knieknochen herunter zum äußeren Fußrücken. Schneiden Sie das Tape ¼ kürzer als gemessen ab.

① **Basis:** Ihr Partner legt dann ein Tape-Ende auf Tape 1, etwas oberhalb des äußeren Hüftknochens an. Das Tape zeigt dabei zum Außenknöchel runter.
② **Verlauf:** Ihr Partner zieht das Tape mit deutlichem Zug über Knie und Wadenbein zum äußeren Knöchel.
③ **Ende:** Ihr Partner zieht das Tape über das Sprunggelenk, innerhalb des äußeren Knöchels zum Fußrücken. Das Ende ist kurz vor dem zweiten und dritten Zeh und wird wie immer ohne Zug geklebt.

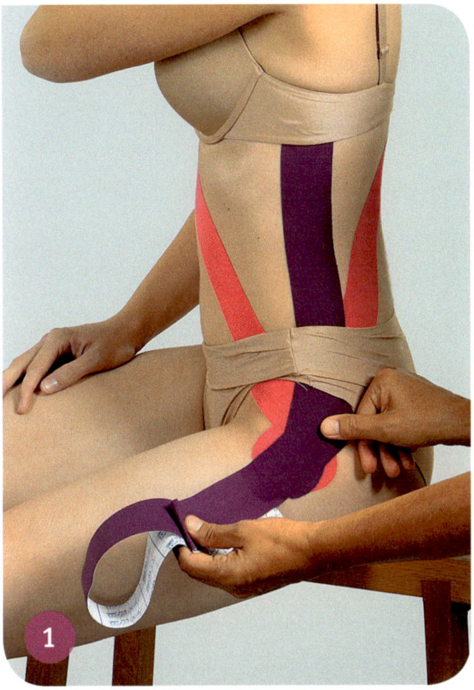
1
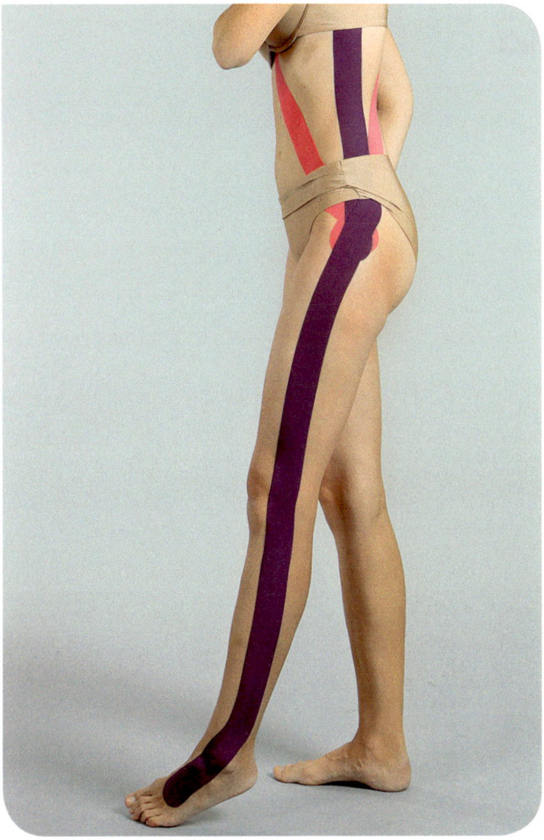
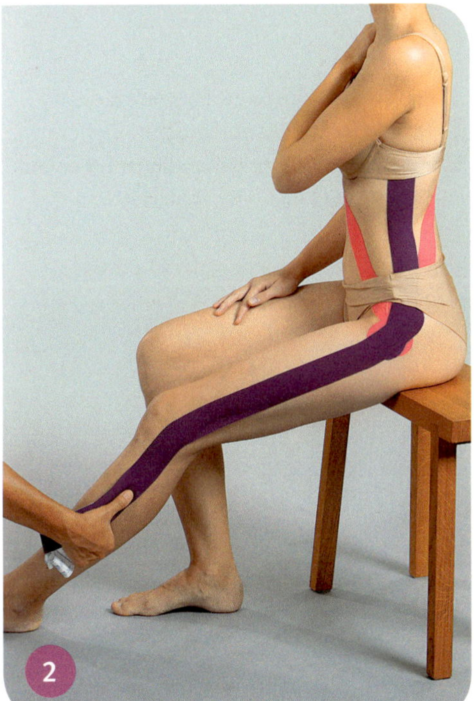
2
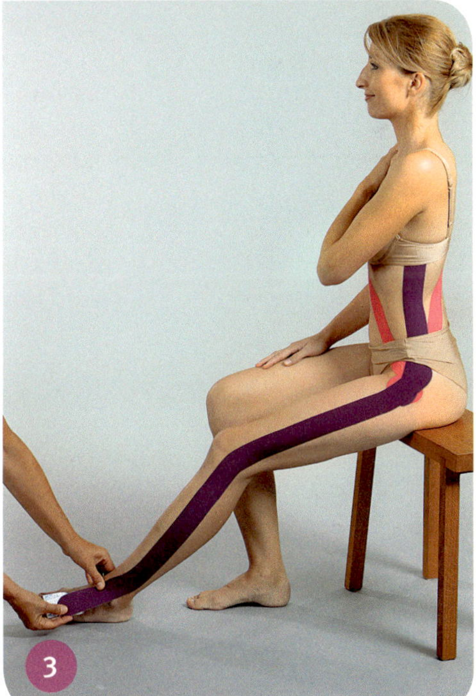
3

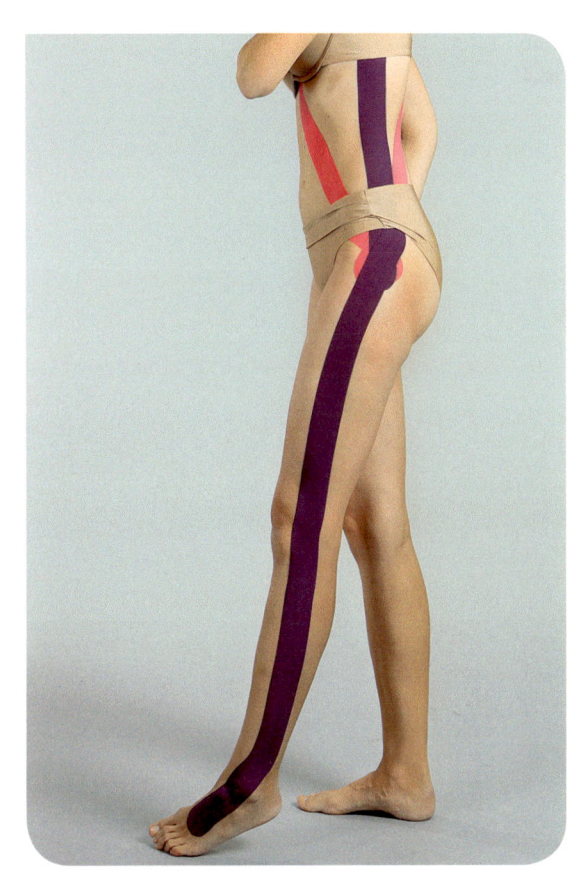

I2-Tape: Ischios

Unterstützung für die hinteren Oberschenkelmuskeln

» Die – inneren und äußeren – hinteren Oberschenkelmuskeln, die ischiokruralen Muskeln oder kurz „Ischios", sind zweifellos die meistverletzten Muskeln ohne Fremdeinwirkung im Sport. Auch weil die Verletzungen häufig wiederholt auftreten. Die Muskeln sind einerseits verspannt (vor allem die äußeren), andererseits auch schwach (vor allem die inneren). Verspannungen der Ischios treten häufig bei Rückenbeschwerden auf. Tapes zur Verlängerung der Ischios können sofort zur Linderung beitragen.

Tape
Anzahl: **1 oder 2**
Form: **I**
Breite: **5 cm**
Zug: **deutlich**
Dauer: **bis 7 Tage**

Tipp
Das äußere Tape allein kann bereits ausreichend Linderung bewirken.

Anleitung

Setzen Sie sich mit leicht gespreizten Beinen und nur leicht gebeugtem Knie auf den vorderen Rand eines Hockers. So, dass Sie gerade keinen Schmerz an der Oberschenkel-Rückseite wahrnehmen. Die Ferse liegt mit der Außenseite am Boden auf. Messen Sie die Tapelänge vom Sitzbeinknochen an der Rückseite des Oberschenkels runter zur Kniekehle, weiter zum Wadenbeinköpfchen, das sich außen unterhalb des Knies befindet, bis zum Schienbein vorne. Schneiden Sie zwei Tapes ¼ kürzer als gemessen ab.

① **Basis von Tape 1 (äußeres Ischios-Tape):** Kleben Sie ein Tape-Ende hinten am Sitzbeinknochen auf.
② **Verlauf und Ende von Tape 1:** Ziehen Sie das Tape mit deutlichem Zug schräg zum Außenrand der Kniekehle runter. Kleben Sie genau auf die deutlich spürbaren Sehnen, die diesen Außenrand bilden, und weiter zum Wadenbeinköpfchen an der oberen Außenseite des Unterschenkels und enden Sie mit dem Tape vorne am Schienbein.
③ **Basis und Verlauf von Tape 2 (inneres Ischios-Tape):** Kleben Sie ein Ende des zweiten Tapes auf das erste Tape am Sitzbeinknochen. Ziehen Sie dieses zweite Tape ebenfalls mit deutlichem Zug schräg zur Kniekehle herunter, allerdings über die Stränge und die Sehnen, an den Innenrand der Kniekehle.
④ **Ende von Tape 2:** Ziehen Sie das Tape weiter zur Falte seitlich innen unterhalb des Knies und weiter zum Ende des ersten Tapes.

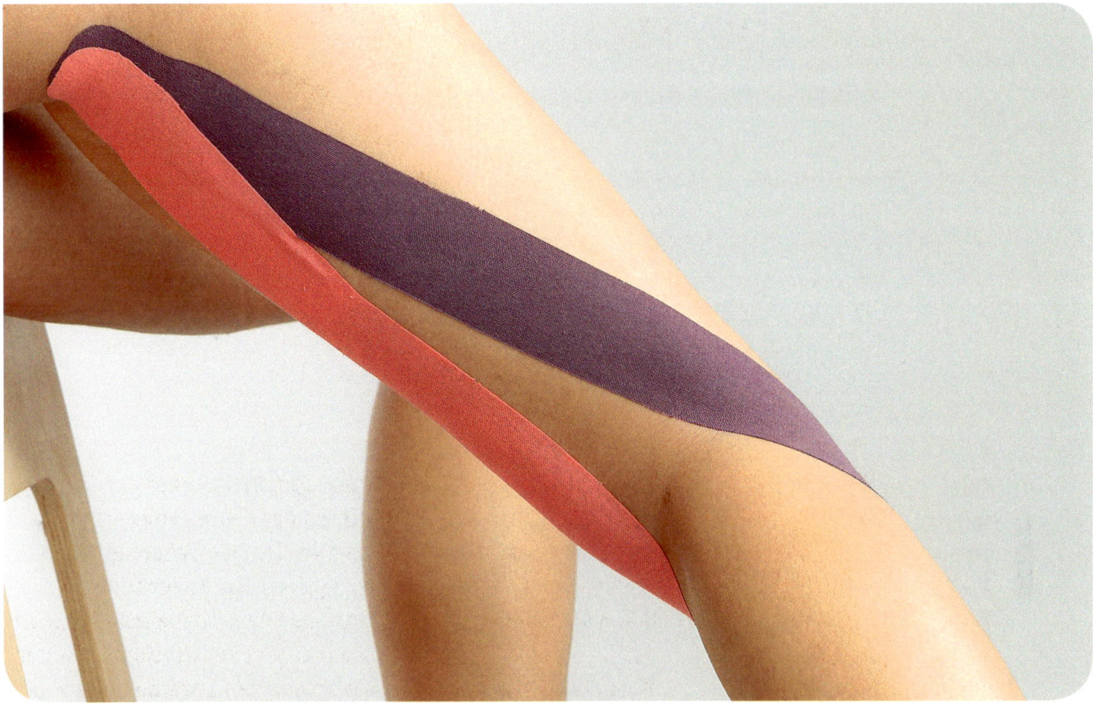

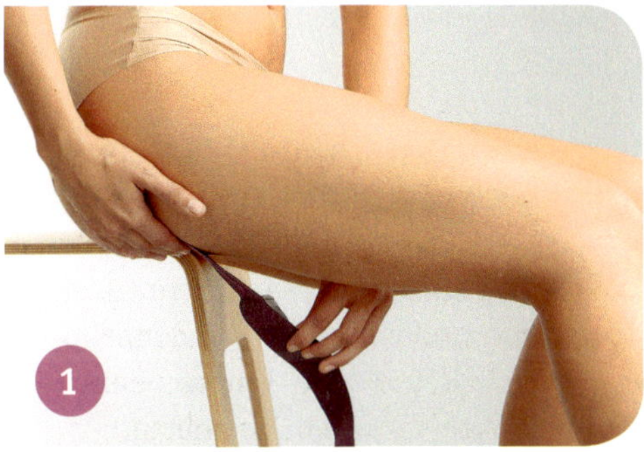
1

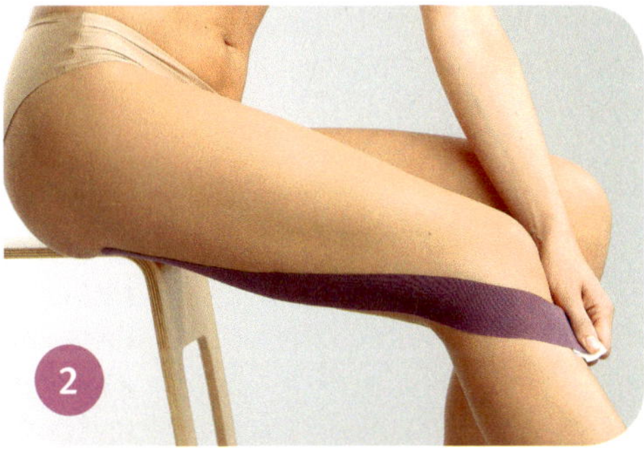
2

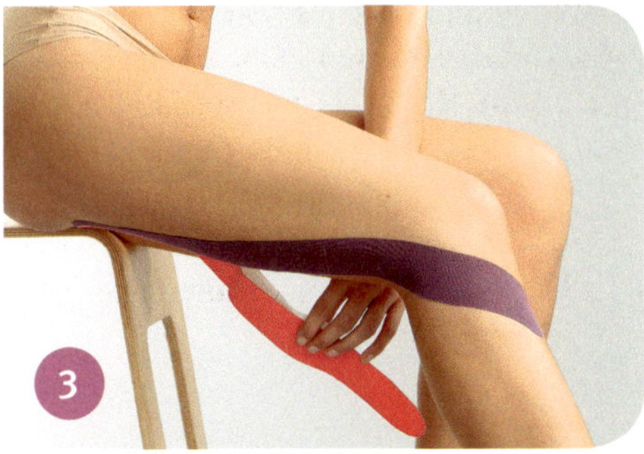
3

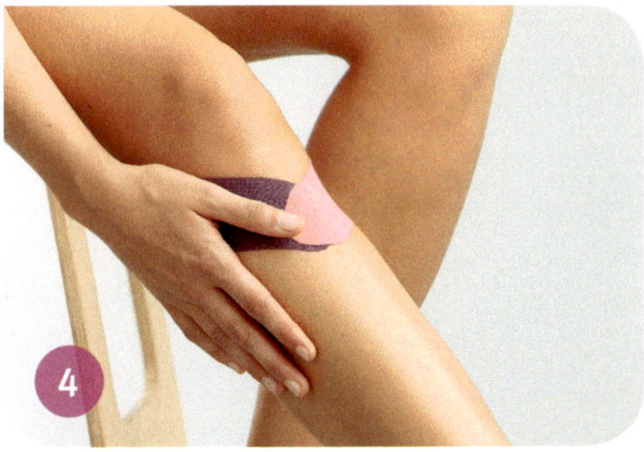
4

I1-Tape: Ischias-Nerv

FASZIEN TAPE

Wenn der Ischias-Nerv Sie quält

>> Ausstrahlende Schmerzen im Bein können vom Ischias-Nerv kommen und können zum Beispiel durch einen Bandscheibenvorfall, eine Wirbelkanaleinengung, eine Beckenverdrehung oder Einklemmung durch einen Gesäßmuskel entstehen. Ist Ihnen die Ursache bekannt, dann sollte diese auch behandelt werden. Zur Unterstützung der therapeutischen Betreuung ist ein Nerventape fast immer sehr erfolgreich. Dieses Ischias-Tape müssen Sie von Ihrem Tape-Partner anlegen lassen.

Tape
Anzahl: 1
Form: I
Breite: 5 cm
Zug: deutlich
Dauer: bis 7 Tage

Kombi-Tapes
B5, L2 oder L3 (Auswahl und Anlage vom Therapeuten)

Anleitung

Legen Sie sich in Bauchlage über 1–2 Kissen hin und spreizen das schmerzhafte Bein nach außen ab. Ihr Partner misst die Tapelänge von der unteren Lendenwirbelsäule, schräg über das Gesäß, den rückseitigen Oberschenkel bis über die Kniekehle ab. Schneiden Sie das Tape ¼ kürzer als gemessen ab.

① **Basis:** Ihr Partner klebt ein Tape-Ende etwas über der Mitte, an der anderen Seite der unteren Lendenwirbelsäule.
② **Verlauf:** Ziehen Sie das Tape schräg nach unten und außen über die untere Lendenwirbelsäule, das Becken und das Gesäß.
③ **Verlauf und Ende:** Ziehen Sie das Tape weiter zwischen äußeren Hüftknochen und Sitzbeinknochen zur Rückseite des Oberschenkels. Folgen Sie dem Oberschenkel genau mittig zur Kniekehle und kleben das Ende 10–15 cm mittig unterhalb der Kniekehle.

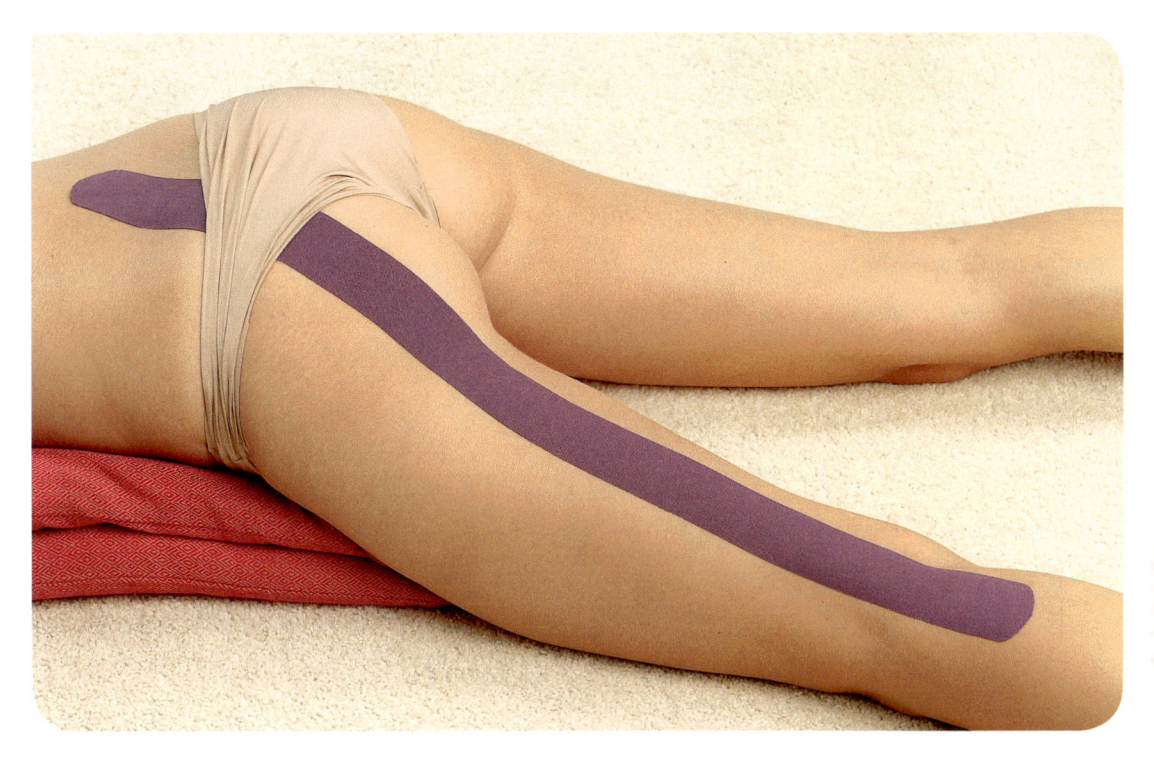

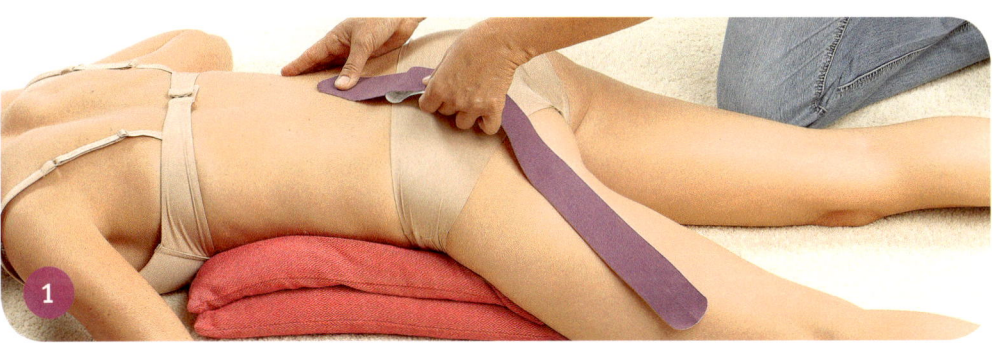

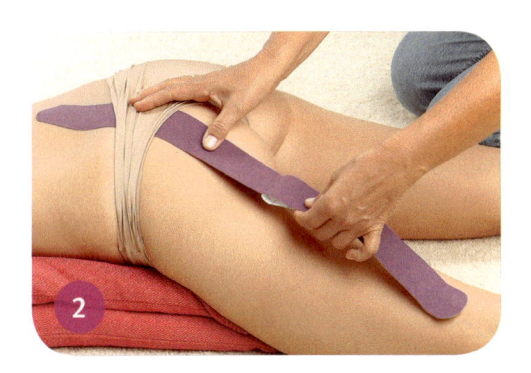

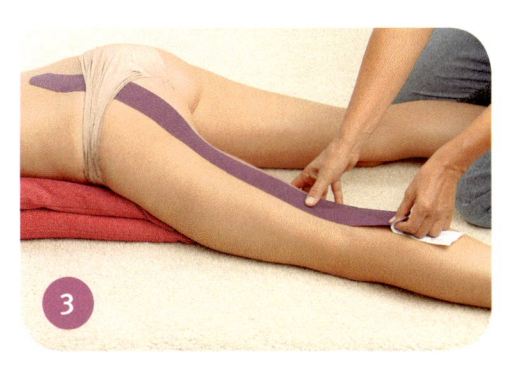

1

2

3

A2-Tape: Adduktoren

Bei Schmerzen an der Innenseite des Oberschenkels

》 Beschwerden in der Leiste und der Muskeln an der Innenseite des Oberschenkels (Adduktoren) treten vor allem beim Abspreizen, Anspreizen, Stehen und Rennen auf. Lassen Sie zuerst die Ursachen abklären und sich bei anhaltenden Problemen fachmännisch behandeln. Häufig sind Beckenverdrehungen oder Lendenwirbelsäulenprobleme schuld am Schmerz. Zerrungen der Adduktoren kommen vor allem im Sport vor. Dann ist dieses Tape jedoch ein Muss.

Tape
Anzahl: 2
Form: I
Breite: 5 cm
Zug: deutlich
Dauer: bis 7 Tage

Kombi-Tapes
mit S4 oder H6

Tipp
Für einen stärkeren Effekt kleben Sie zuerst ein nach vorne schräg verlaufendes Tape vom seitlichen Becken (oberhalb des äußeren Hüftknochens) mit etwas Zug herunter am unteren Rand der Leiste zum Sitzbeinknochen. Den Beginn des A2-Tapes kleben Sie auf dieses Tape. Nach den beiden A2-Tapes wiederholen Sie das Extra-Tape noch einmal.

Anleitung

Setzen Sie sich, mit leicht gespreizten Beinen und leicht gebeugtem Knie, auf einen Hocker. Messen Sie die erforderliche Tapelänge von der oberen vorderen Seite des Schienbeins, über die Innenseite des Knies bis zur Leiste. Schneiden Sie zwei Tapes ¼ kürzer als gemessen ab.

① **Basis:** Legen Sie die Tapes unterhalb des Schambeins über die spürbaren Stränge (Sehnen) an. In der Leiste ist die Haut zu empfindlich. Beide Basen überlappen sich zur Hälfte.

② **Verlauf:** Ziehen Sie ein Tape mit deutlichem Zug über den Muskelbauch der Adduktoren, dort wo es wehtut, nach unten in Richtung Innenseite des Knies.

③ **Ende:** Ziehen Sie das Tape von der Innenseite des Knies durch die Delle (die häufig druckempfindlich ist) an der inneren, oberen Seite des Schienbeins nach vorne zur vorderen Kante des Schienbeins weiter.

④ Das zweite Tape legen Sie am Beginn zur Hälfte überlappend an, am Knie überlappen sich beide Tapes fast voll und am Ende am Schienbein kleben Sie das zweite Tape wieder nur zur Hälfte überlappend.

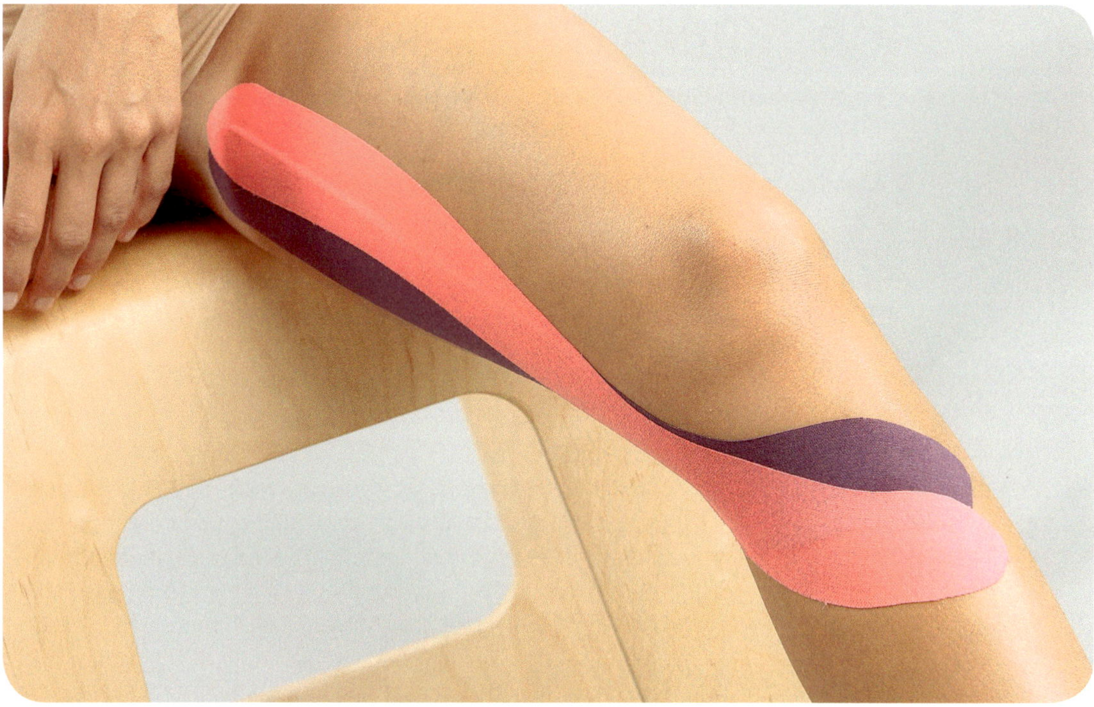

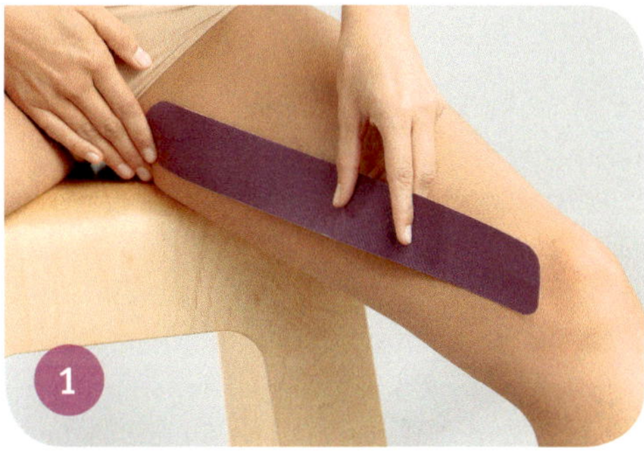
1

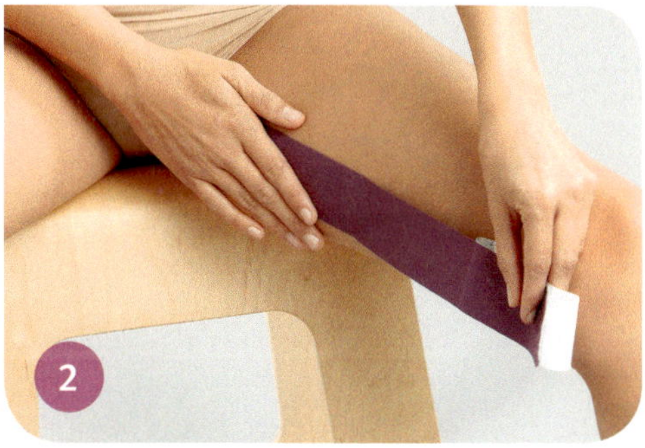
2

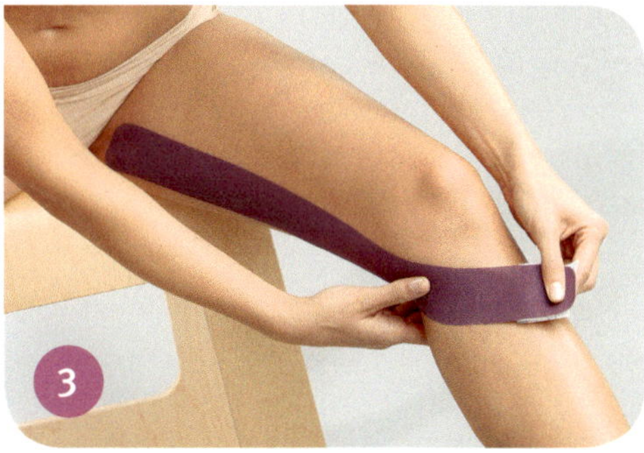
3

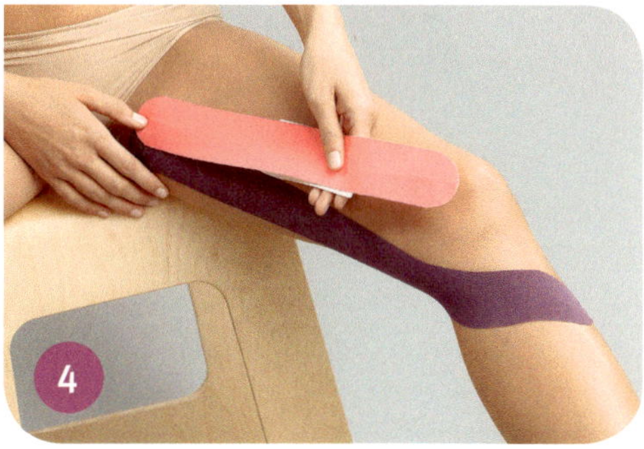
4

H6-Tape: Hüftbeuger

(FASZIENTAPE)

Bei Schmerzen durch schwache oder verkürzte Hüftmuskeln

>> An Hüftschmerzen beteiligen sich früher oder später die Hüftmuskeln. Schwache oder kurze Muskeln können Beschwerden verursachen oder als Folge einer Hüftgelenkabnützung, eines angeborenen Hüftgelenkfehlers, einer Lendenwirbelsäulenproblematik, einer Beckenverdrehung oder von Beinachsenproblemen (X-Beine) an Kraft oder Länge verlieren. Hüftbeugertapes können die Behandlung, auch nach einer Hüftoperation, sinnvoll unterstützen.

Tape
Anzahl: 1
Form: I
Breite: 5 cm
Zug: **wenig bis deutlich**
Dauer: **bis 7 Tage**

Kombi-Tapes
mit B5, S4, A2 oder G1

Anleitung

Stellen Sie sich mit leicht gebeugten Hüft- und Kniegelenken hin. Legen Sie dazu ein oder zwei Bücher unter die Ferse des Beines, das geklebt werden soll. (Drücken Sie dabei noch mit dem Oberschenkel nach außen gegen einen Tisch.) Das andere Bein steht in leichter Schrittstellung nach hinten. Messen Sie die Tapelänge von der Rückseite der Taille, schräg runter über den Unterbauch zur Leiste und Innenseite des Oberschenkels. Schneiden Sie das Tape etwas weniger als ¼ kürzer als gemessen ab.

① **Basis:** Kleben Sie ein Ende des Tapes ohne Zug auf die Rückseite der Taille und richten Sie das Tape nach vorne.
② **Verlauf:** Ziehen Sie das Tape mit wenig Zug schräg nach vorne, innen vorbei an dem vorderen äußeren Hüftknochen, runter zur Leiste. Über die Leiste selbst sollte nicht geklebt werden, weil die Haut dort sehr empfindlich ist. Decken Sie daher die Klebeseite in diesem Bereich mit einem Stück weiteren Tape (bis zu 7 cm) ab. So bleibt die Elastizität der Anlage erhalten, die Haut wird jedoch nicht gereizt.
③ **Ende:** Ziehen Sie dann das Tape weiter zur Innenseite des Oberschenkels, zum Bereich der Anspreizmuskeln (Adduktoren). Wenn Sie diese bereits geklebt haben, enden Sie nun mit dem Tape auf dem Beginn des Adduktoren-Tapes (A2).

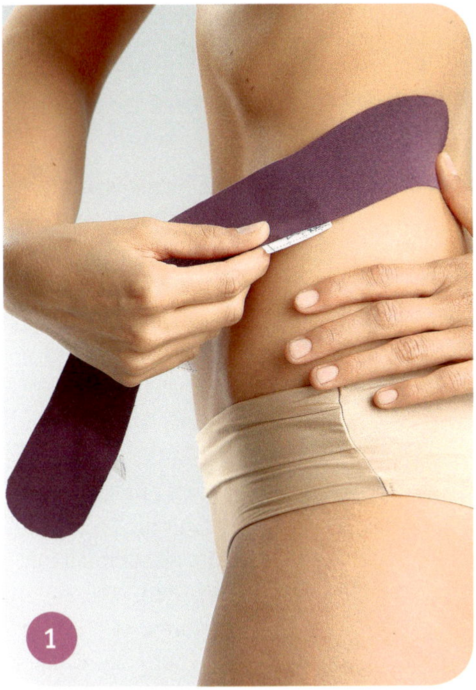
1

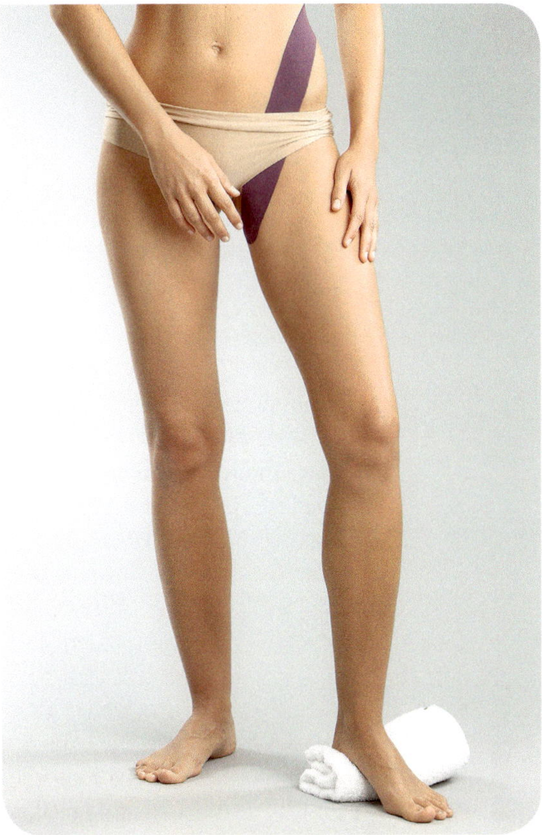

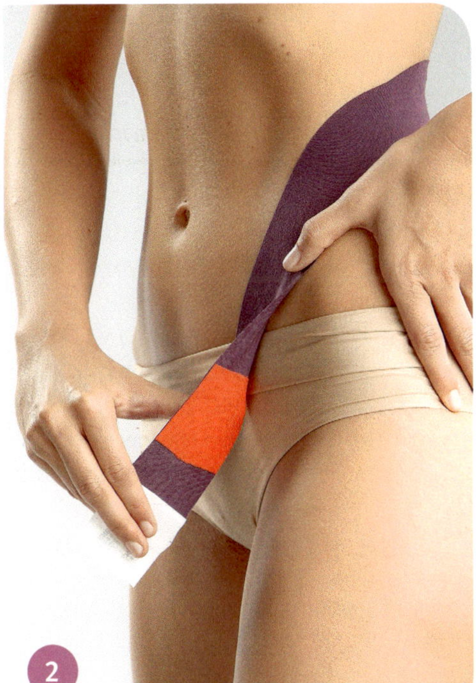
2

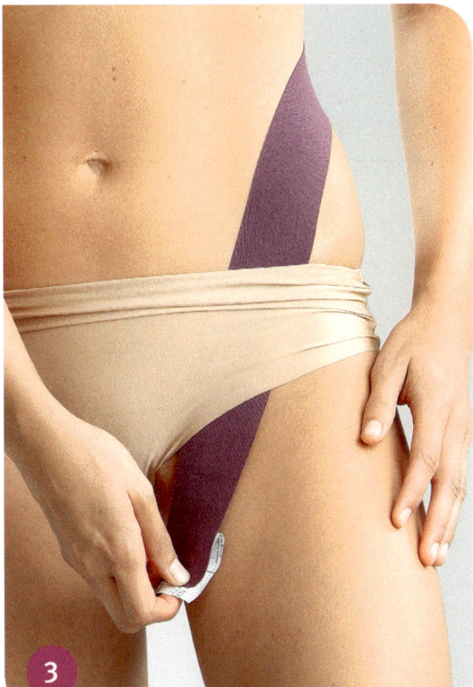
3

H7-Tape: Hüftgelenk

Wenn das Hüftgelenk Beschwerden verursacht

>> Hüftgelenkschmerzen, die vor allem in der Leiste oder außen am Hüftknochen spürbar sind, können verschiedene Ursachen haben. Überlastung durch Beruf oder Sport oder auch Übergewicht könnten das Gelenk strapazieren. Knorpeldefekte oder Verschleiß (Arthrose) können sich ebenfalls in Form von Hüftgelenkschmerzen zeigen. Anhaltende Beschwerden sollten abgeklärt werden, denn ein Leistenbruch oder Krankheiten im kleinen Becken bedürfen umgehender medizinischer Behandlung. Harmloser sind Beckenverdrehungen oder Lendenwirbelsäulenprobleme als Ursache für Hüftgelenkschmerzen, die jedoch ebenfalls therapeutischer Betreuung bedürfen.

Tape
Anzahl: 3
Form: I
Breite: 5 cm
Zug: deutlich
Dauer: bis 7 Tage

Kombi-Tapes
mit H6, B5 oder G1

Anleitung

Stellen Sie sich vor einen Spiegel. Messen Sie oder Ihr Partner die benötigte Länge für 3 Tapes, die alle über den äußeren Hüftknochen verlaufen, ab.
- Tape 1: vom Kreuzdarmbein zur vorderen Seite des Oberschenkels
- Tape 2: quer darauf, vom Sitzbeinknochen zur vorderen Seite des Oberschenkels
- Tape 3: vertikal vom obersten Bereich des Beckenkamms zur Außenseite des Oberschenkels

Da die drei Tapes unterschiedlich lang sind, empfiehlt es sich, 3 verschiedene Tapefarben zu wählen. Schneiden Sie die Tapes fast ¼ kürzer als gemessen ab. Reißen Sie nun das Papier von allen Tapes mittig durch.

① **Basis, Verlauf, Ende von Tape 1:** Der Beginn ist in der Mitte des Tapes. Kleben Sie die Mitte auf den äußeren Hüftknochens, und zwar schräg: vom Hüftknochen schräg über das Gesäß zum Knochenvorsprung des Darmbeins, schräg oberhalb der Gesäßspalte und schräg runter zur vorderen Seite des Oberschenkels.

② **Basis, Verlauf, Ende von Tape 2:** Das zweite Tape legen sie quer (horizontal) an. Vom Hüftknochen nach hinten über den unteren Rand des Gesäßes, zum Sitzbeinknochen. Und nach vorne zum inneren vorderen Oberschenkel. Legen Sie das Tape auf dem Gesäß mit wenig Zug an.

Bevor Sie das dritte, senkrechte Tape kleben, tasten Sie im

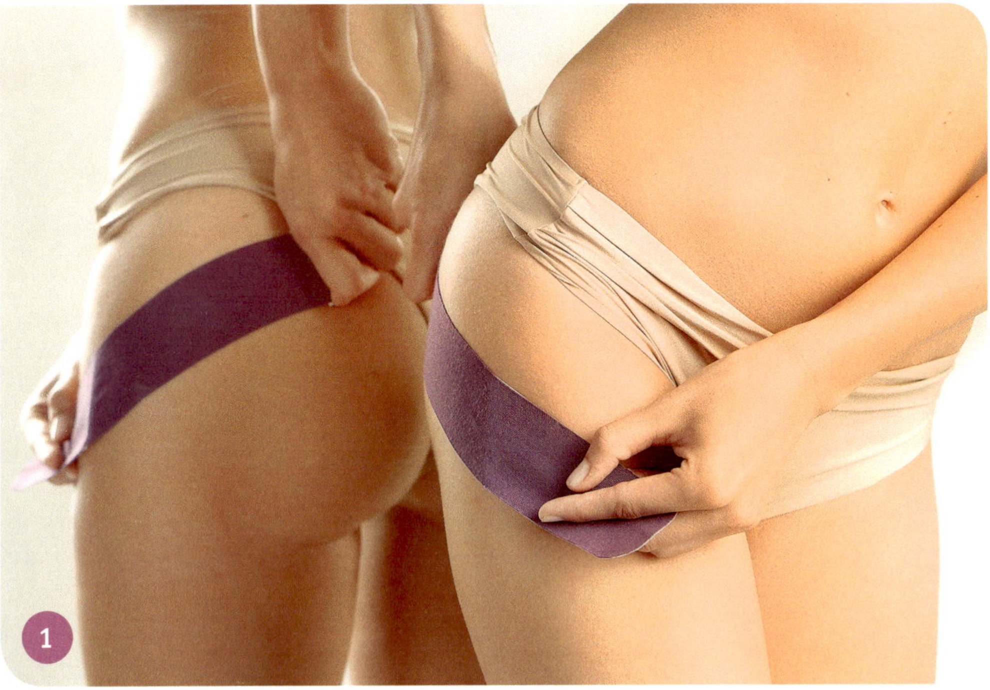
1

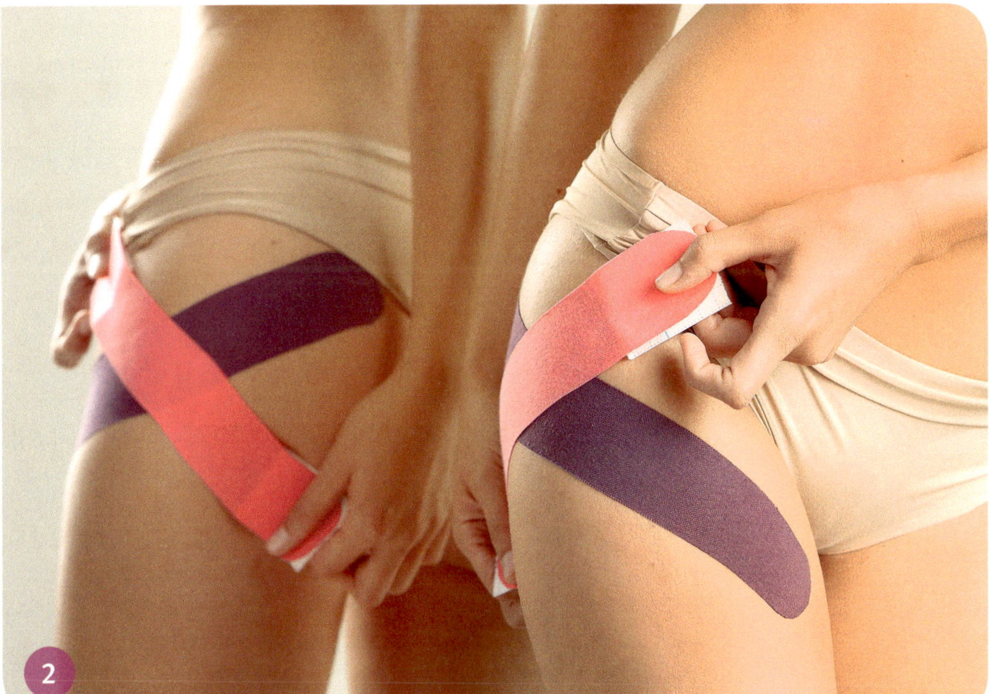
2

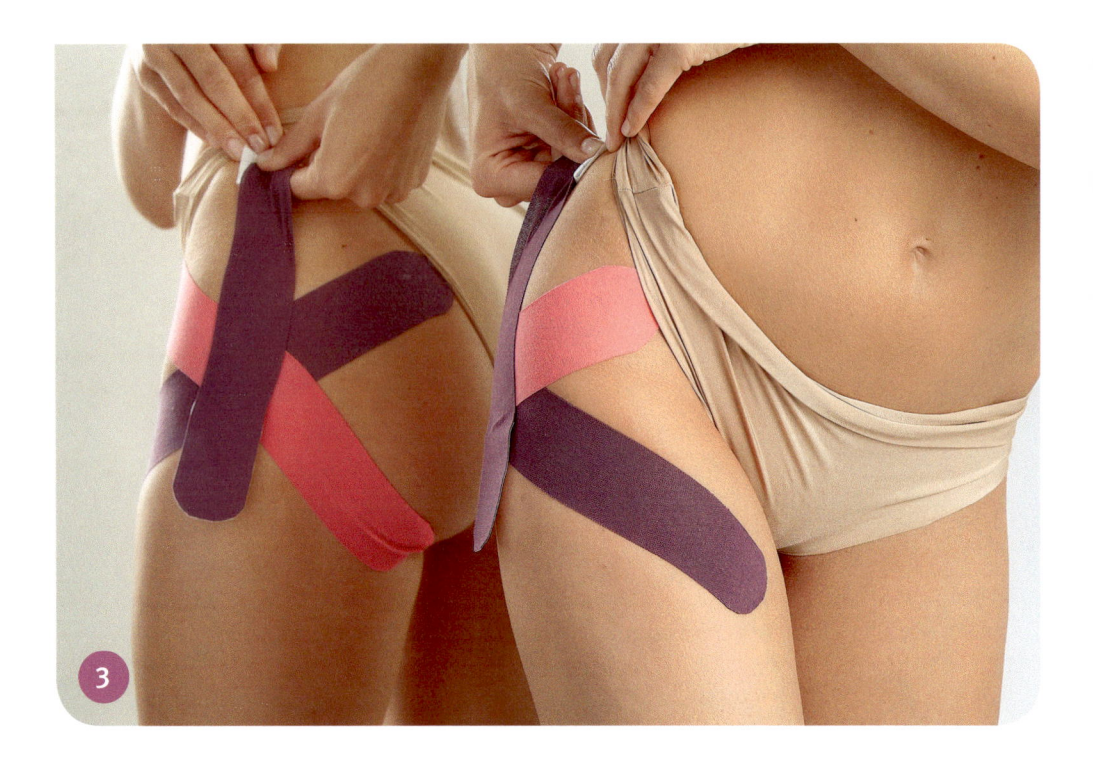

Verlauf des geplanten Tapes, ob es sehr schmerzhafte Stellen gibt, und versorgen Sie diese zuerst mit Magnet- oder Gitterpflaster.

③ **Basis, Verlauf, Ende von Tape 3:** Das dritte Tape legen Sie vertikal an. Vom Hüftknochen nach unten über die Außenseite des Oberschenkels und nach oben zum Beckenkamm. Auf dem großen Foto (rechte Seite) sehen Sie die mögliche Kombination mit einem Beckenaufrichtungs-Tape (B5-Tape).

135

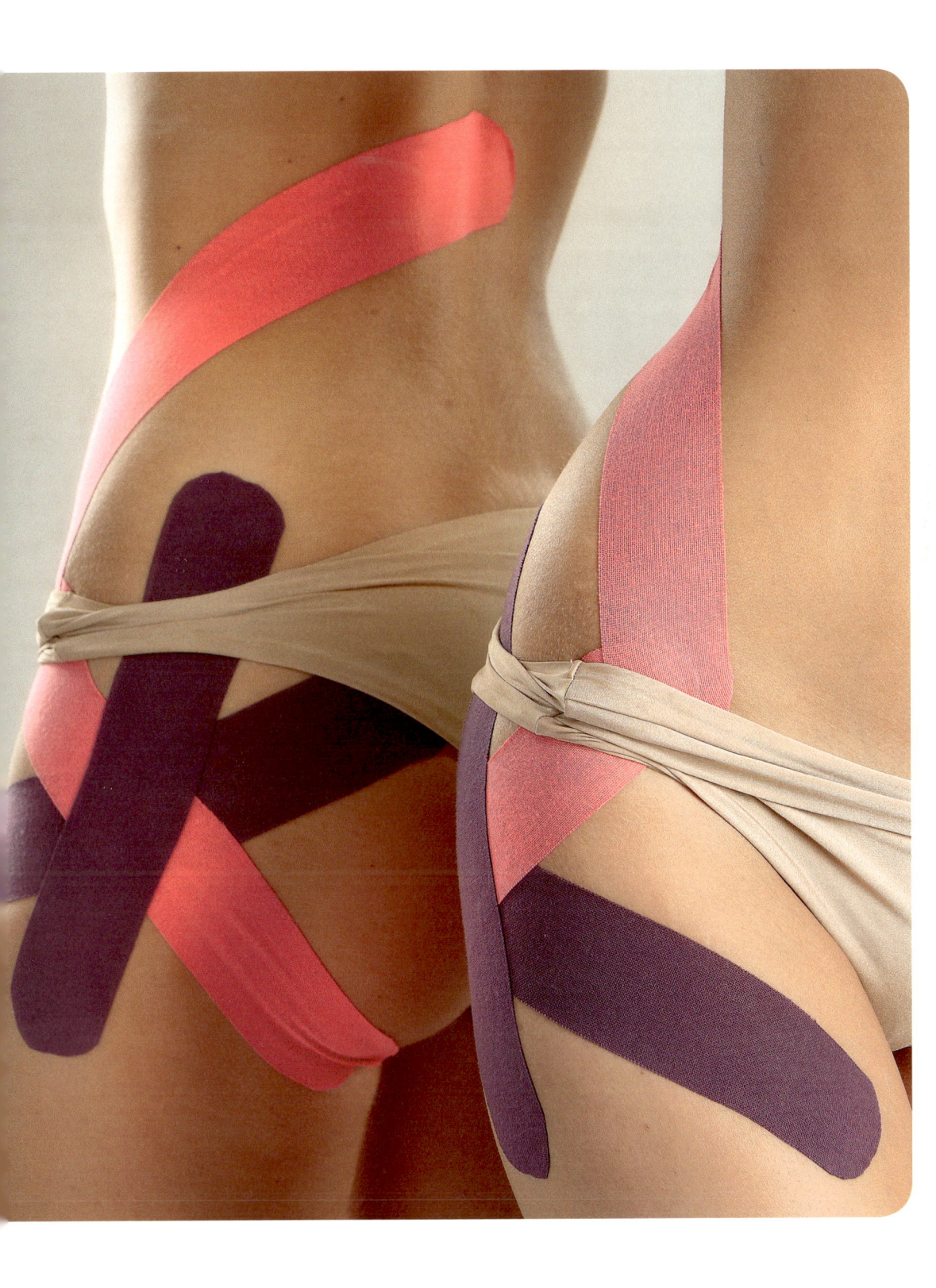

G1-Tape: Gesäßmuskeln

Schwache Gesäßmuskeln schmerzfrei trainieren

>> Die Gesäßmuskeln sind häufig zu schwach. Das Tape soll ein Training ohne Schmerz ermöglichen und wird häufig mit weiteren Tapes kombiniert. (Gesäßschmerzen, die durch ein Lendenwirbelsäulen-Problem oder Nervenreizung [„Ischias"] entstehen, sollten mit entsprechenden Behandlungen und anderweitigen Tape-Anlagen therapiert werden.) Die Gesäßtapes werden nur mit leichtem Zug angelegt, da Sie sonst Ihre Hüfte nicht mehr beugen könnten und der Tapezug im Sitzen zu unangenehm wäre.

Tape
Anzahl: 4
Form: I
Breite: 5 cm
Zug: wenig
Dauer: bis 7 Tage

Kombi-Tapes
mit B5 oder S4

Anleitung

Sie stehen mit gestrecktem Knie, den Fuß leicht nach außen drehen. Das andere Bein steht, mit dem Fuß auf einem Schemel oder einer Stufe, leicht gebeugt. Ihr Partner misst die Länge des Tapes von der inneren Vorderseite des Oberschenkels (Schneidersitzmuskel-Bereich) über den äußeren Hüftknochen und schräg über das Gesäß zum Kreuzbein aus. Schneiden Sie zwei Tapes ⅛ kürzer als die gemessene Länge ab. Ein weiteres Tape wird nicht zum Kreuzbein, sondern nur zum Sitzbeinknochen gemessen und ¼ kürzer als gemessen abgeschnitten.

① **Basis Tape1:** Kleben Sie ein Ende eines langen Tapes vorne innen am Oberschenkel. (Einfacher ist es sicherlich, wenn Ihr Tape-Partner die Tapes nicht nur ausmisst, sondern auch anlegt.)

② **Verlauf und Ende von Tape 1:** Ziehen Sie das Tape über den äußeren Hüftknochen mit wenig Zug zum Darmbeinknochen, wenn dieser prominent am Kreuzbein endet.

③ **Basis, Verlauf und Ende von Tape 2:** Das zweite lange Tape kleben Sie, teils überlappend, auf den Anfang des ersten und ziehen es Richtung Kreuzbein. Es soll deutlich vor der Gesäßspalte enden, sonst zieht es unangenehm.

④ **Tape 3 und Verbindungstape:** Das dritte abgemessene (kurze) Tape kleben Sie auf den Beginn der beiden anderen Tapes vorne innen am Oberschenkel und ziehen es knapp unterhalb des äußeren Hüftknochens mit etwas mehr Zug als vorher zum Sitzbeinknochen. Die Enden der drei Tapes werden nun mit einem vertikalen, leicht bogenförmigen, Tape von oben nach unten und ohne Zug verbunden.

137

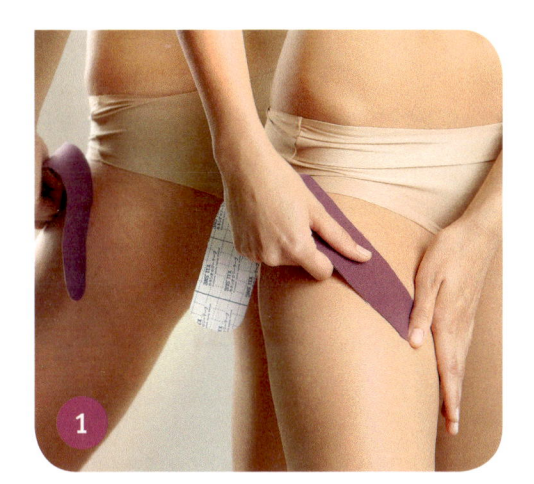

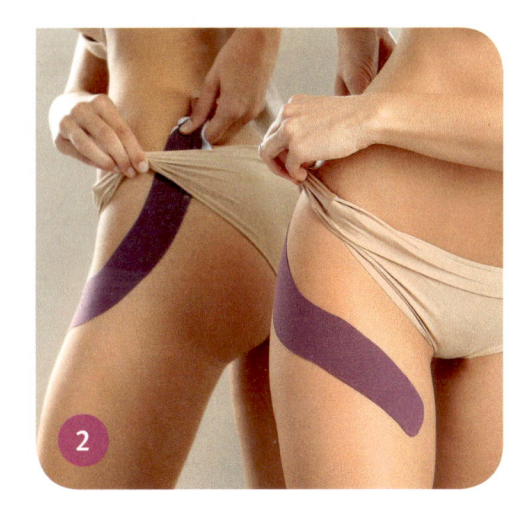

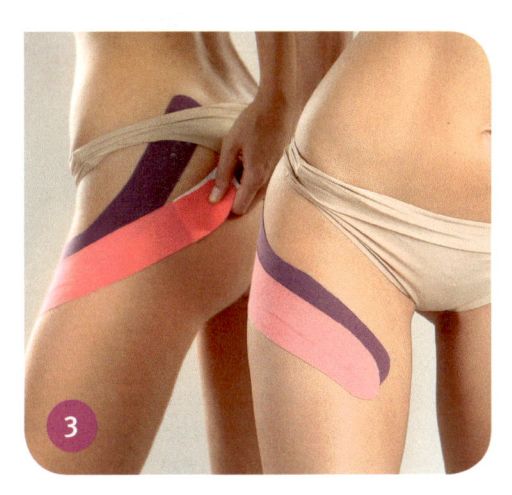

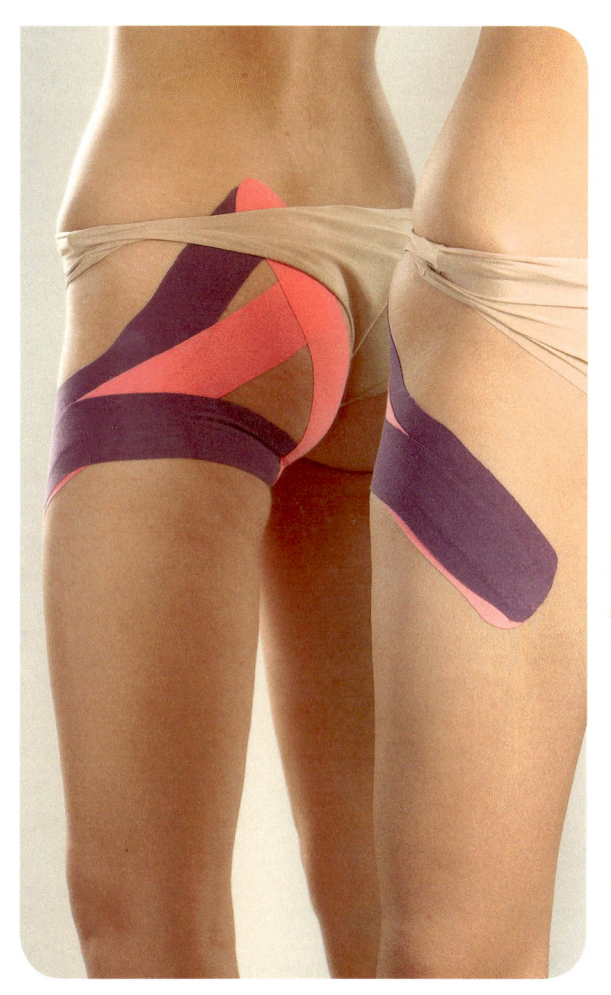

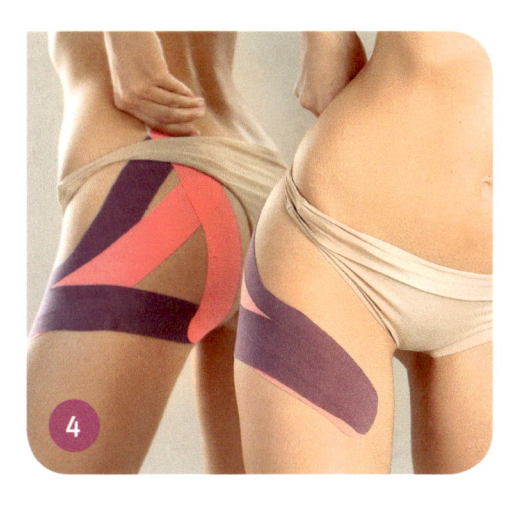

B6-Tape: Beckenboden

Dieses Tape „rettet" Sie bei Blasenschwäche

>> Bei Blasenschwäche und Inkontinenz ist der Beckenboden, der aus drei Muskelschichten besteht, oft zu schwach. Dieses Tape wird nur für wenige Stunden angelegt, um die Zeit zwischen zwei Toilettenbesuchen trocken zu überbrücken, z. B. während eines Trainings, einer Joggingrunde, einer Veranstaltung etc. Manche Frauen sind begeistert und schwärmen von einer gewaltigen Steigerung der Lebensqualität.

Tape
Anzahl: 1
Form: X
Breite: 5 cm
Zug: wenig bis deutlich
Dauer: einige Stunden

Kombi-Tapes
mit Z1, K12 oder B5

Anleitung

Setzen Sie sich auf Ihre Sitzbeinknochen – mit aufgerichtetem Becken (abgeflachtem Hohlkreuz) – auf einen Hocker. Messen Sie die benötigte Tapelänge vom Damm nach vorne und nach hinten bis oben auf den Beckenkamm. Schneiden Sie das Tape ⅛ (beim ersten Mal) bis ¼ (später vielleicht) kürzer als gemessen ab. Schneiden Sie das Tape von beiden Seiten mittig längs bis zur Länge Ihrer Slipeinlage ein.

① **Basis:** Die Mitte des X wird auf der Außenseite der Slipeinlage geklebt, welche anschließend normal am Damm angelegt wird. Setzen Sie sich darauf. (Bemerkung: Die Bilder zeigen die Anlage auf der Unterwäsche. In Ihrem Alltag legen Sie die Tapes jedoch direkt auf dem Körper an.)

② **Verlauf nach vorne:** Ziehen Sie zwei Schenkel des X links und rechts nach vorne, schräg nach oben über den Unterbauch in Richtung des vorderen Knochens des Beckenkamms hoch. Atmen Sie dabei aus und ziehen Ihren Bauch ein.

③ **Verlauf nach hinten:** Die beiden hinteren Schenkel ziehen Sie links und rechts nach hinten über das Kreuzbein zum Beckenkamm hoch. Möglicherweise brauchen Sie dabei anfänglich Hilfe. Bei regelmäßigem Wiederholen werden Sie diese Anlage dann selbst anlegen können. Experimentieren Sie mit der Zugstärke, bis es für Sie am besten „passt".

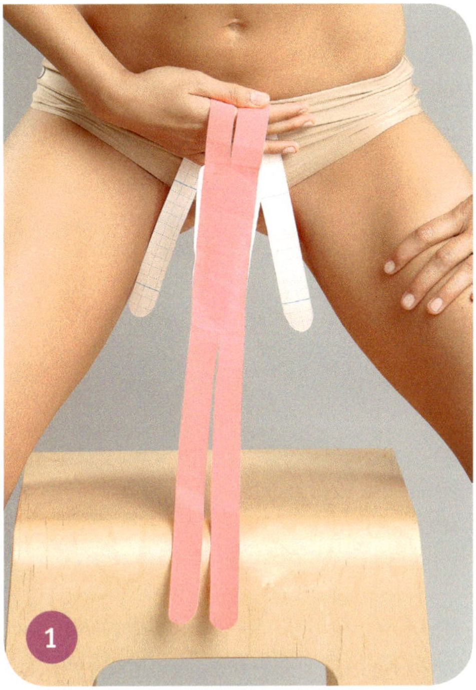
1

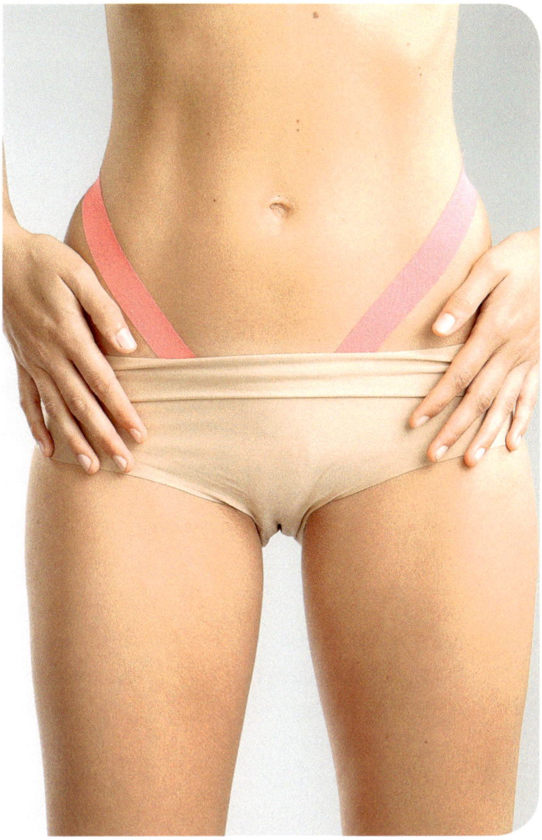

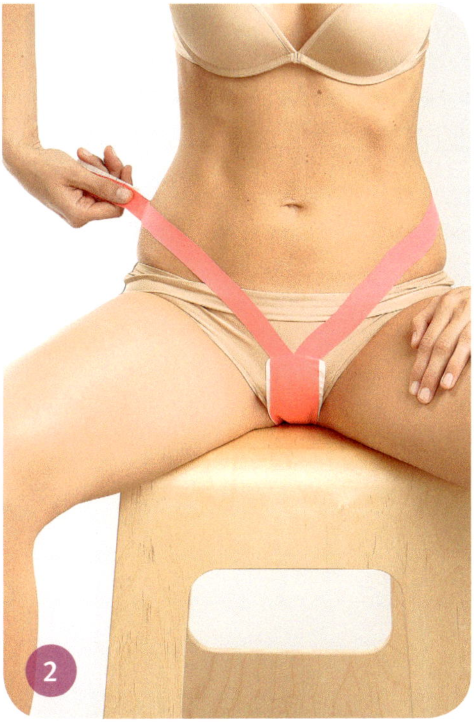
2

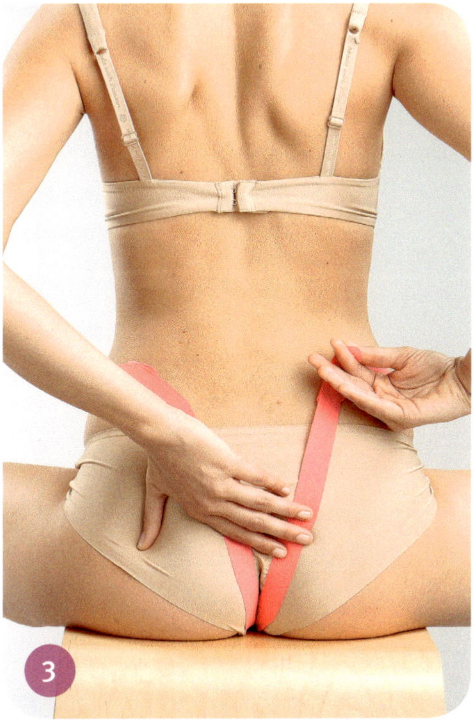
3

K12-Tape: Kreuzbein

Bei Menstruationsbeschwerden oder innerer Anspannung

>> Das Kreuzbein heißt eigentlich Heiligbein (lat. Os sacrum). Vor dem Kreuzbein im kleinen Becken gibt es unzählige Nervengeflechte; das willkürliche und das unwillkürliche Nervensystem scheinen indirekt über Techniken am Sakrum positiv beeinflussbar zu sein. Sakrum-Tapes sind ein Geheimtipp für viele verschiedene Probleme (z. B. Kreuz- und Beckenschmerzen, Verstopfung, Regelbeschwerden, innere Anspannung).

Tape
Anzahl: **1 oder 2**
Form: **2× I oder 1× Y**
Breite: **3–5 cm**
Zug: **wenig**
Dauer: **bis 7 Tage**

Kombi-Tapes
mit B3, B4, B5, B6, L2 oder L3

Anleitung

Setzen Sie sich gerade auf einen Hocker. Ihr Partner kann nun einfach die Tapes abmessen: von oberhalb der Gesäßspalte zum oberen Rand des Beckens. Schneiden Sie die Tapes ⅛ kürzer als gemessen ab.

① **Basis:** Ihr Partner klebt ein Tape-Ende mittig oberhalb des Gesäßspalts auf das Kreuzbein. Das Tape zeigt dabei schräg nach oben.

② **Verlauf und Ende:** Das Tape wird, mit wenig Zug, weiter schräg nach oben und außen gezogen, bleibt jedoch auf dem Kreuzbein, innerhalb des vorstehenden Darmbeinknochens. Oberhalb des Kreuzbeins folgt das Tape dem Beckenkamm am oberen Rand.

③ Ein Ende vom zweiten Tape wird präzise auf dem Beginn des ersten Tapes gelegt. Nun wird schräg hoch, analog zu Tape 1, die andere Hälfte des Kreuzbeins geklebt.
Wenn Sie eher schmal sind, reicht ein Tape in Y-Form. Die letzten 3 cm bleiben ungeschnitten und werden unten am Kreuzbein geklebt. Beide Schenkel verlaufen wie Hörner schräg nach oben und außen (großes Foto).

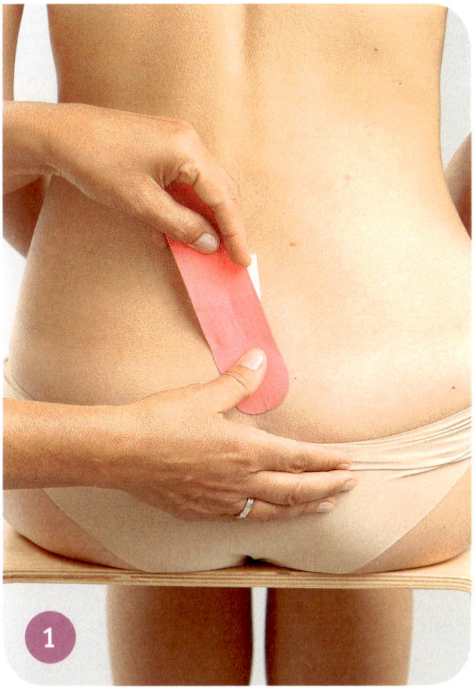
1

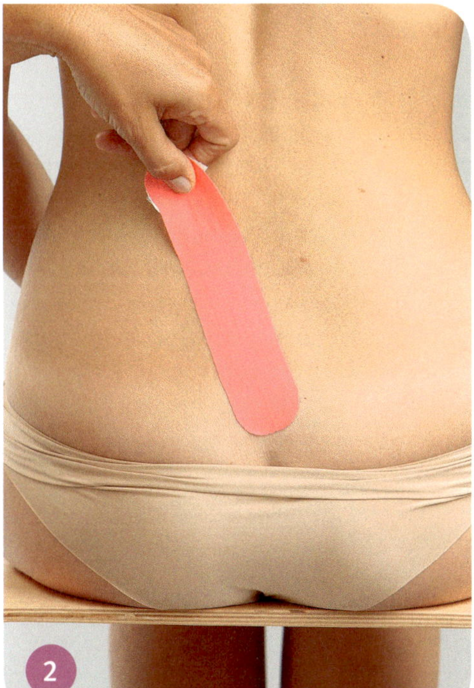
2

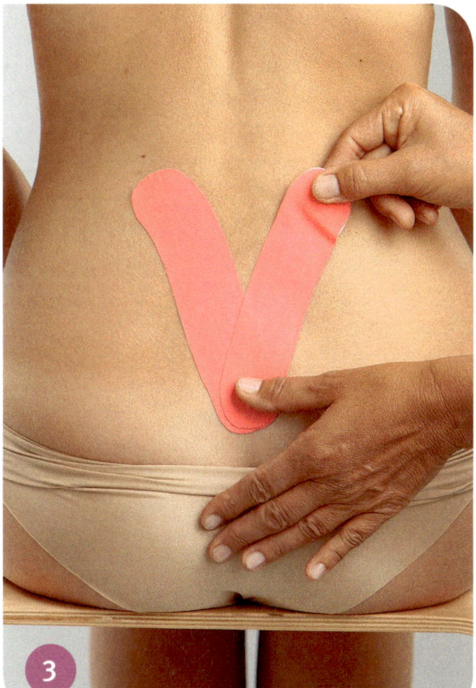
3

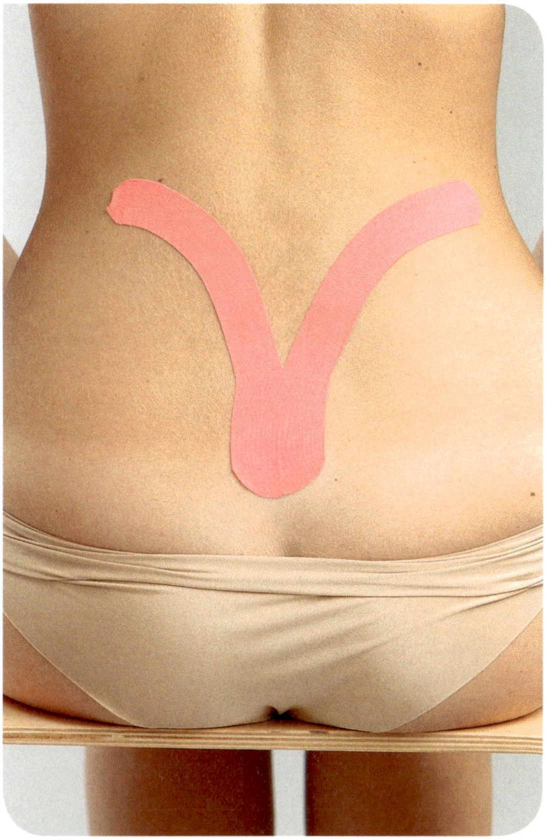

B4-Tape: Unterbauch

Zur Linderung von Regelbeschwerden

>> Anhaltende Beschwerden im unteren Bauchraum sollten immer medizinisch abgeklärt werden. Regelbeschwerden sind wohl die häufigsten „harmlosen" Schmerzen in diesem Bereich. Statt Tabletten könnten Tapes möglicherweise die Menstruationsbeschwerden lindern. Kleben Sie das Tape in Kombination mit K12, einen Tag bevor Ihre Regelbeschwerden erwartungsgemäß einsetzen. Verschlimmern sich die Beschwerden durch das Tape, entfernen Sie es umgehend und probieren Sie zum nächsten Zykluszeitpunkt eine andere Variante aus.

Tape
Anzahl: **1 oder 2**
Form: **I**
Breite: **5 cm**
Zug: **wenig**
Dauer: **wie erforderlich**

Tipp
Wenn Sie eher schmal sind, empfiehlt es sich, das senkrechte Tape als Y-Tape am Nabel vorbei hoch zu kleben (siehe großes Foto).

Anleitung

Setzen Sie sich auf einen Hocker mit aufgerichtetem Becken (mit einem abgeflachten Hohlkreuz) und mit aufgerichtetem Brustkorb (Brust raus). Das senkrechte Tape ist ca. 7,5 cm lang. Das waagerechte Tape wird unterhalb des Nabels zwischen den vorderen Knochen des Beckenkamms (Darmbeinknochenvorsprung) gemessen. Dieses Tape schneiden Sie ⅛, die Hälfte eines Viertels, kürzer ab. Reißen Sie die Schutzfolie in der Mitte des Tapes durch.

① **Basis:** Kleben Sie die Mitte des Tapes in der Mittellinie des Körpers zwischen Nabel und Schambein, horizontal oder vertikal ausgerichtet.
② **Verlauf:** Ein waagerechtes Tape ziehen Sie mit wenig Zug seitlich nach links und nach rechts zum Beckenkammvorsprung. Atmen Sie dabei aus und ziehen Sie Ihren Unterbauch ein.
Ende: Die Tape-Enden legen Sie am oder kurz innerhalb der beiden vorderen Knochen des Beckenkamms an.
③ Legen Sie in der Mittellinie des Körpers, in der Mitte des Unterbauchs, die Mitte des vertikal ausgerichteten Tapes an.
Das, ca. 7,5 cm lange, Tape wird mit leichtem Zug hoch bis kurz vor dem Nabel und herunter bis zum Schambein oder Schamhaar angelegt.
④ Das vierte Bild zeigt die Kombination von einem waagerechten und einem senkrechten Tape. Beide Tapes haben die gleiche mittige Basis.

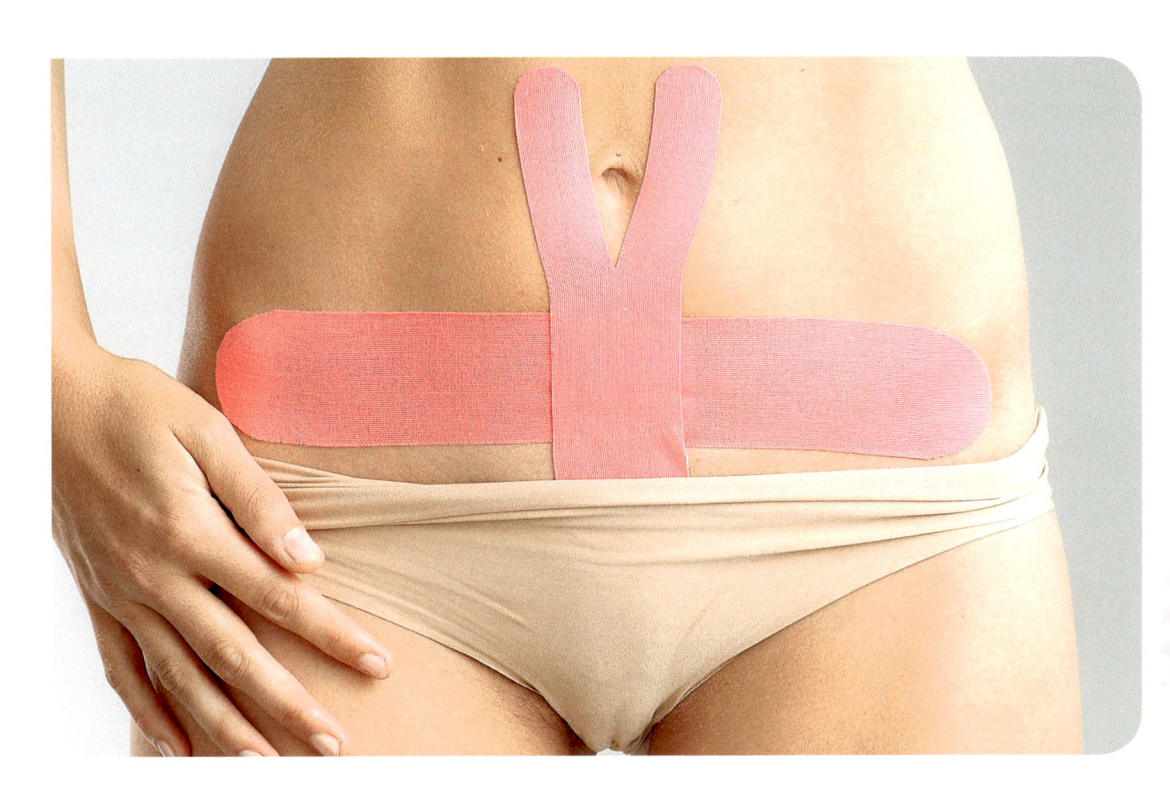

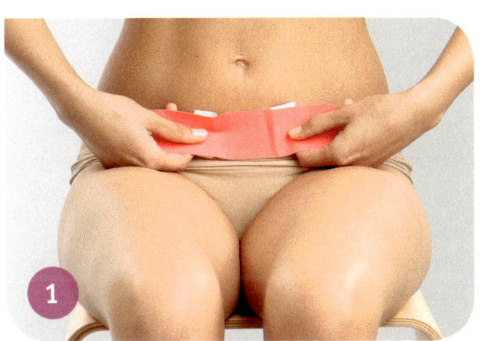

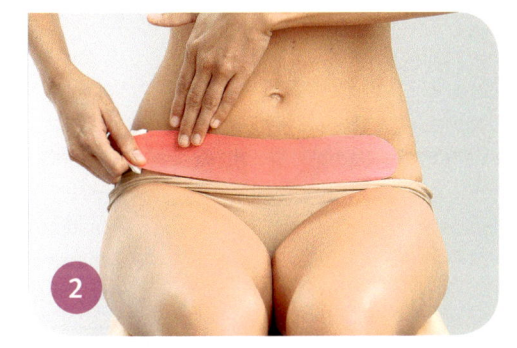

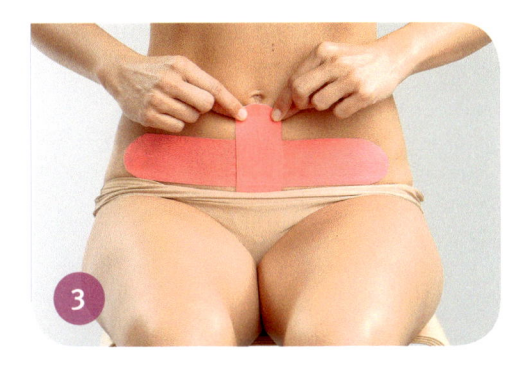

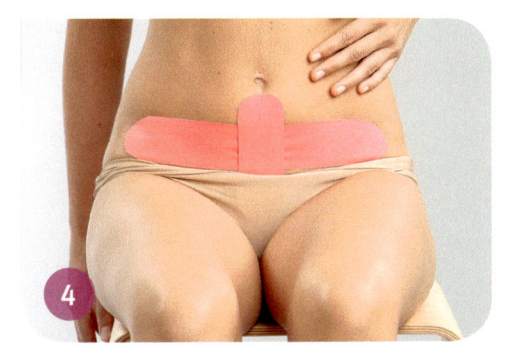

1

2

3

4

B3-Tape: Oberbauch

Bei Beschwerden im oberen Bauchraum

» Anhaltende Beschwerden im oberen Bauchraum sollten medizinisch abgeklärt werden. Häufig sind keine Krankheiten festzustellen. Unangenehme, jedoch ungefährliche Beschwerden im oberen Bauchraum, vom Magen- oder vom Leber-Galle-Bereich lassen sich vielseitig lindern. Eine Änderung der Ernährungsgewohnheiten, regelmäßige Entspannungsübungen, Behandlungen an der unteren Hälfte der Brustwirbelsäule können helfen. Auch einfache Tapes könnten zur Linderung beitragen.

Tape
Anzahl: 2
Form: I
Breite: 5 cm
Zug: wenig
Dauer: bis 7 Tage

Tipp
Die klassische Farbe des Solarplexus (Sonne!) ist Gelb. Zur Beeinflussung vom autonomen Nervensystem könnte die Tapefarbe eine Rolle spielen (siehe S. 42).

Anleitung

Setzen Sie sich auf einen Hocker, mit aufgerichtetem Becken (mit abgeflachtem Hohlkreuz) und mit aufgerichtetem Brustkorb (Brust raus). Messen Sie die erforderliche Tapelänge von der Körpermittellinie unterhalb der Spitze des Brustbeins seitlich zu den Rippen links und rechts vorne am Brustkorb. Schneiden Sie zwei Tapes etwa ⅛ kürzer als gemessen ab. Reißen Sie die Schutzfolie in der Mitte der Tapes durch.

① **Basis:** Legen Sie diese Mitte des Tapes horizontal, direkt unterhalb des unteren Endes des Brustbeins, an.
② **Verlauf und Ende:** Ziehen Sie das Tape mit wenig Zug waagerecht seitlich nach links und nach rechts zum Brustkorb. Atmen Sie dabei aus und ziehen Sie Ihren Oberbauch ein. Kleben Sie die Tape-Enden am unteren inneren Rand des Brustkorbs an beiden Seiten.
③ Das zweite Tape legen Sie darunter, jedoch teils überlappend mit dem ersten Tape, identisch an.
Bei stärkeren Beschwerden oder Schmerzen zwischen Brustbein und Nabel empfiehlt sich, noch ein drittes waagerechtes Tape, teils überlappend mit dem zweiten, anzulegen.

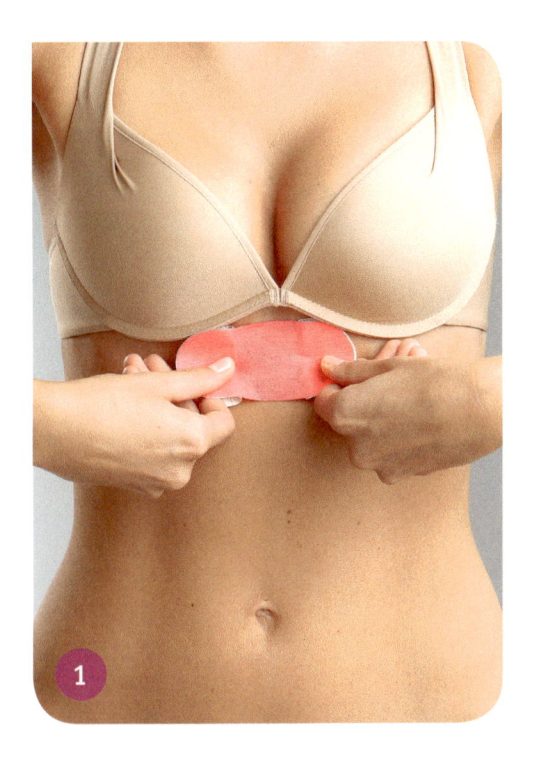

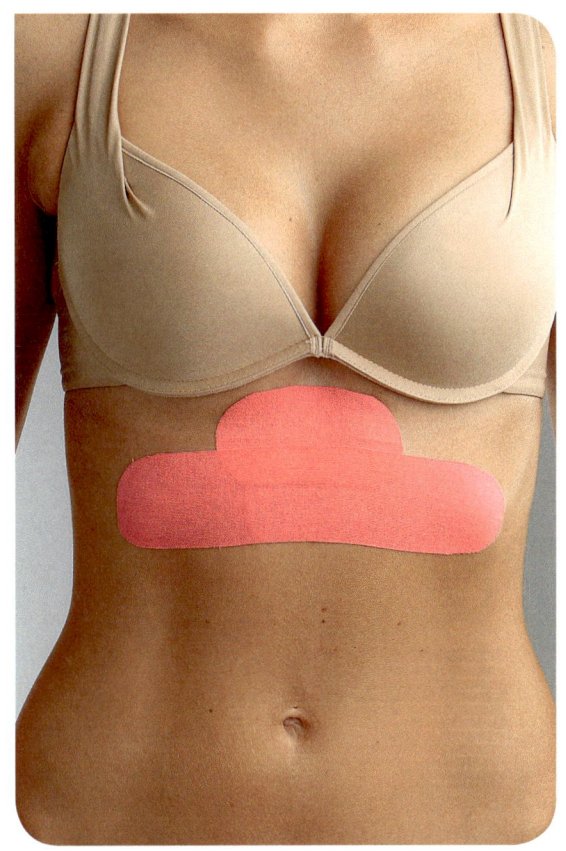

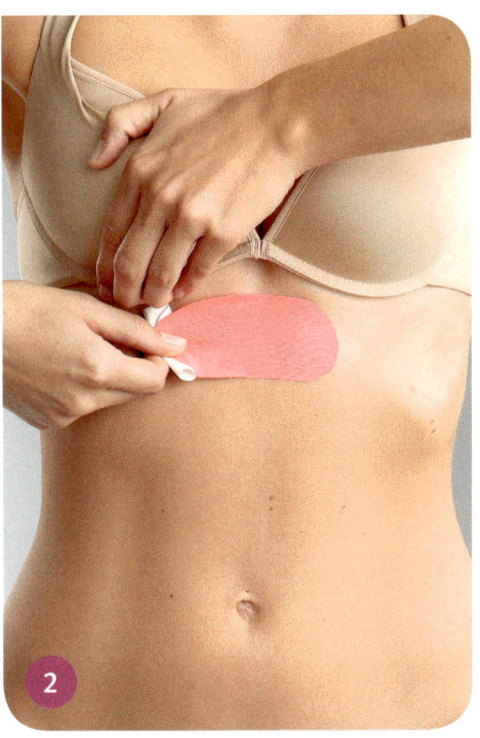

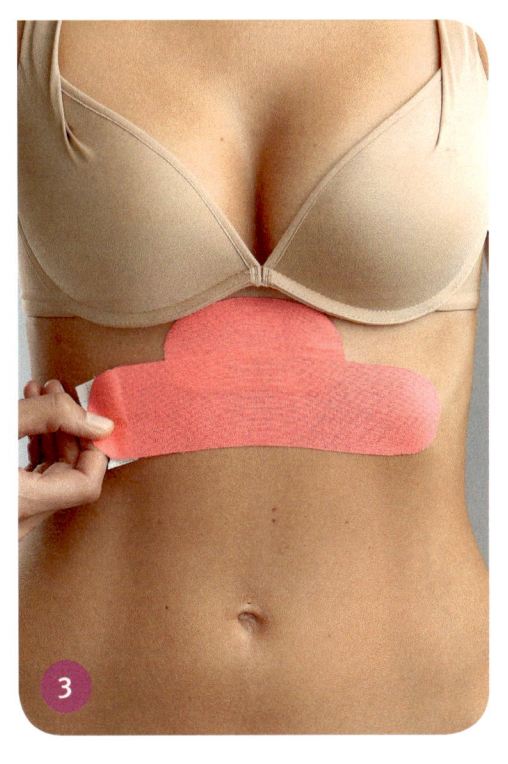

1

2

3

L2-Tape: Lendenwirbelsäule

Wenn das Bücken schmerzt

》 Das Kreuz mit dem Kreuz: acht von zehn Menschen hatten hier bereits Beschwerden. Tapes können helfen, den Schmerz zu lindern und die Beweglichkeit zu verbessern; sie ersetzen jedoch keine erforderliche Therapie. Dieses Tape hilft, wenn Sie beim Bücken unten im Rücken einen ziehenden Schmerz spüren, wobei sie jedoch kein Ziehen in den Ischios wahrnehmen sollten.

Tape
Anzahl:	3
Form:	I
Breite:	5 cm
Zug:	deutlich
Dauer:	bis 7 Tage

Kombi-Tapes
mit B5

Anleitung

Stellen Sie sich an einen Tisch. Beugen Sie sich leicht nach vorne und stützen sich mit beiden Armen ab. Ihr Partner misst die benötigte Tapelänge von der Mitte des Kreuzbeins (ca. 5 cm oberhalb des Gesäßspalts) hoch zur Lendenwirbelsäule, bis zu der Stelle, an der das Hohlkreuz rund wird und die Wirbelknochen deutlich sichtbar sind. Schneiden Sie zwei Tapes ¼ kürzer als gemessen ab.

① **Basis:** Ihr Partner klebt ein Tape-Ende auf die Mitte des Kreuzbeins. Das Tape zeigt dabei schräg hoch, Richtung Wirbelsäule.
② **Verlauf und Ende:** Mit einer leichten Kurve wird das Tape mit deutlichem Zug an einer Seite neben den Wirbelknochen hochgezogen.
③ Das Gleiche macht Ihr Partner mit dem zweiten Tape an der anderen Seite der Knochen.
④ Ihr Partner klebt zusätzlich ein waagerechtes Tape vom Beginn des ersten Tapes am Kreuzbein ca. 7–8 cm nach links und rechts, bis über die herausragenden Beckenknochen.

147

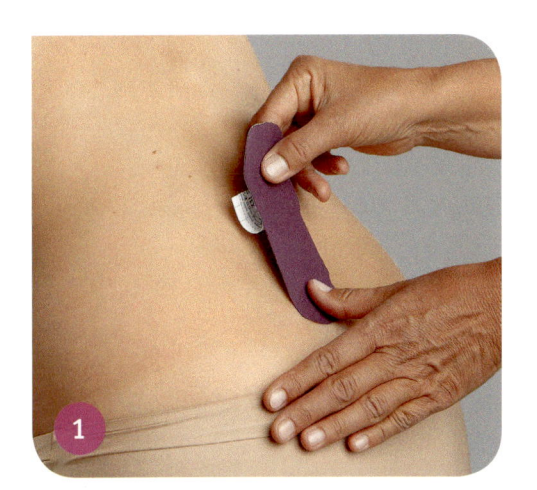

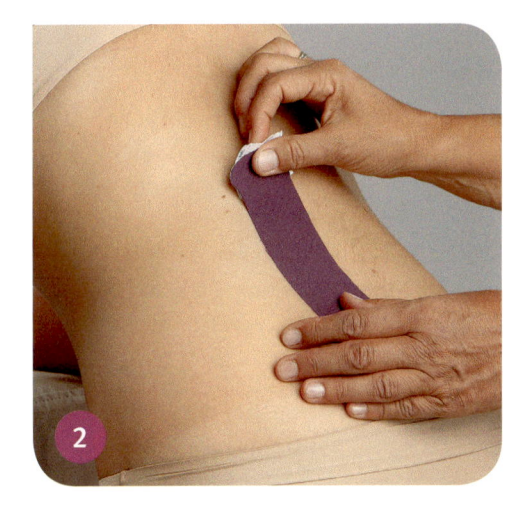

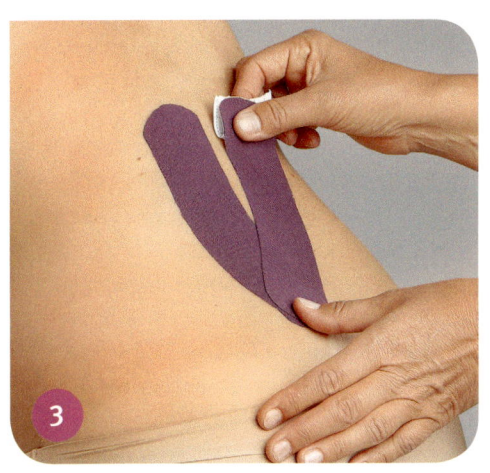

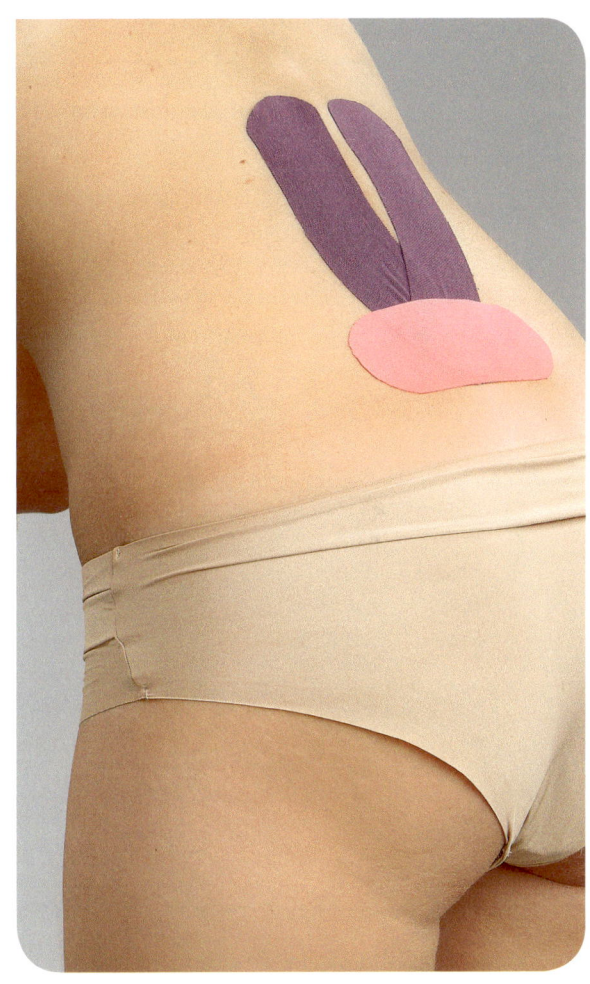

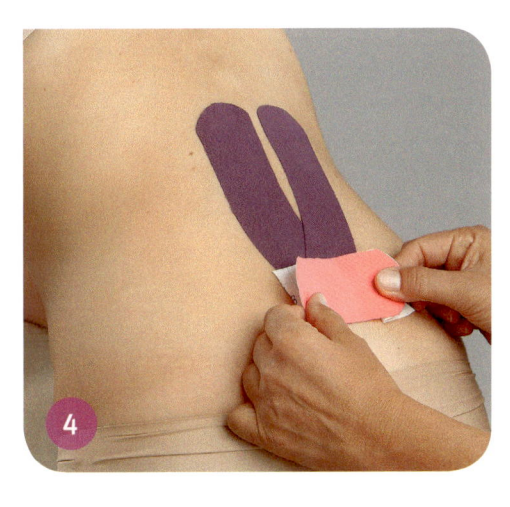

L3-Tape: Lendenwirbelsäule

FASZIEN TAPE

Wenn sich die Lendenwirbelsäule steif anfühlt und die Streckung wehtut

» Wenn Ihr unterer Rücken, im Gegensatz zu der vorherigen Anlage L2, sich eher beim Nach-hinten-Durchstrecken steif anfühlt und dabei an der gleichen Stelle wehtut, ist dieses Tape (L3) angebracht. Dieses Muster kommt häufiger bei akuten Schmerzen vor. Das Tape funktioniert am besten in Kombination mit Streckungsübungen, die Sie bei Ihrem Therapeuten lernen oder schon gelernt haben.

Tape
Anzahl: 3
Form: I
Breite: 5 cm
Zug: deutlich
Dauer: bis 7 Tage

Kombi-Tapes
mit B2

Anleitung

Gehen Sie in den Vierfüßlerstand. Strecken Sie Ihre Wirbelsäule, so gut Sie können: Drücken Sie Bauch und Brust Richtung Boden. Halten Sie diese Stellung so lange wie möglich, während Sie sich langsam mit den Sitzbeinhöckern zu den Fersen bewegen. Die Ausgangsstellung ist erreicht, wenn die Streckung beim Problemwirbel verloren geht bzw. wenn Sie einen ziehenden Schmerz in Ihrem üblichen Problembereich spüren. Der Partner misst die Tapelänge vom schmerzhaften, steifen Wirbelknochen diagonal hoch zum vorderen Rippenbogen und herunter zum vorderen äußeren Beckenknochen. Schneiden Sie zwei Tapes ¼ kürzer als gemessen ab. Reißen Sie die Schutzfolie in der Mitte des Tapes durch.

① **Basis:** Die Mitte des Tapes ist die Basis. Ihr Partner klebt das Tape, mit deutlichem Zug, in beiden Richtungen diagonal über den prominenten, steifen Wirbelknochen.
② **Verlauf und Ende nach oben und unten:** Das Tape wird so schräg und mit deutlichem Zug zum Rippenbogen gezogen.
③ Die andere Hälfte wird zur anderen Seite schräg nach unten und außen gezogen.
Das Ende ist am und unterhalb des äußeren vorderen Beckenknochens. (Weil Sie sich in einer gebeugten Hüftstellung befinden, ist das etwas umständlich. Anschließend lassen Sie das Tape-Ende und Falten im Tape korrigieren.)
④ Das zweite Tape wird genauso in der anderen diagonalen Richtung angelegt.
Ihr Partner klebt zusätzlich noch ein drittes Tape (ca. 15 cm lang) in Längsrichtung über die Wirbelsäule. Ebenfalls vom gleichen Wirbel aus wird das Tape nach oben und nach unten gezogen.

149

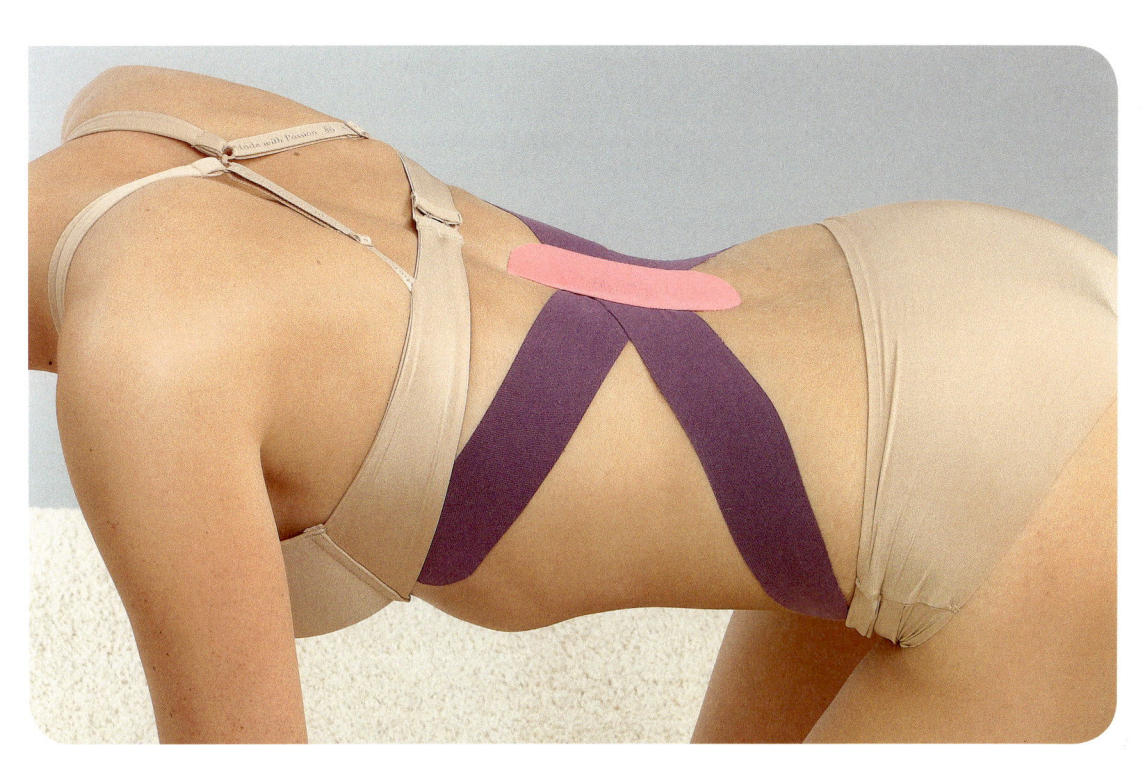

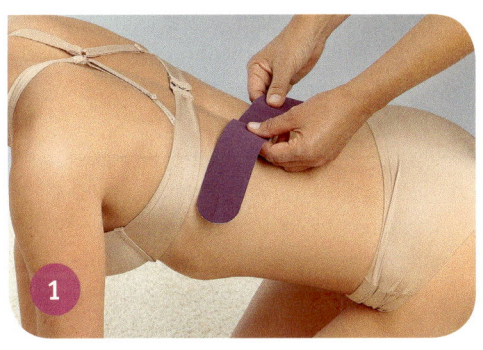

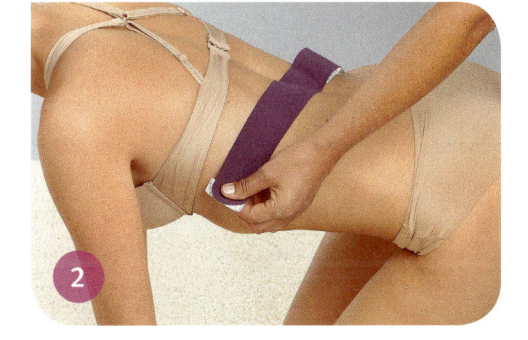

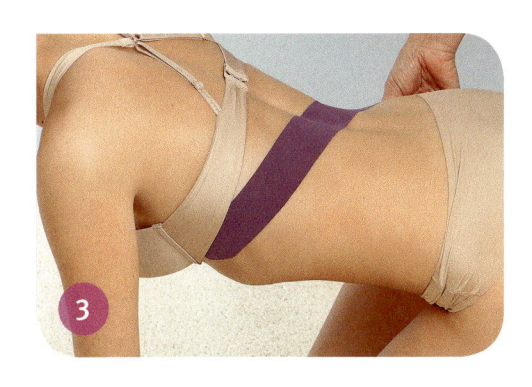

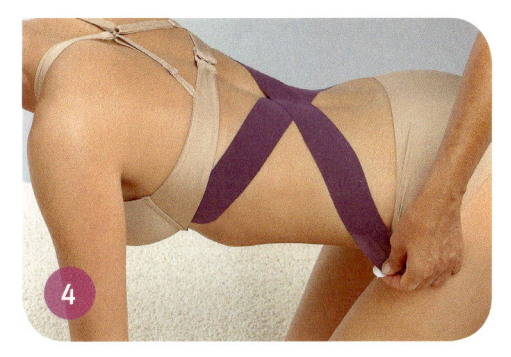

Brust, Bauch und Rücken tapen

L4-Tape: Lendenwirbelsäule, schräg

FASZIEN TAPE

Wenn die Lendenwirbelsäule bei diagonalen Bewegungen wehtut

» Wenn Ihre Lendenwirbelsäule während der schrägen Vorwärtsbewegung beim Sport (Tennisaufschlag, Volleyballsmash, Ball- oder Speerwerfen) oder beim Holzmachen, Bügeln oder Staubsaugen wehtut, ist diese Anlage (L4) angebracht. Dieses schmerzhafte Bewegungsmuster ist asymmetrisch diagonal. Möglicherweise ist dafür die rautenförmige Rückenfaszie verantwortlich. Das Tape wird hier für Rechtshänder dargestellt. Linkshänder legen diese Anlage einfach spiegelverkehrt an.

Tape
Anzahl: 2
Form: I
Breite: 5 cm
Zug: deutlich
Dauer: bis 7 Tage

Kombi-Tapes
mit B2

Tipp
Wenn der Rücken bei der diagonalen Streckbewegung (das Ausholen) Beschwerden macht, empfiehlt es sich, Tape B2 zweifach anzulegen. L4 und B2 können auch in Kombination geklebt werden. Die Basen am Becken überlappen sich vollständig und beide Enden kommen genau an der Seite des Brustkorbs auf Brust- bzw. Brustwarzenhöhe zusammen.

Anleitung

Setzen Sie sich mit der linken Gesäßhälfte auf eine Tischkante (Ess- oder Schreibtisch). Führen Sie Ihre schmerzhafte, schräge Bewegung aus, bis diese wehtut und bewegen Sie sich dann ein wenig zurück, bis Sie gerade keine Schmerzen spüren. Der Partner misst die Tapelänge von der Außenseite des linken Beckens über den schmerzhaften Rückenbereich diagonal hoch zum vorderen rechten Brustkorb. Schneiden Sie zwei Tapes ¼ kürzer als gemessen ab.

① **Basis:** Ihr Partner klebt ein Tape-Ende ohne Zug an der Außenseite des Beckens. Das Tape zeigt dabei zum Rücken hoch.
② **Verlauf und Ende:** Das Tape wird, während Sie tief ausatmen, vom Partner schräg und mit deutlichem Zug zum vorderen Rippenbogen an der rechten Seite gezogen. Das Ende wird wie immer ohne Zug geklebt.
③ Das zweite Tape wird, nur teilweise überlappend, genauso angelegt.

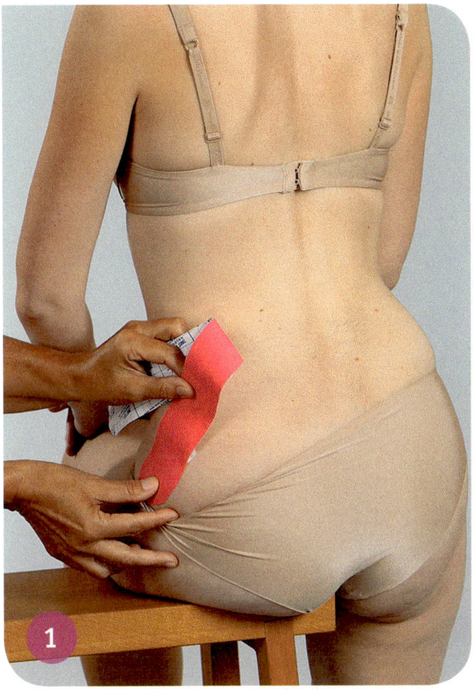
1

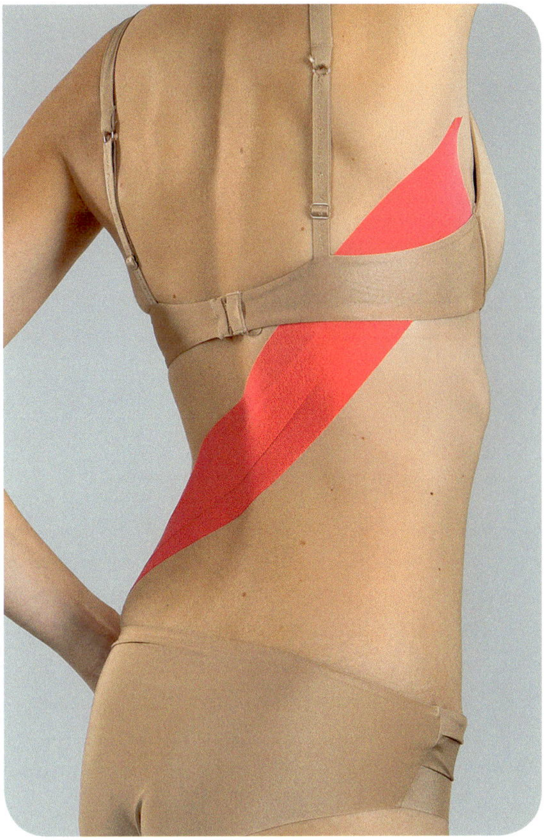

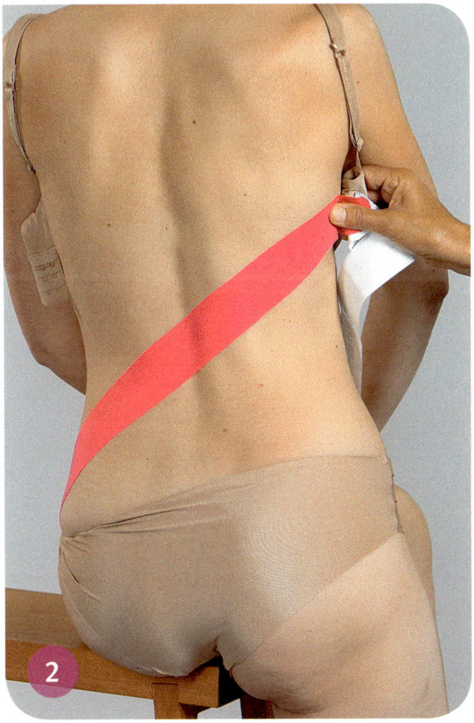
2

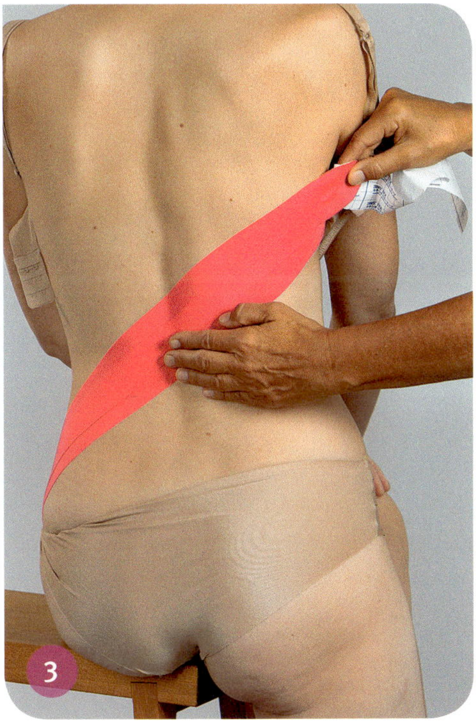
3

L5-Tape: Lendenwirbelsäule und Becken, schräg

FASZIEN TAPE

Wenn diagonale Bewegungen im Rücken und am Becken wehtun

>> Diese Anlage ist eine effektive Erweiterung der vorherigen Anlage L4, z. B. wenn die Beschwerden tiefer sitzen, hartnäckiger sind oder wenn Ihre körperlichen Tätigkeiten wirklich schwer sind. Das Tape wird hier für Rechtshänder dargestellt. Linkshänder legen diese Anlage einfach spiegelverkehrt an.

Tape
Anzahl: 2
Form: I
Breite: 5 cm
Zug: deutlich
Dauer: bis 7 Tage

Kombi-Tapes
mit G1, H6, L2, B5

Anleitung

Stellen Sie sich in Schrittstellung, das linke Bein vorne. Das Bein steht auch nach außen gedreht. Führen Sie Ihre schmerzhafte, schräge Bewegung aus, bis diese wehtut und bewegen Sie sich dann ein wenig zurück, bis Sie gerade keine Schmerzen mehr spüren. Der Partner misst die Tapelänge vom vorderen inneren Oberschenkel über die Außenseite des linken Beckens, den schmerzhaften Rückenbereich diagonal hoch zum vorderen rechten Brustkorb. Schneiden Sie zwei Tapes ¼ kürzer als gemessen ab.

① **Basis:** Ihr Partner klebt ein Tape-Ende, ohne Zug, am vorderen inneren Oberschenkel zur Außenseite des Beckens. Das Tape zeigt dabei schräg hoch.
② **Verlauf und Ende:** Das Tape wird, während Sie tief ausatmen, vom Partner schräg und mit deutlichem Zug zum vorderen Rippenbogen an der rechten Seite gezogen.
③ Das zweite Tape wird, nur teilweise überlappend, genauso angelegt.

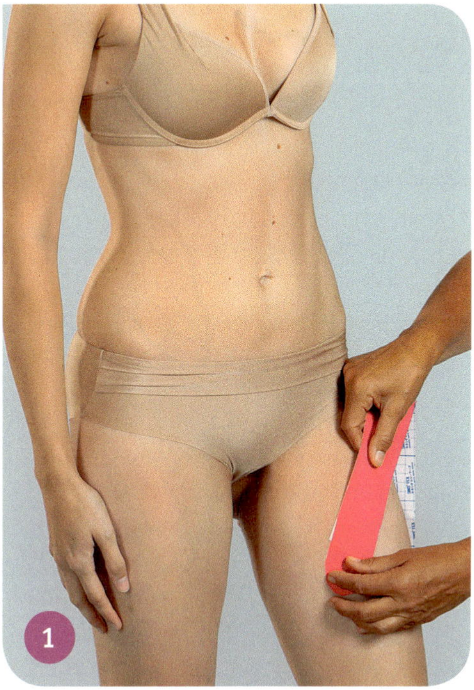
1

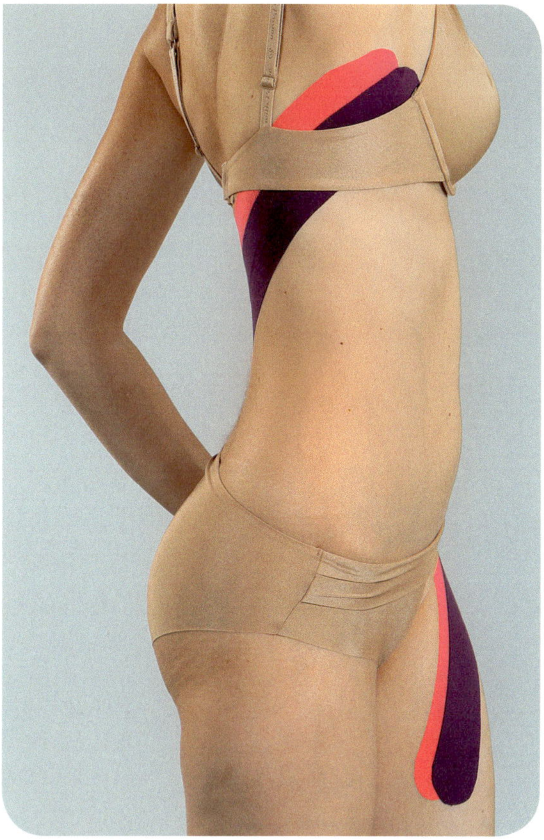

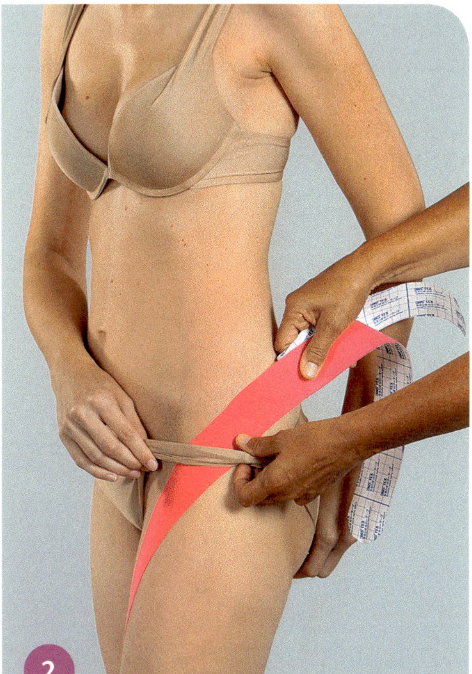
2

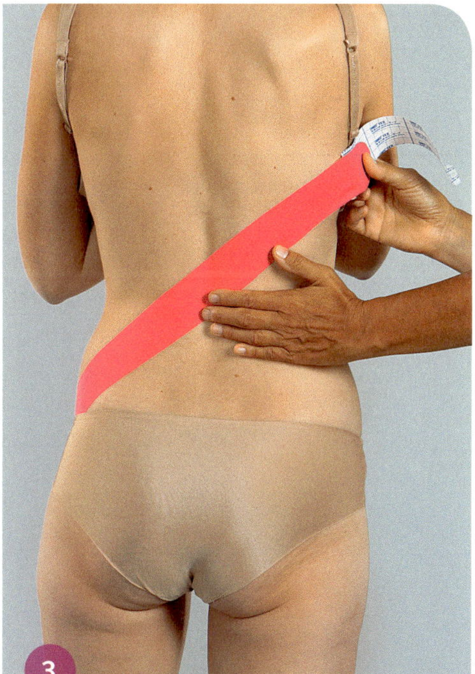
3

B5-Tape: Beckenaufrichtung

Zur Korrektur eines Hohlkreuzes

» Viele Menschen, vor allem Frauen, leiden unter einem Hohlkreuz. Bei einem Hohlkreuz ist das Becken nach vorne gekippt. Der untere Rücken wird überlastet, Schmerzen oder sogar Bandscheibenleiden sind die Folge. Das empfohlene beidseitige Tape stimuliert eine bessere Aufrichtung (Streckung) in der oberen Lendenwirbelsäule als auch eine Aufrichtung des Beckens, wodurch das Hohlkreuz verringert wird.

Tape
Anzahl: 2 oder 4
Form: I
Breite: 5 cm
Zug: deutlich
Dauer: bis 7 Tage

Kombi-Tapes
mit L2, B8, A2, B2, B6, O1, Z1

Anleitung

Setzen Sie sich auf einen Hocker, mit aufgerichtetem Becken (abgeflachtem Hohlkreuz) und aufgerichtetem Brustkorb. Messen Sie die erforderliche Tapelänge von der unteren Brustwirbelsäule durch die Taille zum vorderen Ende des Beckenkamms und schneiden Sie das Tape ¼ kürzer als gemessen ab. Schneiden Sie ein oder zwei Tapes für beide Seiten.

① **Basis:** Kleben Sie ein Tape-Ende, schräg nach unten ausgerichtet, auf die untere Brustwirbelsäule.
② **Verlauf:** Ziehen Sie das Tape mit deutlichem Zug, während Sie tief ausatmen und den Bauch einziehen, schräg nach außen und unten, durch die Taille.
③ **Ende:** Kleben Sie das Tape vorne innen, über den vorderen Beckenkammknochen, auf den Unterbauch.
④ Das Gleiche auch an der anderen Körperseite entsprechend anlegen.
Wenn Sie das Gefühl haben, eine Tapeverstärkung täte Ihnen hier gut, können Sie diese Anlage beidseitig nochmals wiederholen.
Zur Stabilisierung der beidseitigen Anlage empfiehlt es sich für den alltäglichen Gebrauch, auch beim Sport, die Enden am Unterbauch mit einem waagerechten Verbindungstape, ohne Zug, zu fixieren. Zusätzlich können Sie an der Wirbelsäule ein vertikales Tape anbringen (großes Foto).

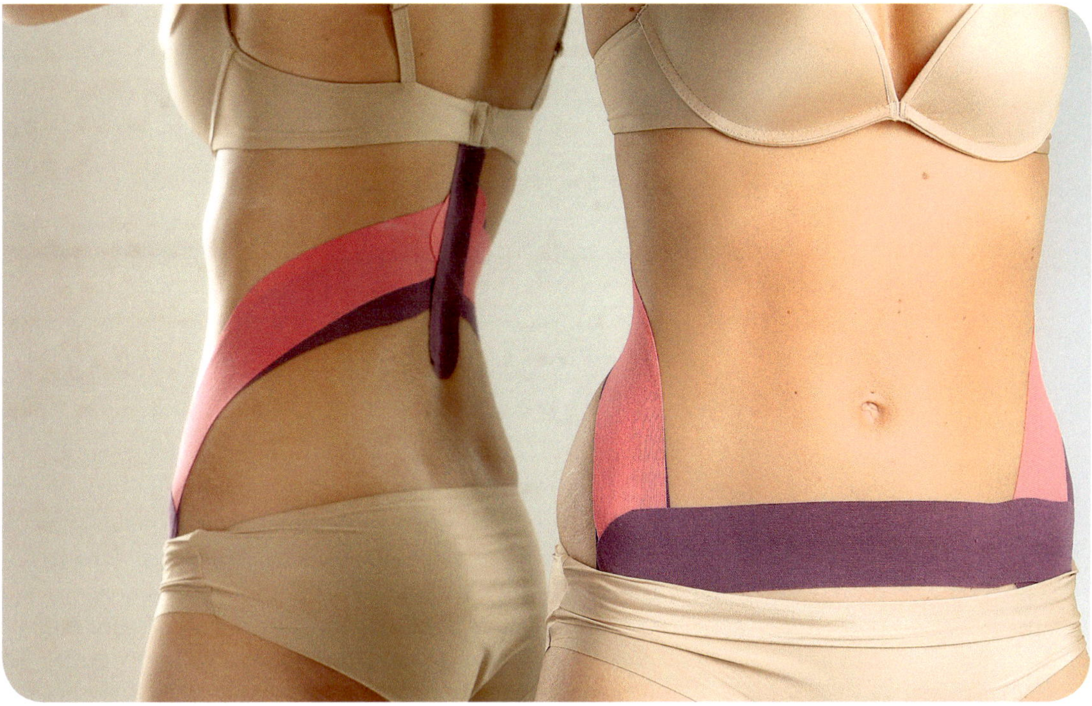

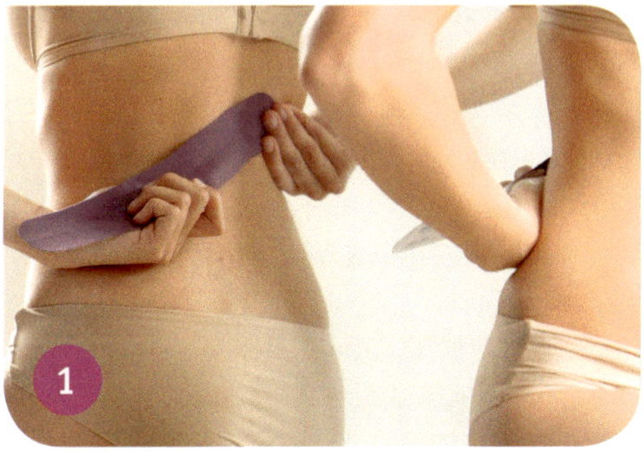

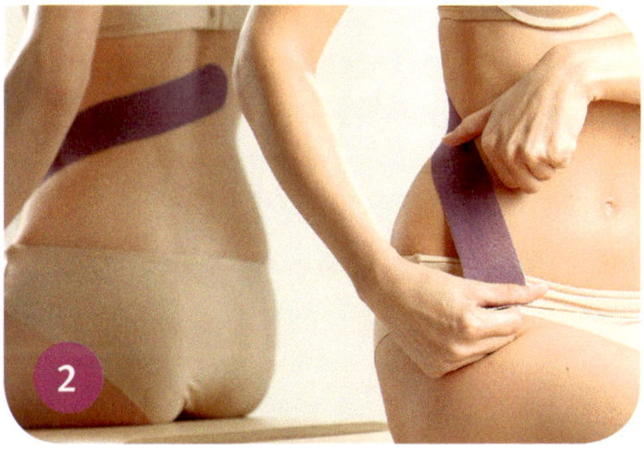

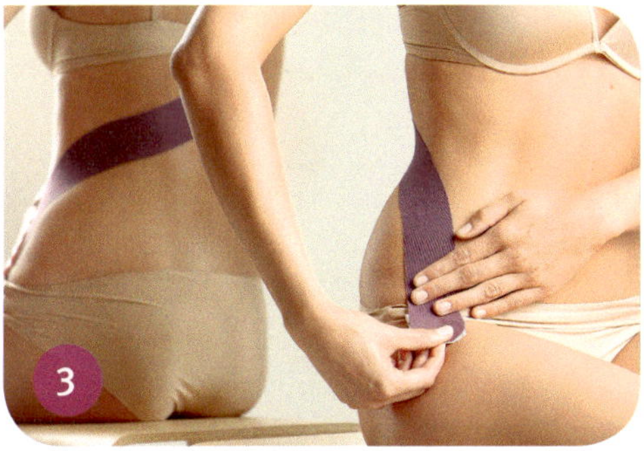

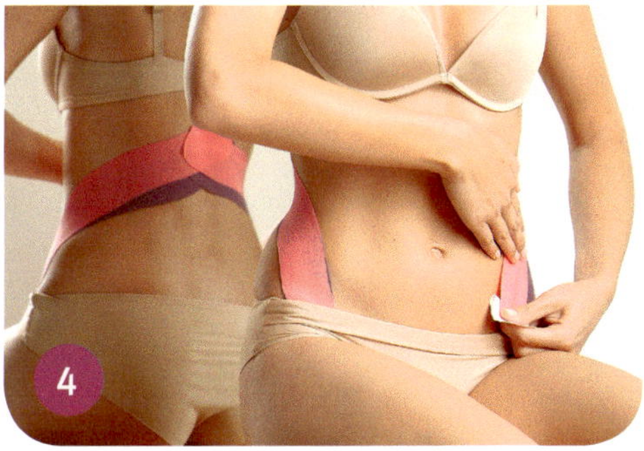

B2-Tape: schräge Bauchmuskeln

FASZIEN TAPE

Wenn schwache Bauchmuskeln zu Rückenschmerzen führen

>> Unterhalb der geraden Bauchmuskeln befinden sich die inneren und äußeren schrägen Bauchmuskeln. Diese sind bei Fitnessfreaks häufig sehr (zu) gut entwickelt, bei Lendenwirbelsäulen-Patienten jedoch meistens abgeschwächt und tragen so zum Rückenschmerz bei Rumpfstreck- und -drehbewegungen bei. Das tritt vor allem bei schnelleren Bewegungen wie beim Tennisspielen oder bei Malerarbeit (Streichen der Decke) auf. Zerrungen der schrägen Bauchmuskeln sind selten. Dann jedoch ist ein Tape ein Muss.

Tape
Anzahl: 2
Form: I
Breite: 5 cm
Zug: wenig
Dauer: bis 7 Tage

Tipp
Dieses Tape lässt sich besonders effektiv mit L3 und einem einseitigen B5-Tape kombinieren.

Anleitung

Setzen Sie sich auf einen Hocker. Strecken und drehen Sie Ihren Rumpf bis kurz vor dem Eintreten des Rückenschmerzes. Messen Sie die benötigte Tapelänge von der Seite Ihres Beckens schräg über den Bauch zur Seite des Brustkorbs an der anderen Körperhälfte und schneiden Sie das Tape ⅛ kürzer als gemessen ab. Bei Rechtshändern findet das Tape meistens mit dem Verlauf von links unten nach rechts oben Anwendung.

① **Basis:** Kleben Sie ein Tape-Ende seitlich am Becken, oberhalb des Hüftknochens.
② **Verlauf:** Ziehen Sie das Tape mit wenig Zug nach innen und oben zu den Rippen an der gegenüberliegenden Rumpfseite. Atmen Sie dabei aus und ziehen Sie Ihren Bauch ein.
③ **Ende:** Kleben Sie das Ende seitlich an der Flanke auf die Rippen, ca. in Höhe der unteren Spitze des Brustbeins.
④ Das zweite Tape wird ca. 2 cm überlappend angelegt. Wenn das Tape den Nabel kreuzt, schneiden Sie vorher eine Öffnung, ein Loch, in das Tape, um den Nabel frei zu lassen.

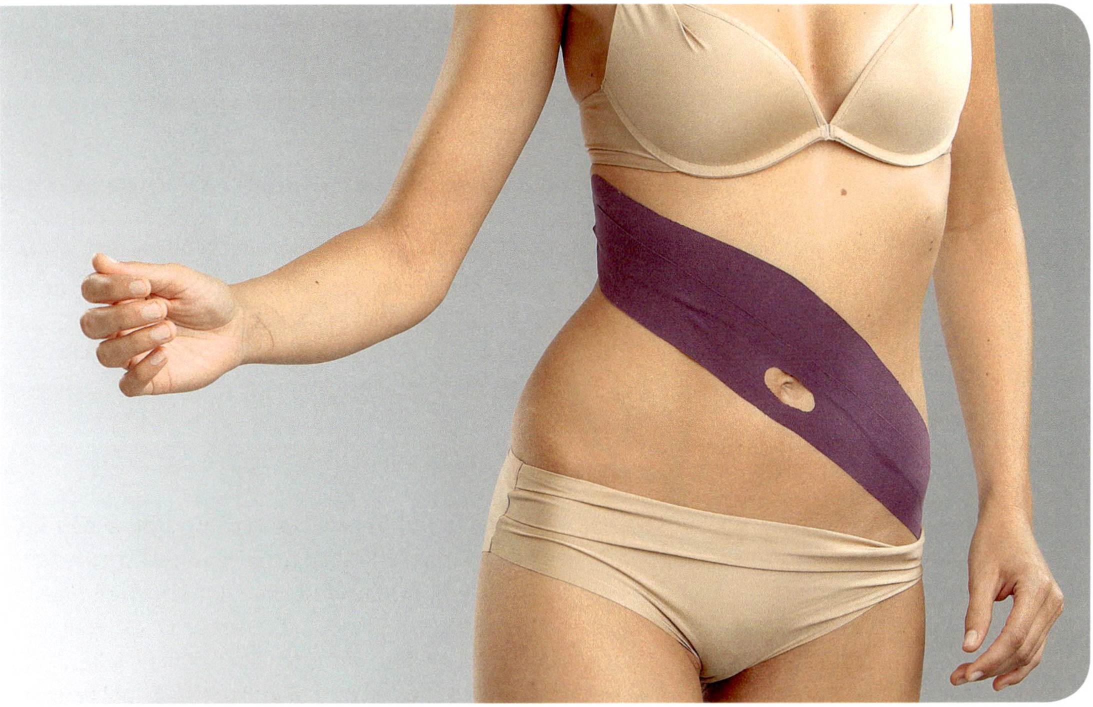

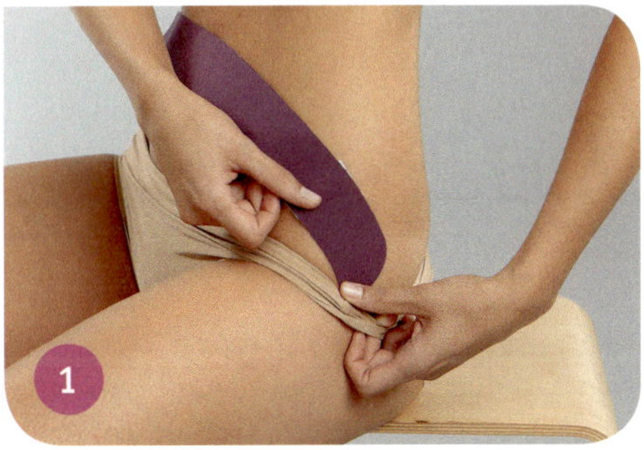
1

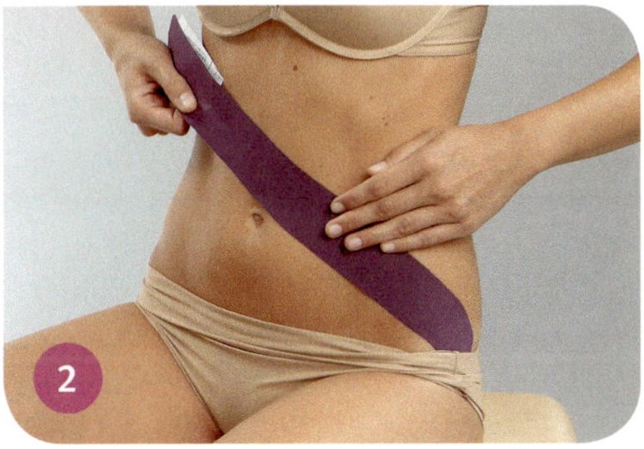
2

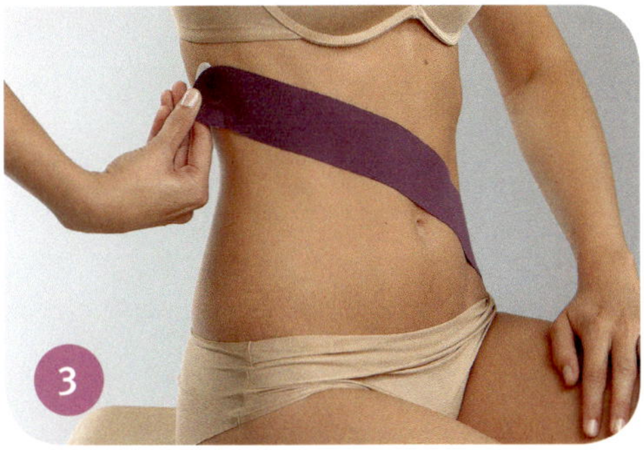
3

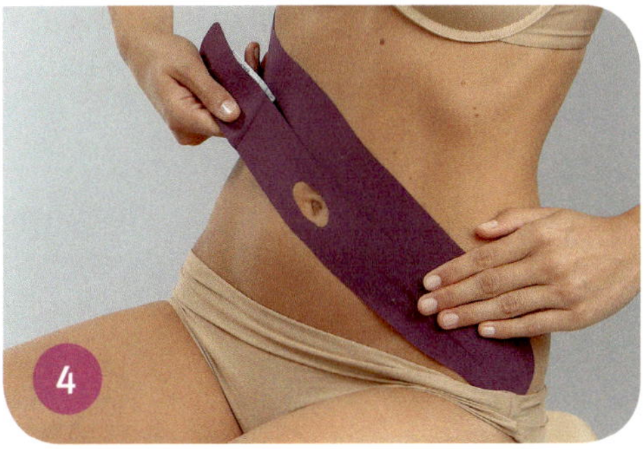
4

Q3-Tape: Bauchmuskeln, quer

Bei tiefen Rückenschmerzen

» Bei Rückenschmerzen sind häufig die horizontalen, quer angelegten Bauchmuskeln und die damit verbundenen Beckenbodenmuskeln schwach. Solche Schwächen können bei jeglicher Stellung oder Bewegung, vor allem aber bei Überstreckung, Rückenschmerzen verursachen. Diese Muskeln haben direkte und indirekte Verbindungen zur rautenförmigen Rückenfaszie, die ebenfalls Schmerzen bereiten kann. Diese Tape-Anlage auf der Haut kann zur erforderlichen Spannung der oberflächigen Faszie beitragen, somit die Durchführung der Übungen erleichtern und die Rückenschmerzen lindern.

Tape
Anzahl: 4
Form: I
Breite: 5 cm
Zug: deutlich
Dauer: bis 7 Tage

Kombi-Tapes
Mit B5

Tipp
Tape 2 ist eine längere Version vom horizontalen B4-Tape. Es empfiehlt sich, so eine abgeheilte Kaiserschnittnarbe zu überkleben.

Anleitung

① **Basis 1:** Strecken Sie Ihre Brust gut heraus und ziehen Sie Ihren Unterbauch ein. Ihr Partner klebt die Mitte des langen Tapes unterhalb des Nabels horizontal auf der Mitte des Unterbauchs.

② **Verlauf und Ende 1:** Ihr Partner zieht ein Tape-Ende, während Sie tief ausatmen und mit deutlichem Zug, links herum und ein Ende rechts herum, über den vorderen Beckenkammknochen durch die Taille zur Lendenwirbelsäule auf Taillenhöhe. Ein kurzes vertikales Tape kann zur Stabilisierung der Tape-Enden über die Wirbelsäule angelegt werden.

③ **Basis 2:** Wie Basis 1, wenn möglich etwas weiter nach unten zum Schambein und somit teils überlappend mit Tape 1.

④ **Verlauf und Ende 2:** Ziehen Sie das waagerechte Tape mit wenig Zug seitlich nach links und rechts über den Beckenkammvorsprung zum seitlichen Becken. Atmen Sie dabei aus und ziehen Sie Ihren Unterbauch ein.

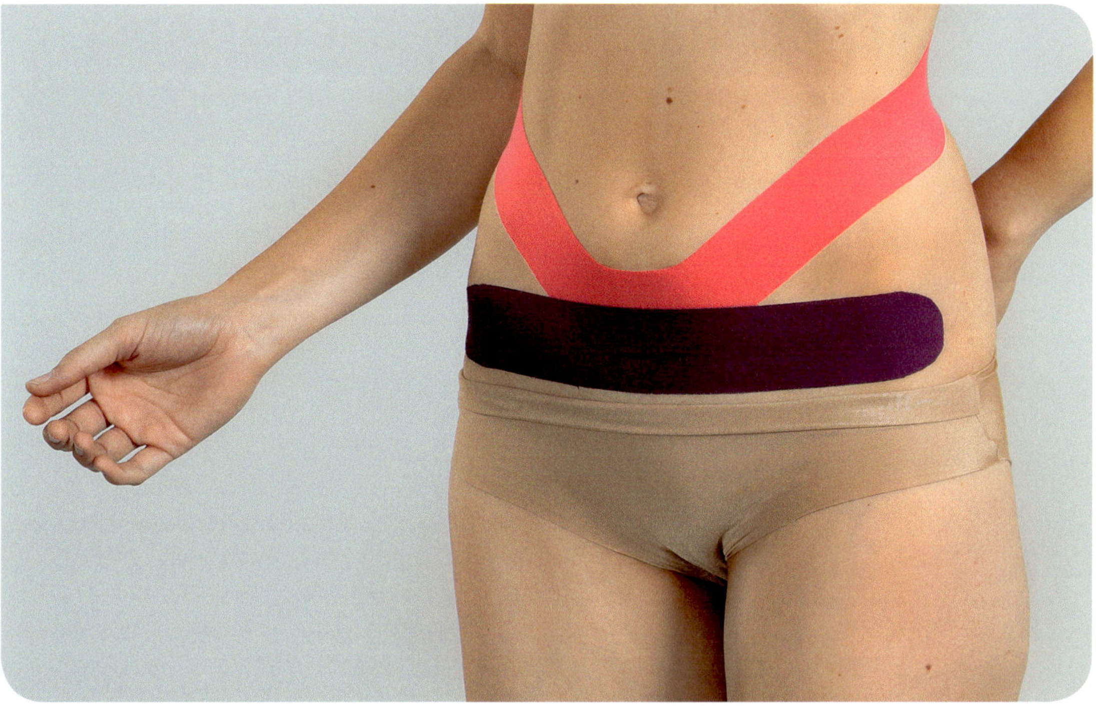

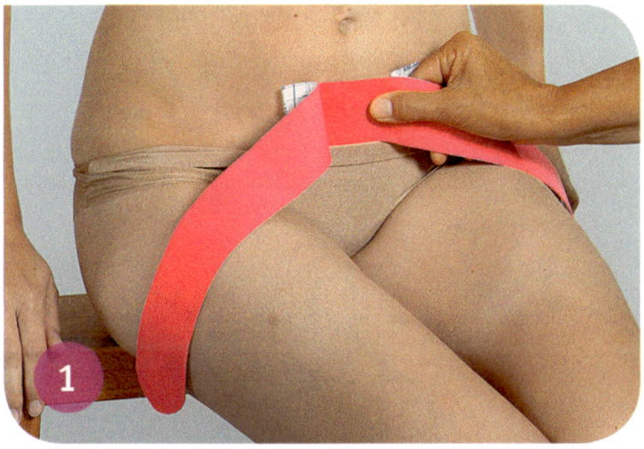
1

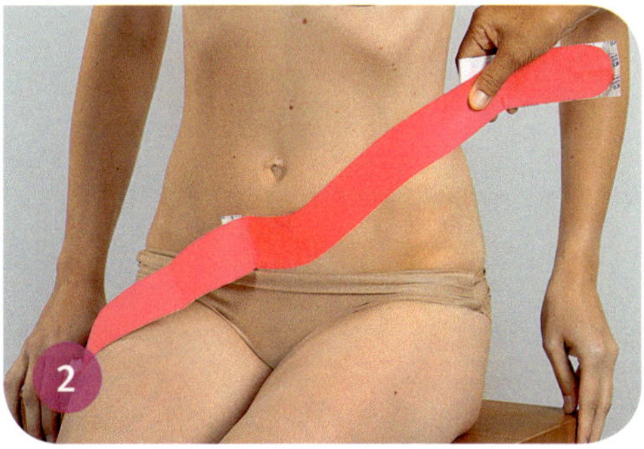
2

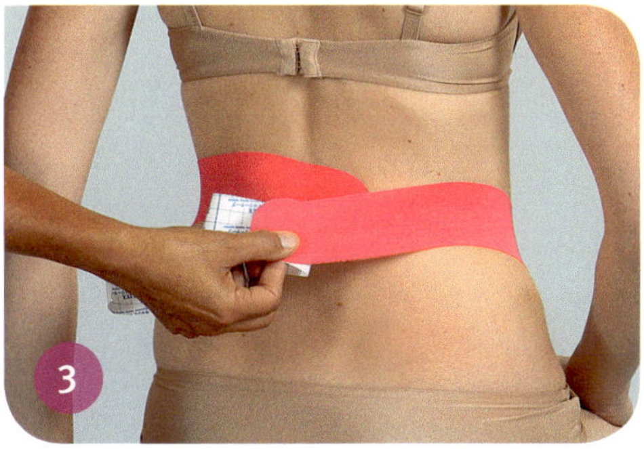
3

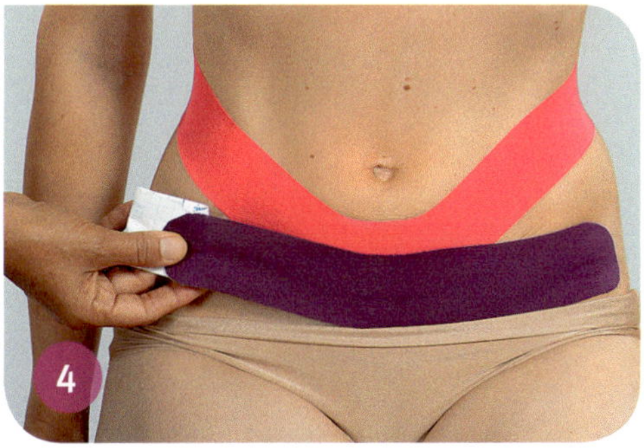
4

B1-Tape: gerade Bauchmuskeln
(FASZIEN TAPE)

Bei einer Zerrung der geraden Bauchmuskeln

>> Die geraden Bauchmuskeln sind die oberflächigsten Bauchmuskeln und verlaufen vom Brustkorb zum Schambein. Wenn sie gut entwickelt sind, spricht man vom „Waschbrettbauch". In der Physiotherapie sind sie, zur Behandlung von Rückenbeschwerden, weniger von Bedeutung. Zu viel Training der geraden Bauchmuskeln könnte die Beschwerden sogar verstärken. Zerrungen der geraden Bauchmuskeln sind selten, können aber gerade beim ruckartigen Training auftreten. Dieses Tape ist dann sehr hilfreich.

Tape
Anzahl: 2
Form: I
Breite: 5 cm
Zug: wenig
Dauer: bis 7 Tage

Tipp
Die Anwendung dieses Tapes ist vor allem in Kombination mit B5 sinnvoll, wenn Ihr Hohlkreuz sehr ausgeprägt ist.

Anleitung

Setzen Sie sich mit aufgerichtetem Becken auf einen Hocker, d. h. mit einem abgeflachten Hohlkreuz. Messen Sie die benötigte Tapelänge vom unteren Ende des Brustbeins bis zum Schambein bzw. zum Beginn der Schamhaare. Schneiden Sie beide Tapes ⅛ kürzer als gemessen ab.

1. **Basis:** Kleben Sie ein Tape-Ende links am Brustkorb, direkt seitlich des unteren Endes des Brustbeins.
2. **Verlauf:** Ziehen Sie das Tape mit wenig Zug gerade nach unten, seitlich links am Nabel vorbei. Atmen Sie dabei aus und ziehen Sie Ihren Bauch ein.
3. **Ende:** Oberhalb der Schamhaargrenze bzw. kurz oberhalb des Schambeins.
4. Das zweite Tape legen Sie identisch rechts der Körpermittellinie an, also seitlich am unteren Ende des Brustbeines rechts.

161

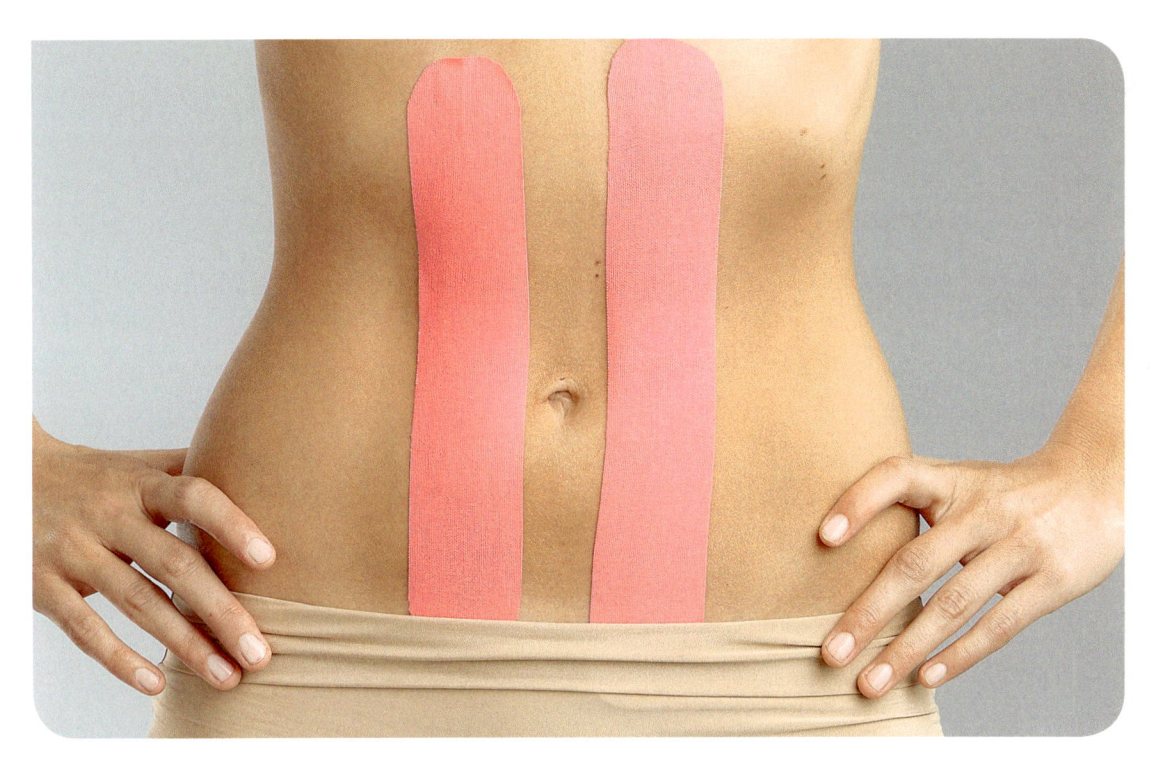

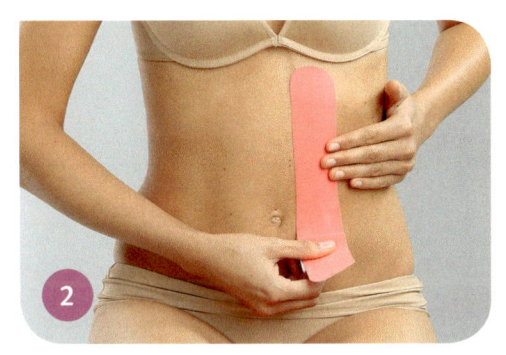

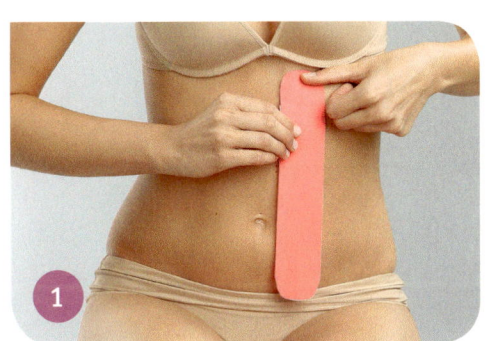

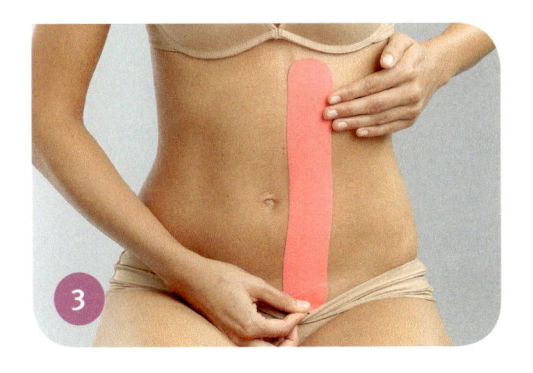

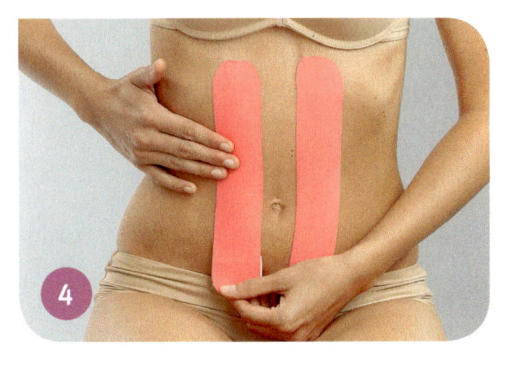

B8-Tape: Brustwirbelsäule

Damit Sie wieder aufrecht durchs Leben gehen

›› Mentaler Druck, ein Rundrücken durch Erkrankungen, mangelndes Selbstbewusstsein, üppiger Busen, es gibt viele Gründe, warum die Brustwirbelsäule zuerst rund, später steif wird und oft Schmerzen bereitet. Körperliches, mentales oder auch Entspannungstraining ist unerlässlich. Dieses Tape ist eine einfache Unterstützung, denn es trainiert die Rückenstrecker fast automatisch.

Tape
Anzahl: 3
Form: I
Breite: 5 cm
Zug: deutlich
Dauer: bis 7 Tage

Kombi-Tapes
mit H3, K2, Z1, L2, L3, B5
(B8 zuletzt zur Befestigung kleben)

Tipp
Wenn nicht die Muskeln schwach sind, sondern die Wirbelsäule rund und steif ist, legen Sie Tape 1 und 2 schräg statt längs (aber nicht quer) über die schmerzhaften, steifen Wirbel an. Dort wo die knöchernen Spitzen herausragen. Tape 3 ist wie oben beschrieben.

Anleitung

Setzen Sie sich mit aufgerichtetem Becken (abgeflachtem Hohlkreuz) und aufgerichtetem Brustkorb auf einem Hocker. Bald spüren Sie, dass Ihre Muskeln keine Ausdauer haben. Ihre steifen Wirbel machen sich so deutlich bemerkbar. Oder positionieren Sie sich im Vierfüßlerstand (auf Händen, oder Ellbogen, und Knien mit dem Gesäß nah an den Fersen), mit der Brustwirbelsäule maximal zum Boden durchgestreckt. Die Länge der 3 Tapes ist ca. 15 cm, je nach Körpergröße und Länge des Rundrückens. Reißen Sie die Klebefolie der Tapes mittig durch.

① **Basis:** Ihr Partner legt die Mitte der Tapes in Längsrichtung der Wirbelsäule an. Tape 1 und 2 liegen an der Wirbelsäule an, lassen aber die Spitzen („Dornfortsätze") frei.

② **Verlauf und Ende:** Ihr Partner zieht die ersten beiden Tapes mit deutlichem Zug, während Sie tief ausatmen, senkrecht nach oben und unten.
Tape 3 wird darüber, genau mittig in Längsrichtung über die Wirbelsäule geklebt. Tape 3 verläuft präzise über diesen Knochen und festigt damit auch die ersten beiden Tapes.

Alternative Anlage:

③ **Basis 1 und 2:** Ihr Partner legt die Mitte der Tapes etwas schräg nach links bzw. nach rechts über die steifen, herausragenden Spitzen an

④ Ihr Partner zieht diese beiden ersten Tapes mit deutlichem Zug, während Sie tief ausatmen, schräg nach oben und unten. Tape 3 ist genau wie vorher beschrieben.

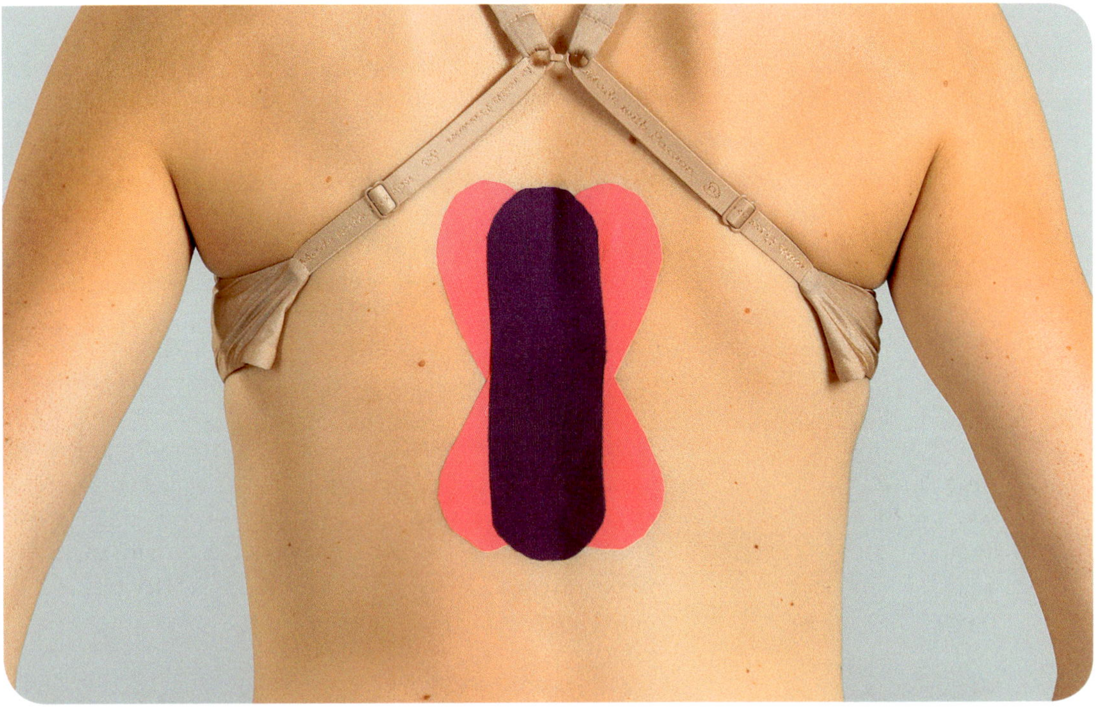

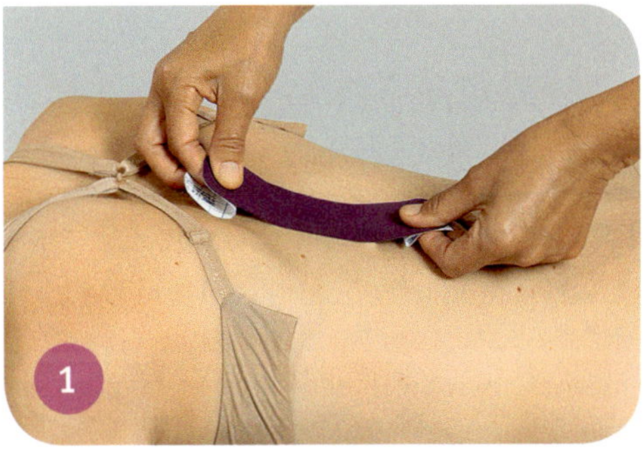
1

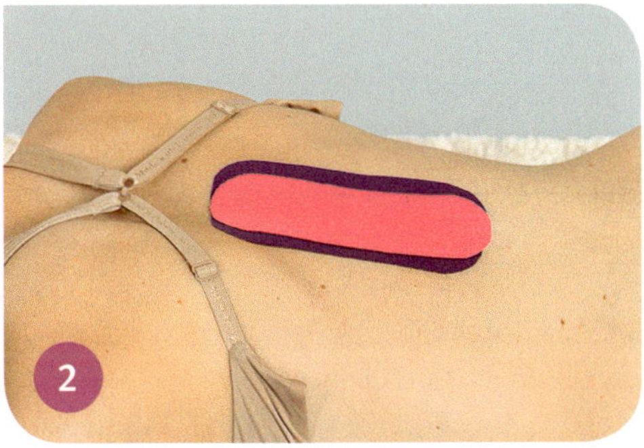
2

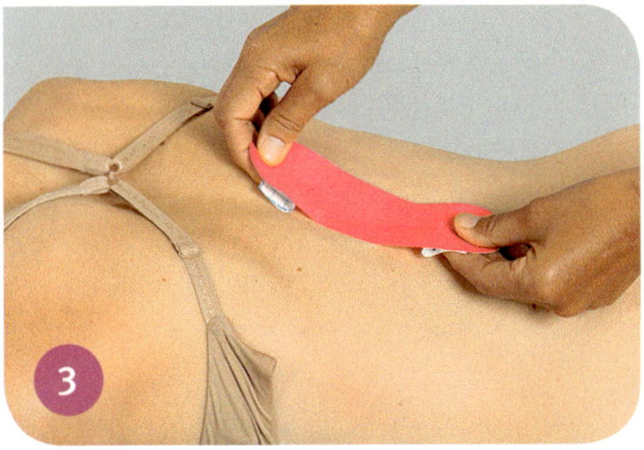
3

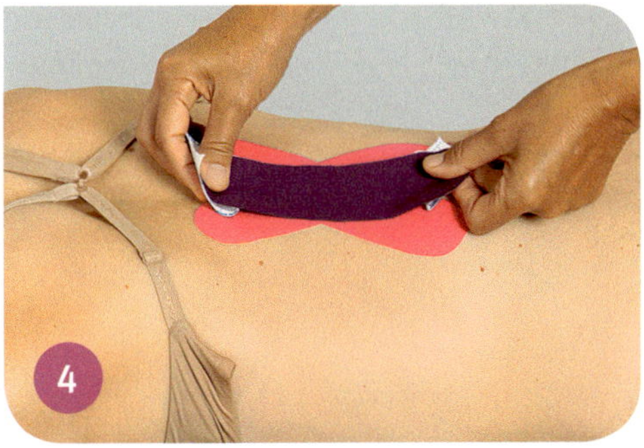
4

Z1-Tape: Zwerchfell/Diaphragma

FASZIENTAPE

Unterstützt eine tiefe, entspannende Atmung

>> Das Diaphragma ist die Trennwand zwischen Brustkorb und Bauchraum. Beim Einatmen zieht es sich nach unten, wobei sich der Bauch herauswölbt, beim Ausatmen geht es wieder hoch. Diese Dynamik der Bauchatmung beeinflusst u. a. den Lymphfluss, die Lendenwirbelsäule, den Beckenboden, natürlich die Lungen und unser Wohlbefinden. Das Tape unterstützt die tiefe Atmung und wird daher gerne und oft angelegt. Es ist zudem ein Geheimtipp zur Leistungssteigerung und besseren Regeneration.

Tape
Anzahl: 2
Form: I
Breite: 5 cm
Zug: wenig bis deutlich
Dauer: bis 7 Tage

Kombi-Tapes
mit A3, B6, B5, B8, L2, L3 oder LY

Anleitung

Setzen Sie sich gerade hin und stützen Sie sich mit beiden Händen (Daumen nach hinten) in den Leisten ab. Ihre Ellbogen zeigen vom Körper weg. Ihr Partner misst die erforderliche Tapelänge von der unteren Brustwirbelsäule über den unteren Rippenbogen nach vorne zur Spitze des Brustbeins. Schneiden Sie zwei Tapes ¼ kürzer als gemessen ab.

① **Basis:** Strecken Sie Ihre Brust gut heraus. Ihr Partner klebt dann ein Tape-Ende auf die untere Brustwirbelsäule. Das Tape zeigt schräg nach unten.
② **Verlauf:** Ihr Partner zieht das Tape, während Sie tief ausatmen, mit deutlichem Zug zur unteren Rippe in der Flanke.
③ **Verlauf und Ende:** Dann mit weniger Zug nach vorne oben weiter zur Brustbeinspitze. Dabei ist nur der obere Rand des Tapes auf den Rippen und mehr als der Hälfte der Tapebreite wird auf dem oberen Bauch angelegt. Frauen helfen dabei, indem sie den BH in der Mitte vorne mit der Hand der anderen Körperseite hochhalten.
④ Die gleiche Vorgehensweise wird für die andere Körperseite wiederholt.
Ihr Partner legt zudem ein vertikales Tape von ca. 10 cm Länge zur Fixierung über beide Basen auf der Brustwirbelsäule an. Auch hier: Bleiben Sie aufrecht sitzen und atmen Sie tief aus (großes Foto).

165

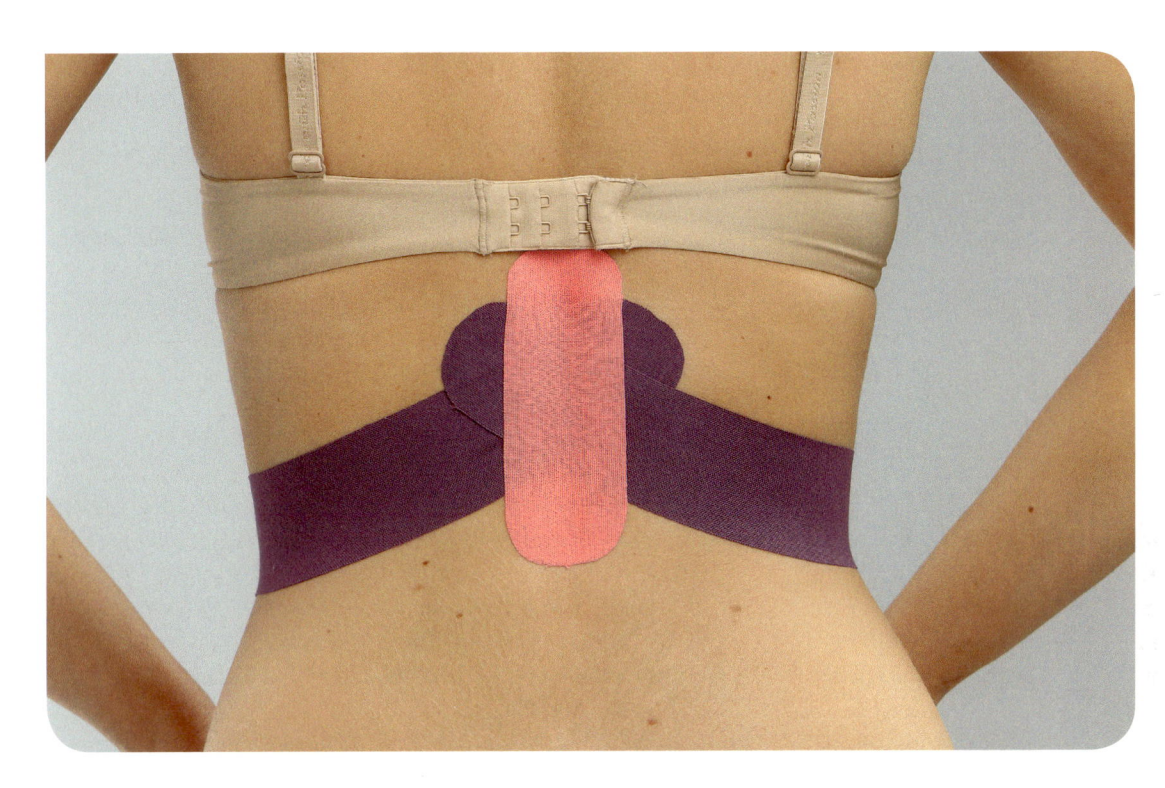

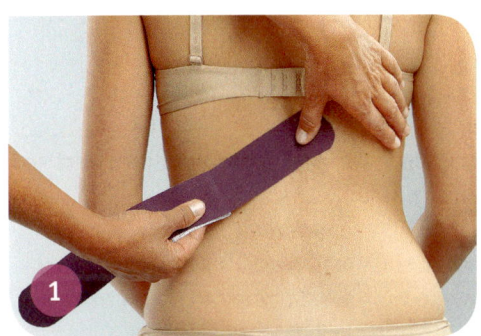

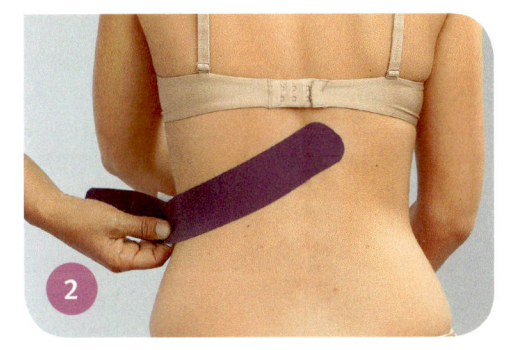

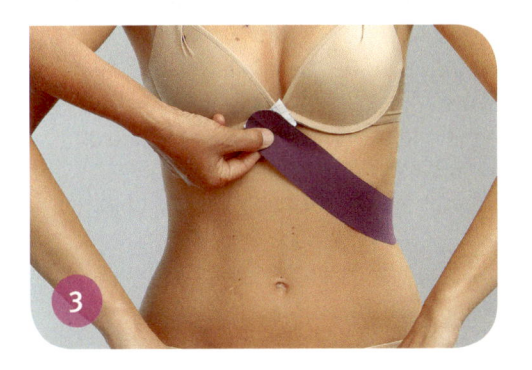

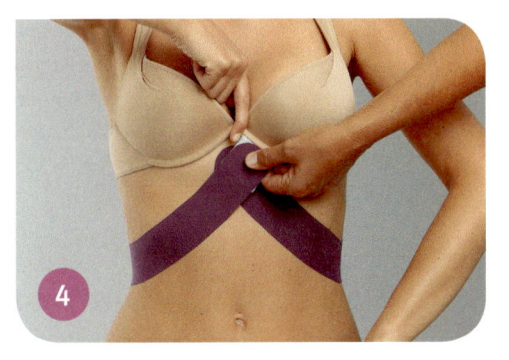

A3-Tape: Atemnot

Damit Sie wieder tief durchatmen können

>> Bei Asthma bronchiale oder anderen Lungenerkrankungen, die mit einem Gefühl von Atemnot einhergehen, kann dieses Tape die Arbeit des Zwerchfells und damit die richtige Atmung unterstützen. Das Tape ist nicht als Ersatz für Medikamente gedacht, sondern als zusätzliche Unterstützung. Lassen Sie es sich rechtzeitig von Ihrem Tape-Partner anlegen, wenn Sie Atemprobleme erwarten.

Tape
Anzahl: 4
Form: I
Breite: 5 cm
Zug: wenig
Dauer: wie erforderlich

Kombi-Tapes
mit LY, K1, B9 oder Z1

Anleitung

Setzen Sie sich aufrecht auf einen Hocker und stützen sich mit beiden Händen auf den oberen Bereich Ihrer Oberschenkel ab, sodass Ihre Ellbogen seitlich vom Körper wegzeigen.

- Tape 1 verläuft vom unteren vorstehenden Nackenwirbel (7. Wirbel der Halswirbelsäule) aus innen und unten am Schulterblatt vorbei seitlich über die Rippen zur unteren Spitze des Brustbeins.
- Tape 2 verläuft zum unteren, äußeren Rand des Schulterblatts an der Rückseite der Schulter.

Beide Tapes benötigen Sie zweimal – für links und rechts (also insgesamt 4). Kürzen Sie die Tapes jeweils um ⅛.

① **Basis:** Ihr Partner legt ein Ende aller 4 Tapes über dem vorstehenden unteren Nackenwirbel an.
② **Verlauf und Ende von Tape 1:** Während der Ausatmung zieht Ihr Partner das Tape mit wenig Zug zwischen der Wirbelsäule und dem Schulterblatt herunter zur unteren Spitze des Schulterblatts. In einer sanften Kurve geht es weiter nach außen über die Rippen und an Ihrer Brustkorbvorderseite wieder hoch bis zur Brustbeinspitze.
③ Das Gleiche wiederholt Ihr Partner an Ihrer anderen Körperseite.
④ **Verlauf und Ende von Tape 2:** Ihr Partner zieht das Tape über den oberen Schulterblattbereich nach außen. Das Ende des Tapes ist direkt unterhalb der oberen, hinteren Ecke der Schulter.
Das Gleiche wiederholt Ihr Partner an Ihrer anderen Körperseite.

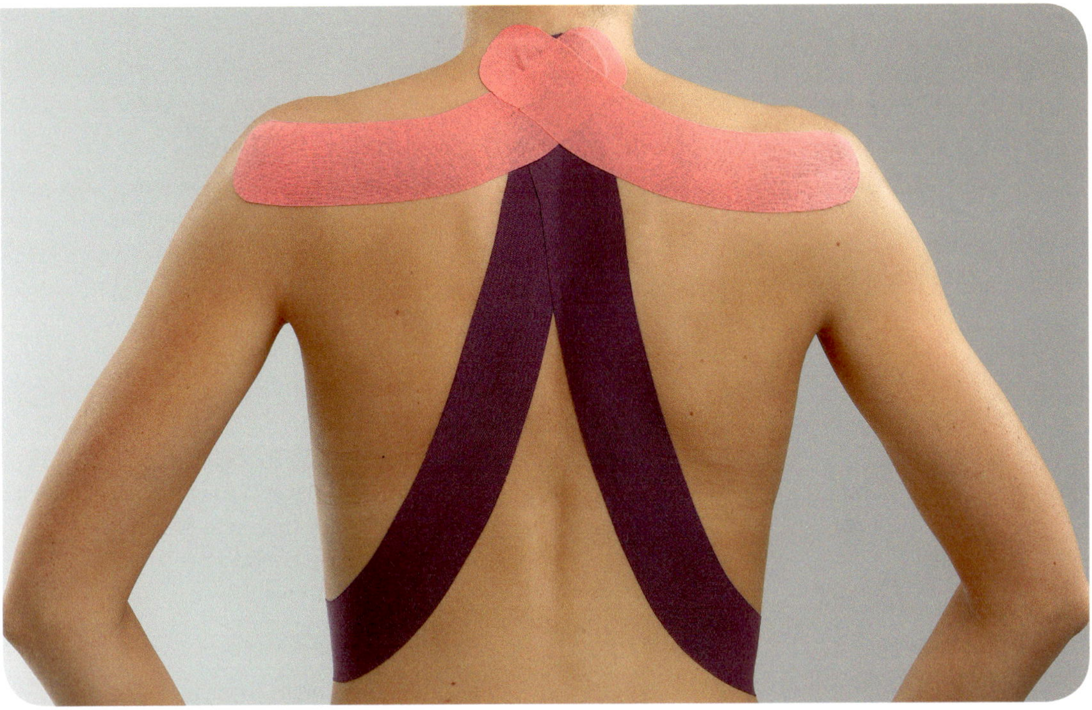

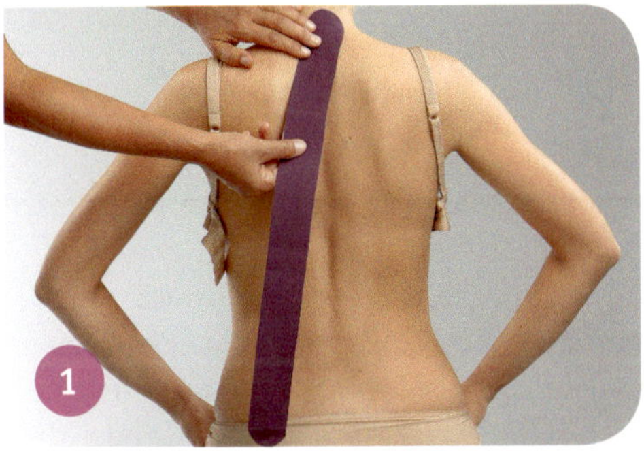
1

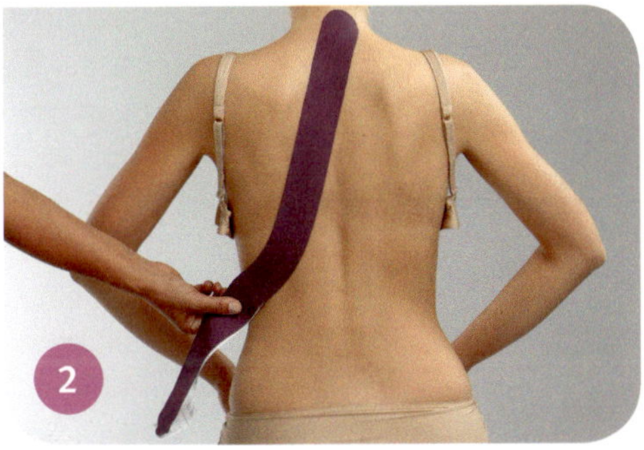
2

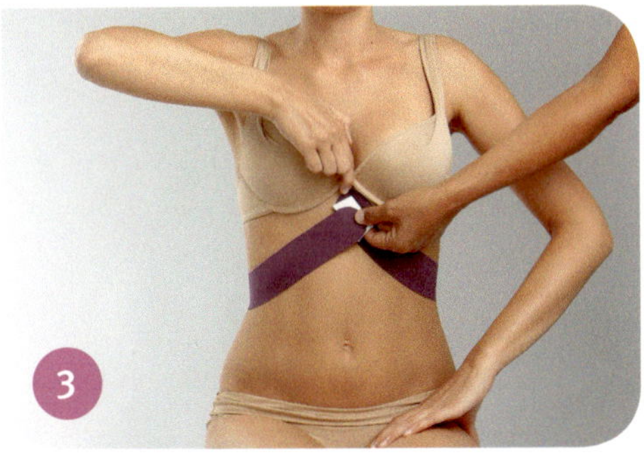
3

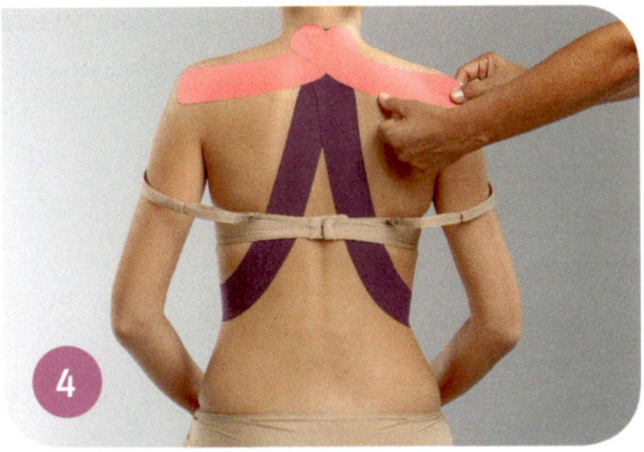
4

R1-Tape: Rippen

Schnelle Hilfe nach einer Rippenprellung

>> Jeder Atemzug schmerzt. Vor allem das tiefere Einatmen. Nach einem Sturz mit dem Fahrrad oder gegen das Treppengeländer oder durch einen Sportunfall. Dieses Tape lindert die akuten Schmerzen! Wenn alle Tapes geklebt sind, dürfen Sie testen, wie tief Sie ohne Schmerz wieder einatmen können. Jedoch nur als Test, vermeiden Sie das vorerst noch im Alltag.

Tape
Anzahl: 3
Form: I
Breite: 5 cm
Zug: deutlich
Dauer: bis 5 Tage

Tipp
Diese Tapes können im weiteren Verlauf der Heilung in mehreren Varianten angelegt werden. Ihr Therapeut wird Sie dabei begleiten und beraten.

Anleitung

Setzen Sie sich so hin, dass Sie Ihre lädierten Rippen einfach erreichen können. Zum Anlegen eines Tapes bei einer Rippenverletzung an der Rückseite des Brustkorbs brauchen Sie Ihren Tape-Partner. Kleben Sie zuerst ein oder zwei Lymphtape(s) aus der Achsel heraus zur betroffenen Rippe. Schneiden Sie anschließend drei Tapes von 10 cm. Reißen Sie die Schutzfolie in der Mitte der Tapes durch.

① **Basis von Tape 1:** Die Mitte des Tapes ist die Basis. Legen Sie diese zweihändig, aber ohne auf die schmerzhafte Stelle der Rippe zu drücken, und in deren Verlauf an.
② **Verlauf und Ende von Tape 1:** Ziehen Sie die beiden Enden mit deutlichem Zug längs im Rippenverlauf aus.
③ **Basis, Verlauf und Ende von Tapes 2 und 3:** Die Mitte dieser beiden Tapes ist die Basis. Legen Sie diese nacheinander zweihändig, aber ohne auf die schmerzhafte Stelle der Rippe zu drücken, quer zum Rippenverlauf an. Die beiden Tapes überlappen sich dabei maximal zur Hälfte.
④ Ziehen Sie die beiden Enden mit deutlichem Zug quer zum Rippenverlauf hoch und runter und überqueren Sie dabei die Nachbarrippen.

169

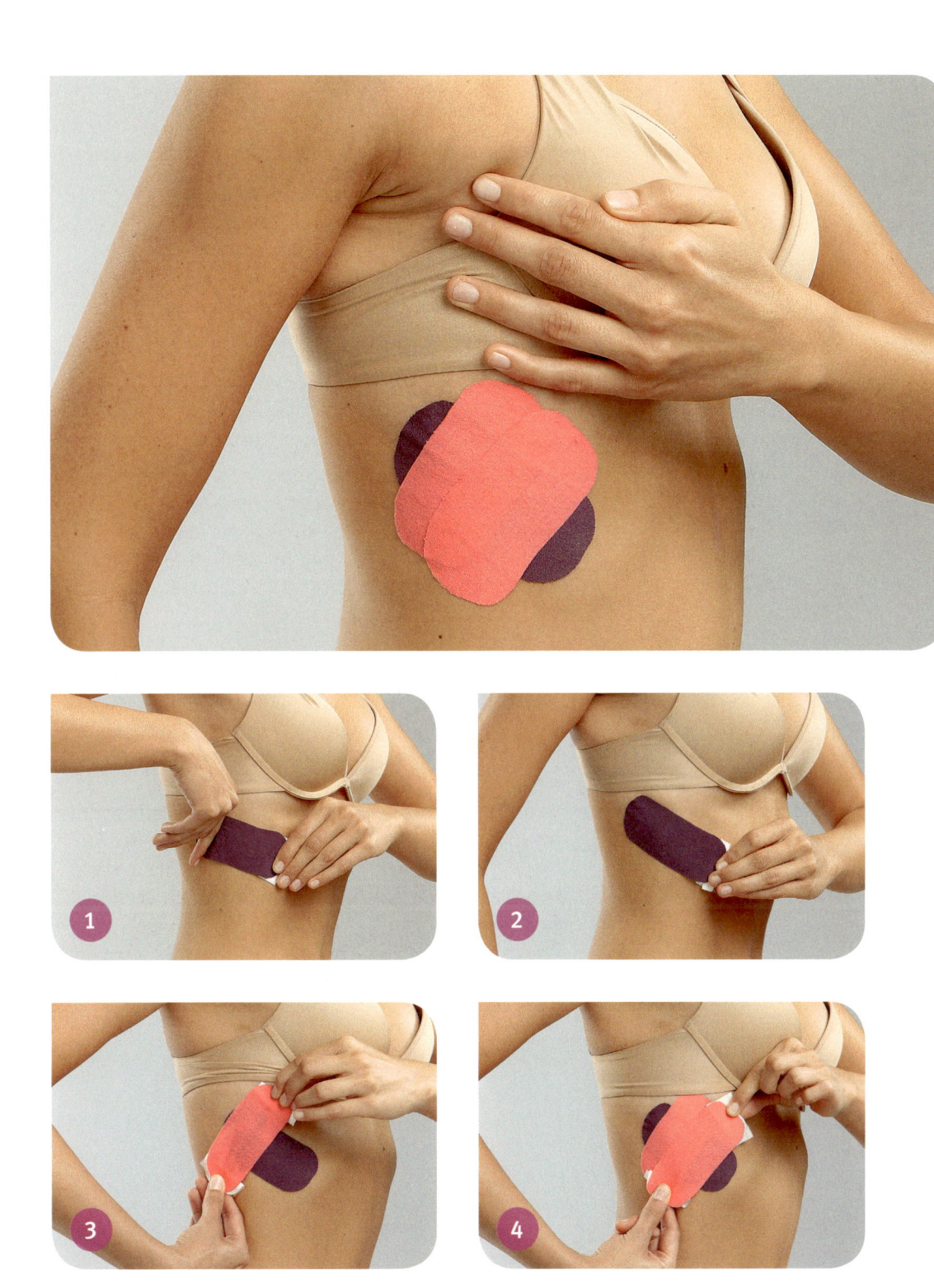

D1-Tape: Daumengrundgelenk

Wenn Sie Ihren Daumen verstaucht haben

》 Nach einer Verstauchung des Daumens tut meist vor allem das Daumengrundgelenk weh, dann ist das Tape eine wirkungsvolle Stütze. Dieses Gelenk kann aber, genau wie das Daumensattelgelenk, auch durch Überlastung schmerzen. Das tritt z. B. bei Handy-Nutzern auf, die ihren Daumen beim Simsen zu stark belasten, man spricht daher schon vom SMS-Daumen. Neben dem Tapen sollten Sie dann auch Ihren Daumen schonen und lieber mit dem Zeigefinger tippen.

Tape
Anzahl: 2
Form: I
Breite: 2,5 cm
Zug: deutlich
Dauer: bis 7 Tage

Tipp
Zum Schutz des Tapes empfiehlt sich das Tragen eines dünnen Handschuhs.

Anleitung

Setzen Sie sich an einen Tisch und legen Sie Ihren betroffenen Arm auf die Kleinfingerseite. Messen Sie die Tapelänge von der Außenseite des Unterarms über die Innenseite des Handgelenks zum Daumballen und weiter um den Daumen herum. Schneiden Sie dann das Tape ¼ kürzer ab. Zusätzlich schneiden Sie das Tape längs durch.

① **Basis:** Spreizen Sie den Daumen leicht ab, jedoch nicht so weit, dass Sie Ihre Schmerzen spüren. Kleben Sie ein Ende an die Zeigefingerseite des Daumengrundgelenks.
② **Verlauf:** Kleben Sie das Tape zweimal um das Gelenk herum.
③ **Verlauf:** Anschließend ziehen Sie das Tape weiter über den Daumenballen und die Innenseite des Handgelenks.
④ **Ende:** Vom Handgelenk ziehen Sie das Tape schräg weiter zur Ellenseite des Unterarms und von dort bis zur Rückseite der Elle.
Wiederholen Sie diese Anlage, teils überlappend, mit dem zweiten Tape.

171

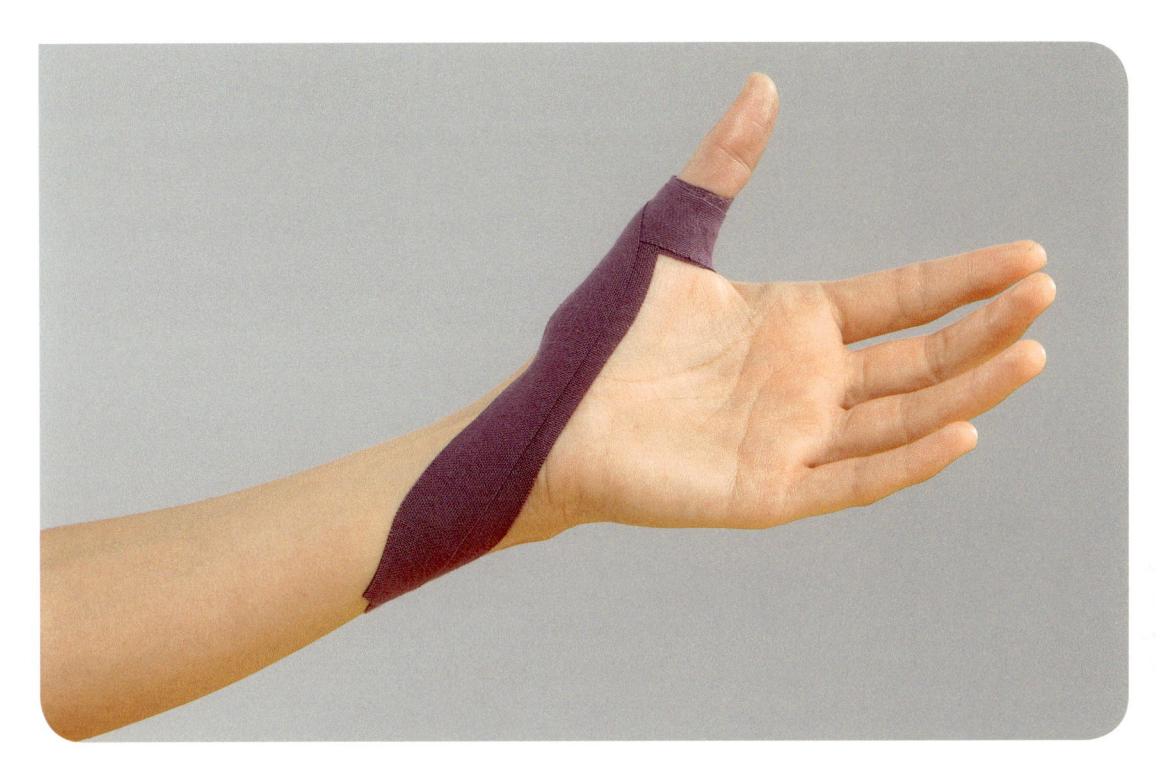

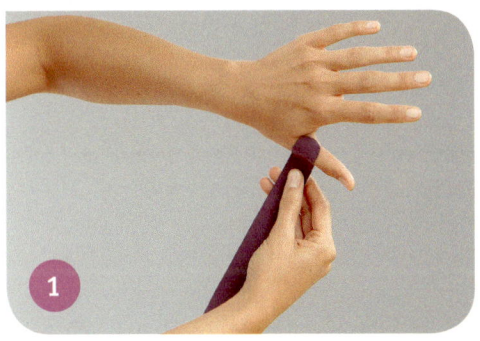

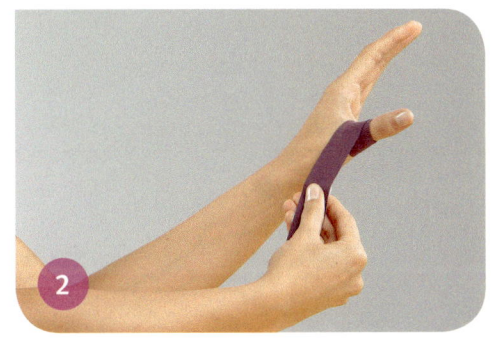

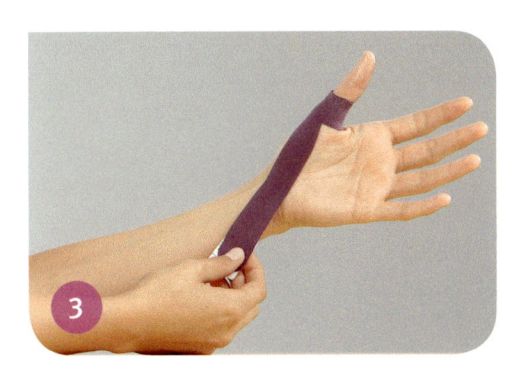

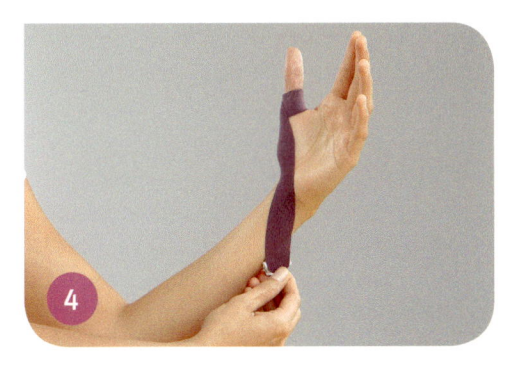

1

2

3

4

D2-Tape: Daumensattelgelenk

Wenn der Daumen wegen Gelenkverschleiß wehtut

>> Die Gelenke von der Handwurzel zum Daumen (Daumensattelgelenk), wie auch das Daumengrundgelenk (Tape D1), können starke Schmerzen verursachen und einfache tägliche Aktivitäten vom Schreiben bis Tippen oder Halten einer Kaffeetasse unmöglich machen. Gelenkverschleiß im Daumensattelgelenk, Rhizarthrose, kann die Beschwerden erklären. Lassen Sie sich von Ihrem Therapeuten zeigen, wie Sie das Gelenk schmerzlindernd bewegen können.

Tape
Anzahl: 1
Form: I
Breite: 5 cm
Zug: deutlich
Dauer: bis 7 Tage

Anleitung

Setzen Sie sich an einen Tisch und legen Sie Ihren betroffenen Arm darauf. Messen Sie die Tapelänge von der Außenseite des Unterarms bis zur Schwimmhaut des Daumen- und Zeigefingers, verdoppeln Sie diese Länge und schneiden Sie dann das Tape ¼ kürzer ab. Zusätzlich schmälern Sie die Mitte des Tapes, über eine Länge von 3–4 cm, von beiden Seiten bogenförmig um 1 cm.

① **Basis:** Legen Sie den Daumen leicht abgespreizt hin, jedoch nicht so weit, dass Sie Ihre Schmerzen spüren. Kleben Sie den geschmälerten mittleren Teil auf die Schwimmhaut zwischen Daumen und Zeigefinger.
② **Verlauf und Ende des Tapes von der Rückseite:** An der Rückseite ziehen Sie das Tape zur Speichenseite des Handgelenks und von dort weiter zur Innenseite des Unterarms, schräg hoch zur Außenseite der Elle.
③ **Verlauf und Ende des Tapes von der Handinnenflächeseite:** An der Handinnenflächenseite ziehen Sie das Tape über das Handgelenk schräg weiter hoch zur Elle, zum Ende des oberen Tapes.

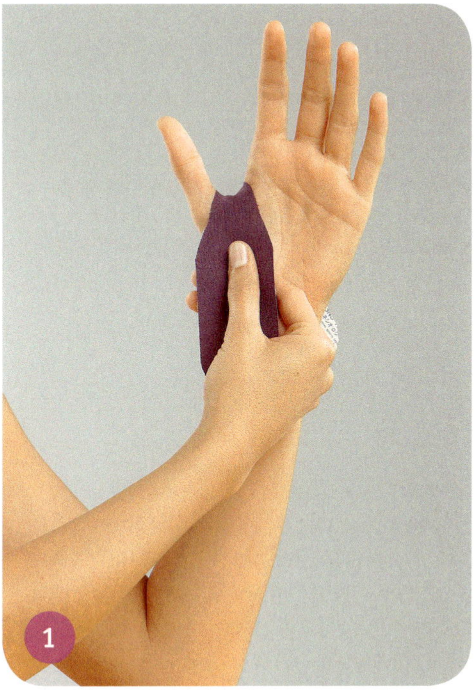
1

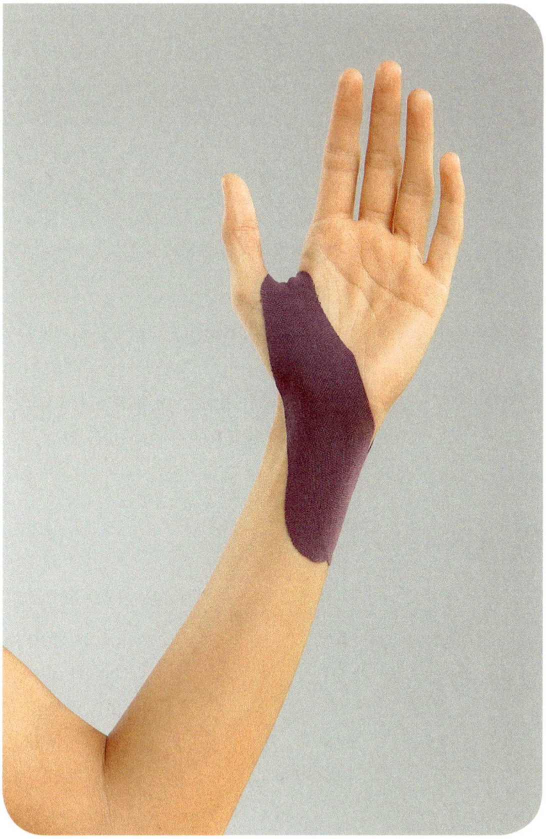

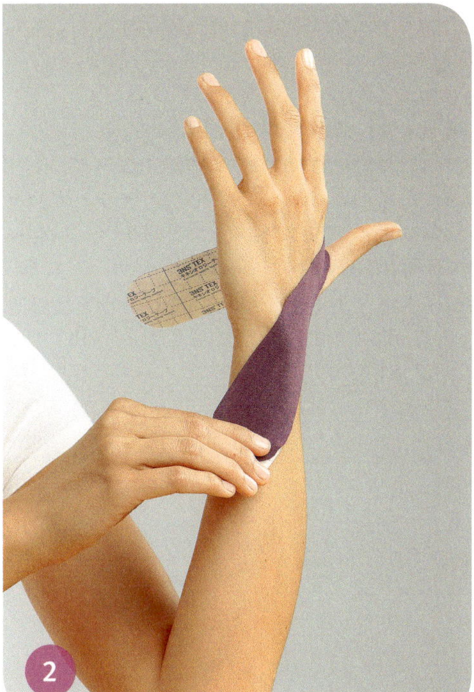
2

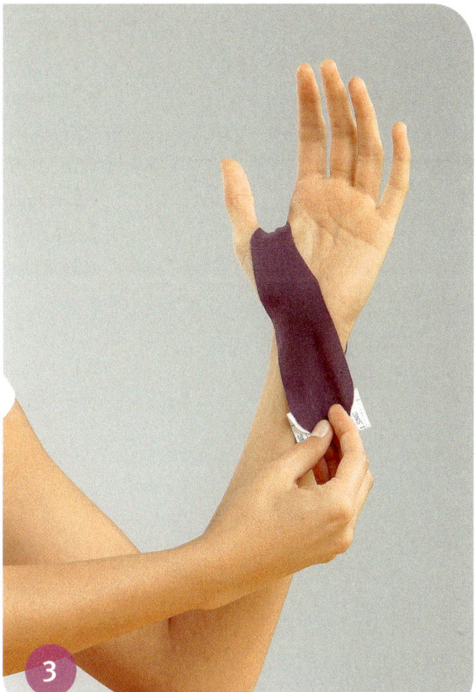
3

D3-Tape: Daumensehnen

Bei einer Reizung der Daumensehnen durch Überlastung

>> Vor allem Raumpflegekräfte oder Hausfrauen, die zu Hause vieles selbst machen, auch Strickerinnen, Handwerker und Sportler, die ein Schlaggerät gebrauchen (Tennis, Squash, Baseball, Rudern, Kanufahren), können unter Schmerzen an der Speicheseite des Handgelenks leiden. Diese Sehnen- oder Sehnenscheidenreizungst als Quervain-Erkrankung bekannt. Manchmal können gereizte Nervenäste für die Beschwerden verantwortlich sein.

Tape
Anzahl: **1**
Form: **I**
Breite: **5 cm**
Zug: **deutlich**
Dauer: **bis 7 Tage**

Tipp
Wenn sich die Schmerzen nicht innerhalb von 5 Tagen deutlich bessern, suchen Sie bitte fachmännische Hilfe.

Anleitung

Setzen Sie sich an einen Tisch. Messen Sie die notwendige Tapelänge von der Außenseite des Unterarms bis zum Daumennagel und schneiden Sie dann das Tape ¼ kürzer als gemessen ab. Legen Sie den Daumen am Zeigefinger an und die Hand etwas zur Seite des Kleinfingers geneigt hin, jedoch nicht so weit, dass Sie Ihre Schmerzen spüren.

① **Basis:** Kleben Sie ein Tape-Ende seitlich außen auf die Elle.
② **Verlauf:** Ziehen Sie das Tape mit deutlichem Zug gradlinig diagonal über der Rückseite des Unterarms zur Speichenseite des Handgelenks.
③ **Ende:** Ziehen Sie das Tape über die Daumensehnen weiter zur Rückseite des Daumens, mit dem Tape-Ende kurz vor dem Nagelbett.
④ Legen Sie ein halbbreites Tape rund um den Daumen um das Tape-Ende an, um dieses zu befestigen.

175

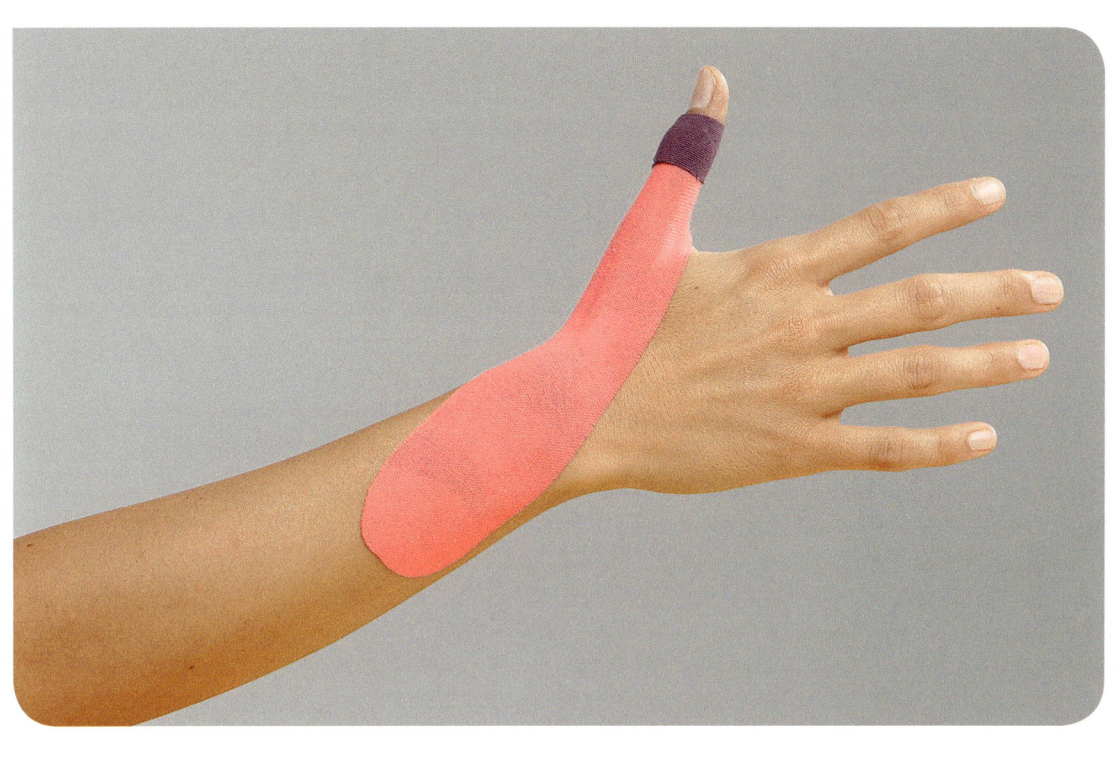

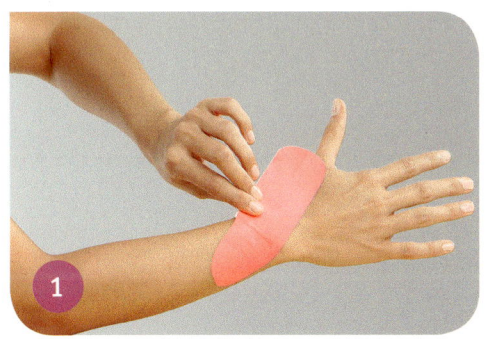

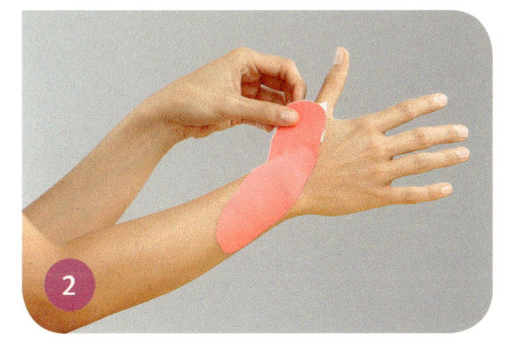

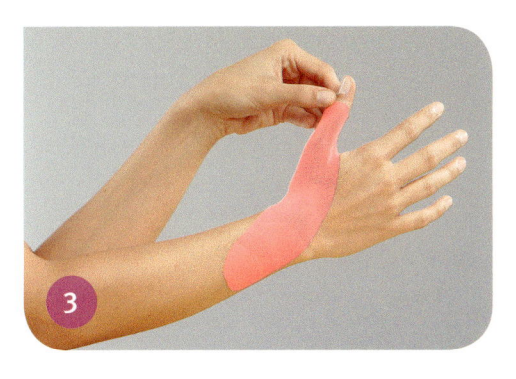

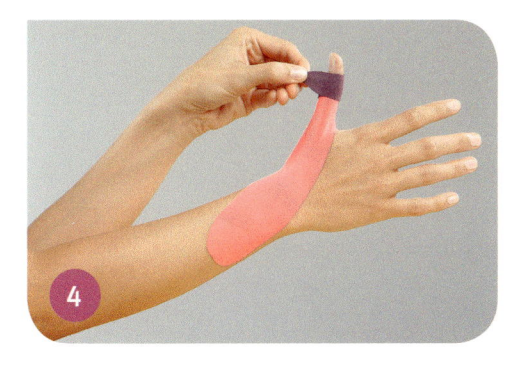

F2-Tape: Fingergelenk

Schmerzlinderung bei einem gestauchten Fingergelenk

>> Im Akutfall sollte das Gelenk zunächst ruhig gestellt werden. Dazu wickeln Sie ein 2,5 cm breites Tape mehrfach um das betroffene Gelenk, bis Sie das Gelenk nicht mehr schmerzhaft bewegen können. Zur weiteren Stabilisierung wickeln Sie es auch noch um einen Nachbarfinger herum. Nach 1–3 Tagen, wenn der Schmerz deutlich nachgelassen hat, sollten Sie das Gelenk wieder bewegen und dazu das unten beschriebene Funktionstape anlegen.

Tape
Anzahl: 2
Form: I
Breite: ca. 1,6 cm
Zug: deutlich
Dauer: bis 7 Tage

Anleitung

Setzen Sie sich an einen Tisch und legen Sie Ihre betroffene Hand darauf. Schneiden Sie 8–10 cm Tape ab und zweimal längs durch, sodass Sie drei schmale Tapes von ca. 1,6 cm Breite bekommen. Sie brauchen erst einmal zwei Tapes. Eines davon schneiden Sie durch.

① **Basis und Verlauf Tape 1:** Ein kurzes Tape legen Sie von der Beugeseite des Fingers, vor dem schmerzhaften Gelenk, und mit deutlichem Zug, seitlich über das Gelenk zur Rückseite des Fingers, an der anderen Seite des Gelenks an.

② **Basis und Verlauf Tape 2:** Das Gleiche wiederholen Sie mit dem zweiten kurzen Tape an der anderen Seite des Fingers. Das Ende des zweiten Tapes kommt auf das Ende des ersten kurzen Tapes.

③ **Basis Tape 3:** Legen Sie ein Tape-Ende des längeren Tapes vor dem schmerzhaften Gelenk schräg auf der Rückseite (Streckseite) des Fingers an. Ziehen Sie das Tape mit deutlichem Zug seitlich über das Gelenk zur Beugeseite des Fingers an der anderen Seite des schmerzhaften Gelenks.

④ + ⑤ **Verlauf und Ende von Tape 3:** Von der Beugeseite ziehen Sie das Tape weiter zur anderen Fingerseite und wieder mit deutlichem Zug schräg über das Gelenk zur Rückseite und zum Beginn des Tapes.
Zirkuläre Tapes ohne Zug fixieren Anfang und Ende. (Auf dem großen Foto ist erst ein zirkuläres Tape angebracht worden.)

177

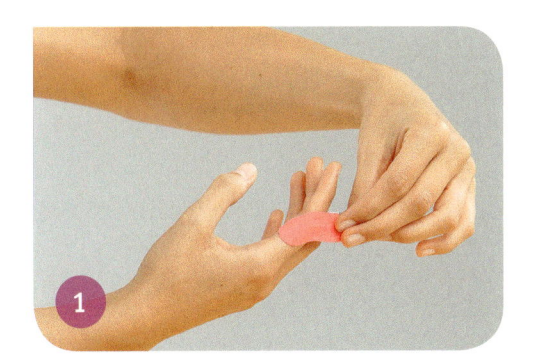

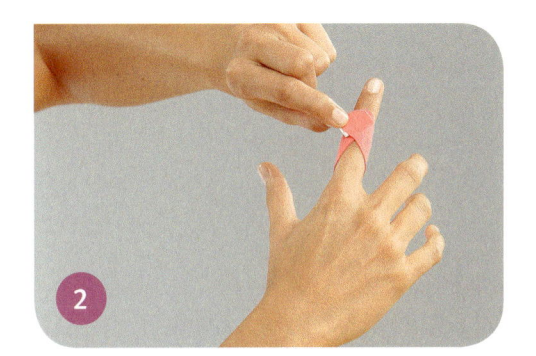

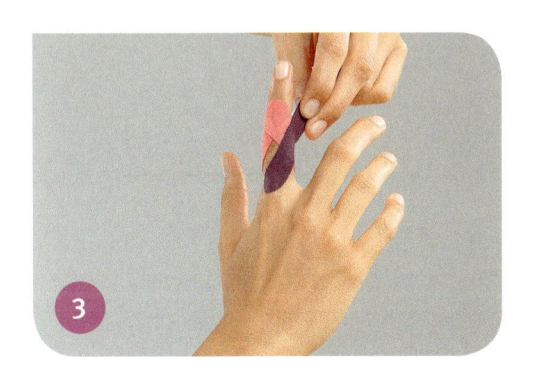

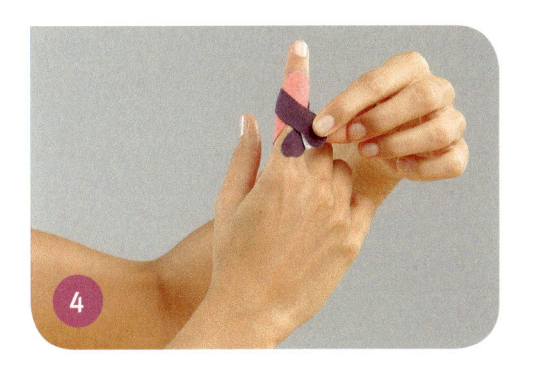

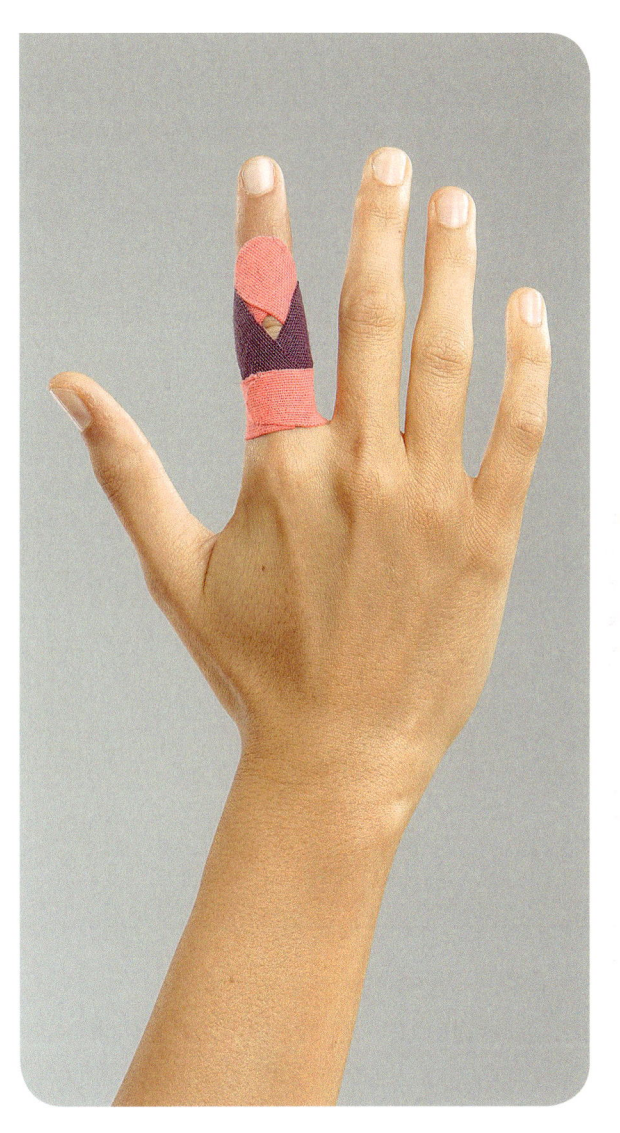

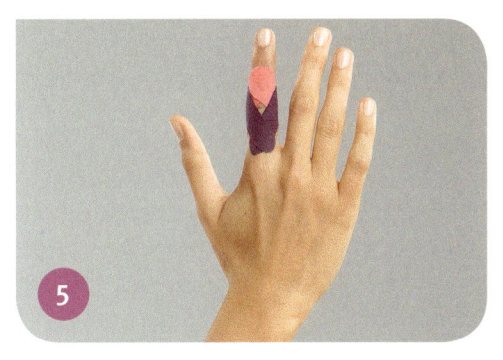

F1-Tape: Fingerbeuger

Training des Fingerbeugers leicht gemacht

>> Nach einer Operation an der Beugesehne der Finger brauchen Sie spezielle Betreuung von einer Handtherapeutin, eine auf Handrehabilitation spezialisierte Physiotherapeutin. Ein abgewandeltes Unterarmstrecker-Tape ist hier ein Übungsgerät zum Training der Beugesehne.

Tape
Anzahl: 1
Form: Y
Breite: 5 cm
Zug: **wenig bis deutlich**

Anleitung

Setzen Sie sich an einen Tisch mit dem betroffenen Ellbogen rechtwinklig gebeugt, das Handgelenk leicht gestreckt (Funktionsstellung) und mit dem Handrücken nach oben. Messen Sie die Tapelänge von der Mitte des Unterarms, über das Handgelenk bis zum Fingernagel des betroffenen Fingers. Schneiden Sie das Tape ¼ kürzer als gemessen ab und längs mittig ein (ca. 10 cm). Reißen Sie die Schutzfolie an der Schnittstelle durch.

① Kleben Sie ein Tape-Ende in der Mitte auf der Unterarm-Rückseite. Das Tape zeigt zum Finger. Ziehen Sie das Tape mit deutlichem Zug zum Handgelenk.

② + ③ Die Schenkel des Y kleben Sie mit wenig bzw. deutlichem Zug bis zum Nagel des betroffenen Fingers. Die Stärke des Tapezugs ist variabel und abhängig von der Kraft des Muskels.
Fixieren Sie die Tape-Enden mit einem schmalen zirkulären Tape ohne Zug. Zur Stabilisierung können Sie zusätzlich noch ein zirkuläres Tape um das Handgelenk anlegen (großes Foto).

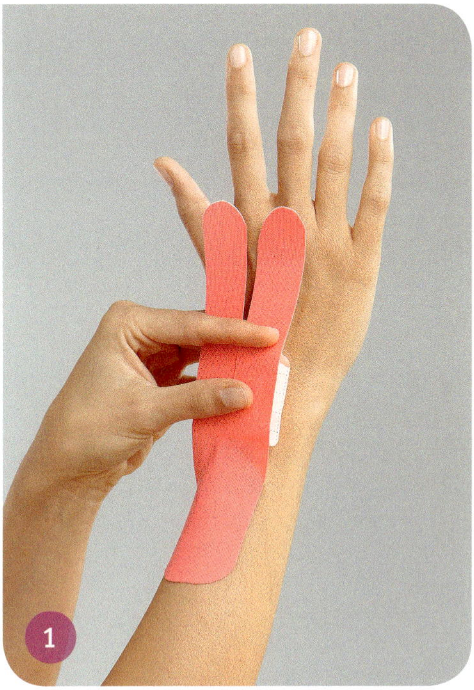
1

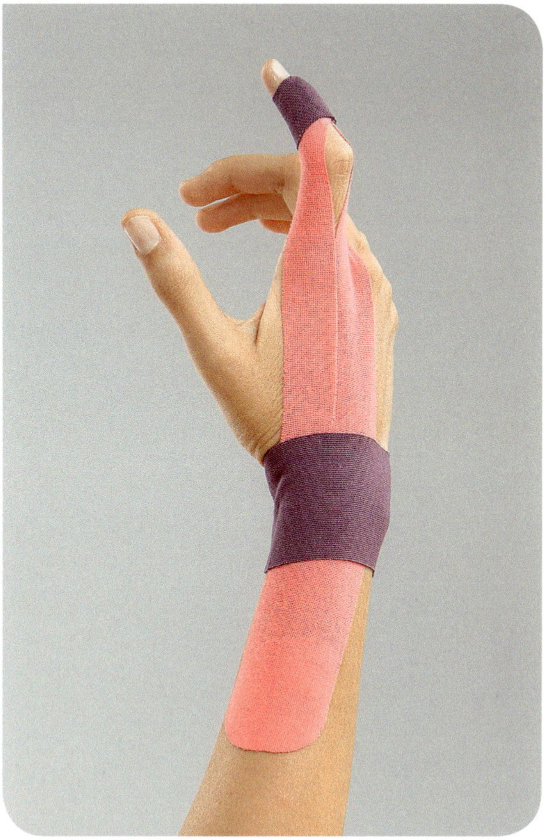

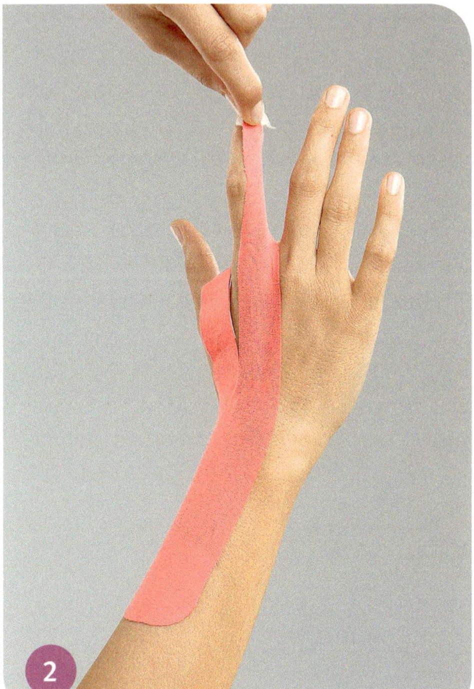
2

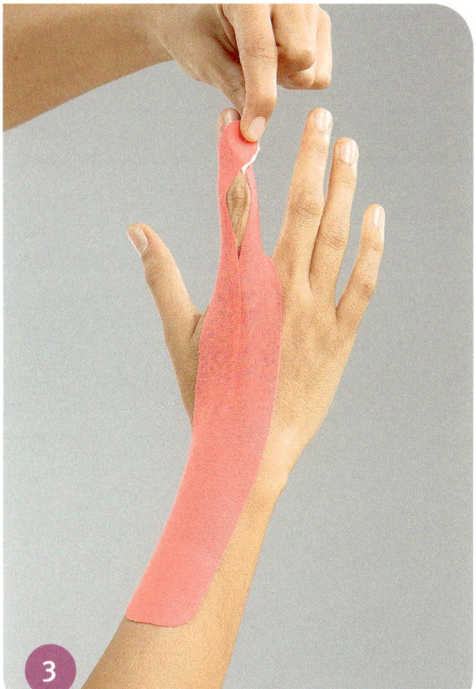
3

F3-Tape: Fingerstrecker

Unerlässlich zur Unterstützung der Reha eines Fingerstreckers

» Nach einer Operation an der Strecksehne eines Fingers brauchen Sie spezielle Betreuung von einer Handtherapeutin, eine auf Handrehabilitation spezialisierte Physiotherapeutin. Das hier beschriebene Tape ist eine Abwandlung des Unterarmbeuger-Tapes und wird zum Training eines verletzten oder operierten Fingerstreckers eingesetzt.

Tape
Anzahl: 1
Form: Y
Breite: 5 cm
Zug: wenig bis deutlich

Anleitung

Setzen Sie sich an einen Tisch. Legen Sie den Unterarm, mit dem betroffenen Ellbogen locker gestreckt und mit der Handfläche nach oben, ab. Messen Sie die Tapelänge von der Mitte der Unterarm-Beugeseite zum Ende des betroffenen Fingers. Schneiden Sie das Tape ca. ¼ kürzer als gemessen ab. Schneiden Sie das Tape von einem Ende mittig längs ein (ca. 10 cm). Reißen Sie die Schutzfolie an der Schnittstelle durch.

① **Basis:** Kleben Sie das ungeschnittene Tape-Ende auf die Mitte der Unterarm-Beugeseite. Das Tape zeigt Richtung Handgelenk.

② **Verlauf und Ende:** Ziehen Sie das Tape mit deutlichem Zug zur Beugeseite des Handgelenks. Ziehen Sie beide Y-Schenkel mit wenig bis deutlichem Zug, je nach Trainingszustand, ohne zu kleben über die Handfläche, zum Mittel- oder Endglied des betroffenen Fingers. Weil Ihre Hand während der Übung schwitzt, kleben Sie das Tape nicht auf Ihrer Handfläche auf.
Fixieren Sie das Ende mit einem schmalen zirkulären Tape ohne Zug.

③ Rollen Sie die Y-Schenkel des Tapes im Bereich der Handfläche zusammen. Umwickeln Sie diesen Abschnitt mit einem gleich langen Tapestreifen. So entsteht ein dehnbarer Strang, der einen funktionellen Widerstand beim Üben der Fingerstreckung bietet.

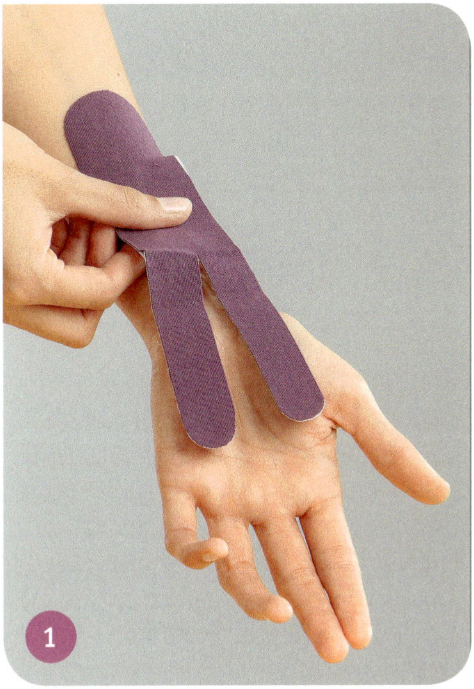
1

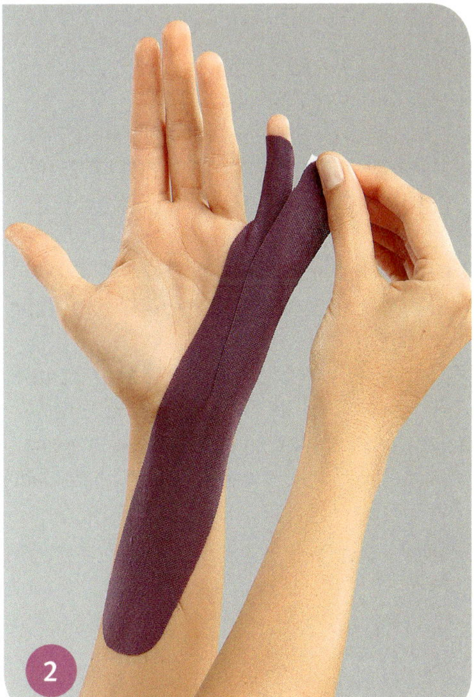
2

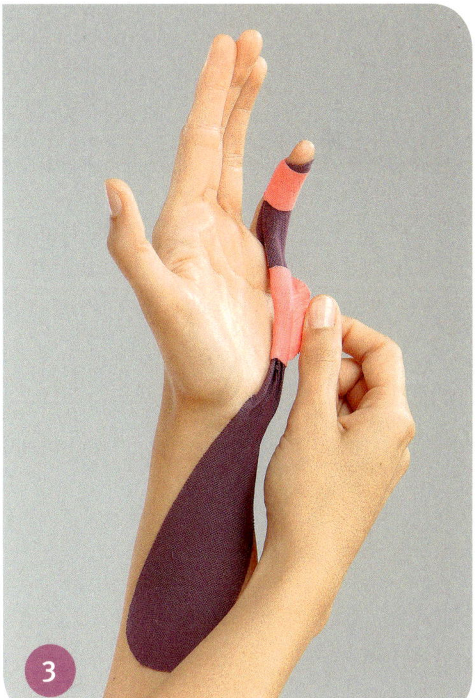
3

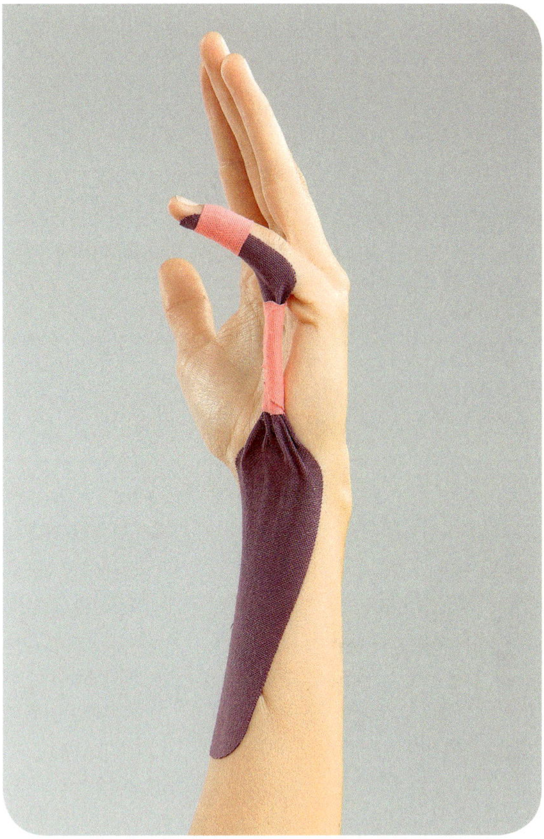

H5-Tape: Handgelenk

Stabilisiert das Handgelenk

» Das Handgelenk kann durch dauerhafte Fehlbelastung oder einen Unfall Schmerzen bereiten. Lassen Sie anhaltende Beschwerden unbedingt abklären, denn sie könnten auch rheumatisch bedingt sein. Wenn Taping nichts im Weg steht, kann diese einfache Anlage sowohl zur Schmerzlinderung als auch zur Vorbeugung angelegt werden.

Tape
Anzahl: 1
Form: I
Breite: 5 cm
Zug: deutlich
Dauer: bis 7 Tage

Anleitung

Setzen Sie sich an einen Tisch. Messen Sie oder Ihr Partner mithilfe Ihres Tapes die benötigte Länge zweifach zirkulär um das Handgelenk herum aus. Schneiden Sie das Tape ¼ kürzer als gemessen ab. Reißen Sie nun das Papier 5 cm vor einem Ende durch.

① **Basis:** Kleben Sie ein Tape-Ende auf die Ellenseite des Handgelenks. Das Tape liegt quer und zeigt Richtung Speiche. Die Hälfte des Tapes ist auf dem Unterarm, die andere Hälfte auf der Handwurzel. Drücken Sie Daumenkuppe und Kleinfingerkuppe aufeinander und halten Sie Ihr Handgelenk leicht nach oben gestreckt. Das ist ungefähr eine Schreibhaltung des Handgelenks.

② **Verlauf und Ende:** Wickeln Sie nun das Tape zweimal mit deutlichem Zug um das Handgelenk herum. Das Tape sollte bei der zweiten Umrundung die erste voll überlappen. Vor allem Sportler mögen es straffer, weil es sich stabiler anfühlt. Es darf jedoch nicht zu straff sein, um den Blutabfluss durch das Aderbett nicht zu behindern. Schwillt die Hand an, haben Sie das Tape zu eng angelegt.

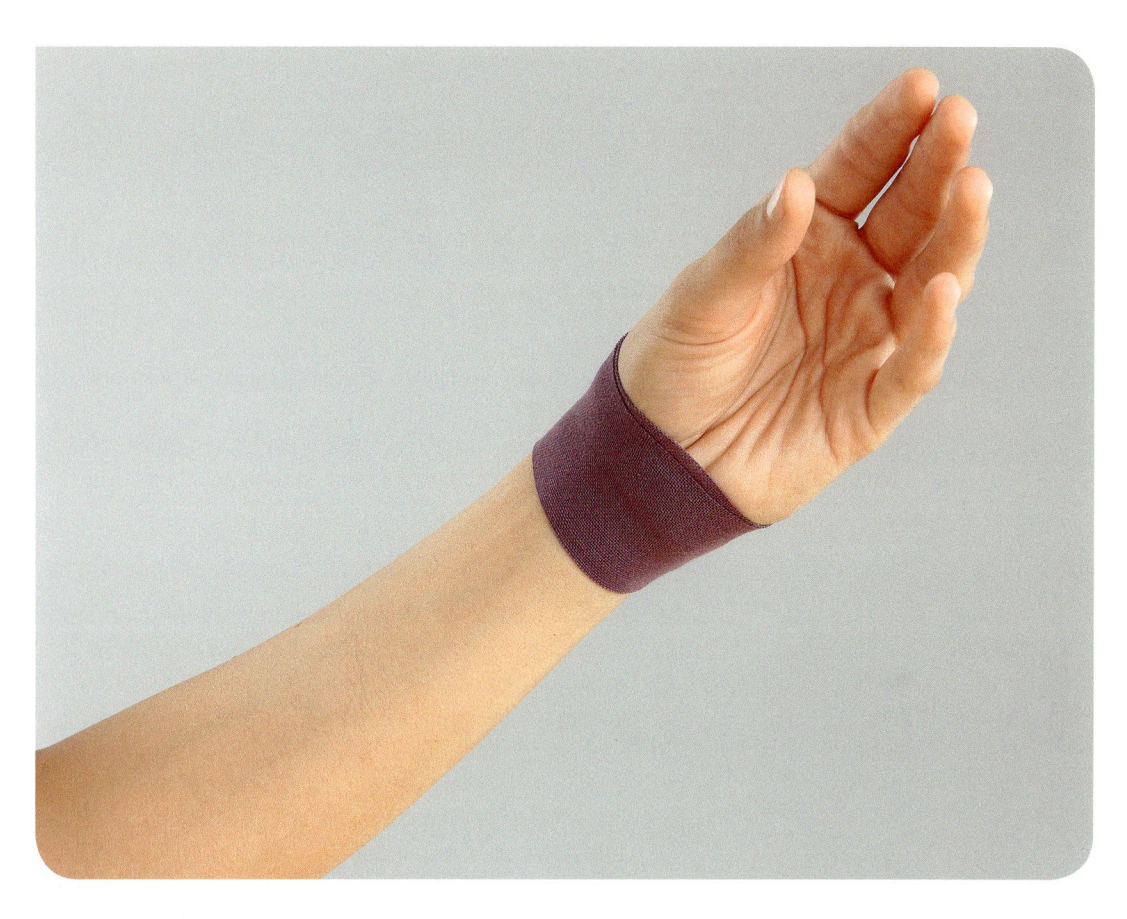

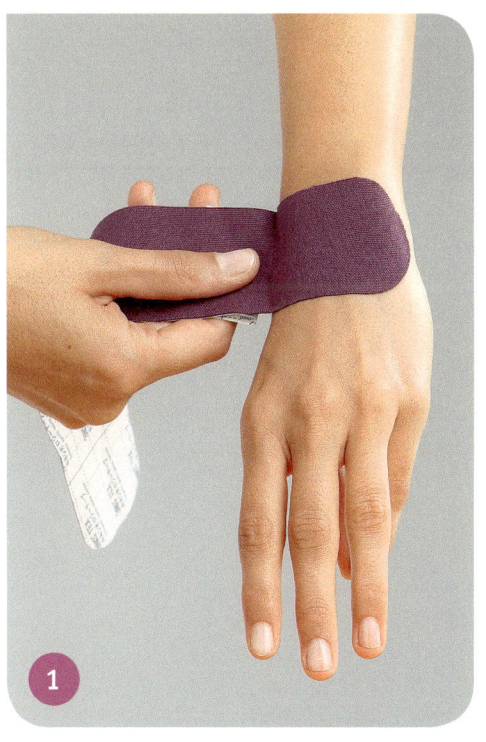

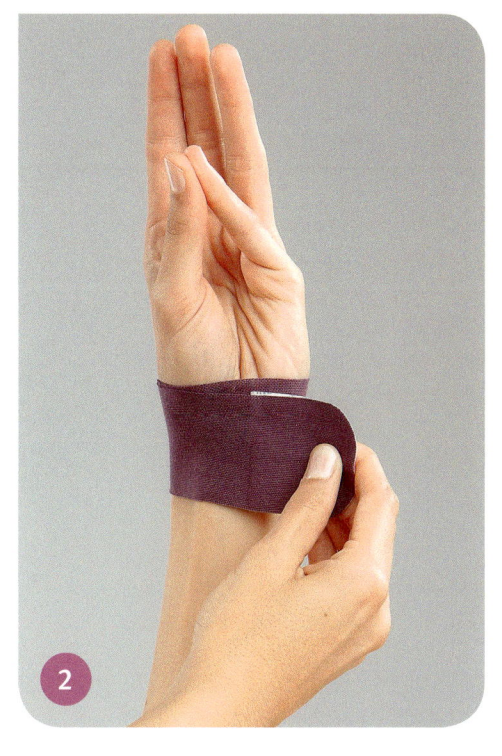

①

②

E1-Tape: Ellbogen, Beugung

Wenn sich der Ellbogen schlecht beugen lässt

>> Beugung ist die wichtigste Funktion des Ellbogengelenks, diese kann sehr stark eingeschränkt sein, ohne dabei jedoch große Schmerzen zu verursachen. Tape-Anlagen an der Rückseite des Oberarms dienen dazu, die Streckmuskeln zu entspannen und die Beugemuskeln anzuregen. Dies erleichtert Ihnen die Beugung des Ellbogens.

Tape
Anzahl: 1
Form: Y
Breite: 5 cm
Zug: deutlich
Dauer: bis 7 Tage

Tipp
Manchmal ist es günstiger, dass sich die beiden Zügel schon 5 cm oberhalb des Ellbogens kreuzen oder dass beide an einer Seite den Ellbogenknochen passieren.

Anleitung

Setzen Sie sich an einen Tisch und legen die Hand so hin, dass Ihr Ellbogen gebeugt ist, ohne wehzutun. Ihre Handfläche zeigt dabei nach oben. Ihr Partner misst die Länge von der Rückseite der Achsel über die Rückseite des Oberarms und Ellbogens bis zur Rückseite des Unterarms (10 cm unterhalb des Ellbogens) ab. Schneiden Sie das Tape fast ¼ kürzer als die gemessene Länge ab. Schneiden Sie es anschließend mittig längs ein. Dabei bleiben 3–5 cm eines Endes ungeschnitten.

① **Basis:** Ihr Partner klebt das ungeschnittene Ende des Tapes oben an die Rückseite Ihres Oberarms, knapp unterhalb der Schulter, auf.

② **Verlauf und Ende:** Drücken Sie nun Ihren Handrücken fest auf die Tischplatte. Dabei spüren Sie eine Anspannung des rückseitigen Oberarmmuskels. Ihr Tape-Partner klebt nun einen Zügel am Rande dieses angespannten Muskels bis zum Ellbogenknochen hin mit deutlicher Zugstärke auf. Dann am Ellbogenknochen vorbei zum Unterarm.

③ **Verlauf und Ende:** Der zweite Zügel wird, entsprechend dem ersten, an der anderen Seite des Muskels geklebt und endet an derselben Stelle auf dem Unterarm.
Kleben Sie abschließend zur Fixierung einen kurzen Streifen quer über das Ende des Tapes.

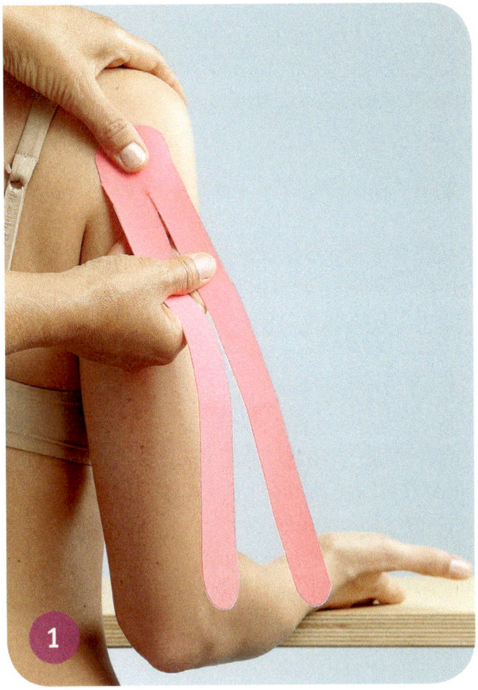
1

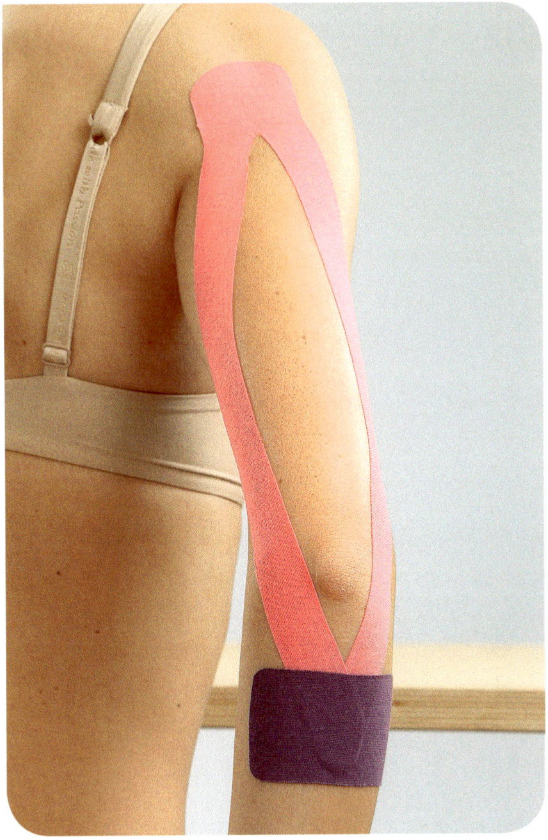

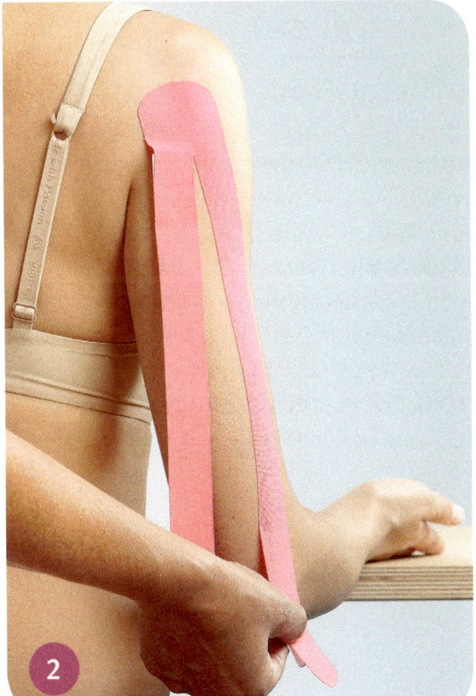
2

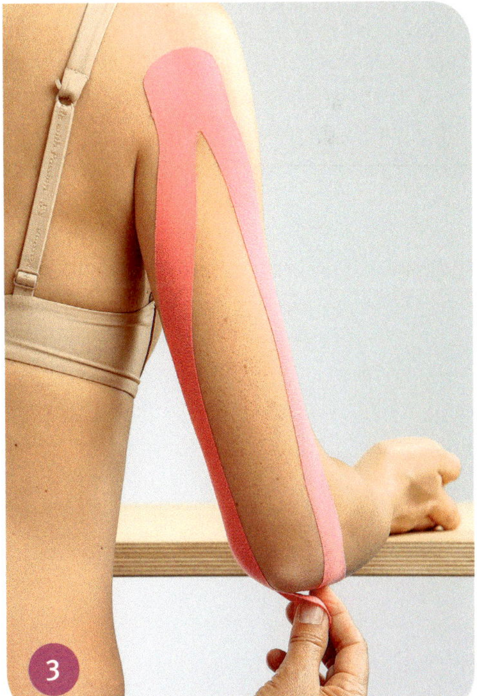
3

R4-Tape: Rückseite des Arms

FASZIEN TAPE

Wenn der Schmerz über die Rückseite des Arms ausstrahlt

>> Mancher sogenannte Tennisarm oder Dehnschmerz am Arm verläuft von der Schulter bis in die Finger. Möglicherweise betrifft es einen Nervenschmerz, der umgehend abgeklärt werden sollte. Die Ursache kann eine bandscheibenbedingte Nervenreizung in der unteren Halswirbelsäule sein. Dann ist eine sofortige fachmännische Behandlung angebracht. Oder der Tennisarm zieht über die Faszien weitere Kreise.

Tape
Anzahl: 1
Form: I, Y an einem Ende
Breite: 5 cm
Zug: deutlich
Dauer: bis 7 Tage

Tipp
Kleben Sie zuerst Gittertapes oder Magnetpflaster auf die schmerzhaftesten Druckpunkte am Unter- bzw. Oberarm.

Anleitung

Stellen Sie sich neben einen Tisch, lassen Sie den Arm hängen und legen Sie die Hand auf den Tisch. Ihr Ellbogen sollte dabei leicht angewinkelt bleiben. Ihr Partner misst die Länge vom knöchernen Rand des Schulterblatts über der Rückseite des Oberarms, Ellbogens, Unterarms zum Nagelbett des/r schmerzhaften Finger(s). Schneiden Sie das Tape ¼ kürzer als die gemessene Länge ab. An einem Ende schneiden Sie das Tape ca. 10 cm längs ein.

① **Basis:** Ihr Partner klebt das nicht geschnittene Ende ohne Zug an den knöchernen Rand des Schulterblatts. Das Tape zeigt dabei zum Ellbogen runter.
② **Verlauf:** Ihr Tape-Partner zieht das Tape mit deutlichem Zug über die Rückseite des Oberarms zum hinteren Ellbogenknochen runter. Dann folgt das Tape dem Verlauf der Speiche. An der Daumenseite des Unterarms werden nun die geteilten Streifen zu dem/den betroffenen Finger(n) gezogen. Ist nur ein Finger betroffen, werden beide Streifen aufeinandergeklebt. Sind zwei Finger betroffen, ist das Tape-Ende für den kürzeren Finger etwas zu kürzen.
③ **Ende:** Die Tape-Enden sind ohne Zug, auf der Rückseite eines Fingers bis zum Nagelbett und nicht darüber.
④ Zur Stabilität der Enden wickeln Sie ein 2,5 cm breites Tape ohne Zug zirkulär drum herum.

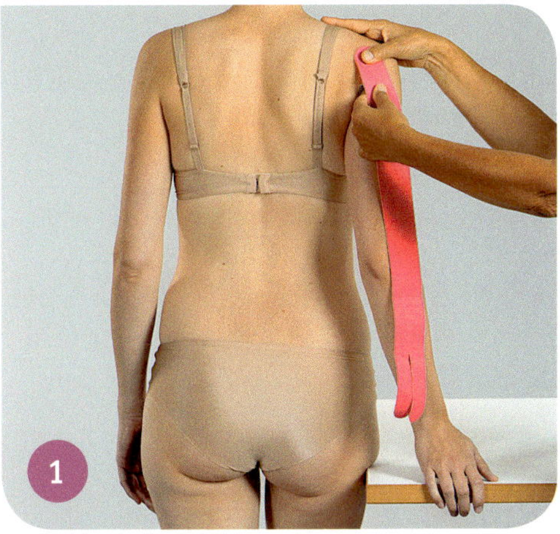
1

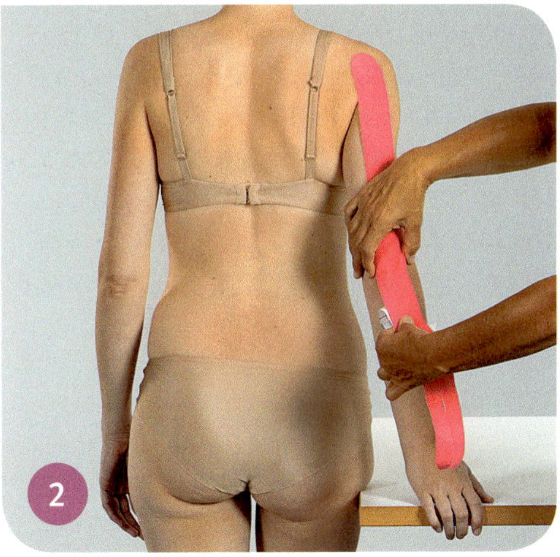
2

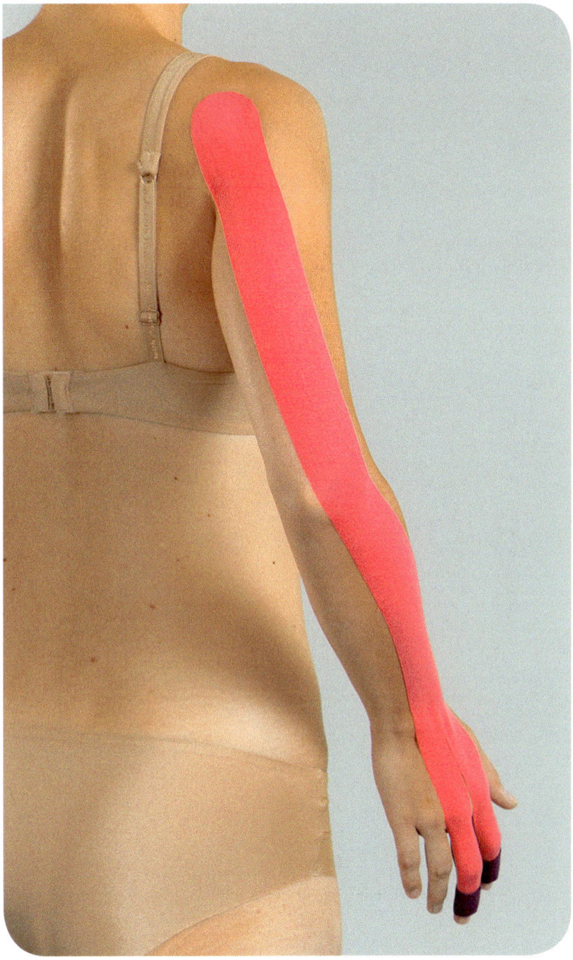

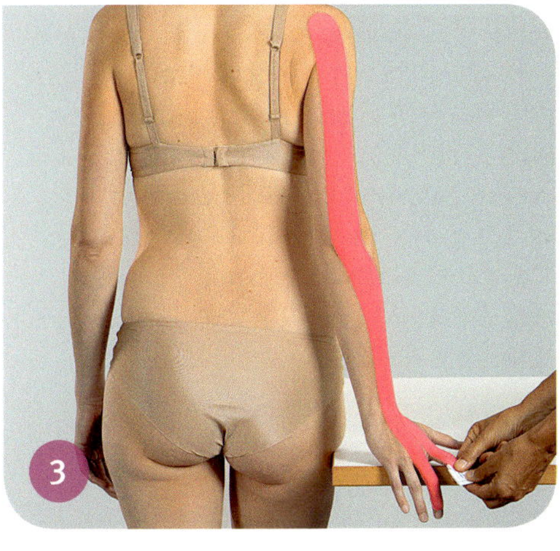
3

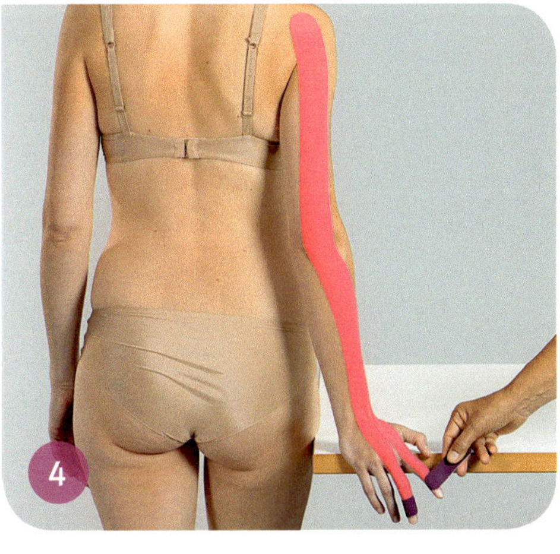
4

E2-Tape: Ellbogen, Streckung

Zur Mobilisierung eines steifen Ellbogengelenks

❯❯ Schmerzen mit Bewegungseinschränkungen am Ellbogen sind häufig die Folge eines Unfalls oder Knochenbruchs. Nach Entfernung des Gipses ist das Gelenk oftmals versteift. Die Streckung muss regelmäßig geübt werden. Die Beugemuskeln des Ellbogens könnten sehr verspannt sein und dadurch die Beweglichkeitsverbesserung des Ellbogengelenks behindern. Die nachfolgend beschriebene Tape-Anlage erleichtert die Streckungsübungen und verringert Verspannungen.

Tape
Anzahl: 1
Form: Y
Breite: 5 cm
Zug: wenig bis deutlich
Dauer: bis 7 Tage

Anleitung

Setzen Sie sich an einen Tisch und halten Ihre Hand so unter den Tisch, dass Ihr Ellbogen nur so weit gestreckt ist, dass er nicht wehtut. Ihre Handfläche zeigt dabei nach oben und drückt von unten gegen den Tisch. Ihr Partner misst die Länge von der vorderen Seite der Schulter über den Ellbogen zur vorderen Seite des Unterarms (10 cm unterhalb des Ellbogens) ab. Schneiden Sie das Tape fast ¼ kürzer als die gemessene Länge ab und schneiden es dann mittig längs ein. Dabei bleiben 3–5 cm eines Endes ungeschnitten.

① **Basis:** Das ungeschnittene Ende wird oben an der vorderen Seite der Schulter aufgeklebt.
② **Verlauf und Ende:** Drücken Sie nun Ihre Handfläche leicht gegen die untere Seite der Tischplatte. Dabei spüren Sie eine Anspannung des vorderseitigen Oberarmmuskels (Bizeps). Nun wird ein Zügel mit wenig Zugstärke am inneren Rand dieses angespannten Muskels bis zum Ellbogen hin geklebt. Im weiteren Verlauf wird der Zügel mittig über die Ellbogenfalte gezogen und endet mittig auf der vorderen Seite des Unterarms.
③ **Verlauf und Ende:** Der zweite Zügel wird nun mit deutlichem Zug an der äußeren Seite des Muskels bis hin zum Ellbogen angelegt, durch die Ellbogenbeuge (teilweise überlappend) zum Ende des ersten Zügels.
Kleben Sie abschließend zur Fixierung einen kurzen Streifen quer über das Ende des Tapes.

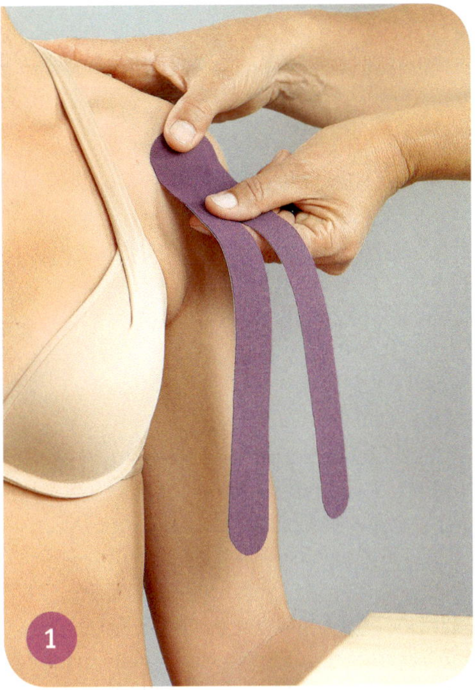
1

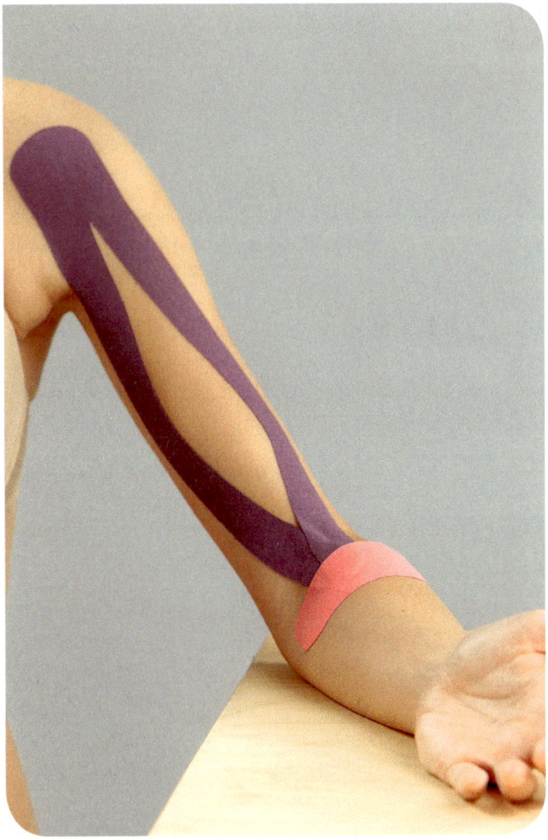

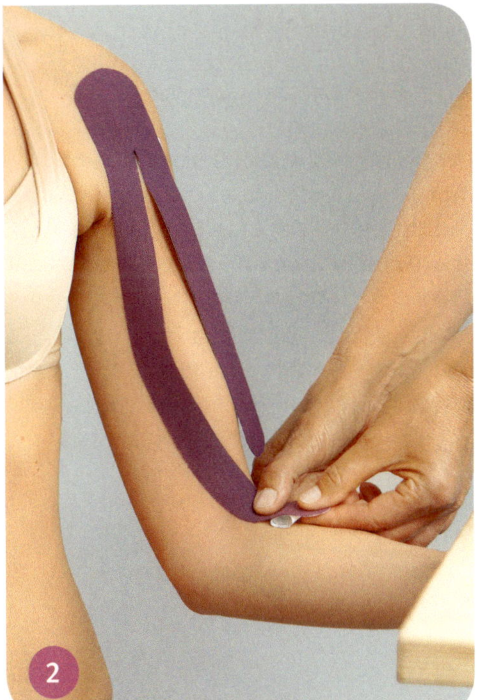
2

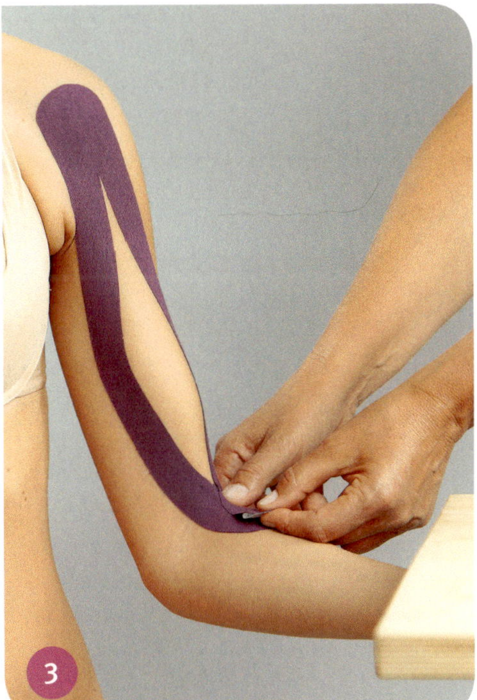
3

Ellbogen und Unterarm tapen

U1-Tape: Unterarmbeuger

FASZIEN TAPE

Bei Schmerzen durch einen Golferellbogen

>> Die Knochen der Ellbogen-Innenseite sind der Ursprung für viele Muskeln, die das Handgelenk und die Finger beugen. Wenn es dort schmerzt, spricht man vom Golferellbogen. Anspannen der Fingerbeugemuskeln, z. B. beim Halten und Greifen, ist schmerzhaft. Das kommt nicht nur bei Golfspielern vor, sondern auch Handwerker, Hausfrauen oder Masseure können davon bei ihrer Arbeit betroffen sein.

Tape
Anzahl: 1
Form: Y
Breite: 5 cm
Zug: deutlich
Dauer: bis 7 Tage

Anleitung

Setzen Sie sich an einen Tisch. Den betroffenen Arm legen Sie mit locker gestrecktem Ellbogen und der Handfläche nach oben auf den Tisch. Messen Sie die Tapelänge von der Innenseite des Oberarms, direkt oberhalb vom Ellbogen, über die Ellbogenbeugeseite zum Ende des schmerzhaften Fingers. Schneiden Sie das Tape ¼ kürzer als gemessen ab. Schneiden Sie es dann längs, mittig ca. 10 cm ein. Reißen Sie die Schutzfolie an der Schnittstelle durch.

① **Basis:** Kleben Sie das ungeschnittene Tape-Ende auf die Innenseite des Oberarms, direkt oberhalb vom Ellbogen.
② **Verlauf und Ende:** Ziehen Sie das Tape mit deutlichem Zug über und an der Innenseite des inneren Ellbogenknochens vorbei, gradlinig zur Beugeseite des Handgelenks.
③ Ziehen Sie die beide Schenkel mit wenig Zug über die Handfläche zum Ende der oder des betroffenen Finger(s). Die Handfläche muss trocken sein und darf nicht schwitzen.
Fixieren Sie das Ende oder die Enden mit einem schmalen zirkulären Tape ohne Zug. Zum Schutz des Tapes auf der Handfläche empfiehlt es sich, dünne Handschuhe zu tragen.

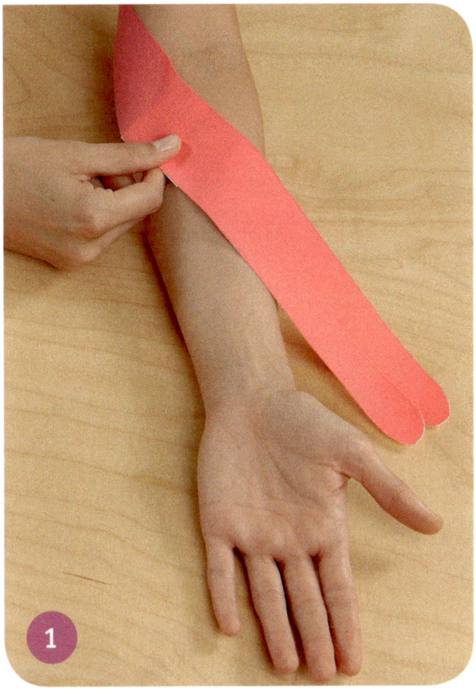
1

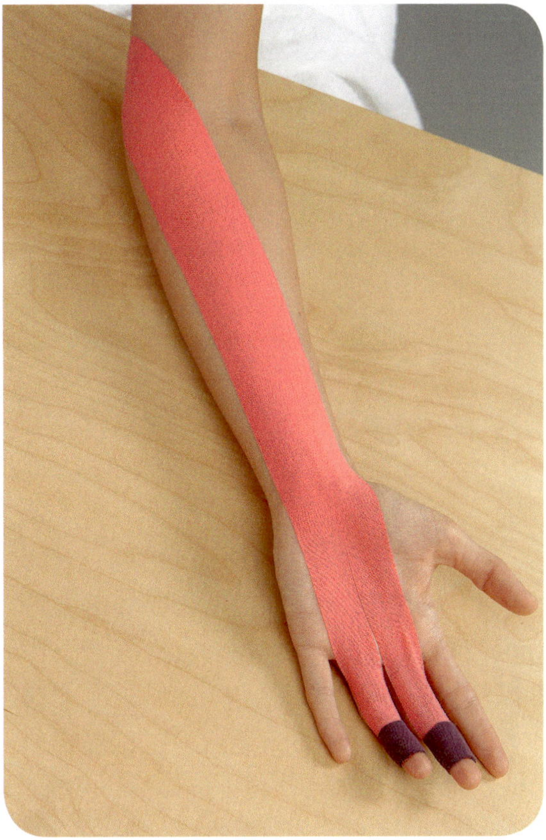

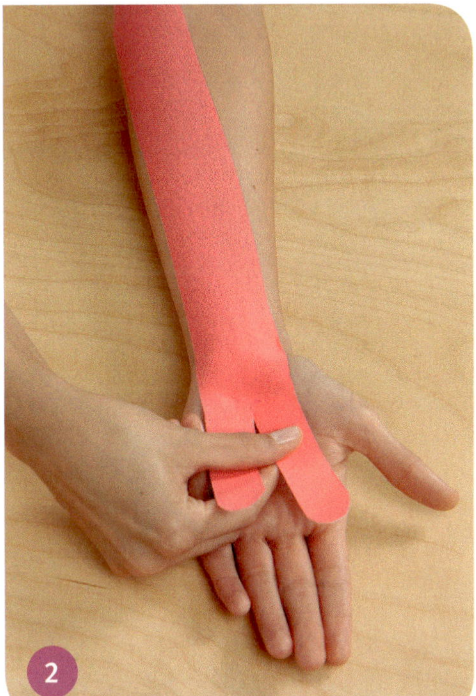
2

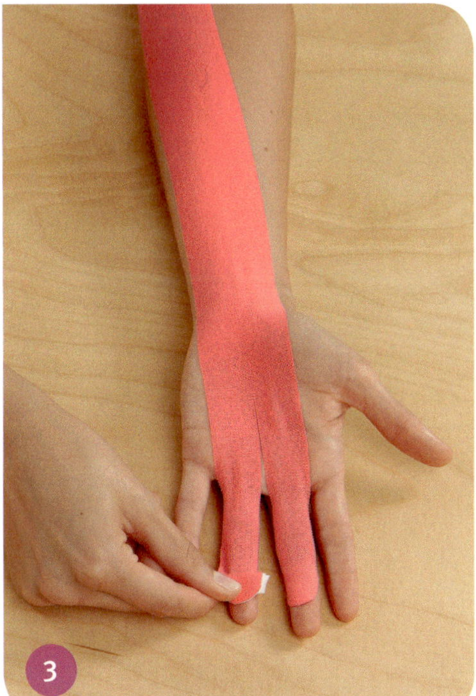
3

U4-Tape: Unterarmstrecker

FASZIENTAPE

Unterstützt die Therapie eines Tennisarms

>> Der Tennisarm oder -ellbogen ist die bekannteste Diagnose bei Beschwerden an der Rück- oder Streckseite des Unterarms. Schmerzen bei der Rückhandtechnik beim Tennis deuten auf den Ursprung des Namens. Jedoch können Greifen und Halten von allen möglichen Gegenständen im Alltag wie Schraubenzieher, Flasche, Tasse, Schlüssel oder Stift schmerzhaft sein. Taping hilft, um schnellere Verbesserungen bei der Therapie zu erzielen und zwischen den Behandlungen zu erhalten.

Tape
- Anzahl: 1
- Form: Y, asymmetrisch
- Breite: 5 cm
- Zug: deutlich
- Dauer: bis 7 Tage

Anleitung

Setzen Sie sich an einen Tisch. Der betroffene Ellbogen ist rechtwinklig und das Handgelenk leicht gebeugt, mit dem Handrücken nach oben. Messen Sie die Tapelänge von der Außenseite des Oberarms, direkt oberhalb vom Ellbogen, über den Ellbogen und das Handgelenk zum Fingernagel des Mittelfingers. Schneiden Sie das Tape ¼ kürzer als gemessen ab und längs mittig ein (ca. 10 cm). Reißen Sie die Schutzfolie an der Schnittstelle durch. Kürzen Sie den Zügel für den Zeigefinger etwas. (Das Tape soll nicht über das Nagelbett geklebt werden.)

④ **Basis:** An der Außenseite des Oberarms, direkt oberhalb vom Ellbogen.
⑤ **Verlauf und Ende:** Ziehen Sie das Tape mit deutlichem Zug an der Innenseite des äußeren Ellbogenknochens weiter herunter über die Streckseite des Unterarms zum Handgelenk.
⑥ Die Schenkel des Y kleben Sie bis zum Nagel des Mittel- und Zeigefingers.
Fixieren Sie die Tape-Enden mit schmalen zirkulären Tapes ohne Zug.

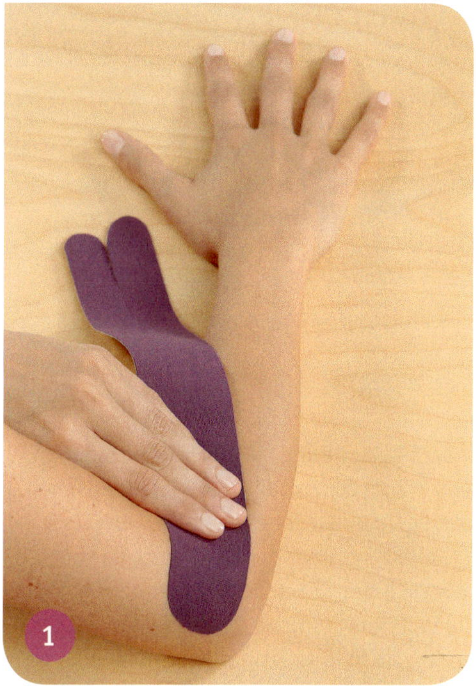
1

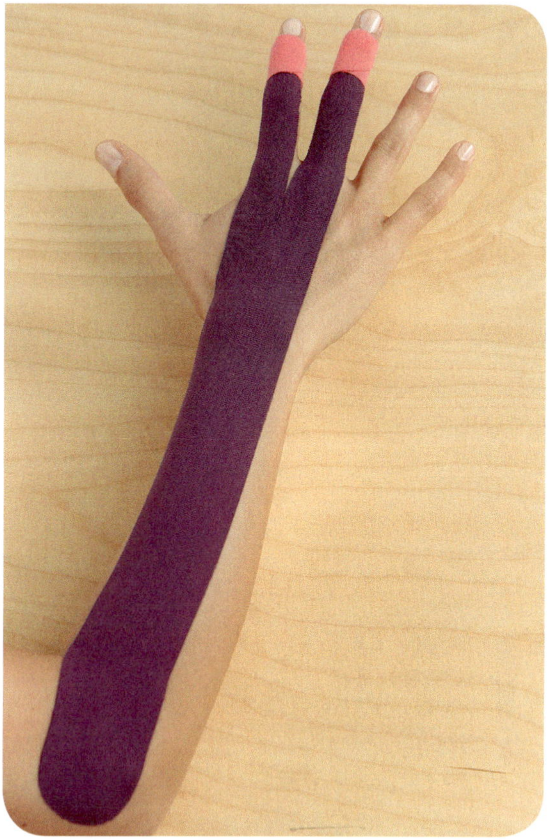

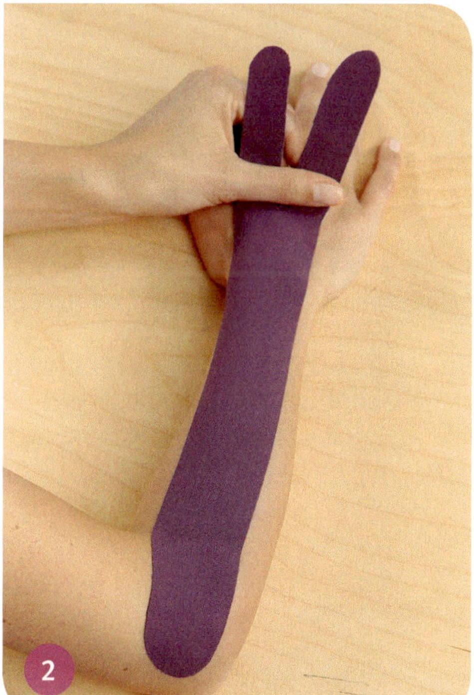
2

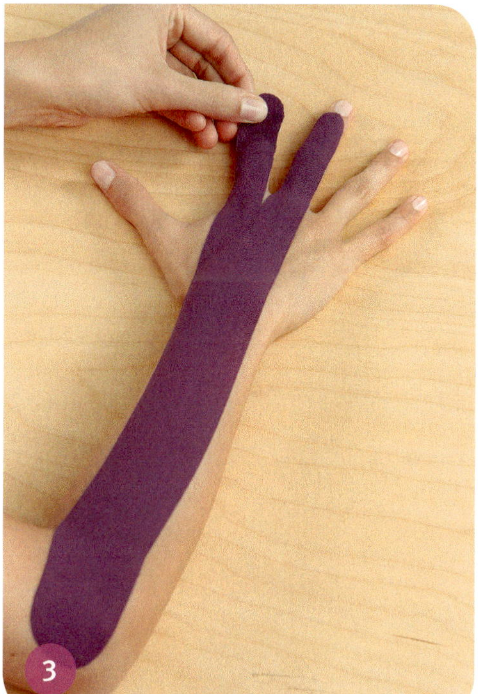
3

U2-Tape: Unterarmdrehung

Wenn das Drehen des Unterarms nach außen schmerzt

>> Die Außendrehung des Unterarms kann vor allem nach einer Verletzung unten am Handgelenk lange steif und schmerzhaft bleiben. Hausfrauen, Handwerker oder Automechaniker haben dadurch Probleme bei ihrer normalen alltäglichen Arbeit. Auch beim Karpaltunnelsyndrom mit kribbelnden Daumen- und Zeigefingerkuppen kann eine eingeschränkte Außendrehung eine wichtige Rolle spielen.

Tape
Anzahl: 2
Form: I
Breite: 5 cm
Zug: deutlich
Dauer: bis 7 Tage

Kombi-Tapes
mit H5, U1 oder M1

Anleitung

Setzen Sie sich mit dem betroffenen Ellbogen rechtwinklig gebeugt und mit dem Handrücken nach oben an einen Tisch. Messen Sie die Tapelänge von der Innenseite des Oberarms, direkt oberhalb vom Ellbogen, über die Ellbogenbeugeseite schräg runter zur Rückseite der Speiche, ungefähr auf halber Höhe. Schneiden Sie das Tape ¼ kürzer als gemessen ab. Ein zweites Tape schneiden Sie halb so lang wie gemessen ab.

① **Basis von Tape 1:** An der Innenseite des Oberarms, direkt oberhalb vom Ellbogen.

② **Verlauf von Tape 1:** Ziehen Sie das Tape mit wenig Zug über und an der Innenseite des inneren Ellbogenknochens vorbei. Ziehen Sie es nun mit deutlichem Zug weiter schräg herunter zur Rückseite der Speiche, auf halbe Höhe des Unterarms. Kleben Sie das Tape-Ende auf die Rückseite der Elle.

③ **Basis von Tape 2:** Kleben Sie das Tape an der Beugeseite des äußeren Ellbogenknochens, direkt unterhalb der Ellbogenfalte.

④ **Verlauf und Ende von Tape 2:** Ziehen Sie das Tape mit maximalem Zug schräg herunter, spiralförmig um den Unterarm bis zur vorderen Seite der Elle im unteren Bereich des Unterarms und über Tape 1 hinaus.

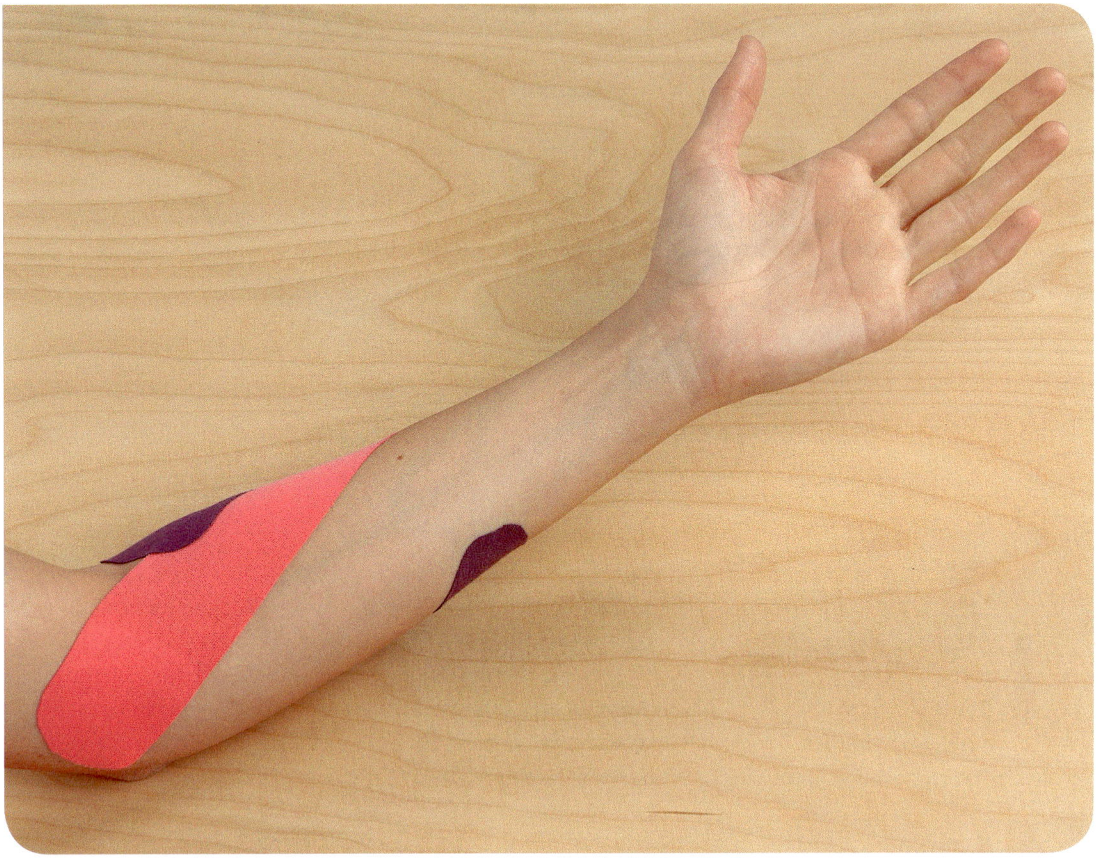

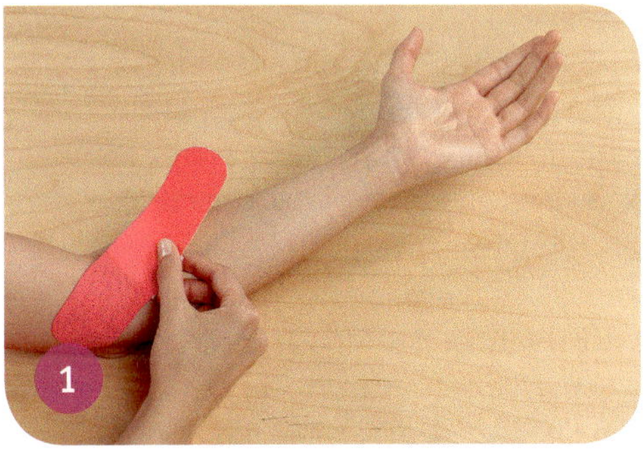
1

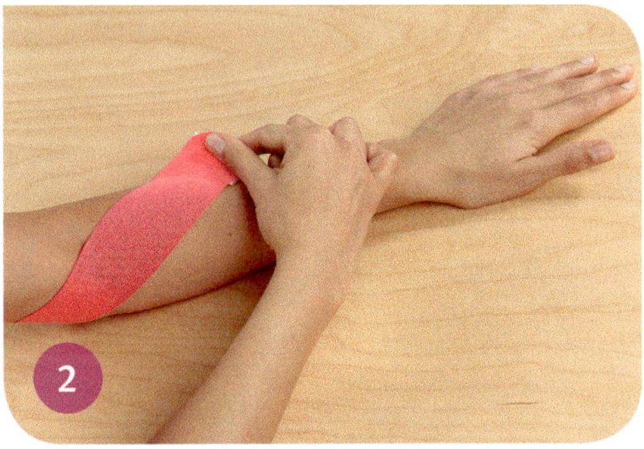
2

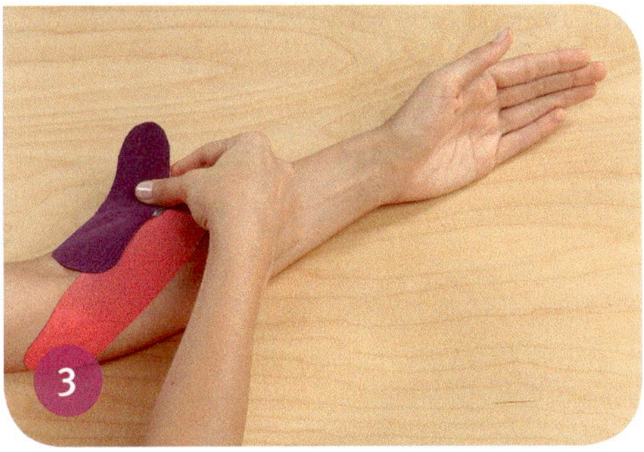
3

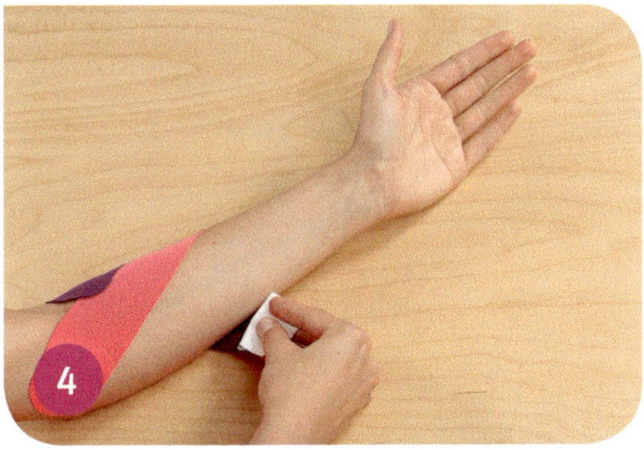
4

U3-Tape: Unterarmdrehung

Wenn das Drehen des Unterarms nach innen schmerzt

❯❯ Das Drehen des Unterarms ist bei sehr vielen Alltagsverrichtungen unerlässlich. Vom Autostarten über Essen, Glühbirne wechseln, Schraubenziehen, Trinken bis zum Zähneputzen. Bei Schmerzen und Steifigkeit sollte man sich gezielt behandeln lassen. Taping verbessert die Therapieerfolge und erhält sie zwischen den Behandlungsterminen.

Tape
Anzahl: 2
Form: I
Breite: 5 cm
Zug: deutlich
Dauer: bis 7 Tage

Kombi-Tapes
mit U4

Anleitung

Setzen Sie sich mit dem betroffenen Ellbogen rechtwinklig gebeugt und mit der Handfläche nach oben an einen Tisch. Messen Sie die Tapelänge von der Außenseite des Oberarms, direkt oberhalb vom Ellbogen, über die Ellbogenbeugeseite schräg herunter zur Rückseite der Elle, ungefähr auf halber Höhe. Schneiden Sie das Tape ¼ kürzer als gemessen ab. Ein zweites Tape schneiden Sie halb so lang wie gemessen ab.

① **Basis von Tape 1:** An der Außenseite des Oberarms, direkt oberhalb des Ellbogens.
② **Verlauf von Tape 1:** Ziehen Sie das Tape mit wenig Zug an der Innenseite des äußeren Ellbogenknochens vorbei. Ziehen Sie es nun mit deutlichem Zug weiter schräg herunter über die Innenseite des Unterarms zur Mitte der Elle, auf halber Höhe des Unterarms. Kleben Sie das Tape-Ende auf die Rückseite der Elle.
③ **Basis von Tape 2:** Kleben Sie das Tape an die Rückseite des äußeren Ellbogenknochens (und nicht auf dem hinteren Ellbogenknochen).
④ **Verlauf und Ende von Tape 2:** Ziehen Sie das Tape mit maximalem Zug schräg herunter zum Ende von Tape 1.

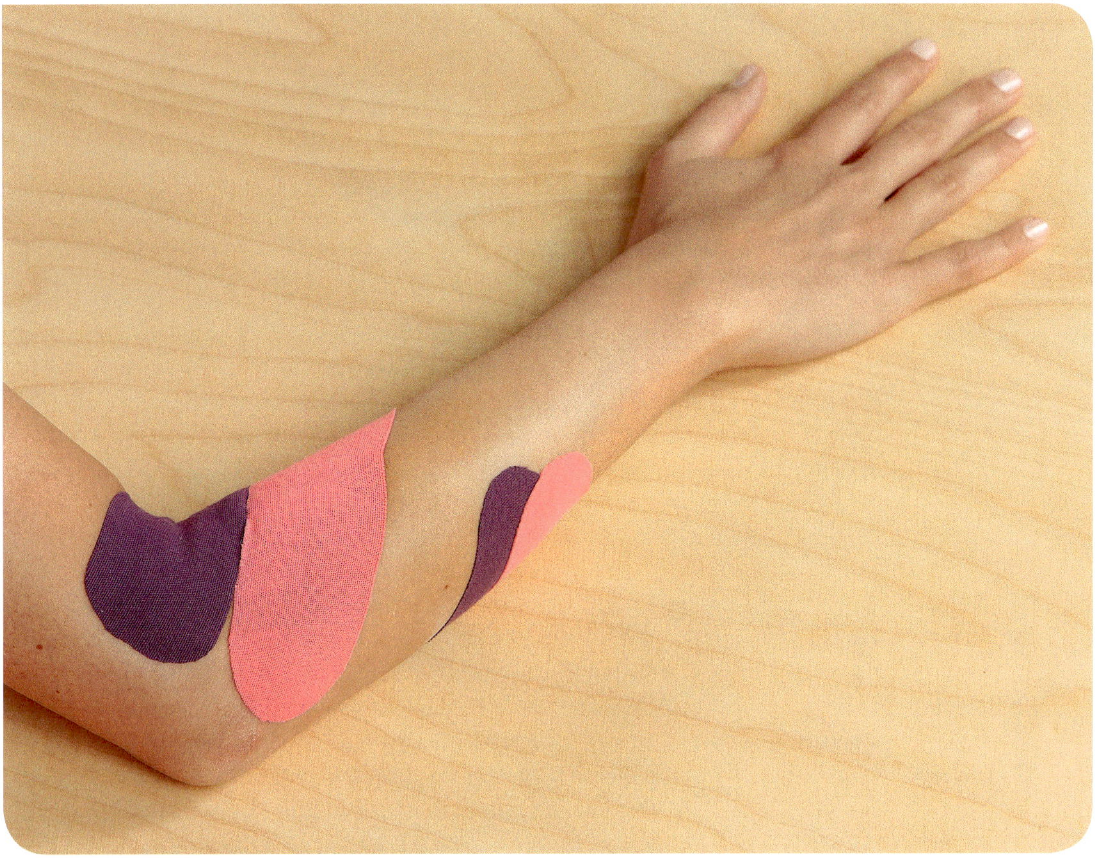

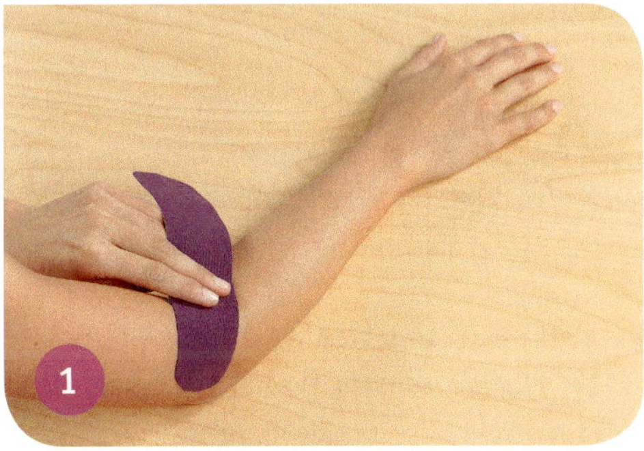
1

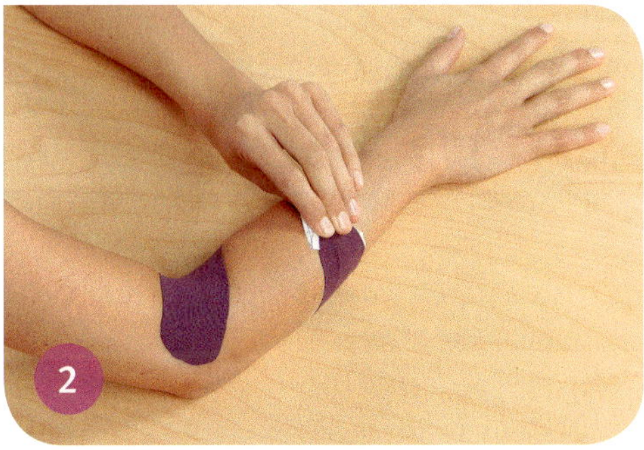
2

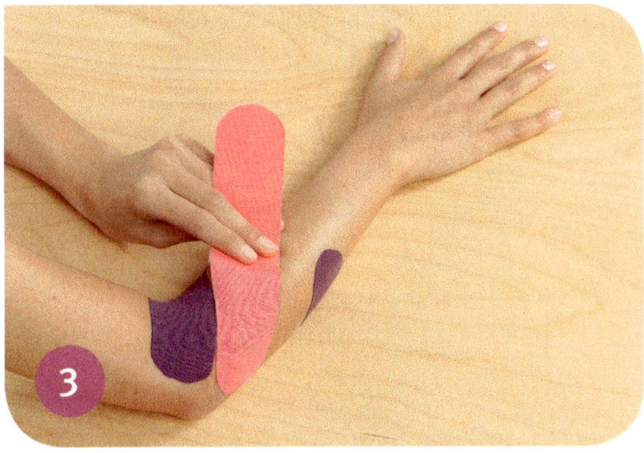
3

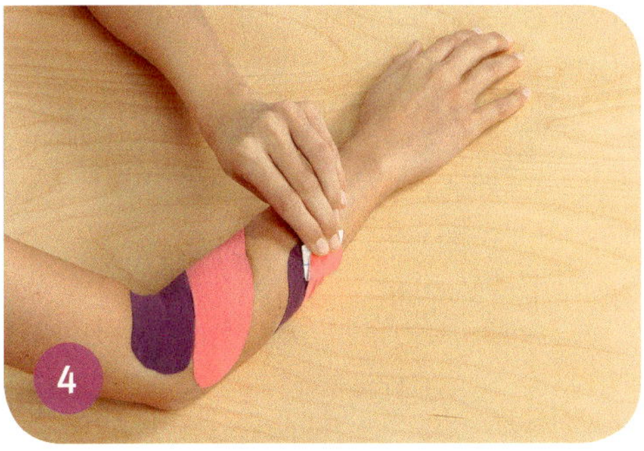
4

M1-Tape: Mittelarmnerv
FASZIEN TAPE

Hilft beim Karpaltunnelsyndrom

» Der Mittelarmnerv (Medianus) läuft von der Achsel über die Innenseite des Ober- und Unterarms zum Handgelenk, durchquert dort den Karpaltunnel und versorgt viele Beugemuskeln des Unterarms und der Hand. Auf seinem Weg kann der Nerv an mehreren Orten eingeengt werden und verursacht dann Schmerz, Kribbeln in den Fingern oder sogar Kraftverlust. Solche Beschwerden müssen umgehend untersucht und behandelt werden. Zusätzlich zur Therapie, auch nach einer eventuellen Operation, kann diese Tape-Anlage sehr zu Behandlungsfortschritten beitragen.

Tape
Anzahl: 1
Form: Y, asymmetrisch
Breite: 5 cm
Zug: deutlich
Dauer: bis 7 Tage

Tipp
Sie können M1 mit dem Handgelenk-Tape H5 kombinieren. Kleben Sie dann erst M1 und anschließend H5. H5 liegt somit quer über M1, eine seltene Ausnahme, denn normalerweise kreuzen Tapes sich nicht, wenn diese beide zur Verbesserung der gleichen Bewegungsrichtung angelegt werden.

Anleitung

Setzen Sie sich mit dem betroffenen Arm bequem, locker gestreckt, ohne ziehenden Schmerz oder kribbelnde Finger, an einen Tisch. Messen Sie die Tapelänge von der Mitte des Oberarms (Innenseite) über die Beugeseite des Ellbogens, des Unterarms und des Handgelenks zur Kuppe des Zeigefingers. Schneiden Sie das Tape ¼ kürzer als gemessen ab. Schneiden Sie ein Ende ca. 15 cm längs ein. Kürzen Sie die Schenkelseite, die für den Daumen gedacht ist, um 5 cm.

① **Basis:** Kleben Sie ein Tape-Ende auf die Innenseite des Ellbogenbeugemuskels (Bizeps).
② **Verlauf:** Ziehen Sie das Tape mit wenig Zug zur inneren Seite des Ellbogens, weiter geradlinig mit deutlichem Zug zur Mitte des Handgelenks.
③ **Ende:** Knapp oberhalb des Handgelenks ist die Schnittstelle für die beiden Endstreifen, die Sie einzeln, und mit etwas weniger Zug, zur Beugeseite der Endkuppe von Zeigefinger bzw. Daumen anlegen.
④ Die beiden Enden fixieren Sie mit schmalen Tapes, die ohne Zug zirkulär angelegt werden. Das Nagelbett wird dabei frei gelassen.

① ② ③ ④

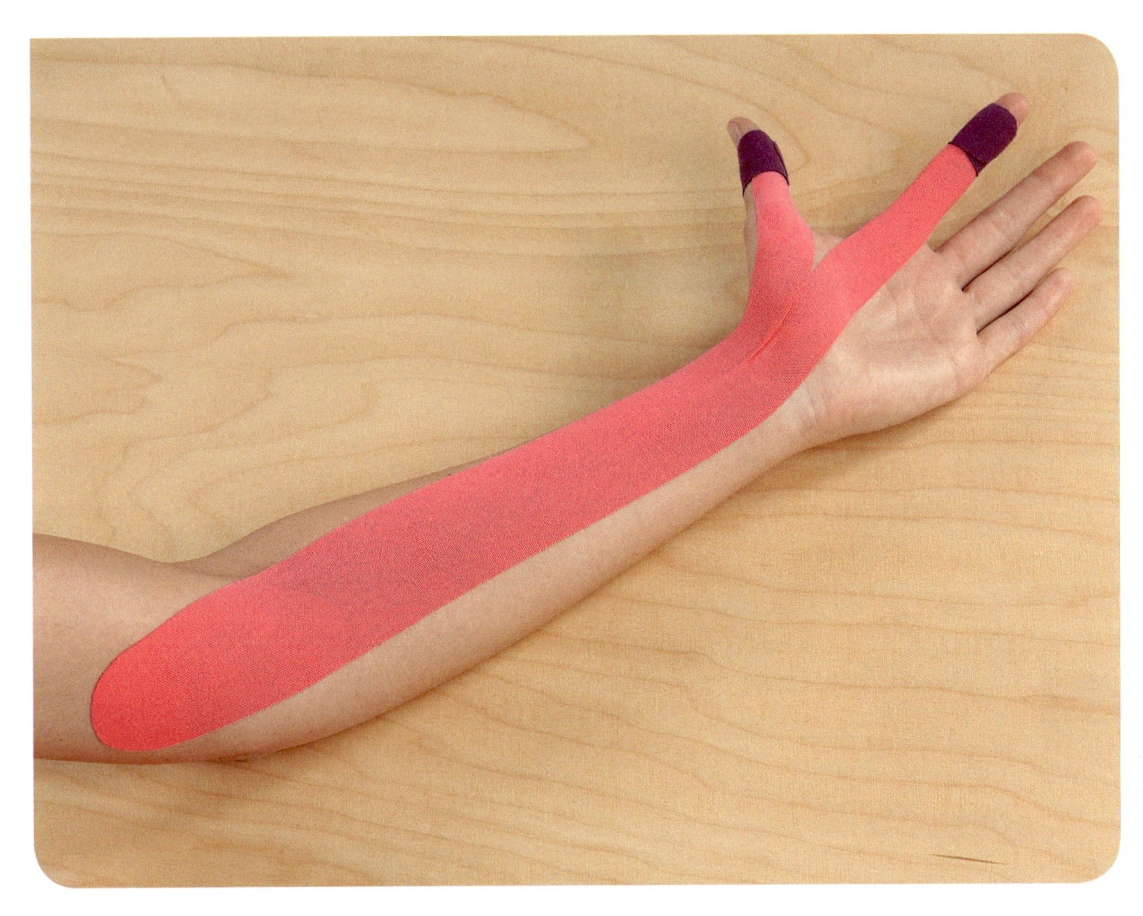

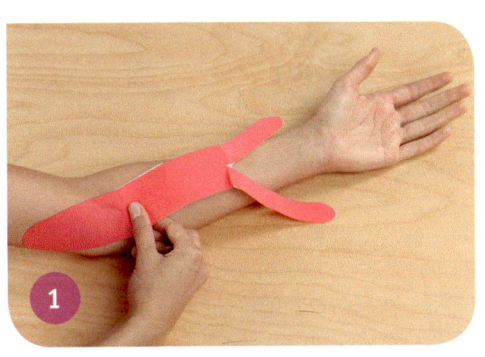

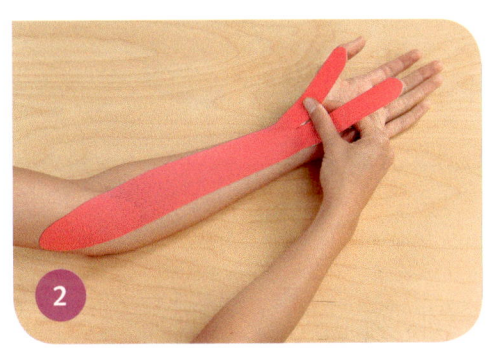

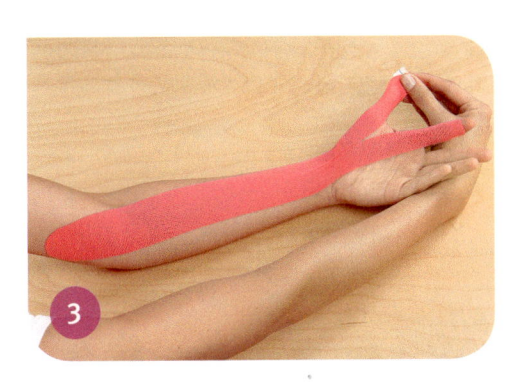

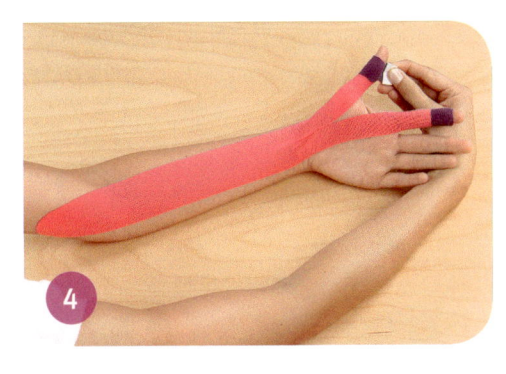

S6-Tape: Schultergelenk

Wenn die Schulter beim Armheben schmerzt

›› Sie haben Schulterschmerzen beim Armheben und beide Drehrichtungen des Oberarms schmerzen gleichermaßen? Die Schulter knirscht und knackt nicht? Dann legen Sie diese Tapes an und kombinieren sie mit dem oberen Kapuzenmuskel-Tape (K1). Wenn sich der Schmerz nicht innerhalb einer Woche deutlich verbessert hat, lassen Sie Ihr Problem begutachten und fachmännisch behandeln.

Tape
Anzahl: 2
Form: I
Breite: 5 cm
Zug: deutlich
Dauer: bis 7 Tage

Kombi-Tapes
mit K1, R2 oder R3

Anleitung

Setzen Sie sich mit einem abgespreizten, jedoch noch schmerzfreien, Arm und einem rechtwinklig gebeugten Ellbogen an einen Tisch. Ihr Partner misst die erforderliche Tapelänge von der mittleren Brustwirbelsäule an der hinteren äußeren Ecke der Schulter vorbei, weiter nach vorne zur vorderen Seite des Oberarms. Das zweite Tape kommt vom Brustbein und verläuft gradlinig an der vorderen äußeren Schulterecke vorbei zur Rückseite des Oberarms. Schneiden Sie beide Tapes ¼ kürzer als gemessen ab.

① **Basis von Tape 1:** Heben Sie Ihre Hand hoch, wodurch die Schulter sich dreht, bis zu dem Moment, an dem Ihr Schmerz beginnt. Unterlagern Sie in dieser Stellung Ihre Hand mit einigen Kissen. Ihr Partner klebt ein Tape-Ende an der Brustwirbelsäule in Höhe des unteren Schulterblattwinkels. Das Tape zeigt schräg hoch Richtung Schulter.

② **Verlauf und Ende von Tape 1:** Ihr Partner zieht das Tape mit deutlichem Zug schräg nach oben und außen, an der hinteren, äußeren Ecke des Schulterblatts vorbei zur vorderen oberen Seite des Oberarms.

③ **Basis von Tape 2:** Zuerst wechseln Sie die Drehstellung des Arms. Entfernen Sie die Unterlagerung der Hand. Legen Sie die Hand auf den Tisch und heben Sie den Ellbogen so weit, bis der Schmerz ausgelöst wird. Nun wird der Ellbogen unterlagert. Ihr Partner klebt anschließend das zweite Tape am unteren Brustbein (bei Frauen am oberen Brustbein). Das Tape zeigt schräg hoch Richtung Schulter.

④ **Verlauf und Ende von Tape 2:** Das zweite Tape wird dann in dieser Richtung, an der vorderen äußeren Ecke der Schulter vorbei, zur Rückseite des Oberarms gezogen.

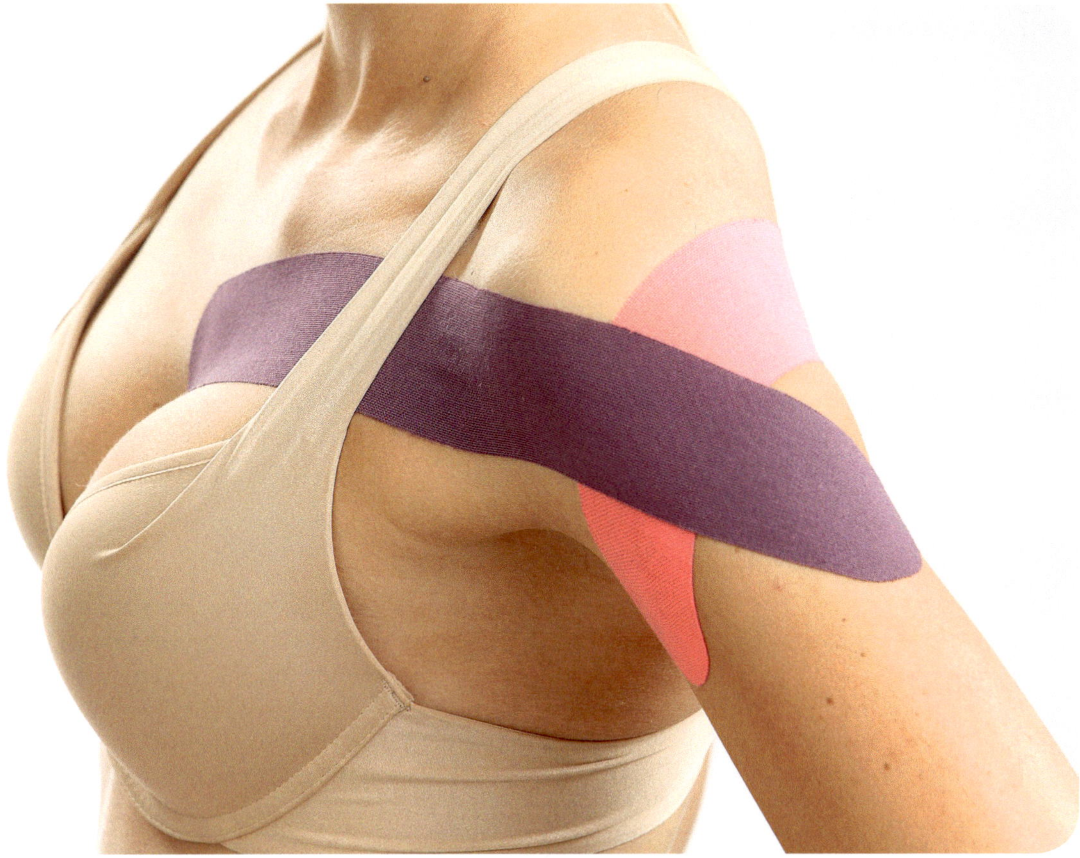

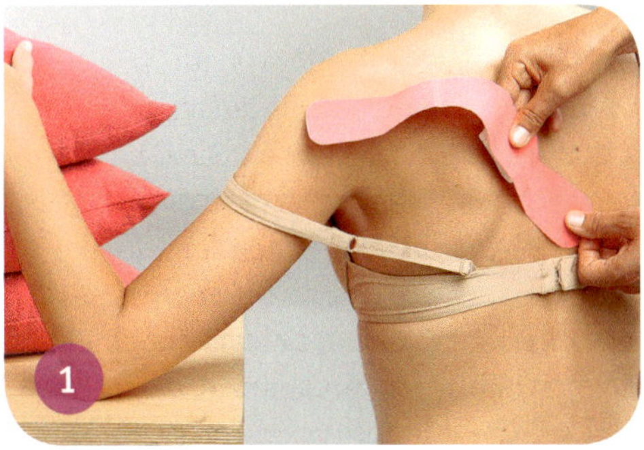
1

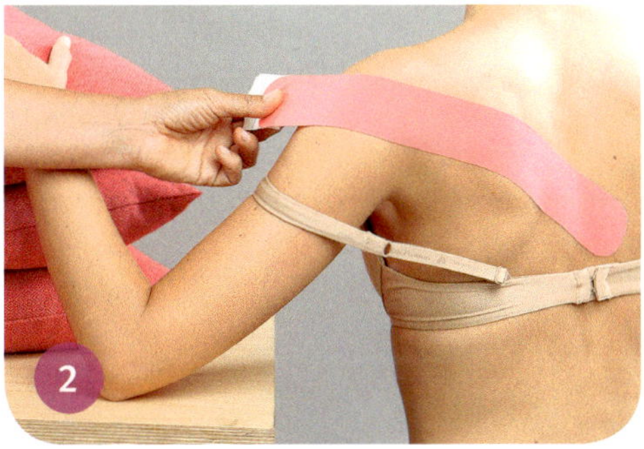
2

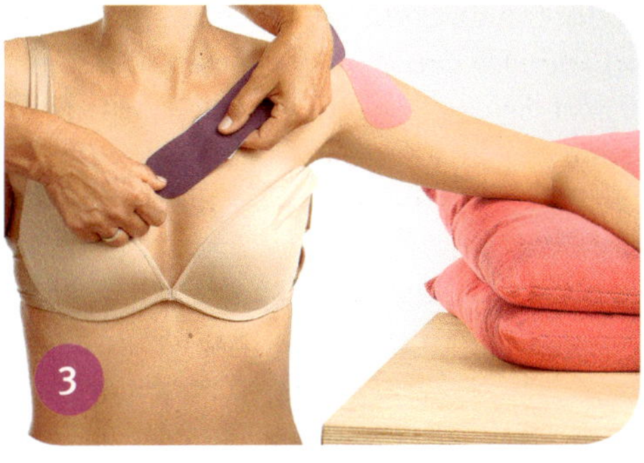
3

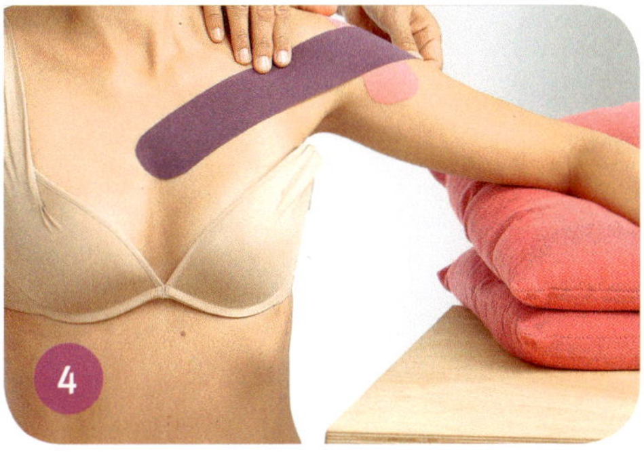
4

R2-Tape: Rotatoren-Manschette

Wenn die Außendrehung der Schulter wehtut

>> Schmerzen in der Schulter beim Drehen des Oberarms versprechen nichts Gutes. Es ist selten ein gewöhnlicher Muskelkater. Vielleicht reibt, knirscht oder knackt es auch noch? Oder die Schulter klemmt manchmal? Lassen Sie dieses Problem lieber gleich gut abklären. Von allein wird es selten besser. Behandlungen mit oder ohne OP können gleichermaßen von Tapes profitieren.

Tape
Anzahl: 2
Form: I
Breite: 5 cm
Zug: deutlich
Dauer: bis 7 Tage

Kombi-Tapes
R2 wird immer mit K1 und K3 für die betroffene Seite kombiniert (großes Foto)

Anleitung

Setzen Sie sich mit mäßig abgespreiztem Arm und rechtwinklig gebeugtem Ellbogen an einen Tisch. Drehen Sie Ihre Hand hoch, wodurch sich die Schulter mitdreht, bis zum Punkt, an dem es schmerzhaft wird. Unterlagern Sie in dieser Stellung Ihre Hand mit einigen Kissen. Ihr Partner misst die Tapelängen und schneidet beide Tapes ¼ kürzer als gemessen ab:

- Tape 1: Zuerst vom prominentesten Wirbel am Übergang der Hals- zur Brustwirbelsäule, quer über das Schulterblatt, an der hinteren äußeren Ecke der Schulter vorbei, weiter nach vorne zur vorderen Seite des Oberarms.
- Das zweite Tape kommt vom unteren Winkel des Schulterblatts und verläuft gradlinig an der hinteren äußeren Schulterecke vorbei, ebenfalls zur vorderen Seite des Oberarms.

① **Basis von Tape 1:** Ihr Partner klebt ein Tape-Ende an der gegenüberliegenden Seite des oben beschriebenen Wirbels, während Sie Ihren Kopf von der betroffene Schulterseite wegdrehen. Das Tape zeigt zu dieser Schulter.

② **Verlauf und Ende von Tape 1:** Ihr Partner zieht das Tape mit deutlichem Zug schräg nach unten und außen, über die innere obere Ecke des Schulterblatts, unten am horizontalen knöchernen Rand des Schulterblatts zur hinteren äußeren Ecke. Da vorbei, nicht drüber, und weiter mit einer leichten Kurve zur vorderen Seite des Oberarms.

③ **Basis von Tape 2:** Ihr Partner klebt nun das zweite Tape am unteren Winkel des Schulterblatts. Das Tape zeigt dabei schräg hoch Richtung Schulter.

④ **Verlauf und Ende von Tape 2:** Das zweite Tape wird dann in dieser Richtung, an der hinteren äußeren Ecke der Schulter vorbei, zum Oberarm gezogen.

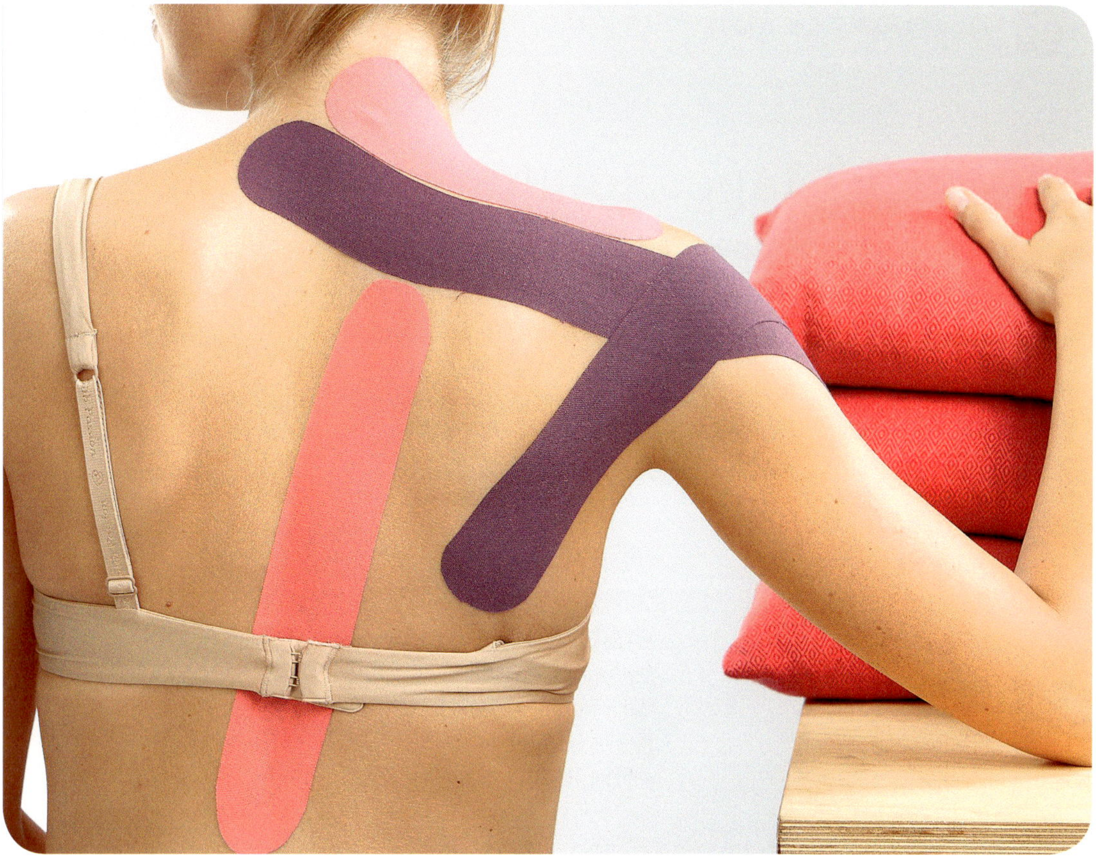

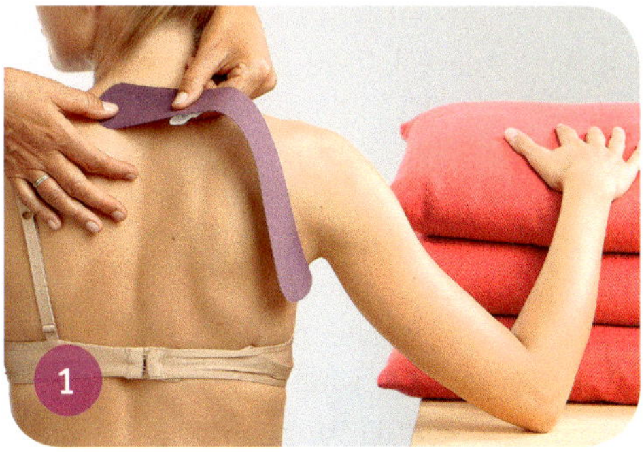
1

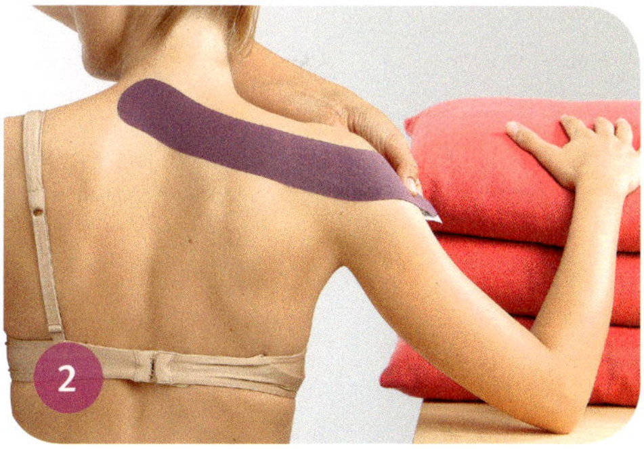
2

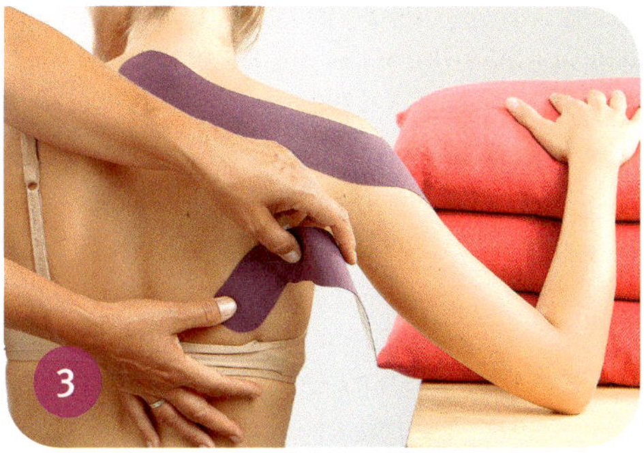
3

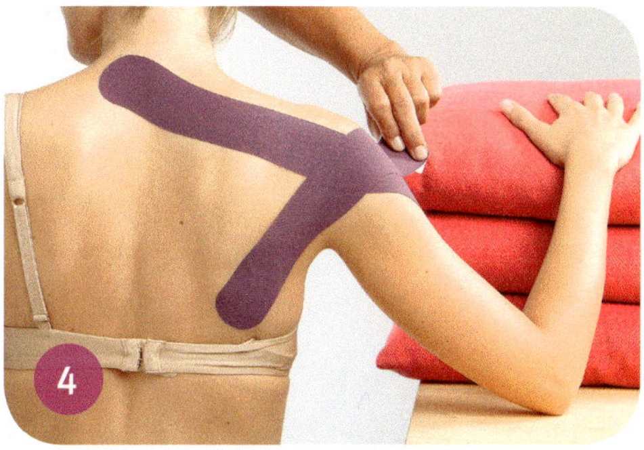
4

R3-Tape: Rotatoren-Manschette

Wenn die Innendrehung der Schulter wehtut

>> Schulterschmerzen bei der Innendrehung des Arms kommen häufig vor und sind immer behandlungsbedürftig. Von allein wird es selten besser. Im Gegenteil, die Schmerzen und die Bewegungseinschränkungen der Schulter nehmen zu. Sie kommen mit der Hand nicht mehr richtig hinter den Rücken und haben Schwierigkeiten, Ihren BH zu schließen, Ihr Hemd hinten in die Hose zu stecken oder in den Mantel zu schlüpfen. Taping kann die Therapie wunderbar unterstützen.

Tape
Anzahl: 3
Form: I
Breite: 5 cm
Zug: deutlich
Dauer: bis 7 Tage

Kombi-Tapes
mit K1

Anleitung

Setzen Sie sich mit mäßig abgespreiztem Arm und rechtwinklig gebeugtem Ellbogen an einen Tisch. Drehen Sie Ihre Hand nach unten, wodurch sich die Schulter mitdreht, bis zum Punkt, an dem es schmerzhaft wird. Der Ellbogen ist höher als die Hand und diese Position wird nun so unterlagert. Ihr Partner misst die erforderlichen Tapelängen:
- Zuerst vom unteren Schulterblattwinkel zur Achsel und weiter um den Oberarm herum zu dessen Rückseite.
- Zwei weitere Tapes kommen von dem Beckenkamm und der Lendenwirbelsäule zur Achsel und zum Oberarm.

Schneiden Sie alle Tapes ¼ kürzer als gemessen ab.

① **Basis von Tape 1:** Ein Tape-Ende am unteren Winkel des Schulterblatts kleben und dann mit deutlichem Zug schräg nach oben zur Achsel ziehen.
② **Verlauf Tape 1:** In der Achsel wird nicht geklebt. Hier kleben Sie ein weiteres Stück (5–7 cm) auf das Tape (Klebeseite auf Klebeseite).
③ **Ende von Tape 1:** Ihr Partner zieht das Tape vorne aus der Achsel heraus und um den Oberarm herum zu dessen Rückseite.
④ **Tape 2 und 3:** Das zweite Tape wird am Beckenkamm, ein eventuelles drittes an einem Wirbelknochen der Lendenwirbelsäule angelegt, beide in Richtung der Achsel. Diese Tapes werden mit deutlichem Zug gradlinig zur Achsel hochgezogen und überlappen in der Achsel Tape 1 vollständig.

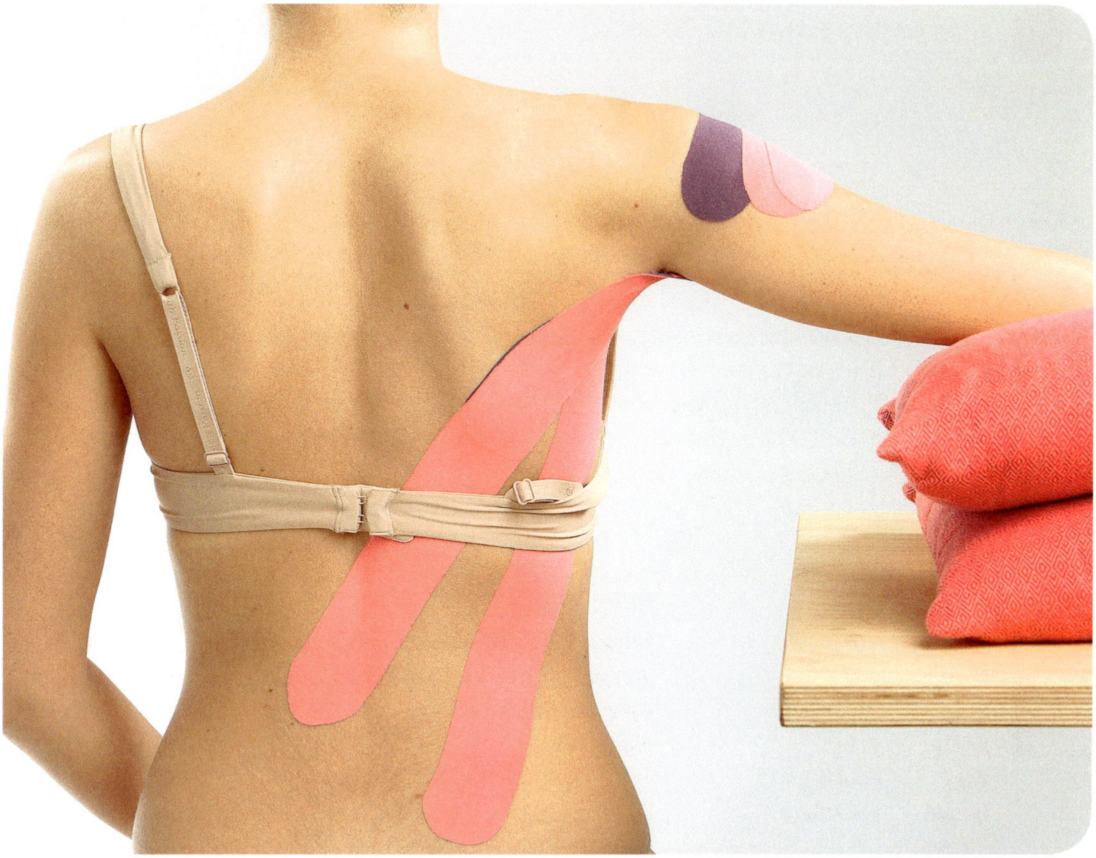

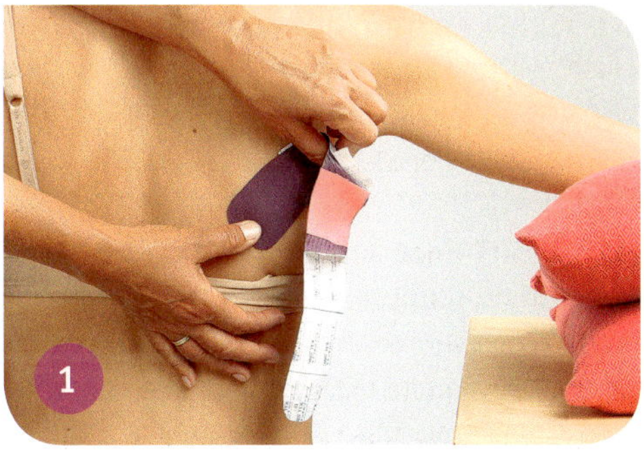
1

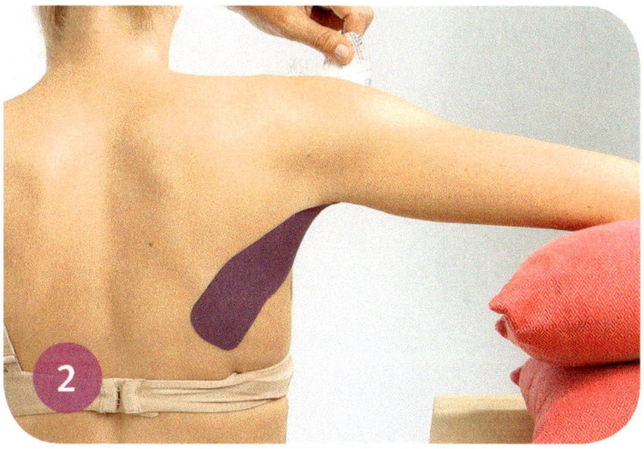
2

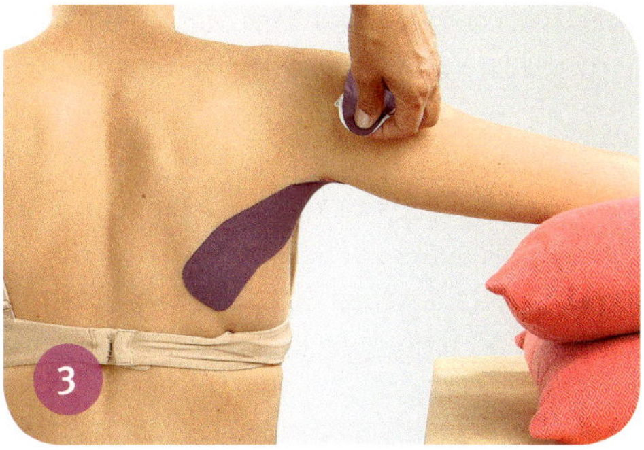
3

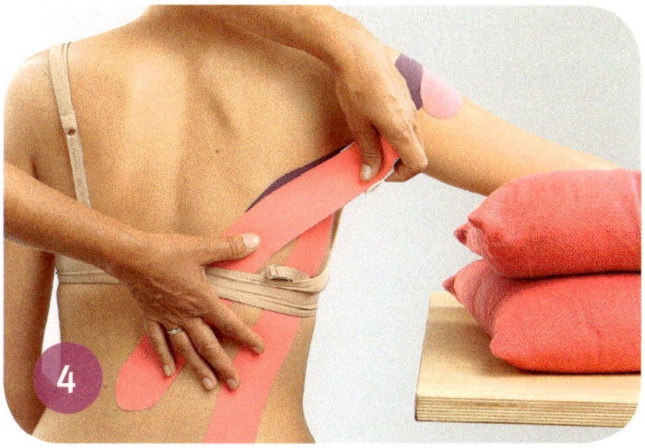
4

S5-Tape: Schulterblatt

Wichtig zur Unterstützung Ihrer Schultertapes

>> Das Schulterblatt ist das Bindeglied zwischen Rumpf und Arm. Es sollte sich schön fließend bei jeder Armbewegung mitbewegen. Die Therapie bei Schulter-Arm-Schmerzen schließt die Hals- und Brustwirbelsäule häufig mit ein. Sie können S5 sowohl einseitig als auch beidseitig – bei beidseitigen Beschwerden oder einer allgemein schlechten Haltung – anlegen lassen.

Tape
- Anzahl: meist 2
- Form: I
- Breite: 5 cm
- Zug: deutlich
- Dauer: bis 7 Tage

Kombi-Tapes
mit B8, K1, H3 oder K3

Anleitung

Setzen Sie sich gerade hin. Ihr Partner misst die Tapelänge von der oberen Brustwirbelsäule schräg herunter zur Außenseite des Schulterblatts. Das Tape wird ¼ kürzer als gemessen abgeschnitten.

① **Basis:** Ihr Partner klebt ein Tape-Ende an der gegenüberliegenden Seite der Wirbelsäule, während Sie auch Ihren Kopf in diese Richtung gedreht halten. Die Richtung des Tapes ist schräg herunter zum Schulterblatt. Die zwei Wirbelknochen, die von der Basis überklebt werden, sind die druckempfindlichsten der gesamten unteren Hälfte der Halswirbelsäule bzw. der oberen Hälfte der Brustwirbelsäule.

② **Verlauf und Ende:** Ihr Partner zieht das Tape schräg nach unten und außen zum Außenrand des Schulterblatts, während Sie beide Schulterblätter etwas zusammenziehen.

③ Ihr Partner klebt auf die gleiche Weise ein zweites Tape, das Tape 1 halb überlappt.
Bei beidseitigen Beschwerden kann Ihr Partner das Gleiche auf der anderen Körperseite wiederholen.

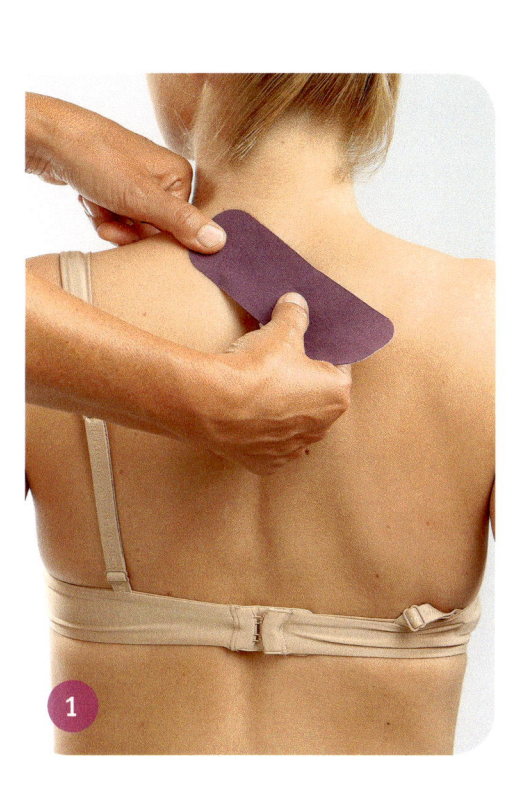

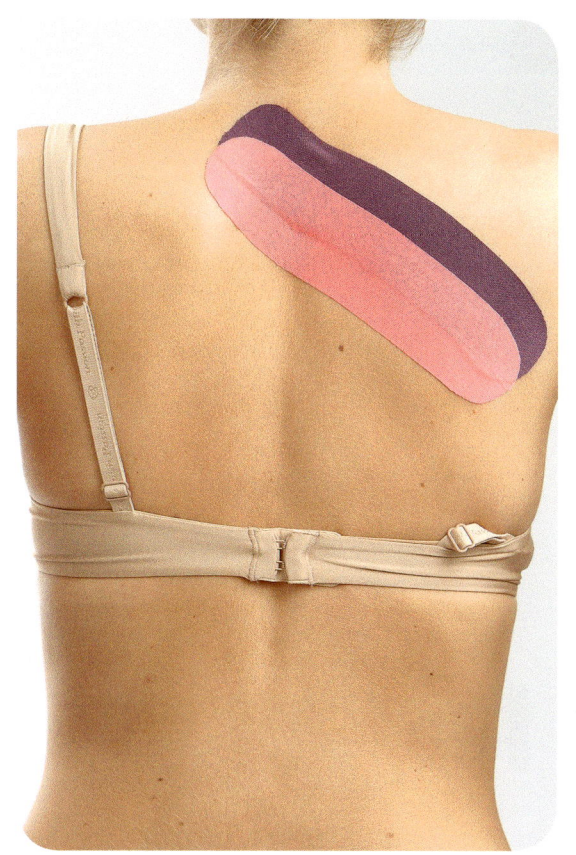

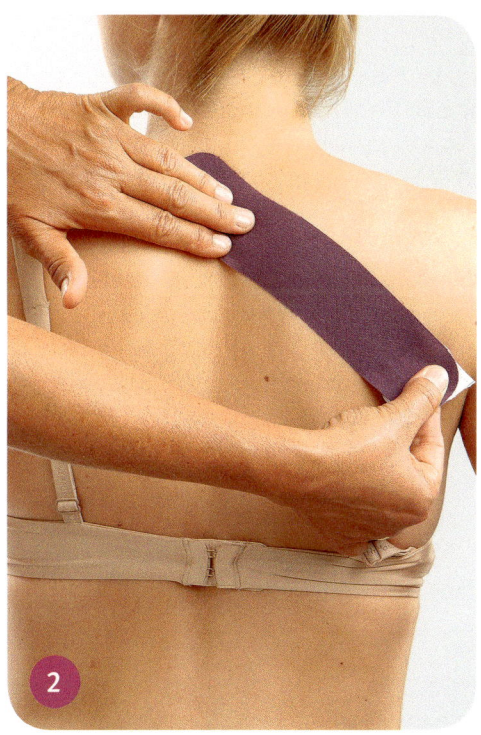

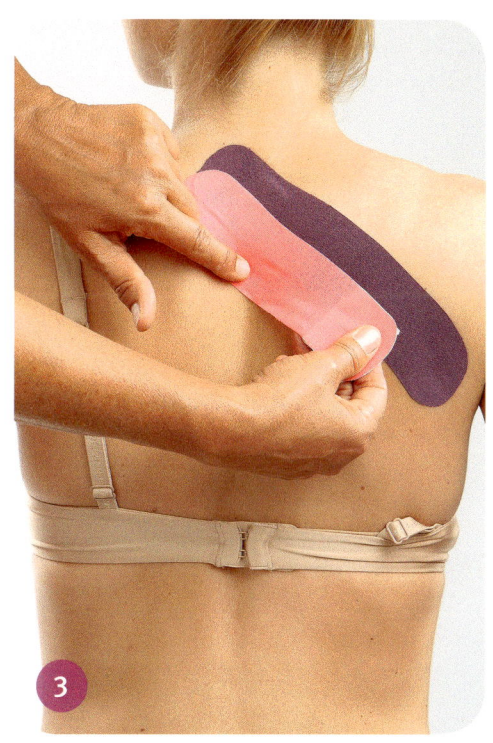

1

2

3

K2-Tape: Kapuzenmuskel, Mitte

Verhilft zu aufrechter Haltung

>> Brust raus, Schultern zusammenziehen! Ab und zu sollten wir uns dieses Kommando zur aufrechten Haltung selbst geben, wenn wir wieder einmal krumm und zusammengesackt am Schreibtisch hocken. Es ist wichtig, immer wieder eine aufrechte Haltung anzustreben; das Tape hilft dabei. Es aktiviert den Kapuzenmuskel, sodass Sie selbst dann einen Effekt (und eventuell auch Muskelkater) spüren, wenn Sie nicht bewusst trainieren.

Tape
Anzahl: 3
Form: I
Breite: 5 cm
Zug: deutlich
Dauer: bis 7 Tage

Kombi-Tapes
mit K1, K3, H3, E3 oder anderen Schulter-Tapes.

Anleitung

Setzen Sie sich locker hin, drücken Sie Ihre Brust raus und ziehen Sie Ihre Schulterblätter zusammen. Ihr Partner misst die Tapelänge von der einen Schulterecke, über den oberflächigen knöchernen Rand des Schulterblatts, schräg herunter zur oberen Brustwirbelsäule. Schneiden Sie das Tape ¼ kürzer als gemessen ab. Diese Tapelänge benötigen Sie zweimal. Zusätzlich brauchen Sie noch ein kurzes Tape, das zum Schluss vertikal aufgeklebt wird.

① **Basis 1:** Ihr Partner klebt ein Ende des Tapes, waagerecht zur Höhe des oberen Drittels der Schulterblätter, auf die Wirbelsäule.

② **Verlauf und Ende 1:** Während Sie ausatmen, zieht Ihr Partner eine Seite des Tapes mit deutlichem Tapezug über ein Schulterblatt zum äußeren oberen knöchernen Rand der Schulter. Das Ende, ohne Tapezug, ist noch auf diesem Knochen und nicht auf dem Oberarm.

③ **Basis, Verlauf und Ende 2:** Das Gleiche zur anderen Seite, wiederum während einer Ausatmung.

④ Der Beginn der beiden Tapes auf der Brustwirbelsäule kann mit einem vertikalen Tape über die Wirbelsäule überklebt werden. Wenn Sie dabei aufrecht bleiben und ausatmen, verstärkt sich der Effekt noch.

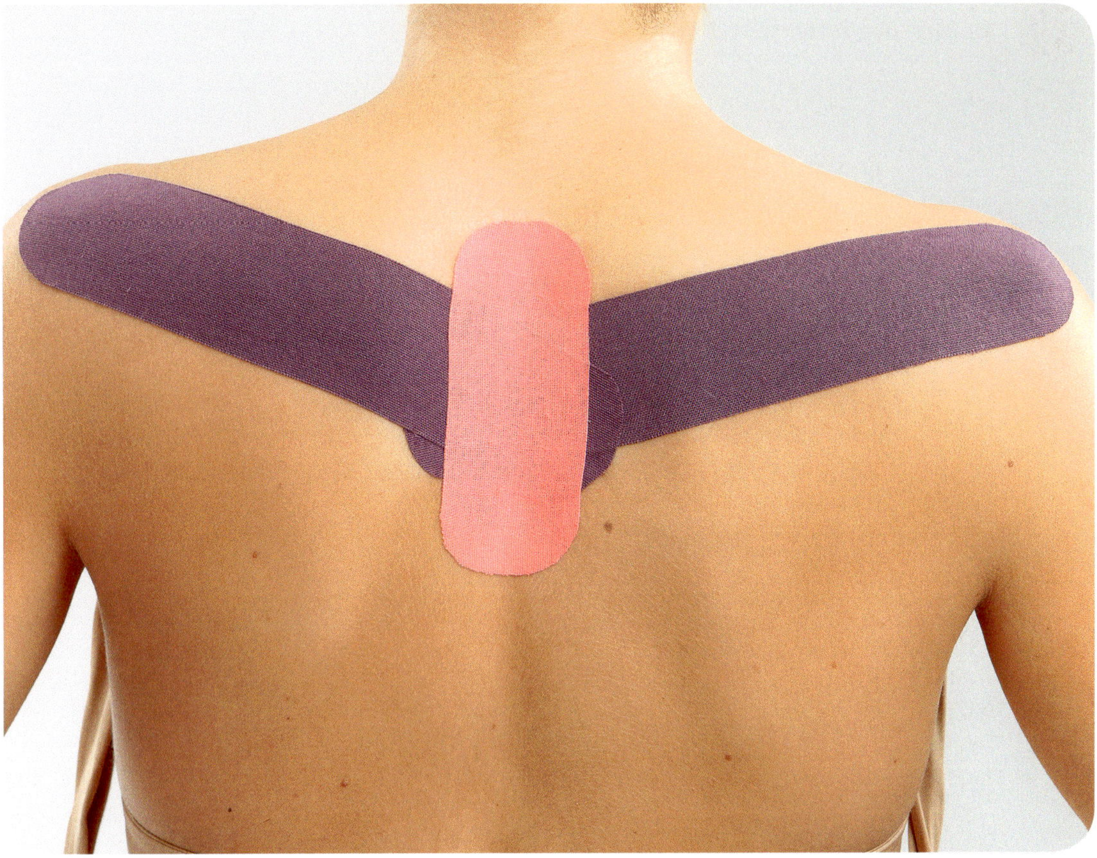

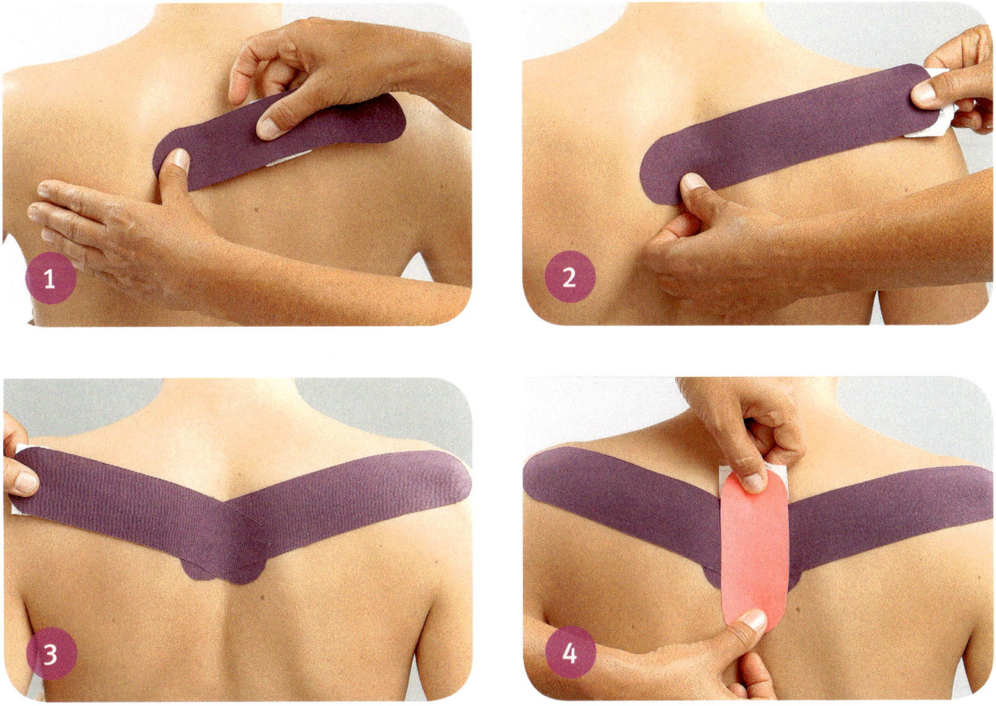
1
2
3
4

K123-Tape: Kapuzenmuskel, vollständig

(FASZIEN TAPE)

Bei anstrengender Armarbeit Haltung bewahren

>> Diese Kombinationsanlage für alle Teile des Kapuzenmuskels erwirkt ein besseres Haltungsgefühl und -bewusstsein, z.B. wenn Sie in einer (sitzenden) Dauerhaltung mit den Armen arbeiten (z.B. Büroarbeit mit Computer). Wenn reine Schulterblatt- oder Schultergürtel-Tapes nicht ausreichend unterstützen oder lindern, kann ein Tape über den Ellenbogen den Unterschied machen.

Tape
Anzahl: 2 × 4
Form: I
Breite: 5 cm
Zug: deutlich
Dauer: bis 7 Tage

Kombi-Tapes
Dieses Kombi-Tape findet häufig in Kombination mit B8 Anwendung (siehe großes Foto) und kann weiter mit B5 oder U4 verknüpft werden.

Tipp
Um mehr Beweglichkeit der HWS zu erhalten, empfiehlt es sich, nur Basis 2 und 3 zu verbinden und Basis frei zu lassen. Es empfiehlt sich ebenso, Tapes 1, 2 und 3 für die andere Seite anzulegen, bevor Sie die Tapes 4 anlegen.

Anleitung

Setzen Sie sich locker am Tisch hin, drücken Sie Ihre Brust raus und ziehen Sie Ihre Schulterblätter zusammen. Legen Sie Ihre Hände deutlich abgespreizt auf den Tisch und halten Sie dabei Ihre Ellbogen leicht gebeugt und etwas nach hinten. Ihr Partner misst zweimal 4 Tape-Anlagen: 1. von der gegenüberliegenden Halswirbelsäulenseite, und 2. von der gegenüberliegenden unteren Rippe zur Schulterecke. Das dritte Tape von der Brustwirbelsäule zur halben Höhe des Schulterblatts, über die Schulterecke, Rückseite des Oberarms zu der oberen Rückseite des Unterarms. Das vierte Tape vom Beginn zum Ende der ersten beiden Tapes über der Brustwirbelsäule. Schneiden Sie alle vier Tapes ¼ kürzer als gemessen ab.

① **Basis 1:** Ihr Partner klebt ein Tape-Ende ohne Zug an der gegenüberliegenden Halswirbelsäulen-Seite. Das Tape zeigt zur gegenüberliegenden Schulter.

② **Verlauf und Ende 1:** Mit deutlichem Zug über der Halswirbelsäule und den oberen Rand des oberen Kapuzenmuskels zur Schulterecke. Das Ende wird ohne Zug geklebt.

③ **Basis 2:** Ihr Partner klebt ein Tape-Ende ohne Zug auf der gegenüberliegenden unteren Rippe, nahe an der Wirbelsäule.

④ **Verlauf und Ende 2:** Während Sie ausatmen, mit deutlichem Zug diagonal nach oben zur Schulterecke, auf Tape 1. Das Ende wird ohne Zug geklebt.

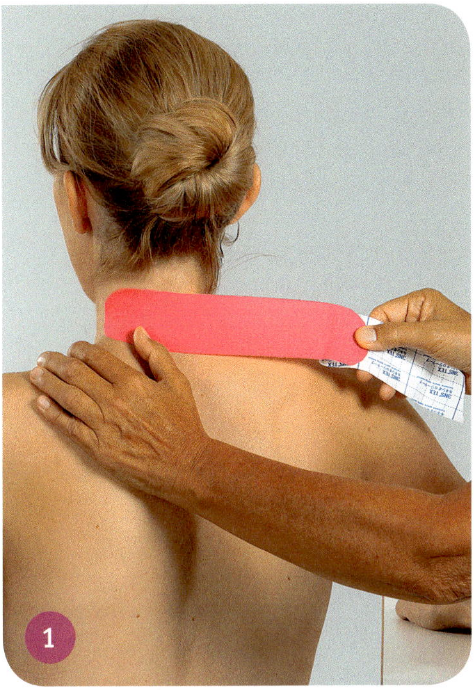
1

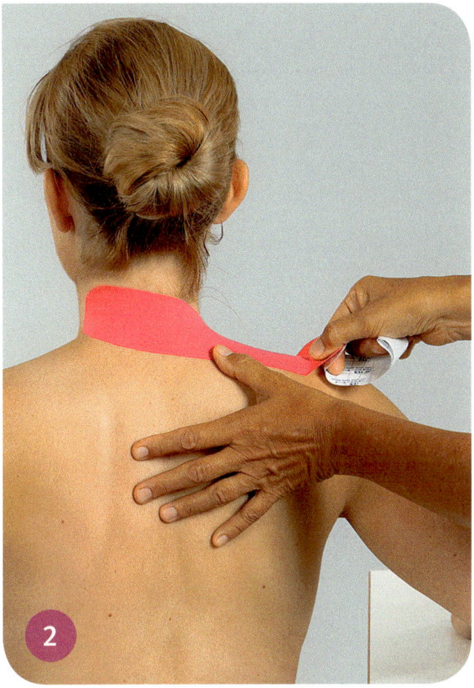
2

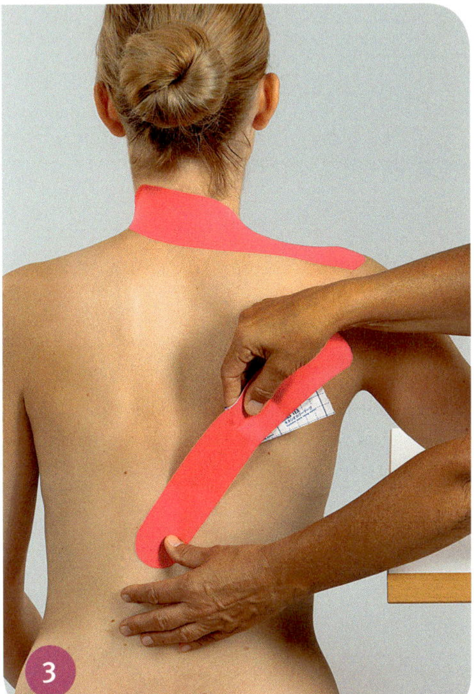
3

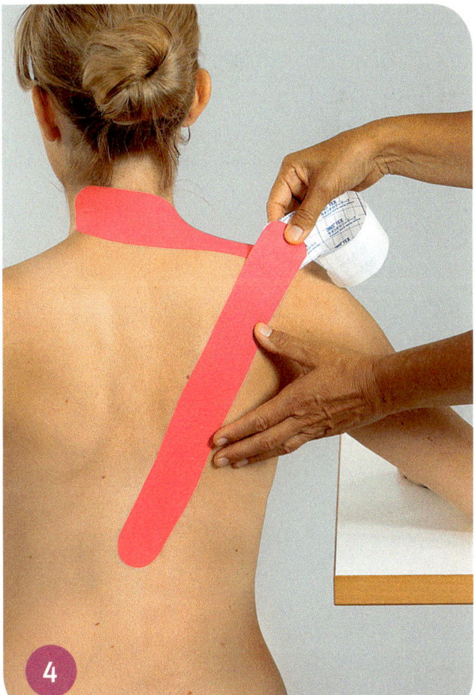
4

⑤ **Basis 3:** Ihr Partner klebt ein Tape-Ende ohne Zug an der gegenüberliegenden Brustwirbelsäulen-Seite, zur halben Höhe des Schulterblatts.
⑥ **Verlauf und Ende 3:** Während Sie ausatmen, mit deutlichem Zug diagonal nach oben zur Schulterecke, über die Enden der Tapes 1 und 2, weiter über der Rückseite des Arms, Ellbogens zur Rückseite/Streckerseite des Unterarms. Das Ende wird ohne Zug geklebt.
⑦ **Basis 4:** Basis von 2. Das Tape zeigt nach oben.
⑧ **Verlauf und Ende 4:** Während Sie ausatmen, mit deutlichem Zug neben der Wirbelsäule nach oben zum Beginn von Tape 1. Das Ende wird ohne Zug geklebt.

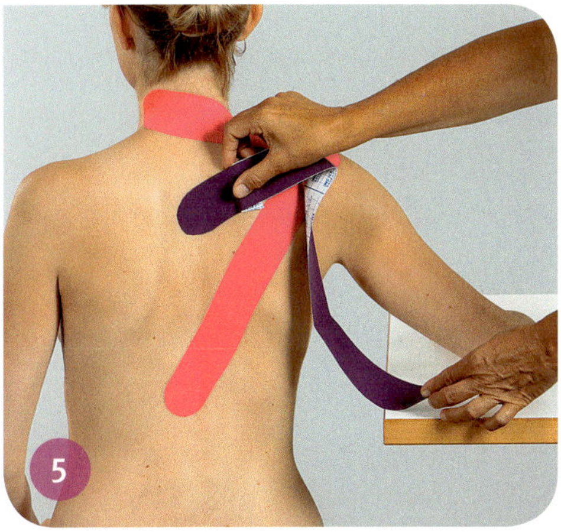
5

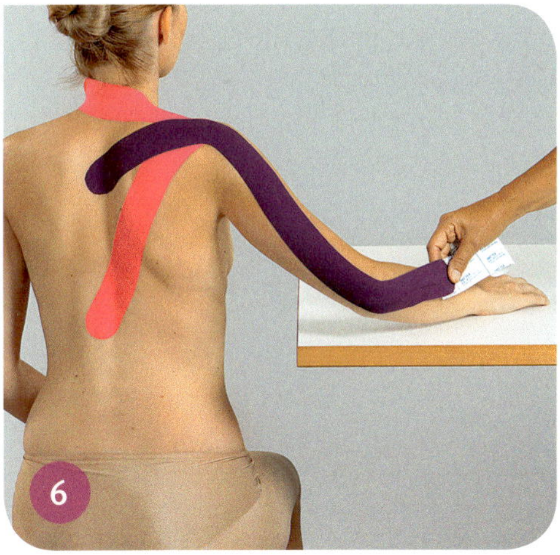
6

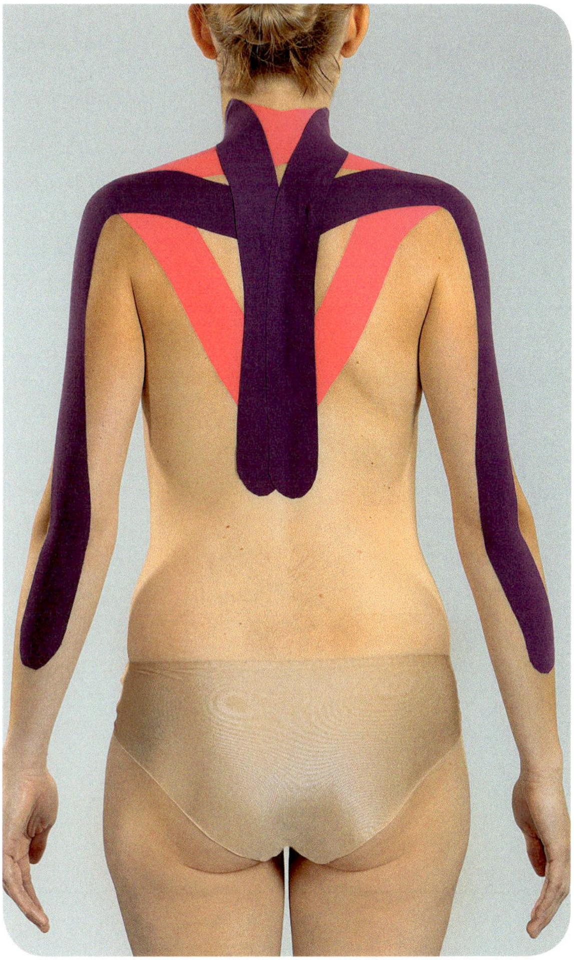

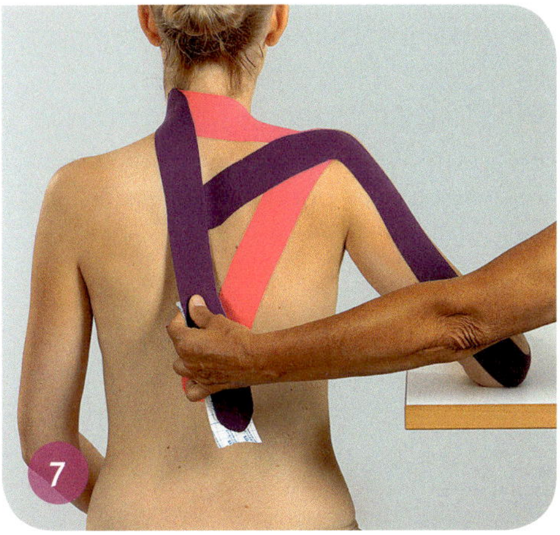
7

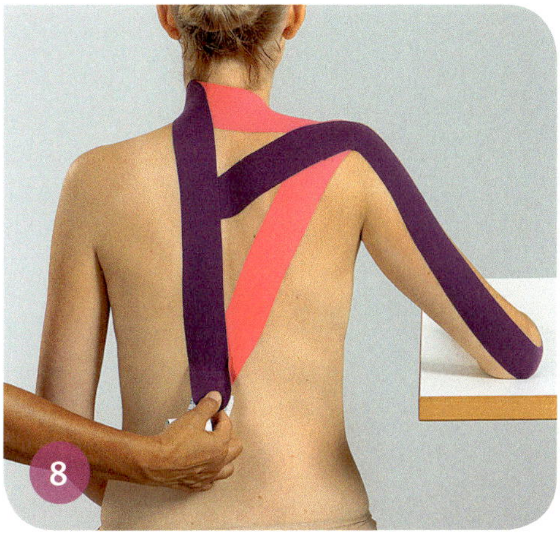
8

K3-Tape: Kapuzenmuskel, unten

Wichtig zur Unterstützung Ihrer Schultertapes

》 Der untere Teil des Kapuzenmuskels verläuft von der unteren Brustwirbelsäule zum oberen, inneren Rand des Schulterblatts. Es lohnt sich, dort tapen zu lassen, wenn Schulterschmerzen beim Heben und Drehen des Oberarms auftreten, z. B. beim Streichen der Decke, beim Wäscheaufhängen oder beim Werfen eines Balls. Die Anlage sollte eine bessere Drehung des Schulterblatts ermöglichen und wird fast immer in Kombinationen verwendet.

Tape
Anzahl: 3
Form: I
Breite: 5 cm
Zug: deutlich
Dauer: bis 7 Tage

Kombi-Tapes
mit K1, H3, E3 oder anderen Schulter-Tapes

Anleitung

Setzen Sie sich locker hin, drücken Sie Ihre Brust raus und ziehen Sie Ihre Schulterblätter zusammen. Ihr Partner misst die Tapelänge von der Wirbelsäule auf Höhe der untersten Rippen zum oberen inneren Winkel des Schulterblatts. Schneiden Sie zwei Tapes ¼ kürzer als gemessen ab.

① **Basis:** Ihr Partner klebt ein Tape-Ende neben den unteren Brustwirbeln. Das Tape zeigt Richtung Schulterblatt der anderen Körperhälfte.

② **Verlauf und Ende:** Ihr Partner legt das Tape schräg und mit deutlichem Zug, während Sie ausatmen, zur oberen inneren Ecke des gegenüberliegenden Schulterblatts an.

③ Das Gleiche auf der anderen Seite, ebenfalls während Sie ausatmen.

④ Die Tape-Enden unten auf der Brustwirbelsäule können mit einem vertikalen Tape über die Wirbelsäule überklebt werden. Wenn Sie dabei aufrecht bleiben und ausatmen, verstärkt sich der Effekt.

Für eine stärkere Haltungskorrektur, die jedoch auch die Gefahr für Schulter-Arm-Beschwerden birgt, kann man das Tape nicht zur oberen inneren Ecke des Schulterblatts, sondern zur oberen äußeren Ecke der Schulter ziehen.

215

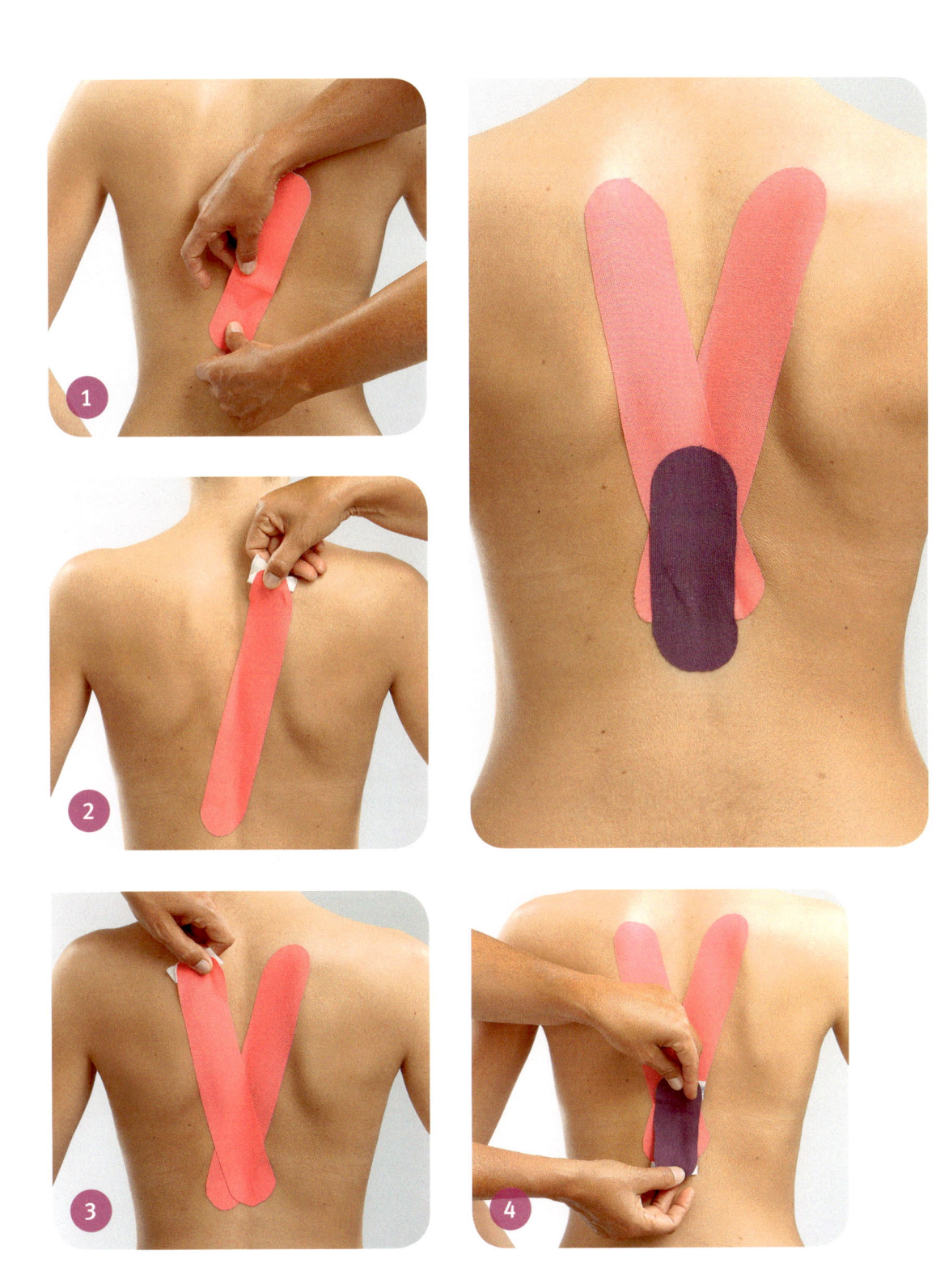

D4-Tape: Deltamuskel

Zur Unterstützung von Schultertapes

» Die äußere Schulterkontur wird durch den Deltamuskel geformt. Dieser Muskel ist manchmal schwach, jedoch selten verletzt. Das Tape dient meistens zur Unterstützung von weiteren Tape-Anlagen bei Schulterproblemen. Anfänglich brauchen Sie einen Partner für die Tape-Anlage, später, mit mehr Erfahrung und Geschick, schaffen Sie das auch allein.

Tape
Anzahl: 2
Form: I
Breite: 5 cm
Zug: deutlich
Dauer: bis 7 Tage

Kombi-Tapes
immer mit K1 für die betroffene Seite (großes Foto), zusätzlich noch mit R2 oder S6 möglich

Anleitung

Setzen Sie sich auf einen Hocker und legen Sie den betroffenen Arm fast horizontal oder etwas schräg nach unten auf einem Tisch mit oder ohne Kissen ab. Die Schulter und der Ellbogen sollten etwas nach vorne bzw. nach hinten positioniert werden, wenn Sie vorne bzw. hinten kleben. Messen Sie die benötigte Tapelänge von Schlüsselbein und Schulterblatt bis zur Hälfte der Außenseite des Oberarms aus und schneiden Sie es ¼ kürzer als gemessen ab. Schneiden Sie zwei Tapes.

① **Basis des vorderen Tapes:** Kleben Sie ein Tape-Ende oben auf die äußere Seite des Schlüsselbeins.

② **Verlauf und Ende des vorderen Tapes:** Mit der anderen Hand ziehen Sie das vordere Tape nach außen um den Deltamuskel herum zur äußeren Mitte des Oberarms. Heben Sie dabei den Ellbogen des betroffenen Arms 1 cm hoch.

③ **Basis des hinteren Tapes:** Kleben Sie das Tape-Ende an der Rückseite der Schulter, auf dem äußeren Teil des harten knöchernen Randes vom Schulterblatt.

④ **Verlauf und Ende des hinteren Tapes:** Mit der anderen Hand ziehen Sie das Tape am hinteren Rand des Deltamuskels vorbei zum Ende des ersten Tapes. Heben Sie dabei den Ellbogen des betroffenen Arms 1 cm hoch.

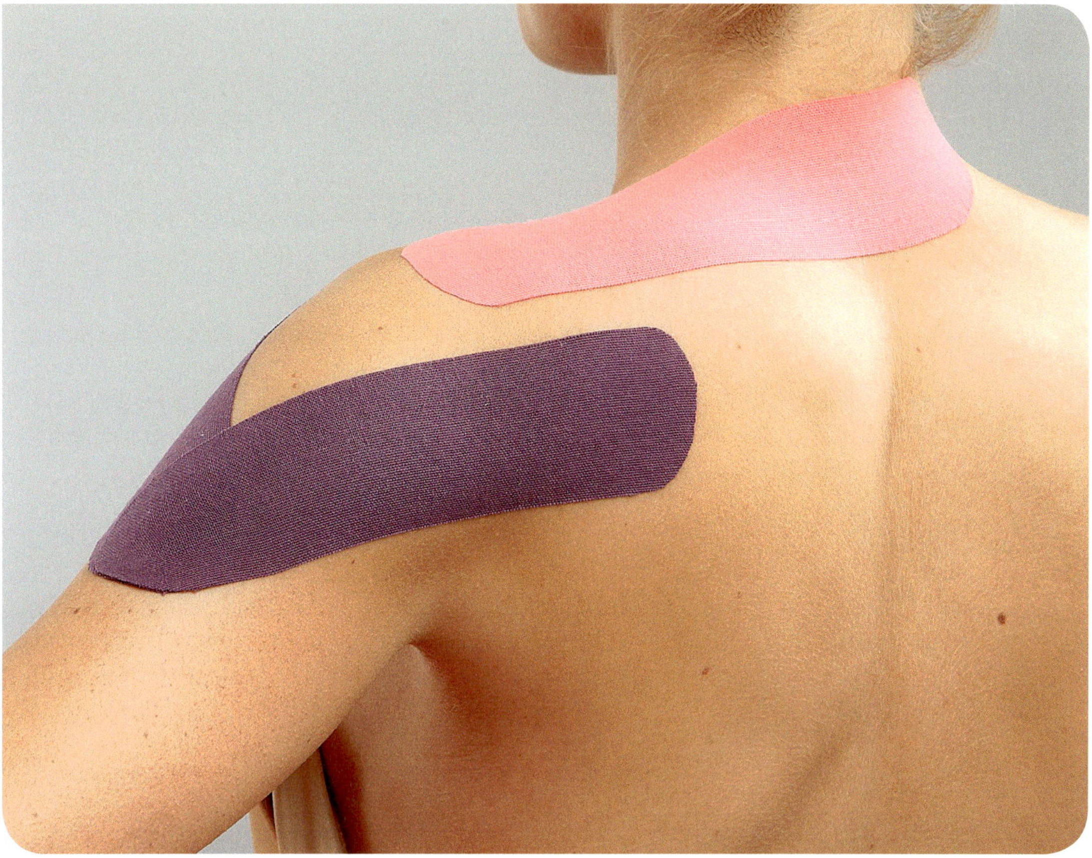

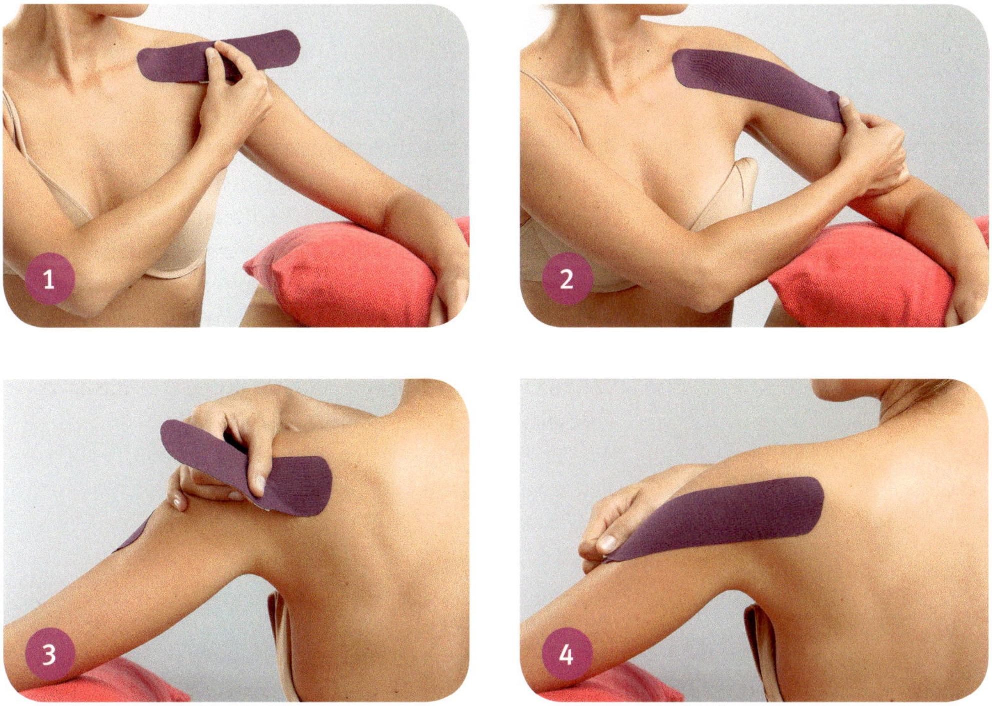
1
2
3
4

B9-Tape: Brustmuskeln

Bei Verspannungen der Brustmuskulatur

» Die großen und kleinen Brustmuskeln von den Rippen und vom Brustbein zur Schulter zeigen sich manchmal verspannt und tragen zur schlechten, nach vorne gebeugten, Haltung bei. Dann gilt es, die Muskeln zu entspannen, zu dehnen und die Schultergürtelmuskeln an der Rückseite des Körpers zu trainieren. Bei Haltungsproblemen beidseitig und bei einseitigen Armbeschwerden einseitig anlegen.

Tape
Anzahl: **2 oder 3**
Form: **I**
Breite: **5 cm**
Zug: **wenig**
Dauer: **bis 7 Tage**

Kombi-Tapes
mit B8, S6, K2 oder K3

Anleitung

Setzen Sie sich auf einen Hocker und legen Sie einen Arm schräg nach unten und außen auf einen Tisch. Schulter und Ellbogen sollten so weit nach hinten bewegt werden, bis ein leichtes Spannungsgefühl in den vorderen Brustmuskeln gespürt wird. Messen Sie das Tape vom Brustbein bis zum Schulterblatt und schneiden Sie es ⅛ kürzer als gemessen ab. Schneiden Sie zwei oder drei Tapes je Körperseite.

① **Basis:** Kleben Sie ein Tape-Ende auf die obere Hälfte des Brustbeins.
② **Verlauf und Ende:** Während tiefen Ausatmens ziehen Sie das Tape mit wenig Zug schräg nach oben und außen zum äußeren Ende des Schlüsselbeins hoch. Zu viel Zug am Tape könnte eine entgegengesetzte Wirkung erzeugen! Vom Schlüsselbein ziehen Sie das Tape weiter über die Schulter. Das Ende des Tapes ist unterhalb des harten, knöchernen Rands des Schulterblatts.
③ Das zweite Tape kleben Sie halb überlappend nach unten versetzt auf den Anfang des ersten Tapes. Ziehen Sie es in gleicher Weise mit wenig Zug zur Schulter. (Männer können noch ein drittes, halb nach unten versetztes Tape anlegen.)
④ Bei Frauen mit kleineren Brüsten könnte außen neben der Brust von der Rippe zur Schulter hoch geklebt werden. Eine Variation bei Frauen, zum Heben der Brust: Führen Sie das Tape vom Brustbein ohne Zug unter der Brust durch nach außen. Die Brust sollte dabei mit der Hand der betroffenen Körperseite angehoben werden. Danach führen Sie das Tape wieder mit Zug hoch zum beschriebenen Ende an der Rückseite der Schulter am Schulterblatt.

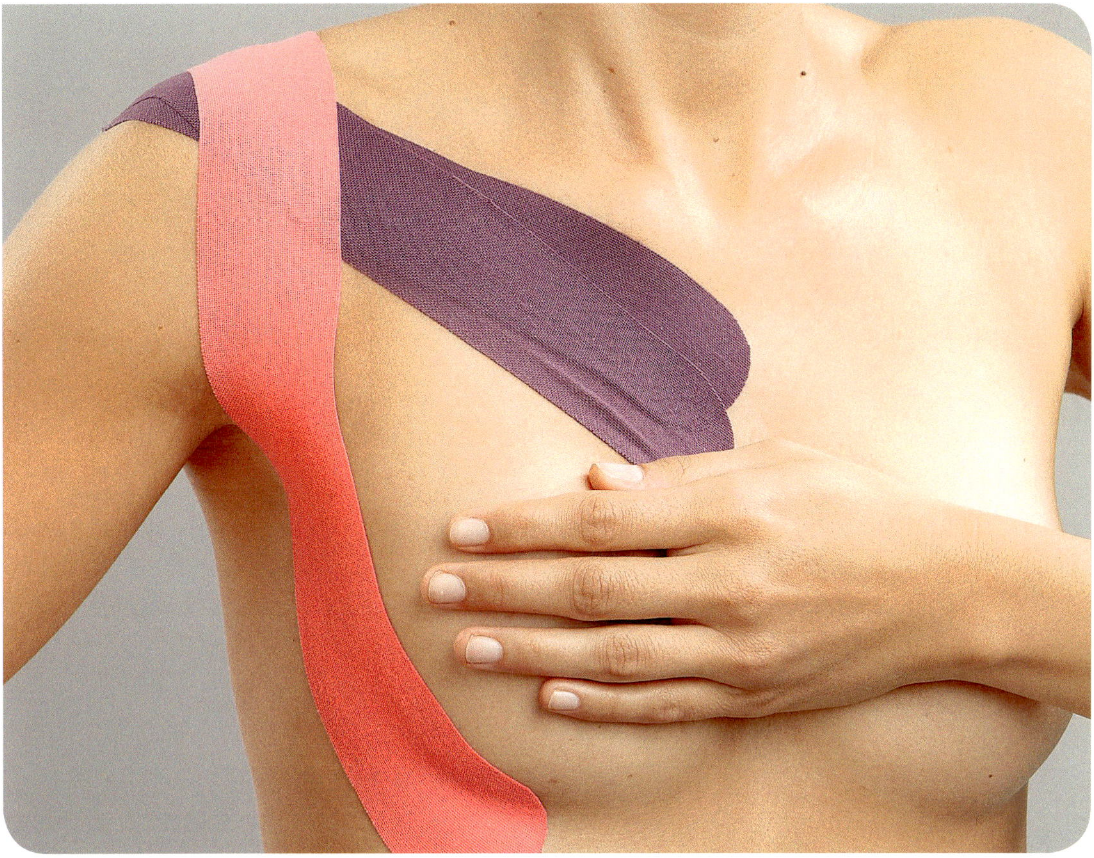

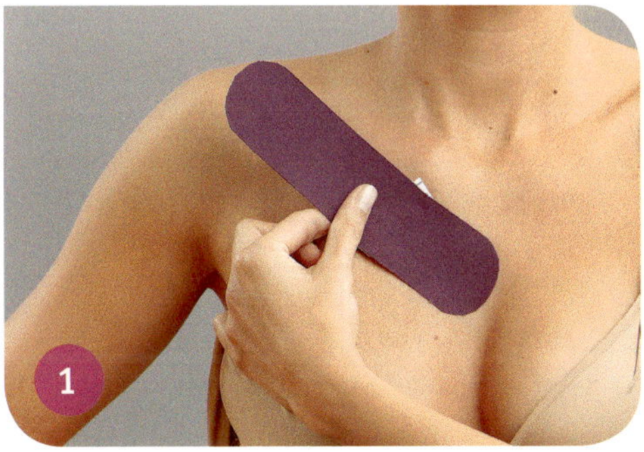
1

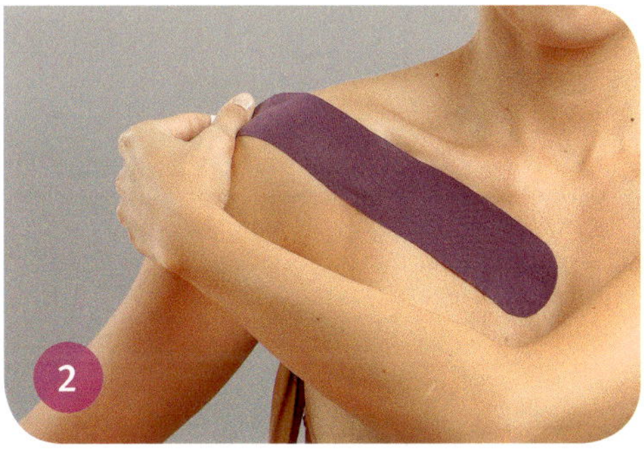
2

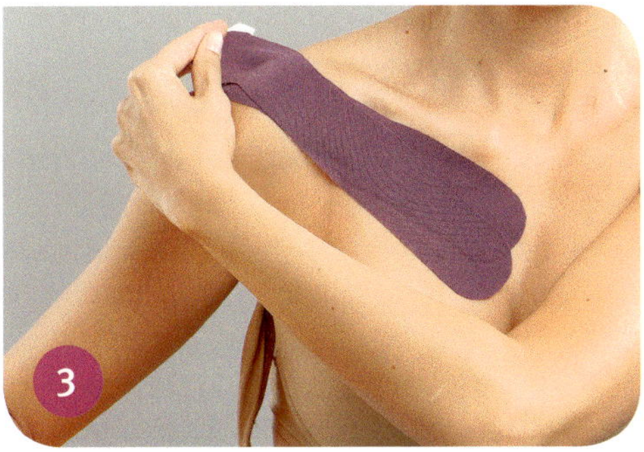
3

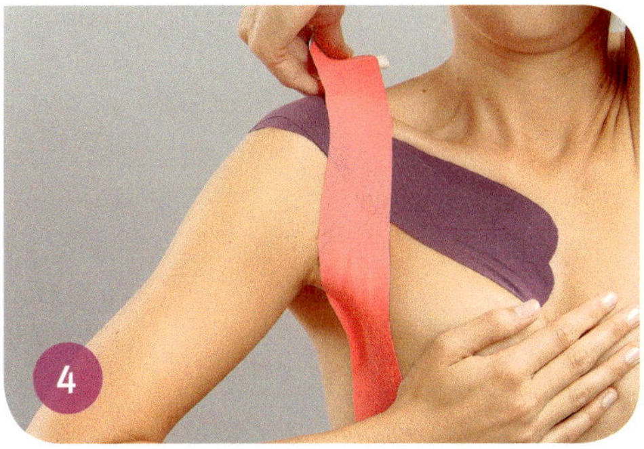
4

H3-Tape: Halswirbelsäulen-Beugung und Streckung

Wenn Sie nicht mehr nach unten oder hinten schauen können

» Wir Menschen verhalten uns unserer Halswirbelsäule (HWS) gegenüber nicht gerade liebevoll. Eine Überlastung durch eine dauerhafte Fehlhaltung im Arbeitsalltag ist üblich. Vor allem akuten Schmerzen behindern das Beugen. Anhaltende Nackenbeschwerden bereiten öfters Schmerzen beim Strecken. Für Beschwerden beim Drehen und beim seitlichen Neigen empfehlen wir K1, Seite 224. Schmerzen beim Drehen der HWS, zum Beispiel beim Rückwärtseinparken, sind der häufigste Grund für eine HWS-Behandlung. Die Tapes lassen sich erfolgreich mit Brustwirbelsäulenanlagen kombinieren.

Tape
Anzahl: **2–3**
Form: **I**
Breite: **5 cm**
Zug: **deutlich (oder leicht)**
Dauer: **bis 7 Tage**

Tipp
Beide Varianten von H3 und von K1 können je nach individuellen Beschwerden beliebig kombiniert werden. Das ist in der täglichen Praxis üblich und meistens am hilfreichsten.

Anleitung

Von den H3-Tapes gibt es mehrere Variationen, je nachdem, welche Schmerzen vorherrschend sind. Zum Abmessen und Anlegen durch Ihren Tape-Partner stützen Sie Ihren Kopf so ab, dass Sie gerade keine Schmerzen verspüren.

① **Wenn vor allem das Kopfbeugen schmerzt:** Ein Tape-Ende wird zwischen dem rechten Schulterblatt und den Knochen der Brustwirbelsäule angelegt und mit deutlichem Zug nach oben bis kurz vor die Haargrenze gezogen. Im Nacken nimmt die Zugstärke etwas ab. Das zweite Tape wird in gleicher Weise auf der anderen Seite angelegt. Der Tape-Anfang wird auf den Anfang des ersten Tapes geklebt.

② Zur Verstärkung des Effekts können Sie noch ein horizontales Tape anlegen. Die Mitte ist die Basis des Tapes, die ohne Zug auf den Anfang der beiden vertikalen Tapes geklebt wird. Das Tape wird dann mit deutlichem Zug zur rechten bzw. linken Schulterecke gezogen.

③ + ④ **Wenn das nach oben Schauen Schmerzen bereitet: Basis, Verlauf und Ende:** Basis und Anfangsverlauf sind wie bei 1 beschrieben. Das Tape wird jedoch über den Nacken-Schulter-Winkel nach vorne gezogen und das Ende wird ohne Zug vorne unten auf der Halswirbelsäule geklebt.

221

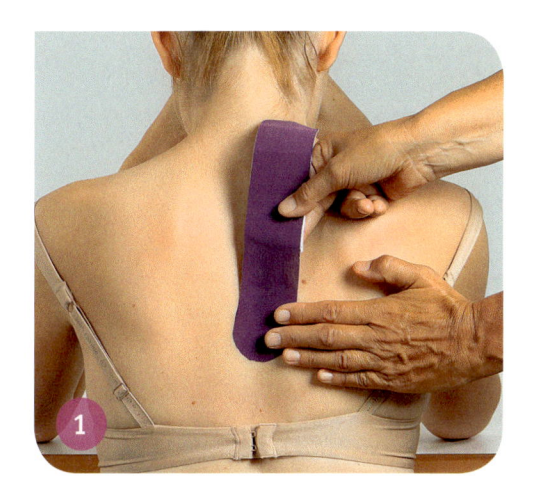

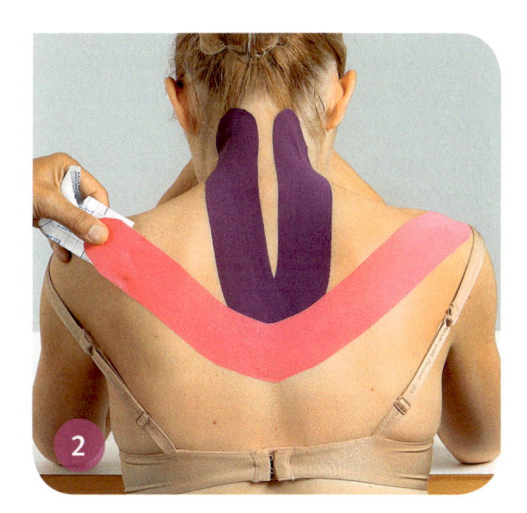

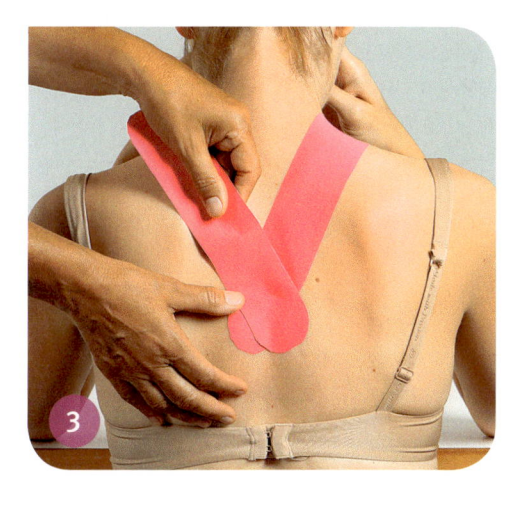

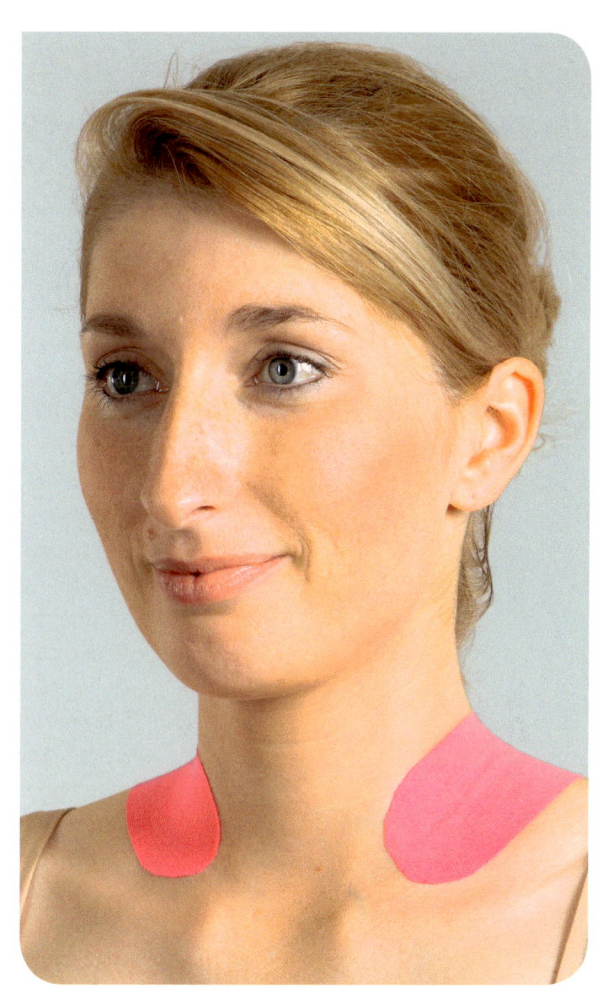

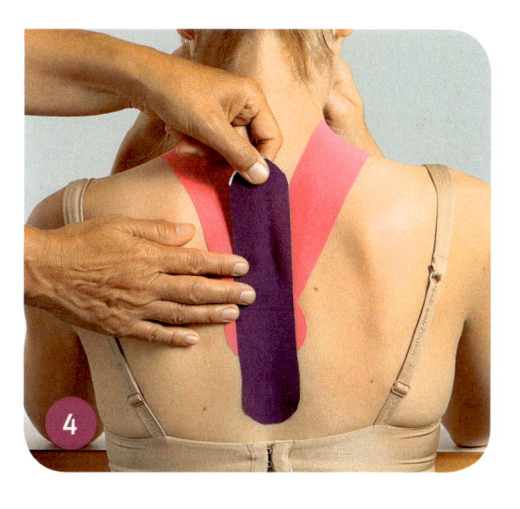

K1-Tape: Kapuzenmuskel, oben

Eine Wohltat für die häufig verspannte Nacken-Schulter-Partie

» Die obere Linie vom Nacken zur Schulterecke stellt den oberen Rand des Kapuzenmuskels dar. Dieser Muskelteil ist häufig schmerzhaft, meist verspannt, manchmal auch schwach. Taping dieses Muskelteils unterstützt häufig andere Tape-Anlagen. Sie können das Tape mit etwas Geschick selbst anlegen, jedoch ist es auch ein einfaches Partner-Tape. Die 1. Variante empfiehlt sich, wenn die Kopfdrehung (z. B. der Schulterblick beim Einparken) schmerzhaft ist.

Tape
Anzahl:	1 (einseitig) oder 2 (beidseitig)
Form:	I
Breite:	5 cm
Zug:	deutlich
Dauer:	bis 7 Tage

Kombi-Tapes
mit H3, K2, K3, E3 oder Kopfschmerz- oder Schulter-Tapes

Anleitung für die 1. Variante

Setzen Sie sich mit beiden Ellbogen auf einen Tisch gestützt hin. Stützen Sie Ihren Kopf mit Ihren Händen. Ihr Partner misst die Tapelänge von der Seite des Nackens, unterhalb der Haargrenze, zur anderen Schulterecke. Schneiden Sie ein oder zwei Tapes ¼ kürzer als gemessen ab.

① **Basis:** Ihr Partner klebt ein Tape-Ende auf die knöcherne Schulterecke.

② **Verlauf und Ende:** Und weiter über die obere Nacken-Schulter-Muskellinie und Halswirbelsäule zur anderen Nackenseite. Halten Sie dabei den Kopf leicht von der Tapeseite weggedreht. Das Ende ist unterhalb der Haargrenze hinten seitlich am Nacken.

③ Bei beidseitigen Nacken- oder Schulterbeschwerden bzw. Kopfschmerzen wird das Tape beidseitig angelegt. Beide Tapes kreuzen sich über der unteren Halswirbelsäule. Auf dem großen Foto sehen Sie die Kombination mit dem beidseitigen K3-Tape für den unteren Kapuzenmuskel.

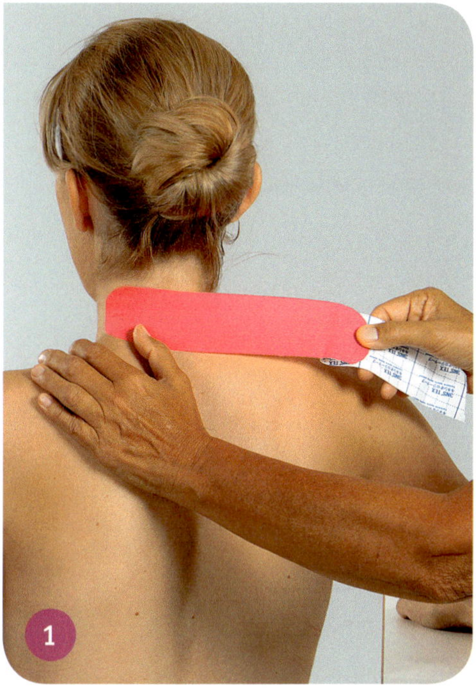
1

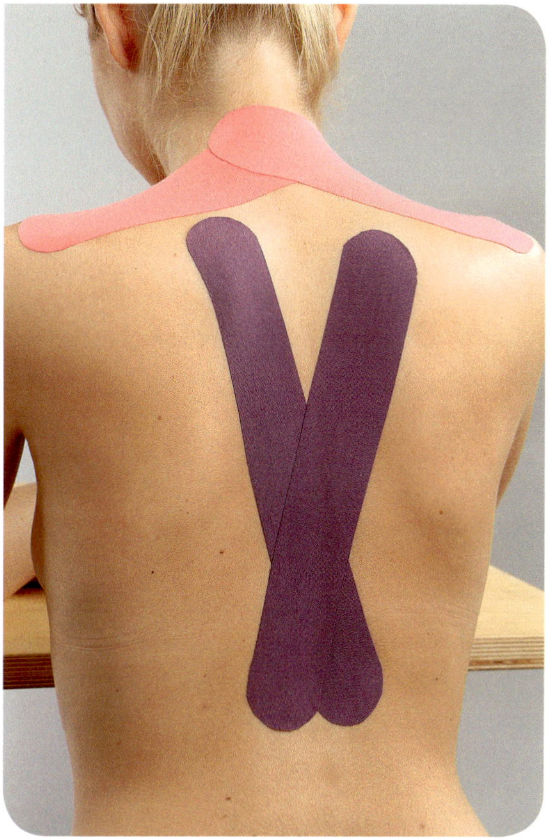

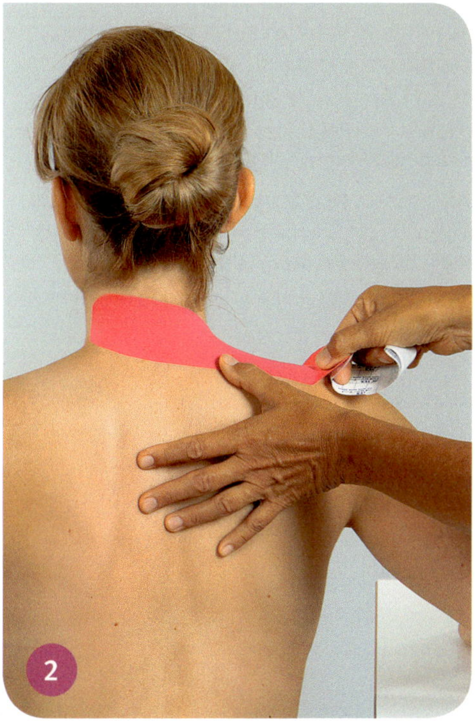
2

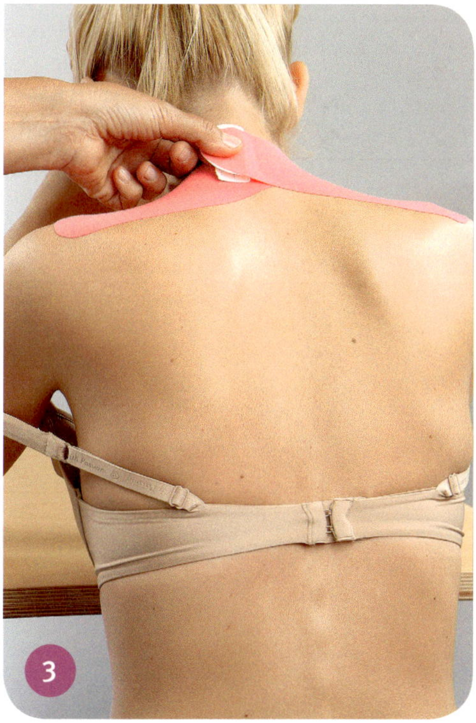
3

K1-Tape: Kapuzenmuskel, oben, 2. Variante

>> Die Verspannungen im Nacken-Schulter-Bereich bestehen oft auch ohne Drehbewegung. Dann kann die seitliche Neigebewegung einen sehr unangenehmen ziehenden Schmerz verursachen. Auch wenn Sie das im Alltag nicht machen, probieren Sie es. Tut es mehr weh als die Kopfdrehung, lassen Sie diese 2. Variante ein- oder beidseitig anlegen.

Anleitung für die 2. Variante

Setzen Sie sich mit beiden Ellbogen auf einen Tisch gestützt hin. Stützen Sie Ihren Kopf mit Ihren Händen. Ihr Partner misst die Tapelänge von der Seite des Nackens, neben der Nackenbehaarung, zur gleichen Schulterecke. Schneiden Sie ein oder zwei Tapes ¼ kürzer als gemessen ab.

① **Basis:** Ihr Partner klebt ein Tape-Ende auf die knöcherne Schulterecke.
② **Verlauf und Ende:** Ihr Partner zieht das Tape über die obere Nacken-Schulterlinie zur gleichen Nackenseite hoch. Halten sie dabei den Kopf leicht von der Tapeseite weggeneigt. Das Ende wird seitlich am Nacken ohne Zug geklebt. Bei beidseitigen Nacken- oder Schulterbeschwerden bzw. Kopfschmerzen kann das Tape beidseitig angelegt werden. Bei einseitigen Beschwerden können beide Varianten für eine Seite kombiniert werden. In seltenen Fällen, z.B. bei extremen Verspannungen, werden beide Varianten beidseitig kombiniert.

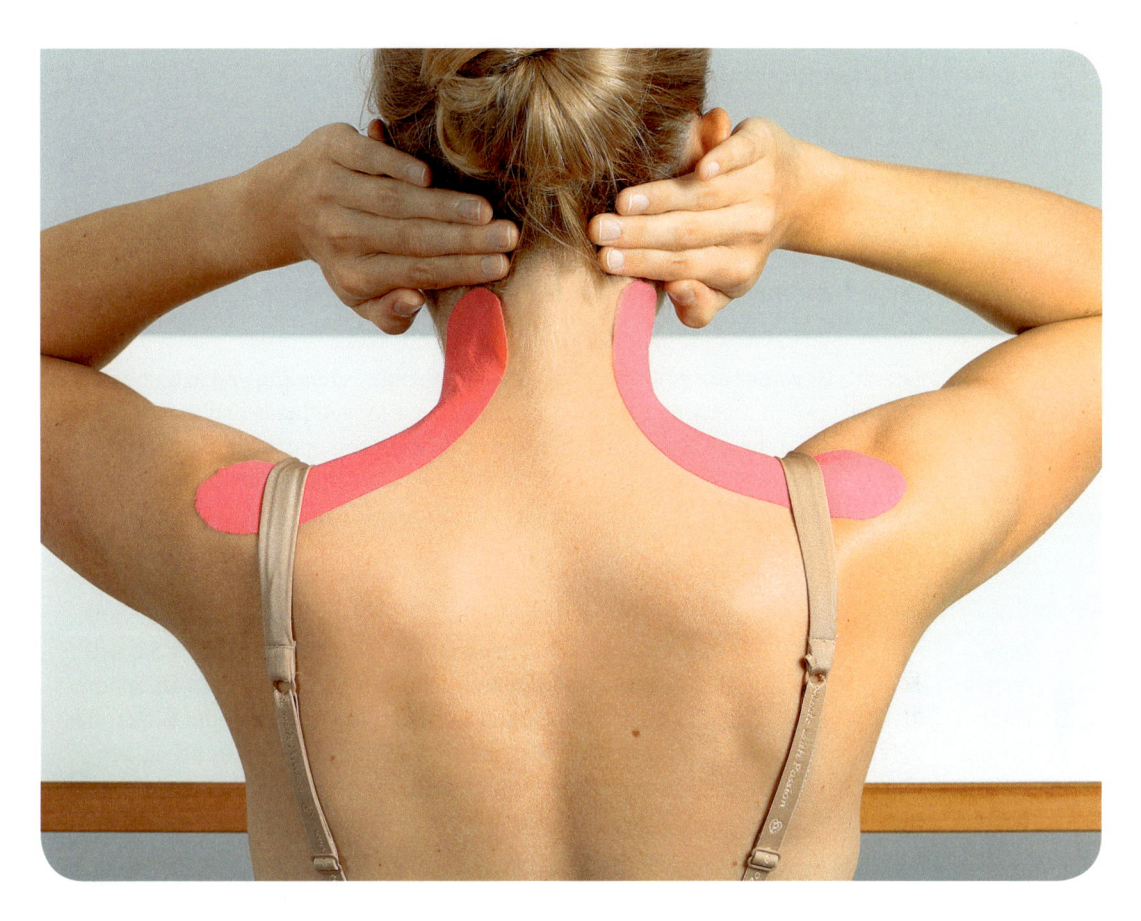

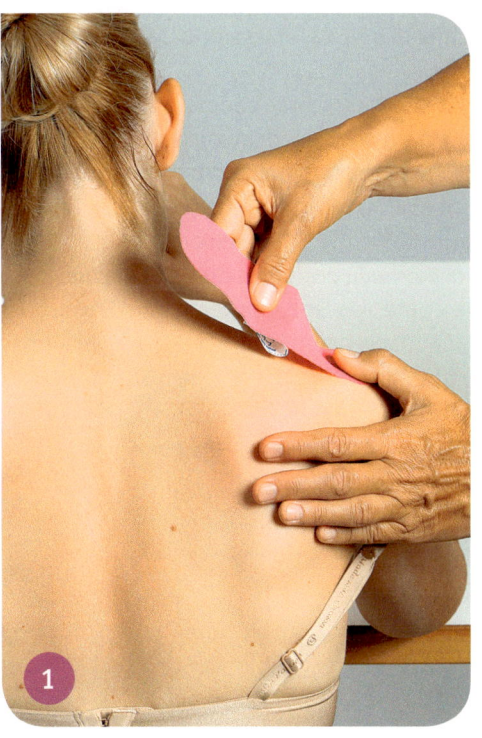

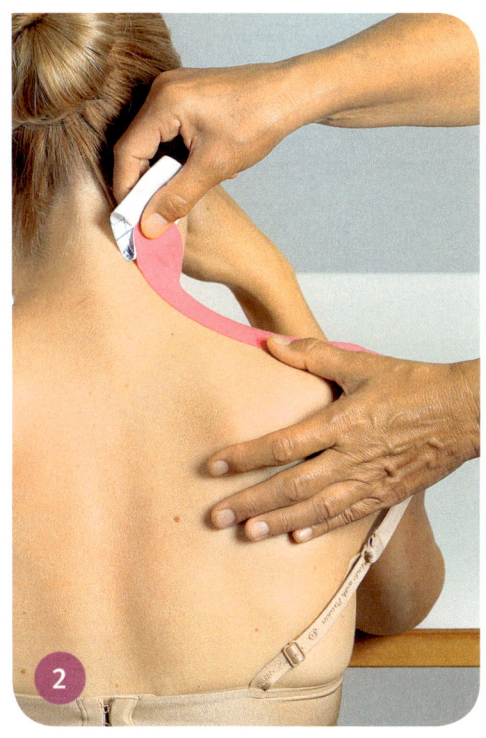

1

2

H4-Tape: Halswirbelsäule
FASZIEN TAPE

Bei Verspannungen der Halsvorderseite

>> Der Hals ist vorne sehr empfindlich. Hier wird prinzipiell ohne Zug und in halber Breite (2,5 cm) geklebt. Das Tape kann, in Kombination mit Tape-Anlagen an der Rückseite des Körpers, einen großen Beitrag zur Linderung von Kopf- und/oder Armschmerzen leisten. Wenn schmerzhafte Punkte im Muskelverlauf zu ertasten sind, können Sie diese zuerst mit Magnet- oder Gitterpflastern versorgen.

Tape
Anzahl: **2**
Form: **I**
Breite: **2,5 cm**
Zug: **ohne**
Dauer: **bis 7 Tage**

Tipp
Falls das Tape für Sie unbequem sein sollte (obwohl Sie es ohne Zug geklebt haben) oder zu Überreaktionen führt, legen Sie nur eine kürzere Variante an, deren Basis oberhalb des Schlüsselbeins auf der schmalen Sehne des Muskels liegt. Wenn es sich dennoch weiterhin unbequem anfühlt, lassen Sie besser die nachfolgend beschriebene Variante anlegen. Die Gittertapes oder Magnetpflaster können aber bleiben.

Anleitung
Setzen Sie sich entspannt vor einen Spiegel. Tasten Sie den vorderen prominenten schrägen Muskel am Hals ab. Schmerzhafte Stellen können Sie zuerst mit Magnet- oder Gitterpflaster bekleben. Messen Sie die Tapelänge vom unbehaarten Knochen direkt hinter dem Ohr über den schrägen Verlauf des Muskels zum Brustbein. Schneiden Sie das 5 cm breite Tape längs durch, denn Sie brauchen 2 Tapes mit 2,5 cm Breite.

① **Basis:** Kleben Sie ein Ende oben auf Ihr Brustbein, etwas schräg ausgerichtet, damit das Tape zur Richtung des Halsmuskels zeigt.
② **Verlauf:** Legen Sie das Tape schräg ohne Zug und während einer Ausatmung nach oben auf dem Muskel an. Schauen Sie in den Spiegel, aber halten Ihren Kopf an der Seite des Tapes leicht nach oben weggedreht. Kleben Sie das Tape sorgfältig über die Kurve des Schlüsselbeins.
③ **Ende:** Kleben Sie das Ende des Tapes auf den Knochen hinter dem Ohr – ohne das Ohrläppchen mitzukleben. Falls Ihr Kopf nun unangenehm nach vorne gezogen wird, haben Sie doch mit Zug geklebt. – Entfernen Sie das Tape und kleben noch einmal neu.
④ Kleben Sie nun auf der anderen Seite das zweite Tape genauso.

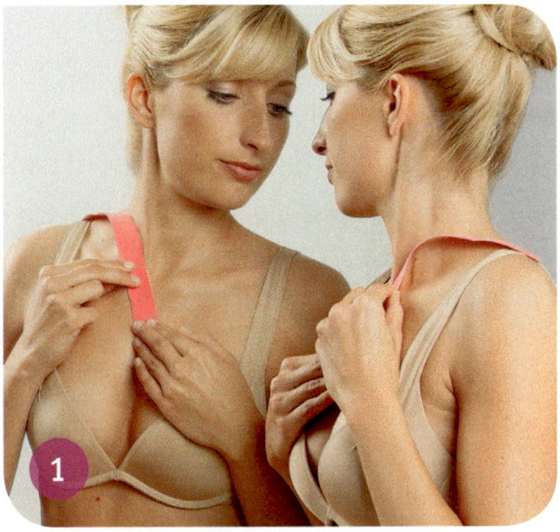
1

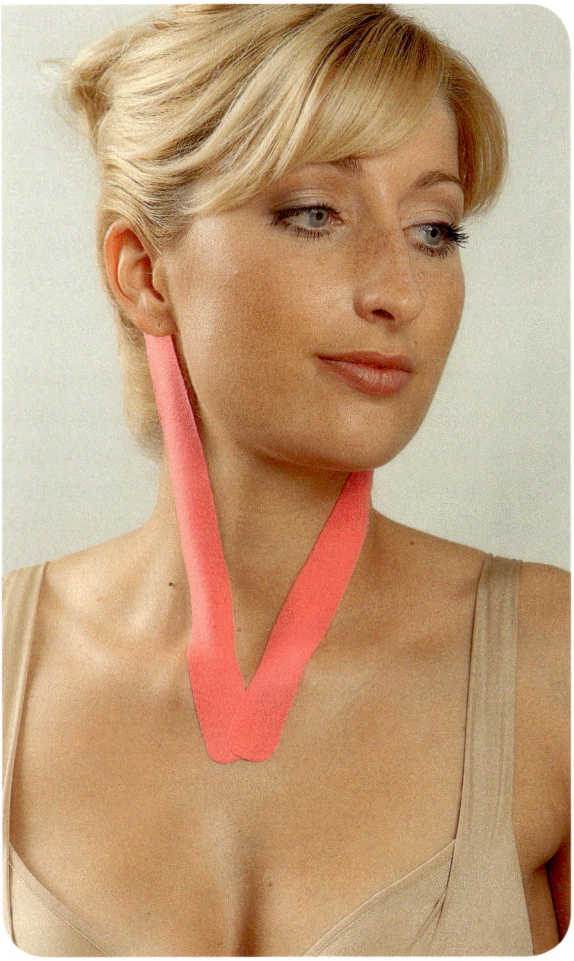

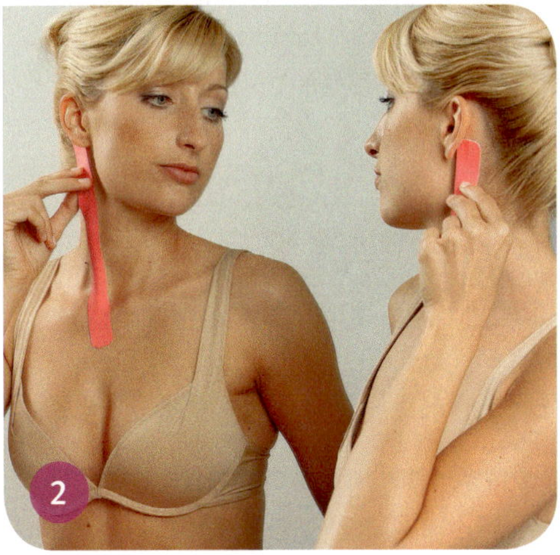
2

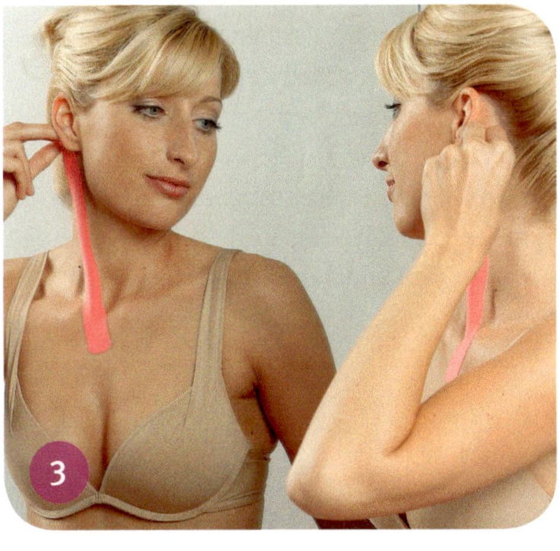
3

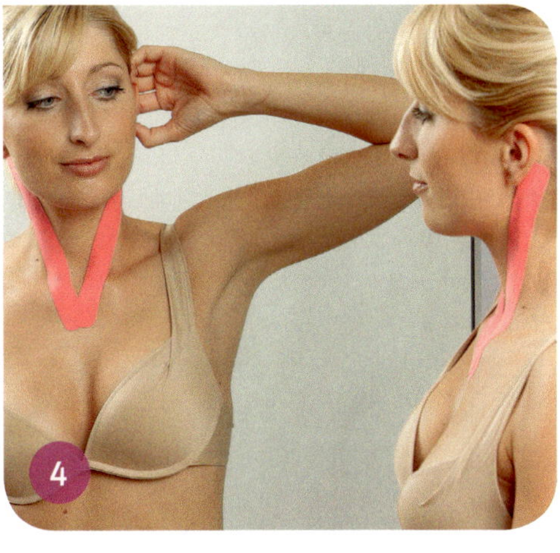
4

R5-Tape: Der gesamte Rücken
Wenn HWS- und LWS-Beschwerden zusammen auftreten

>> Im Nacken zieht es und häufig spannt es auch gleichzeitig im unteren Rücken. Manchmal beginnt es oben, manchmal unten. Auch wenn die Ursache in der Wirbelsäule liegt, die Muskeln und Faszien reagieren: zuerst mit Verspannung, dann mit Schmerz. Zu dieser Anlage gibt es einige Varianten. Sie wird von Ihrem Tape-Partner angelegt.

Tape
Anzahl: 2
Form: I (oder 1 × Y bei kleineren, schlanken Personen)
Breite: 5 cm
Zug:
Dauer: bis 7 Tage

Tipp
Wenn statt der Beugung die Streckung der HWS das größere Problem ist, ändern sich der Verlauf und das Ende nach oben: das Ende wird links und rechts vom Nacken zum inneren Dreieck zwischen dem Schlüsselbein und dem vorderen prominenten schrägen Muskelstrang angelegt (vgl. H4-Tape).

Anleitung

Setzen Sie sich auf einen Stuhl am Tisch und stützen Sie Ihren Kopf so ab, dass Sie keine oder möglichst wenig Schmerzen spüren. Ihr Tape-Partner misst das Tape von der Haargrenze im Nacken über die Wirbelsäule bis zum Kreuzbein. Schneiden Sie das Tape ¼ kürzer als gemessen ab. Reißen Sie das Papier auf ⅓ der Gesamtlänge.

① **Basis:** Kleben Sie das Tape in Längsrichtung auf der Wirbelsäule zur Höhe des unteren Schulterblatts. Das kürzere Teil zeigt zum Kopf hoch.
② **Verlauf und Ende nach oben:** Ihr Partner zieht das Tape mit deutlichem Zug nach oben und das Ende ist knapp unter der Haargrenze im Nacken. Frauen haben häufig eine tiefere Nackenhaargrenze und möchten diese Haare selten entfernen lassen. In dem Fall schneiden Sie das Tape ca. 15 cm längs ein und Ihr Partner zieht das Tape beidseitig außen um die Haare herum zum unbehaarten Knochen direkt hinter den Ohren hoch.
③ **Verlauf und Ende nach unten:** Ihr Partner zieht das Tape mit deutlichem Zug nach unten und das Ende ist mittig auf dem Kreuzbein zwischen den beiden Dellen am Becken.
④ Wenn zwei Tapes links- und rechtsseitig der Mittellinie geklebt werden sollten, überlappen sie sich ca. 1 cm genau in der Mittellinie über den knöchernen Spitzen.

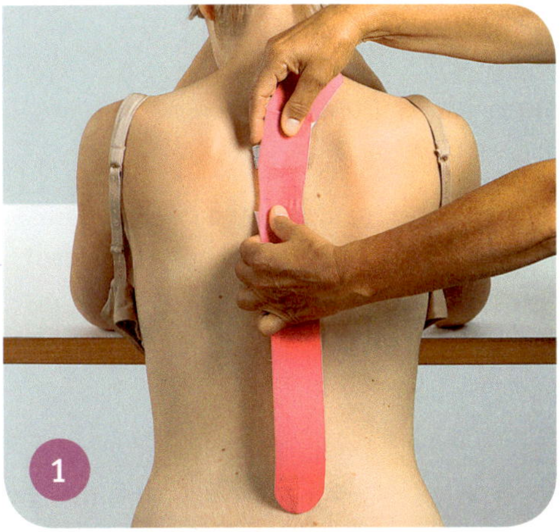
1

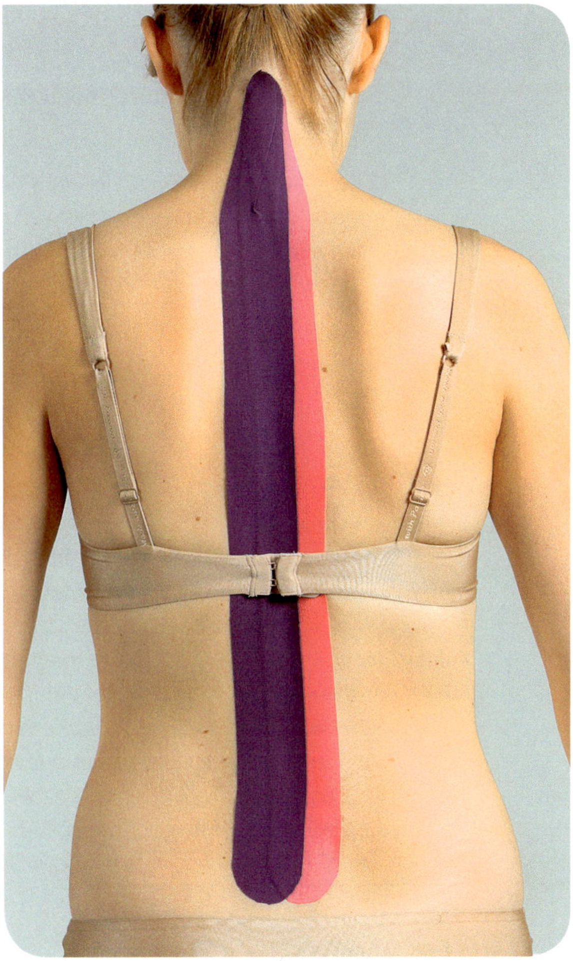

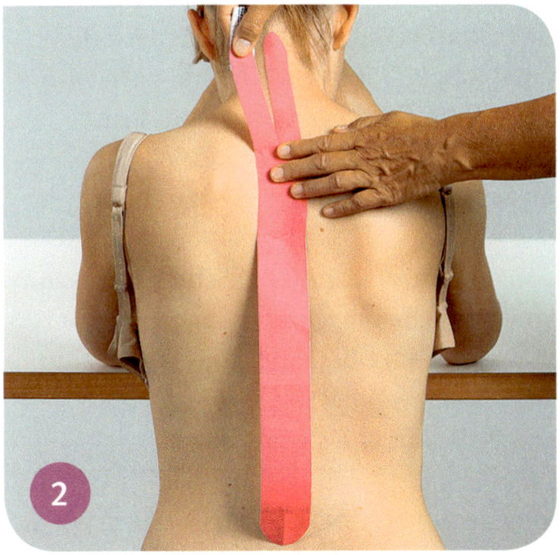
2

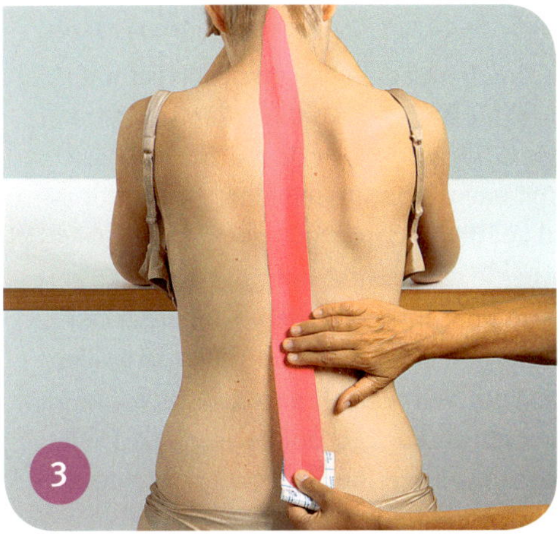
3

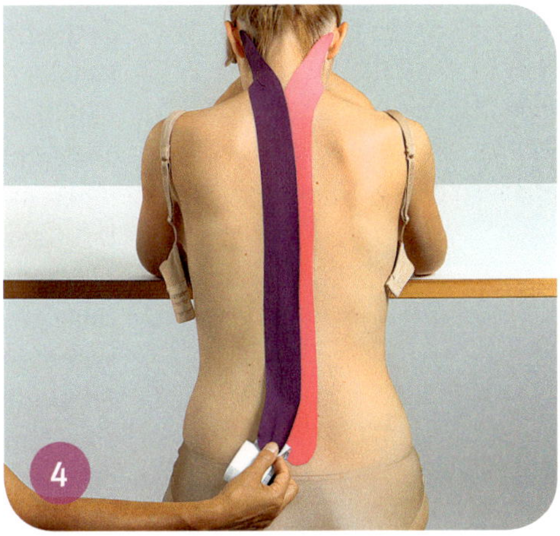
4

K11-Tape: Kopfschmerzen

Bei Kopfschmerz durch verkrampfte Nackenmuskulatur

>> Beim Kopfschmerz gibt es viele Kategorien und Subtypen. Taping ist nur dann sinnvoll, wenn Muskelschmerzen oder -verspannungen tatsächlich auslösend oder zumindest mitverantwortlich sind. Neben dem beschriebenen Tape sind dann auch Gitter- oder Magnetpflaster an Schmerzstellen hilfreich.

Tape
Anzahl: 4
Form: I
Breite: 5 cm
Zug: wenig
Dauer: bis 7 Tage

Kombi-Tapes
mit K1, das dann auch nur um 1/8 gekürzt wird und oberhalb an Tape 2 anliegt; mit H3 oder Lymphtapes am Halsdreieck

Anleitung

Setzen Sie sich mit möglichst geradem Rücken an einen Tisch und stützen den Kopf mit Ihren Händen ab, während Ihr Partner die Tapelängen misst.

● Tape 1 verläuft links und rechts von der Spitze des Brustbeins seitlich über den Rippenbogen nach hinten unten um die untere Spitze des Schulterblatts herum, an der Brustwirbelsäule entlang hoch zum Nacken-Schulter-Winkel zum inneren oberen Schlüsselbeinrand. Tape 1 brauchen Sie zweimal.

● Tape 2 verläuft von der hinteren äußeren Schulterecke zum prominentesten Wirbel am Übergang der Halswirbelsäule zur Brustwirbelsäule und endet am Übergang vom Nacken zum Rumpf. Tape 2 brauchen Sie zweimal.

Schneiden Sie alle Tapes 1/8 kürzer als gemessen ab.

① **Tape 1:** Ein Tape-Ende wird unten auf das Brustbein geklebt und beim tiefen Ausatmen mit wenig Zug über den Rippenbogen nach hinten zur unteren Schulterblattspitze geklebt.

② Wieder tief ausatmen und das Tape zwischen Schulterblatt und Brustwirbelsäule hoch zum oberen Kapuzenmuskel ziehen. Das Ende des Tapes ist vor dem Muskel an der inneren oberen Kante des Schlüsselbeins.

③ Das Ganze wird auf der anderen Seite wiederholt.

Tape 2: Ihr Partner legt das Ende, horizontal zur Wirbelsäule gerichtet, an der hinteren äußeren Schulterecke an. Während Sie ausatmen, wird das Tape am horizontalen Schulterblattrand zur Wirbelsäule gezogen. Tape 2 kommt zum Tape 1 und endet an der gegenüberliegenden Seite des prominentesten Wirbels am Übergang vom Nacken zum Rumpf. Auf der anderen Seite wiederholen.

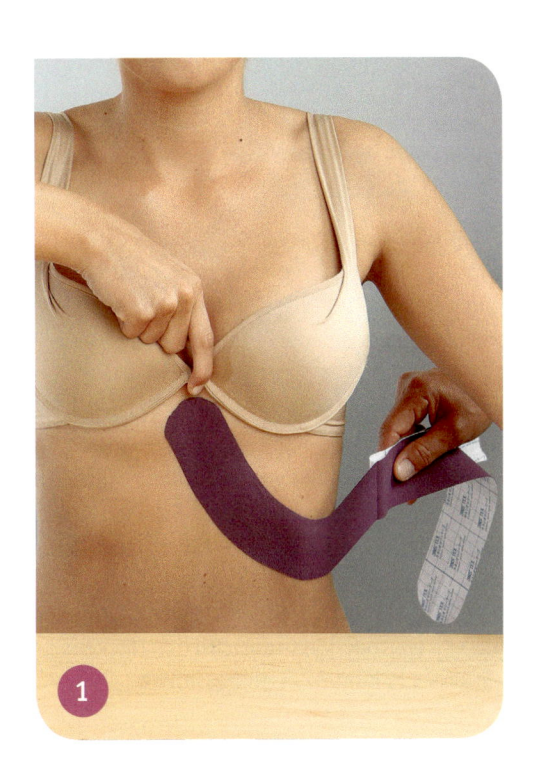

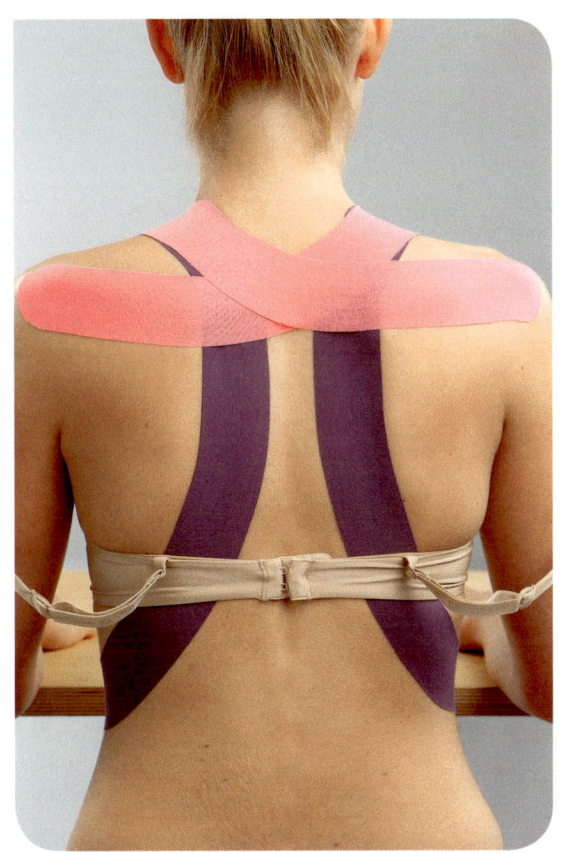

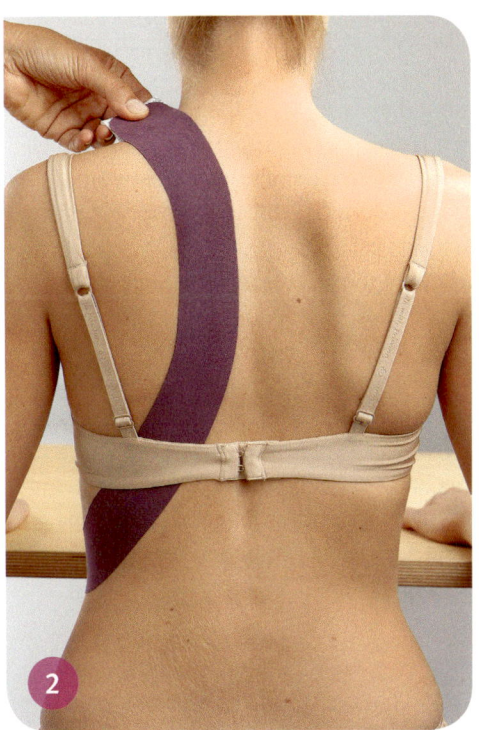

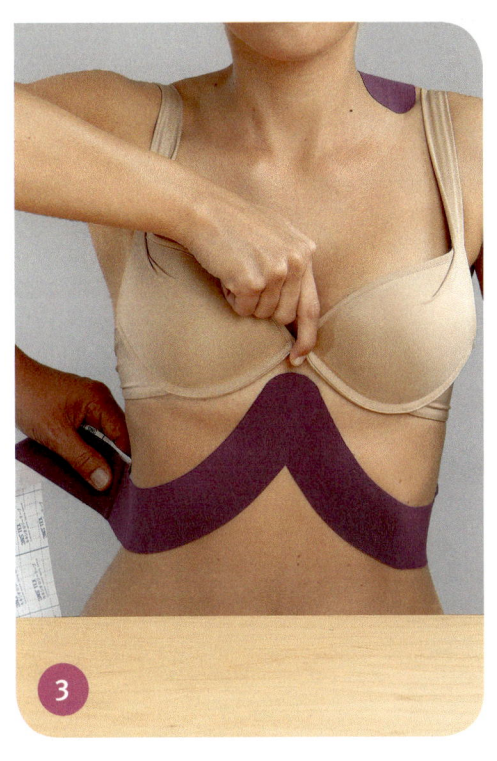

1

2

3

E3-Tape: erste Rippe

Bei Verspannungen und Schmerzen im Nacken

> Die ersten Rippen legen sich wie eine Halskette beidseitig um unseren Nacken. Sie bilden den Übergang vom Hals zum Brustkorb und schließen diesen nach oben hin wie ein Deckel ab. Die erste Rippe kann durch falsche Haltung, z. B. am Schreibtisch, Beschwerden verursachen wie Kopfschmerzen, Nackenschmerzen oder Kribbeln in den Fingern.

Tape
Anzahl:	2 (einseitig) oder 4 (beidseitig)
Form:	I
Breite:	5 cm
Zug:	deutlich
Dauer:	bis 7 Tage

Kombi-Tapes
E3 kann sehr gut mit B7 kombiniert werden. In diesem Fall zuerst B7 anlegen und das Ende von B7 über der Rückseite zum Unterarm kleben.

Anleitung

Ihr Partner misst für Tape 1 die Länge von der Brustwirbelsäule zur Höhe des unteren Teils des Schulterblatts über den Nacken-Schulter-Winkel zum Dreieck des inneren Schlüsselbeins und vorderen schrägen Halsmuskels. Und für Tape 2 die Länge vom oberen Bereich des Brustbeins, am Hals entlang nach hinten bis zum ersten Knochen unterhalb des Nackens. Schneiden Sie beide Tapes ¼ kürzer als gemessen ab.

① **Basis 1:** Ihr Partner klebt ein Tape-Ende ohne Zug mittig zwischen den Schulterblättern. Das Tape zeigt dabei zum Winkel der Nacken-Schulter-Linie. Halten Sie ab jetzt den Kopf etwas zur Seite geneigt.

② **Verlauf und Ende 1:** Dann wird das Tape während einer tiefen Ausatmung mit deutlichem Zug von der Brustwirbelsäule über den oberen Kapuzenmuskel, nächstmöglich an der Nackenlinie, zum Dreieck Schlüsselbein und vorderem schrägem Halsmuskel geklebt.

③ **Basis 2:** Ein Ende wird mittig auf das Brustbein geklebt und, während des Ausatmens, das Tape hoch zum Schlüsselbein an der betroffenen Seite gezogen.

④ **Verlauf und Ende 2:** Das Tape wird mit deutlichem Zug weiter hochgezogen und über den herausragenden Wirbelknochen am Übergang vom Nacken zum Brustkorb (der letzte Halswirbel und der erste Brustwirbel) geklebt.

⑤ Wenn Sie beidseitig Beschwerden an der ersten Rippe haben, können Sie das gleiche Tape auch auf der anderen Seite anlegen lassen.

233

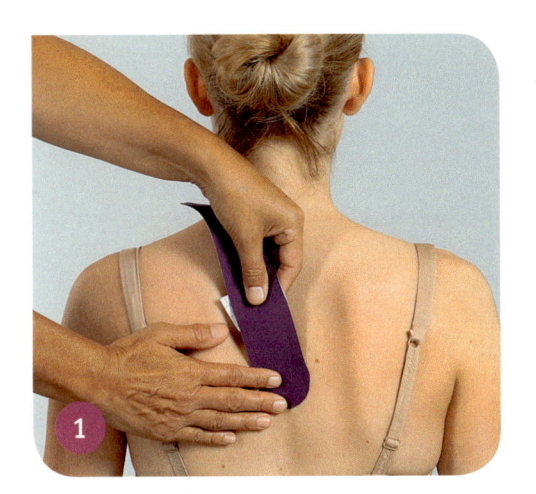

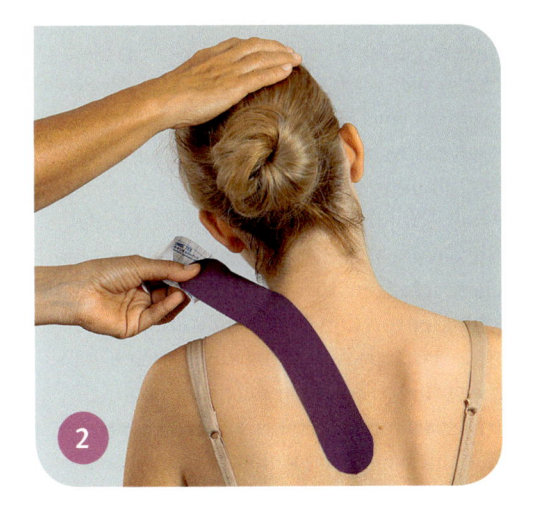

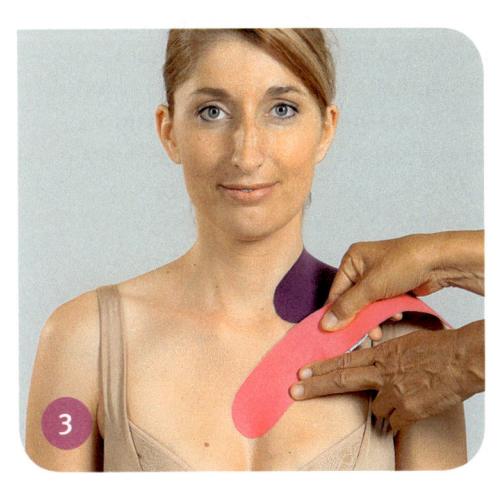

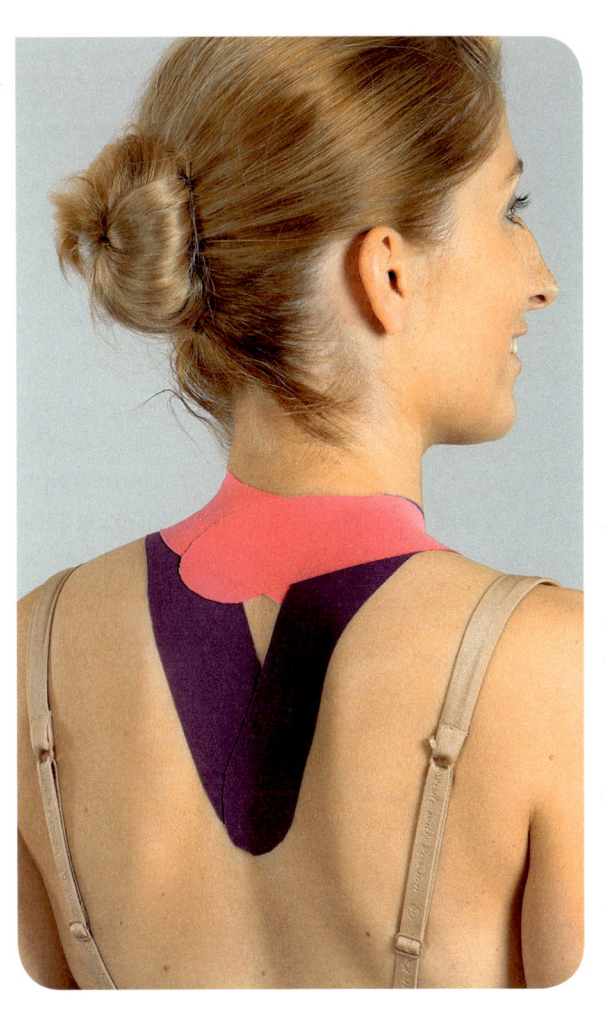

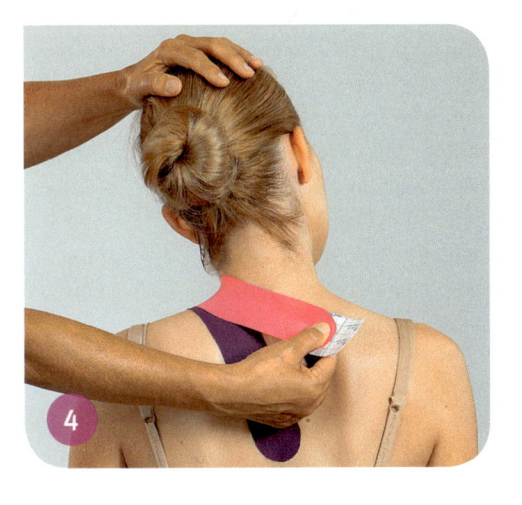

B7-Tape: Brachialis-Nerven

FASZIEN TAPE

Bei ausstrahlenden Schmerzen im Arm

》 Armschmerzen, die ziehend, einschießend, kribbelnd oder brennend von der Schulter (oder dem Nacken) über die Innenseite des Oberarms nach unten ausstrahlen, bzw. Missempfindungen in den Fingern, deuten auf Nervenreizungen hin. Oft entsteht die Reizung an der Halswirbelsäule und sollte auch an der Stelle unbedingt fachmännisch behandelt werden. Tapes können zusätzlich schmerzlindernd wirken und die erforderlichen Übungen erleichtern.

Tape
Anzahl: 1
Form: I
Breite: 5 cm
Zug: wenig bis deutlich
Dauer: bis 7 Tage

Kombi-Tapes
mit E3, H3 oder H4

Tipp
Eine längere Variante endet in Y-Form am Endglied des Daumens und Ringfingers. Der Verlauf ist gradlinig vom ursprünglichen Ende über der Innenseite vom Unterarm zur Mitte des Handgelenks. Da beginnt die Y-Spaltung zu den genannten Fingern. Die Enden an den Kuppen werden mit einem zirkulären Tape, ohne Zug, fixiert.

Anleitung

Setzen Sie sich auf einen Hocker vor den Spiegel und legen die Hand des betroffenen Arms auf dem Knie ab. Der Arm liegt also schräg vom Körper weg nach unten. Messen Sie die benötigte Tapelänge seitlich vom Hals bis über den Ellbogen zur inneren Seite des Unterarms. Schneiden Sie das Tape etwas weniger als ¼ kürzer als gemessen ab.

① **Basis:** Kleben Sie das Tape seitlich vorne am Hals, gerade neben dem dicken, schrägen, kabelförmigen Muskel, der vom Kopf zu Schlüsselbein und Brustbein läuft.
② **Verlauf:** Ziehen Sie das Tape mit wenig Zug schräg nach unten außen zur vorderen Seite der Achsel
③ **Verlauf:** Ziehen Sie es dann mit deutlichem Zug vorne über die Schulter, mit wenig Zug weiter am Innenrand des Bizeps am Oberarm in Richtung Ellbogen. Lassen Sie das Tape mit deutlichem Zug an der vorderen Innenseite (Beugeseite) den Ellbogen passieren.
④ **Ende:** Kleben Sie das Ende vom Tape, ca. 10 cm unterhalb der Ellbogenfalte, vorne innen auf den Unterarm.

235

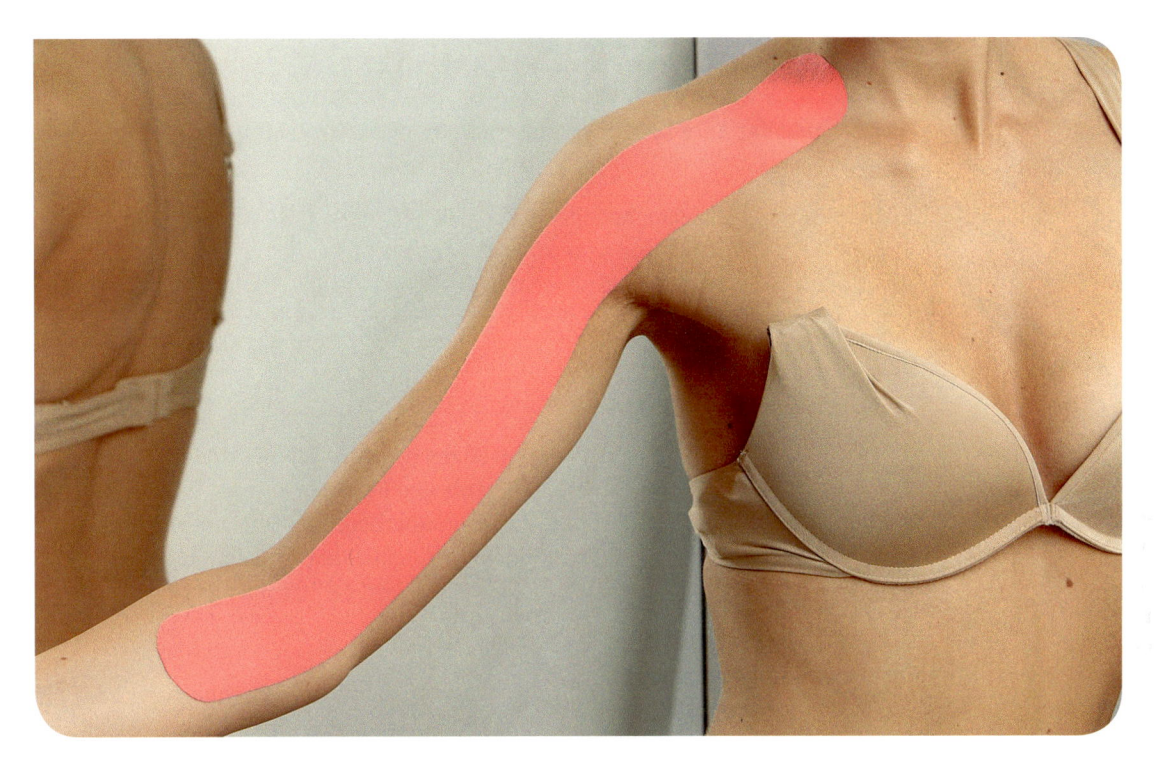

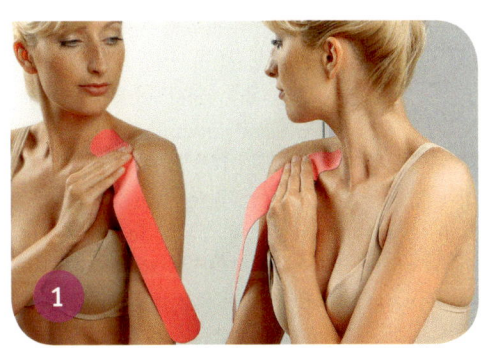

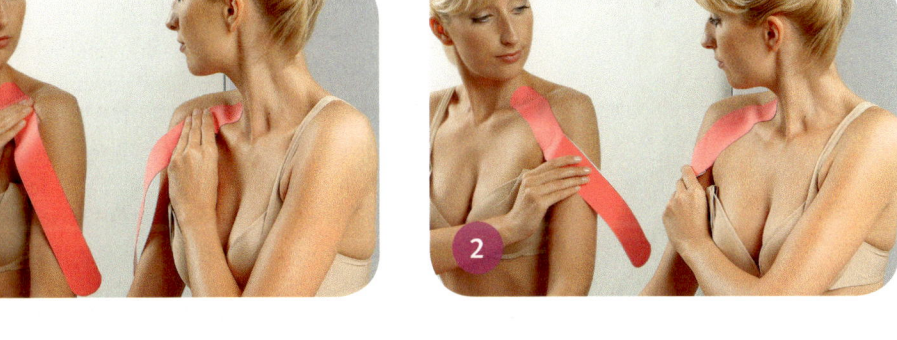

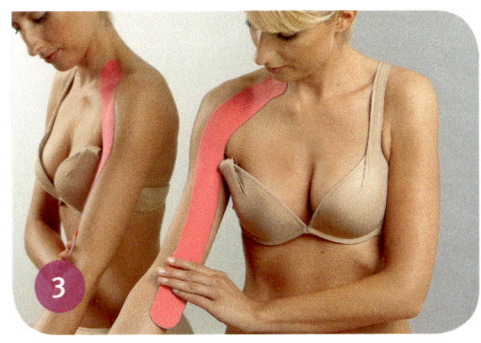

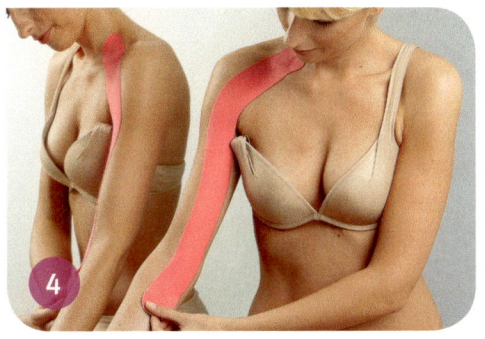

(FASZIEN TAPE) H4bis-Tape: Halswirbelsäule

Angenehme Variante für die Verspannung der Halsvorderseite

>> Die Haut am Hals ist sehr empfindlich. Deshalb wird hier das H4-Tape vorsorglich ohne Zug angelegt. Wenn das Tape dennoch als unangenehm empfunden wird oder die Beschwerden sich verstärken bzw. weitere Beschwerden auftreten, sollte das H4-Tape entfernt werden und durch nachfolgendes ersetzt werden.

Tape
Anzahl: 2
Form: Y
Breite: 5 cm
Zug: deutlich
Dauer: bis 7 Tage

Anleitung

Im Stehen oder im Sitzen misst Ihr Tape-Partner die Länge vom vorderen Rippenbogen über den unteren Winkel des Schulterblatts zur gegenüberliegenden Nackenseite bis zum Knochen hinter dem Ohr. Schneiden Sie zwei Tapes ¼ kürzer als gemessen ab. Ein Ende wird ca. 10 cm längs eingeschnitten.

① **Basis:** Ihr Tape-Partner klebt das ungeschnittene Ende vorne auf dem Rippenbogen. Das Tape zeigt dabei zum Rücken. Setzen Sie sich richtig gerade hin.

② **Verlauf:** Ihr Partner zieht das Tape mit deutlichem Zug und während Sie ausatmen schräg nach hinten hoch zum unteren Winkel des Schulterblatts. Von dort wird das Tape schräg hoch über die Wirbelsäule zur gegenüberliegenden Nackenseite gezogen.

③ **Ende:** Die Streifen des geschnittenen Endes werden nacheinander neben der Nackenbehaarung an der Seite des Halses zum Knochen hinter dem Ohr hochgezogen. Beide Streifen liegen aufeinander. Diese Enden werden ohne Zug geklebt.

④ Ihr Partner wiederholt diese Prozedur für die andere Seite (normalerweise wird H4 oder die H4bis-Variante beidseitig angelegt).

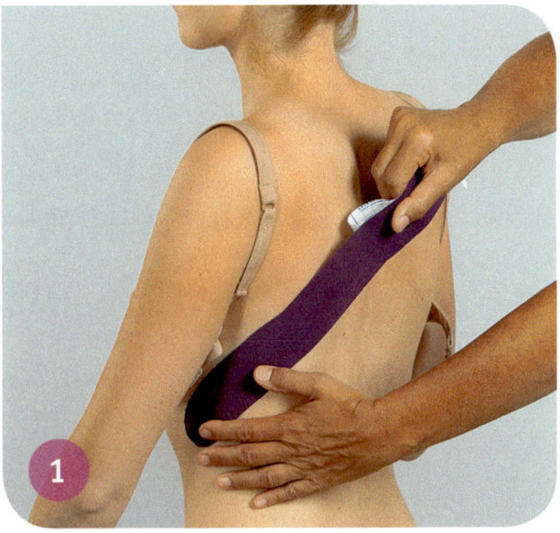
1

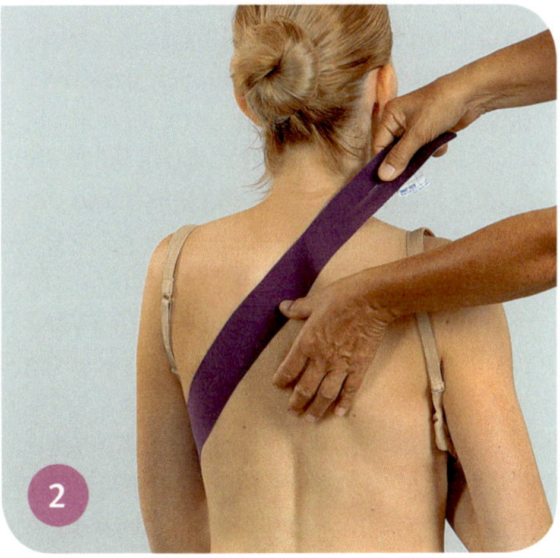
2

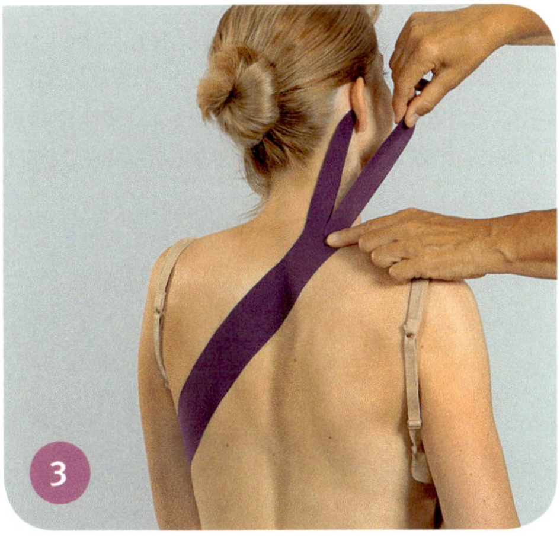
3

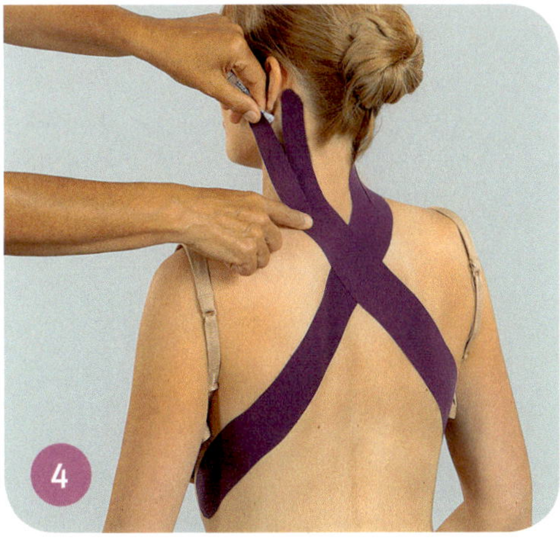
4

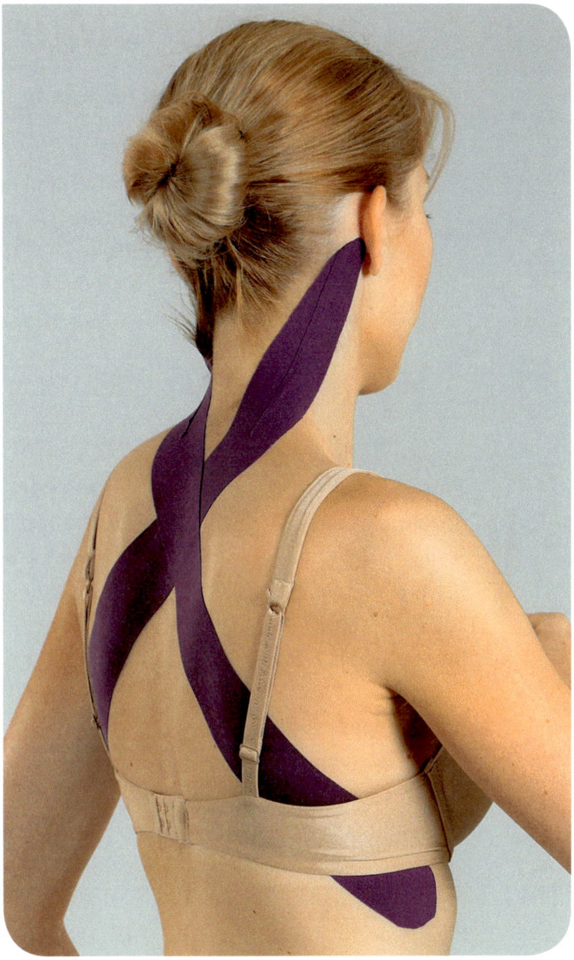

// Tapes für die Halswirbelsäule

M2-Tape: Mundboden, Hals

Bei Verspannungen im Mundboden- und Zungenbeinbereich

» Muskeln vom Zungenbein verlaufen sowohl hoch zum Mundboden als auch herunter zum Brustbein. Diese Muskeln können Schmerzpunkte aufweisen, verspannt sein, richtig verkrampfen oder das Schlucken behindern. Diese Beschwerden sind manchmal mit Behandlungen an der Halswirbelsäule bzw. mit Muskel- oder Entspannungstechniken zu behandeln. Magnesium wird bei Verkrampfungen auch gerne verordnet. Ein Tape kann lindernd wirken.

Tape
Anzahl: 1
Form: Y
Breite: 5 cm
Zug: ohne
Dauer: bis 7 Tage

Kombi-Tapes
mit H4, K4 (vor allem bei Gesichtsschmerzen) oder E3

Anleitung

Setzen oder stellen Sie sich bequem vor einen Spiegel. Messen Sie die Tapelänge von der unteren Seite der Kinnspitze zur oberen Kante des Brustbeins zwischen beiden Schlüsselbeinen. Schneiden Sie das Tape, wie gemessen, ohne zu kürzen, ab. Schneiden Sie das Tape, bis auf die letzten 4 cm, längs ein. Reißen Sie die Schutzfolie an der Schnittstelle durch und entfernen Sie das Papier an der ungeschnittenen Seite.

① **Basis:** Legen Sie das nicht geschnittene Tape-Ende unten an der Kinnspitze ohne Zug an. Heben Sie dabei nicht den Kopf bzw. das Kinn.
② **Verlauf und Ende:** Ziehen Sie nun das Papier eines Schenkels des Y ab und legen Sie es am Kehlkopf entlang herunter zum inneren Ende des Schüsselbeins am Brustbein.
③ Den zweiten Schenkel ebenso wie den ersten an der anderen Seite am Kehlkopf entlang. Die Mitte des Halses sollte ausreichend ausgespart sein.
Vorsicht: Dieses Tape kann zu Fehl- oder Überreaktionen führen. Dann ist es umgehend und feinfühlig zu entfernen. Ist die Haut am Hals nicht straff genug, empfiehlt es sich, hier nicht zu kleben.
Wenn dagegen der Effekt positiv, jedoch noch unzureichend ist, legen Sie als Kombi-Tape zusätzlich H4 an.

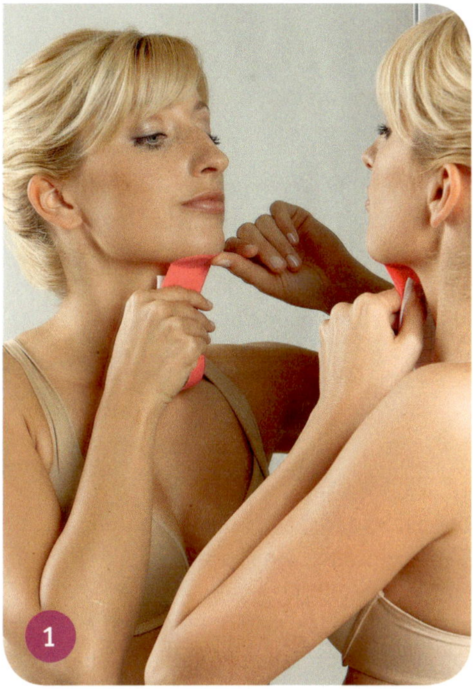
1

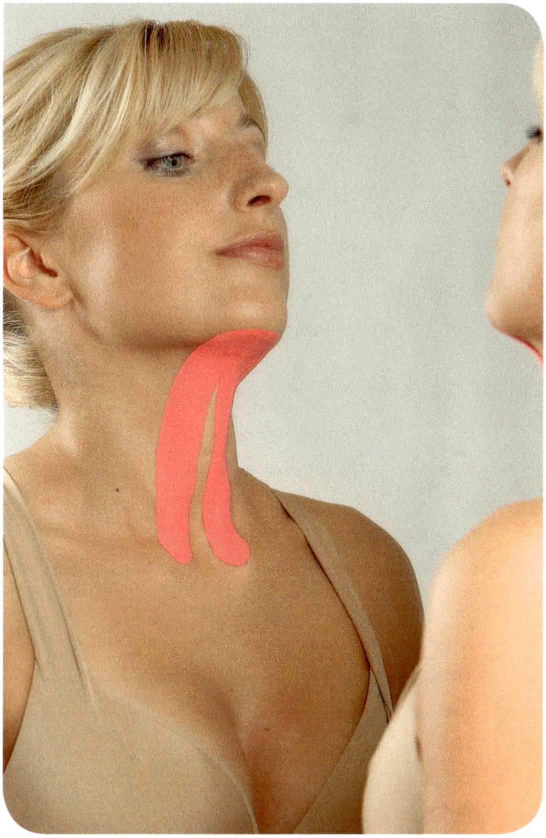

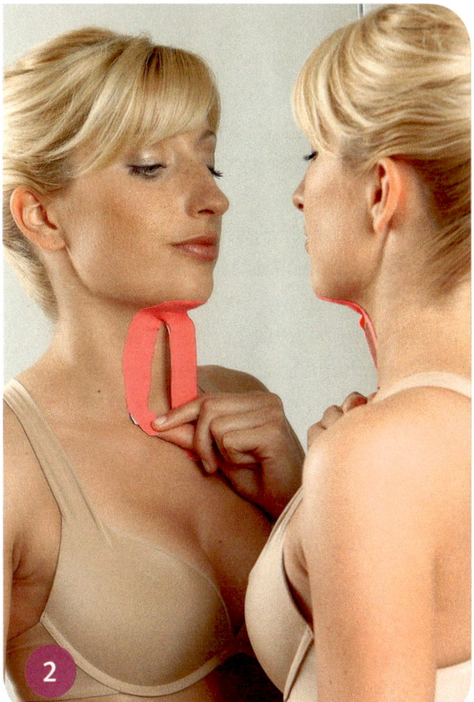
2

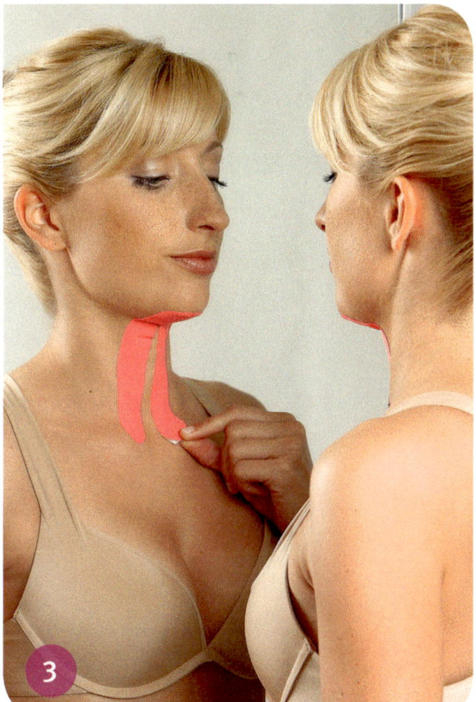
3

K4-Tape: Kaumuskeln

Bei schmerzhaftem, nächtlichem Zähneknirschen

» Neigen Sie dazu, nachts mit den Zähnen zu knirschen? Das kann in stressigen Zeiten, wenn Sie den Kiefer nachts intensiv und lange anspannen, dazu führen, dass Ihnen morgens oder beim Essen die Kaumuskeln wehtun. Das ist zwar nicht gefährlich – die Muskeln sind nicht verletzt, sondern nur überarbeitet und übersäuert – aber äußerst unangenehm und störend. Eine Zahnschiene, Entspannung und Tapes können helfen. Zusätzlich könnten Sie Magnet- oder Gittertapes auf schmerzhafte Muskelstellen auf der Wange kleben.

Tape
Anzahl: 2
Form: I
Breite: 2,5 cm
Zug: ohne
Dauer: bis 7 Tage oder nur nachts

Kombi-Tapes
mit T1 bei Nervenschmerzen im Gesicht, mit H3 oder H4 bei Halswirbelsäulenproblemen

Anleitung

Setzen Sie sich vor einen Spiegel. Machen Sie Ihren Mund auf und zu und fühlen, beidseitig, direkt vor dem äußeren Gehörgang, die Bewegung des Köpfchens vom Unterkiefer. Vom oberhalb gelegenen Knochen, 1 cm höher, messen Sie die Tapelänge schräg zur unteren Seite der Kinnspitze und schneiden diese Tapelänge ab. Schneiden Sie das 5 cm breite Tape längs mittig durch, denn Sie brauchen 2 Tapes mit 2,5 cm Breite.

① **Basis:** Legen Sie ein Tape-Ende auf dem Knochen oberhalb des Unterkiefer-Köpfchens an. Das Tape zeigt dabei Richtung Kinn. Ihren Mund halten Sie dabei geschlossen oder nur 1 cm geöffnet.

② **Verlauf:** Legen Sie das Tape schräg nach unten und vorne – ohne Zug! – an. Zwei Aspekte sind sehr wichtig. Das Tape darf nicht zu nah an Augenwinkel und Mundwinkel angelegt werden, da das unangenehm ziehen würde.

③ **Ende:** Seitlich der Kinnspitze kleben Sie das Tape bereits an der unteren Seite und das Ende ist dann gerade über der Mittellinie.

④ Kleben Sie genauso ein zweites Tape auf der anderen Gesichtshälfte.
Die beiden Tape-Enden liegen unter der Kinnspitze aufeinander, wodurch die Anlage effektiver und stabiler ist.

241

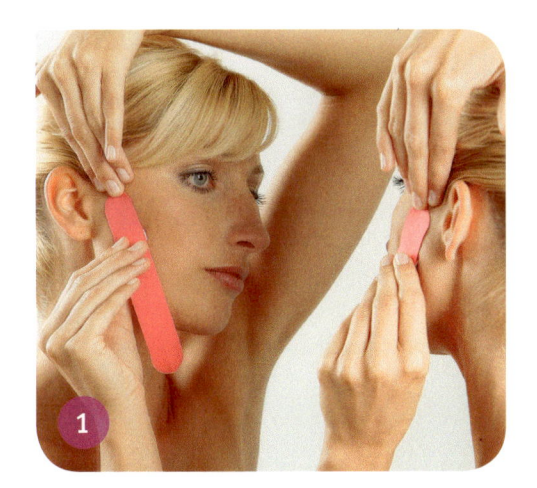

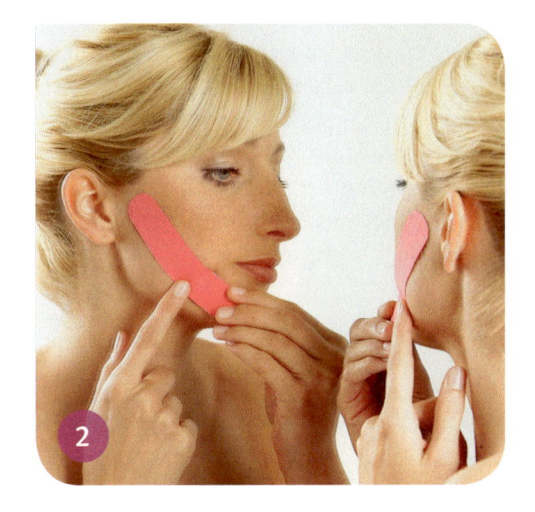

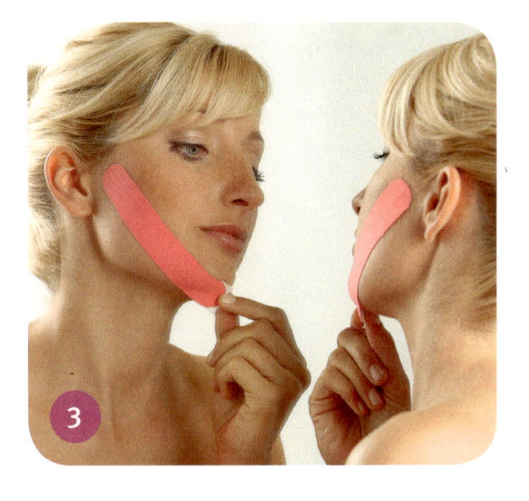

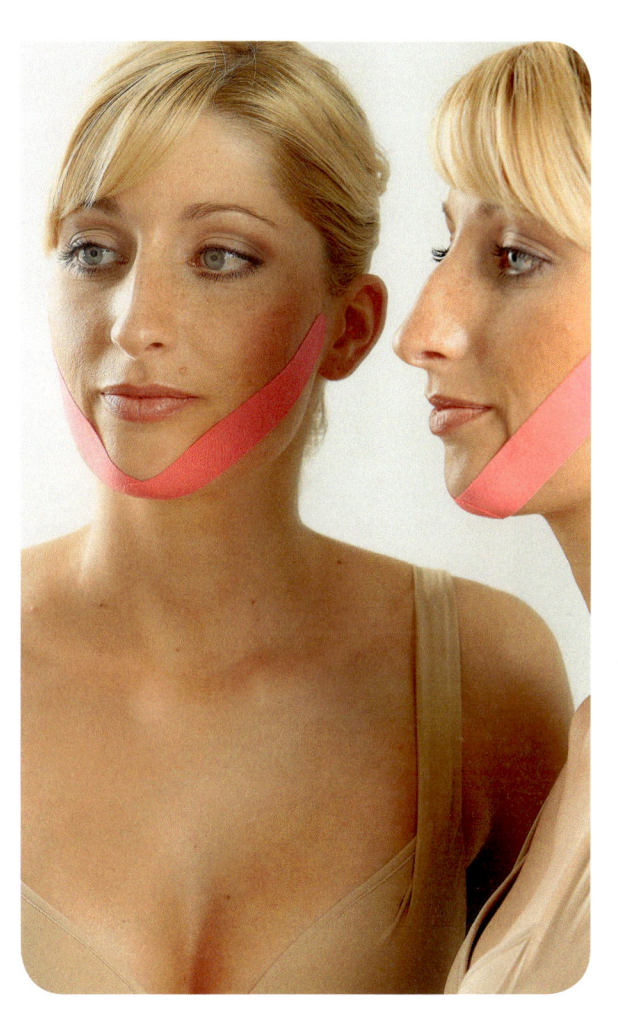

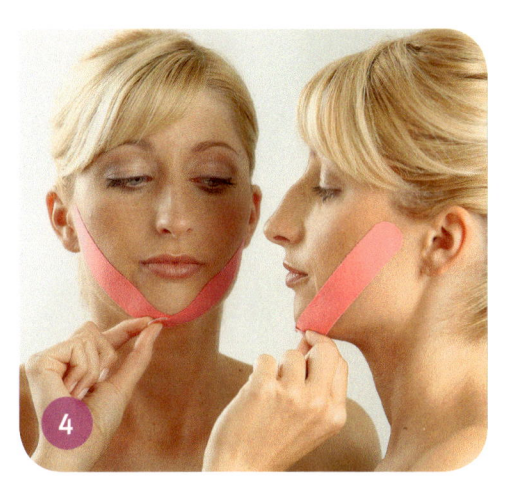

K5-Tape: Kiefergelenk

Wenn das Kiefergelenk knackt und schmerzt

》 Wenn es vor dem Ohr knackt oder reibt, wenn Sie Ihren Mund bewegen, und es dabei auch am oder vor dem Ohr wehtut, dann ist das Kiefergelenk betroffen. Beschwerden des Kiefergelenks sind sehr behindernd, Essen und Sprechen tun weh. Vielleicht brauchen Sie eine Schiene zur Entlastung des Gelenks. Direkt auf dem Gelenk können Sie zuerst ein Magnet- oder Gitterpflaster kleben, bevor Sie das Tape anlegen.

Tape
Anzahl: 2
Form: I
Breite: **2,5 cm**
Zug: **ohne**
Dauer: **bis 7 Tage**

Tipp
Wenn Sie gleichzeitig Halswirbelsäulenprobleme haben, könnten Sie H3 oder H4 zusätzlich anlegen.

Anleitung

Setzen Sie sich vor einen Spiegel. Machen Sie Ihren Mund auf und zu und fühlen, beidseitig, direkt vor dem äußeren Gehörgang die Bewegung des Köpfchen vom Unterkiefer. Wenn das schmerzhaft ist, können Sie auf dieser Stelle ein Magnet- oder Gittertape kleben. Etwas davor, unterhalb des Augenwinkels, ist das Jochbein. Von dort, schräg nach unten zum Winkel des Unterkiefers (einige Zentimeter unter dem Ohrläppchen), messen Sie die Tapelänge. Schneiden Sie diese Länge, ohne zu kürzen ab, anschließend längs mittig durch.

① **Basis:** Kleben Sie ein Tape-Ende auf den unteren Rand des Jochbeins. Das Tape zeigt dabei Richtung Unterkieferwinkel. Ihren Mund halten Sie dabei geschlossen.
② **Verlauf und Ende:** Legen Sie das Tape schräg nach unten, hinten – ohne Zug! – an. Das Tape darf nicht am Augenwinkel ziehen. Sie legen das Tape-Ende an der unteren Seite des Unterkieferwinkels an, jedoch nicht weiter. Das Tape soll nicht auf der empfindlichen Haut des vorderen Halses kleben.
③ Kleben Sie das zweite Tape analog auf die andere Gesichtshälfte.

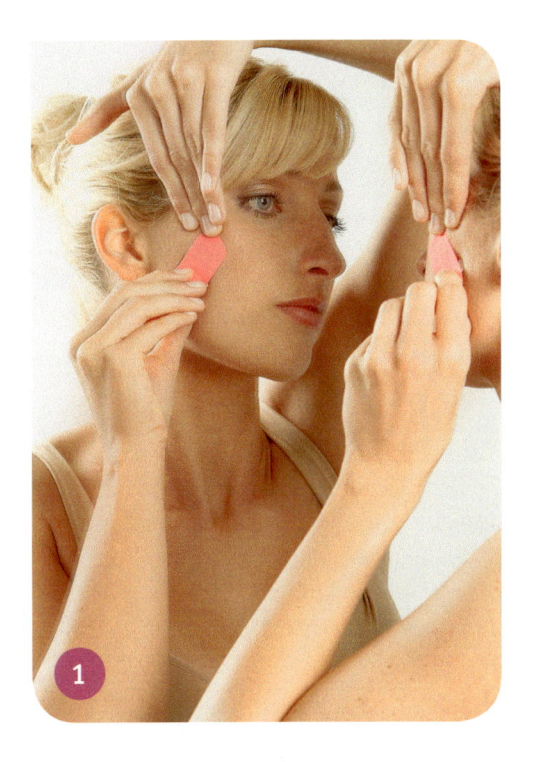

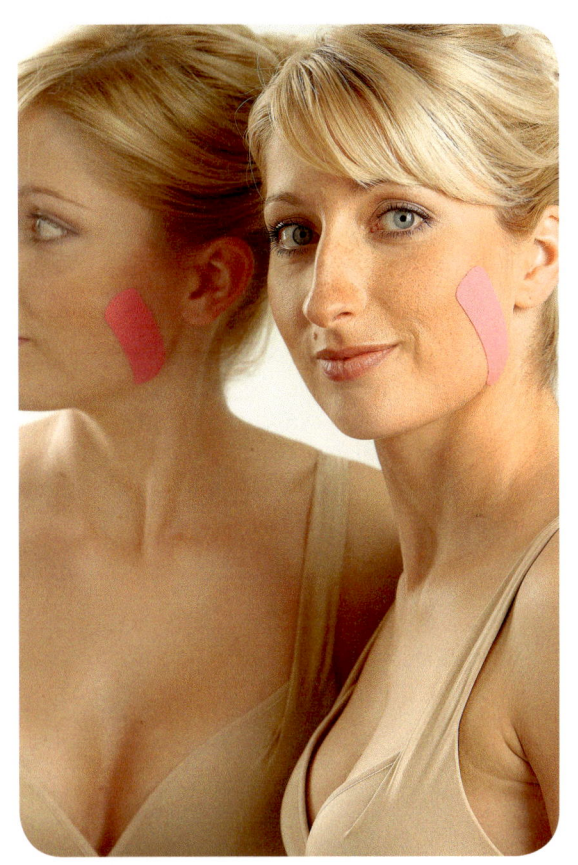

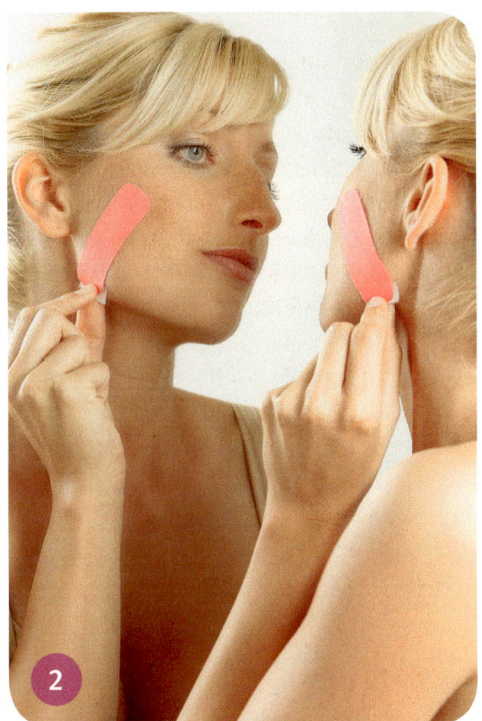

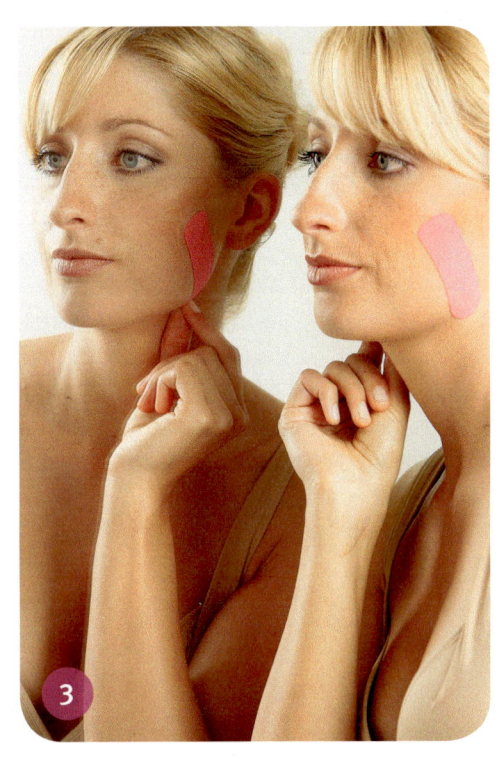

T1-Tape: Trigeminus-Nerv

Bei quälenden Schmerzattacken im Gesicht

» Trigeminus-Neuralgien können häufig erfolgreich operiert werden. Manchmal helfen aber auch nur Medikamente. Das beschriebene Tape könnte zusätzliche Linderung verschaffen und/oder Sie kleben Magnet- oder Gittertapes auf die schmerzhaften Stellen, z. B. auf der Wange, mittig unter dem Auge, am Nasenflügel, innen unten am Unterkieferwinkel, kurz vor der Kinnspitze, in der Delle hinter einer Augenbraue oder zwischen den Augenbrauen.

Tape
Anzahl: 2
Form: I
Breite: 2,5 cm
Zug: ohne
Dauer: bis 7 Tage

Kombi-Tapes
mit H3 oder H4

Tipp
Diese Tapeanlage wird auch eingesetzt, wenn eine seitliche Unterkieferbewegung schmerzhaft ist. Entstehen die Schmerzen bei der Bewegung nach rechts, wird auf der linken Seite geklebt. Wenn bei Unterkieferbewegungen ein Kieferknacken auftritt, sollte diese Anlage nicht verwendet werden.

Anleitung

Tape 1: Setzen Sie sich vor einen Spiegel. Fühlen Sie unmittelbar hinter dem Ohr einen vorstehenden Knochen. Messen Sie die notwendige Tapelänge von diesem Knochen, unten am Ohr vorbei zum Winkel des Unterkiefers und weiter vor bis über die Kinnspitze.

Tape 2: Sie beginnen oberhalb des Kiefergelenks und messen schräg zur unteren Seite der Kinnspitze.

Die Tapes jeweils längs durchschneiden.

① **Basis von Tape 1:** Legen Sie ein Tape-Ende am Knochen hinter dem Ohr an.
② **Verlauf und Ende von Tape 1:** Kleben Sie das Tape, ohne Zug und gradlinig, unten am Ohr vorbei über den Unterkiefer zur anderen Seite der Kinnspitze.
③ **Basis von Tape 2:** Kleben Sie ein Tape-Ende auf den Knochen oberhalb des Unterkiefer-Köpfchens. Ihren Mund halten Sie dabei geschlossen oder nur leicht geöffnet.
④ **Verlauf und Ende:** Legen Sie das Tape schräg nach unten und vorne – ohne Zug! – an. Seitlich der Kinnspitze kleben Sie das Tape bereits an der unteren Seite. Das Ende ist dann gerade über der Mittellinie.
Beide Tapes kreuzen vor der Kinnspitze und verlaufen zum Ende nebeneinander.

245

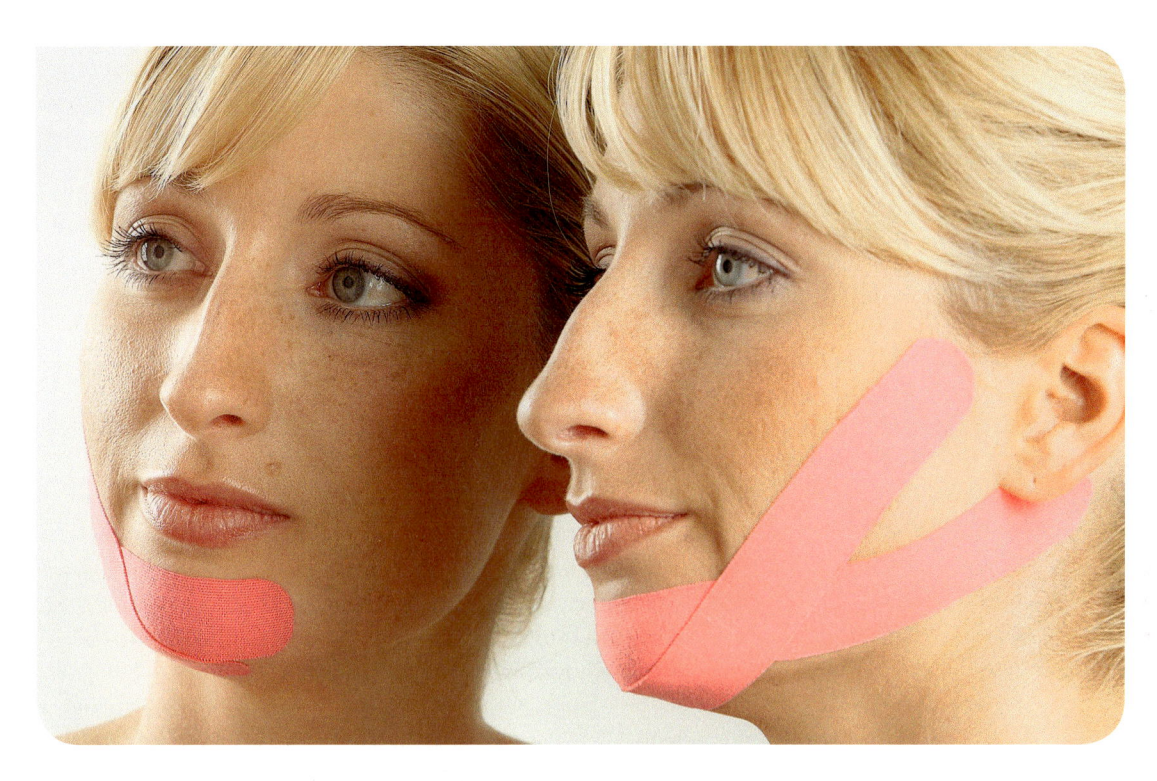

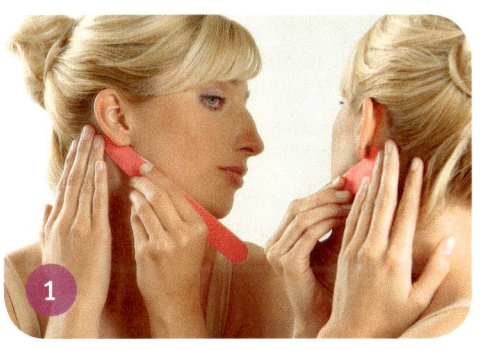

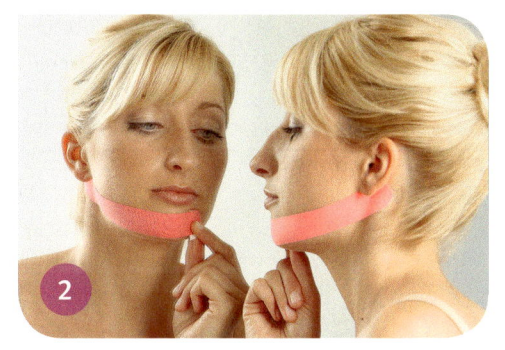

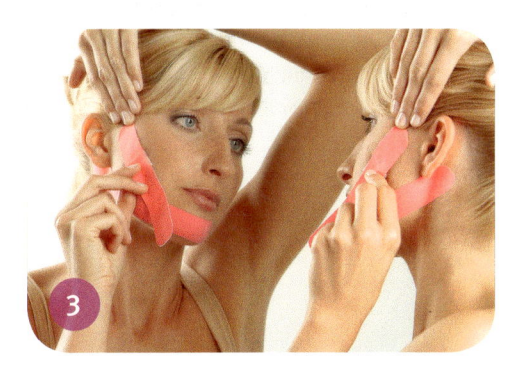

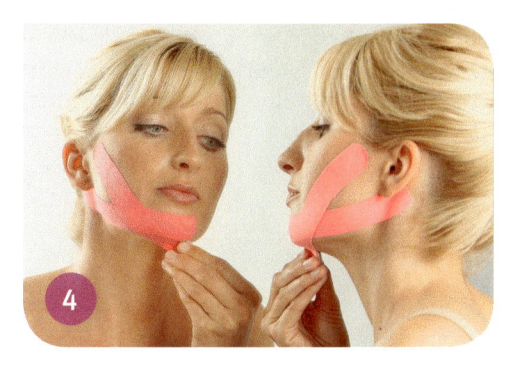

N3-Tape: Nase und Nasennebenhöhlen

Verschnupft? Nasennebenhöhle verschleimt?

>> Zusätzlich zu Medikamenten oder Hausmitteln wie Nasendusche, Inhalieren etc. können Sie den Schleimabfluss auch durch ein Tape unterstützen. Kleben Sie ein- oder beidseitig von der Nase zum Gesicht und wenn nötig auch auf der Stirn. Staunen Sie dann, wie die Flüssigkeit förmlich zur Nase gezogen wird und abläuft. Sie können die Tapes auch nur nachts verwenden. Patienten und Bekannte teilten uns mit, dass sich manchmal auch Schnarchen mit diesem Tape verringern lässt.

Tape
Anzahl: **1 bis 3**
Form: **I**
Breite: **2,5 bis 4 cm**
Zug: **ohne**
Dauer: **bis 7 Tage**

Tipp
Zwischen den Augenbrauen können Sie zuerst – oder nur – ein Magnet- oder Gitterpflaster kleben.

Anleitung

Setzen oder stellen Sie sich vor einen Spiegel. Messen Sie die Tapelänge für das horizontale Tape über der Nase vom Jochbein einer Seite über den Nasenrücken bis zum Jochbein der anderen Seite. Schneiden Sie das Tape wie gemessen ab und dann das 5 cm breite Tape längs durch. Mittig geschnitten, ergeben sich zwei 2,5 cm breite Tapes. Oder schneiden Sie es asymmetrisch, damit Sie ein 3 oder 4 cm breites Tape bekommen. Dann benötigen Sie eventuell ein schmales Tape, das horizontal vom Nasenrücken bis zur Stirn geklebt wird, sowie eine weiteres Quer-Tape für die Stirn.

① + ② Legen Sie das erste horizontale Tape mittig auf den Nasenrücken und kleben die Enden links und rechts auf die Nasenflügel und waagerecht nach außen zu den Jochbeinen – ohne Zug! – auf.

③ Kleben Sie, wenn auch die Stirnhöhle Probleme macht, ein zweites, schmales Tape, ebenfalls ohne Zug vom Nasenrücken zwischen den Augenbrauen durch hoch zur Stirn. Zusätzlich können Sie noch ein drittes Tape – quer – über die gesamte Stirn kleben (großes Foto).

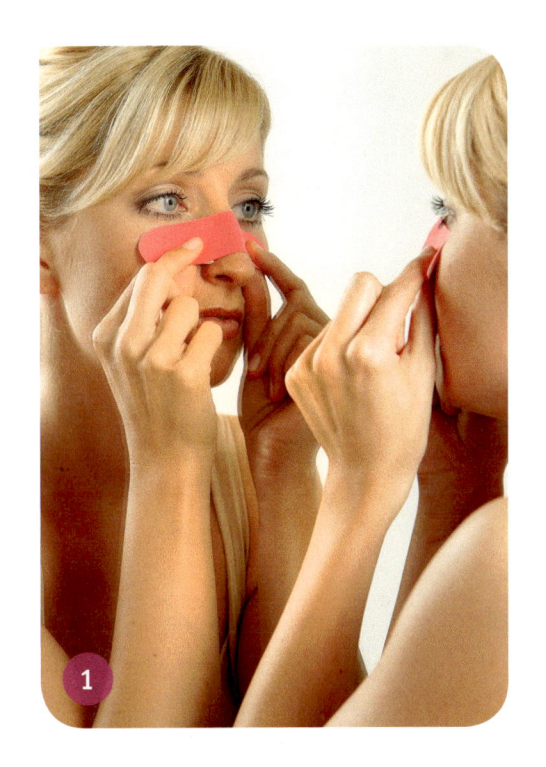

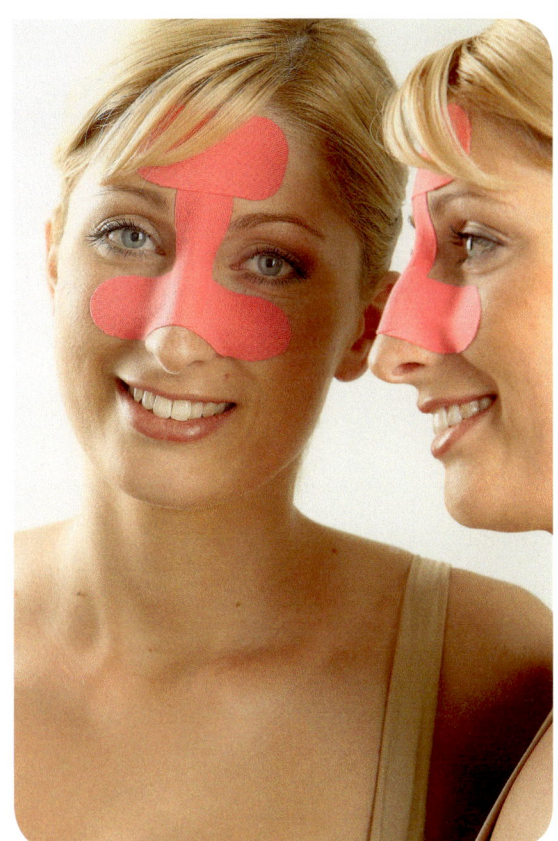

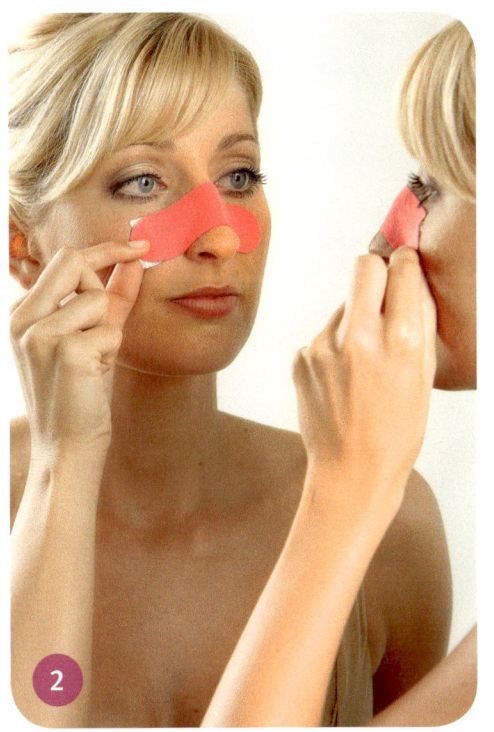

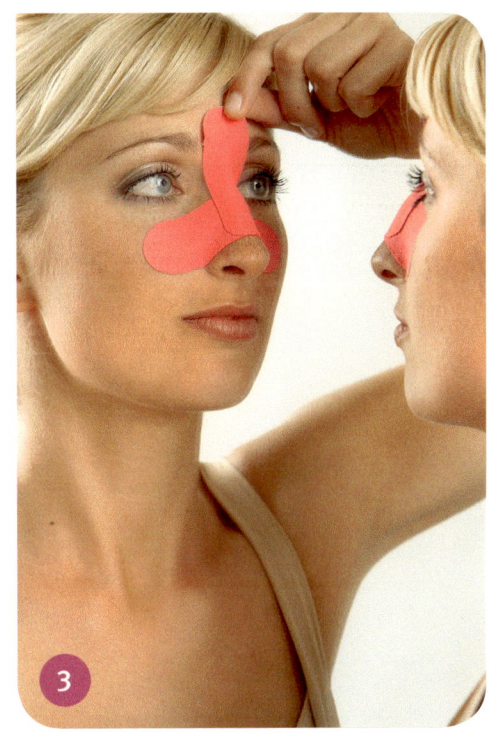

1

2

3

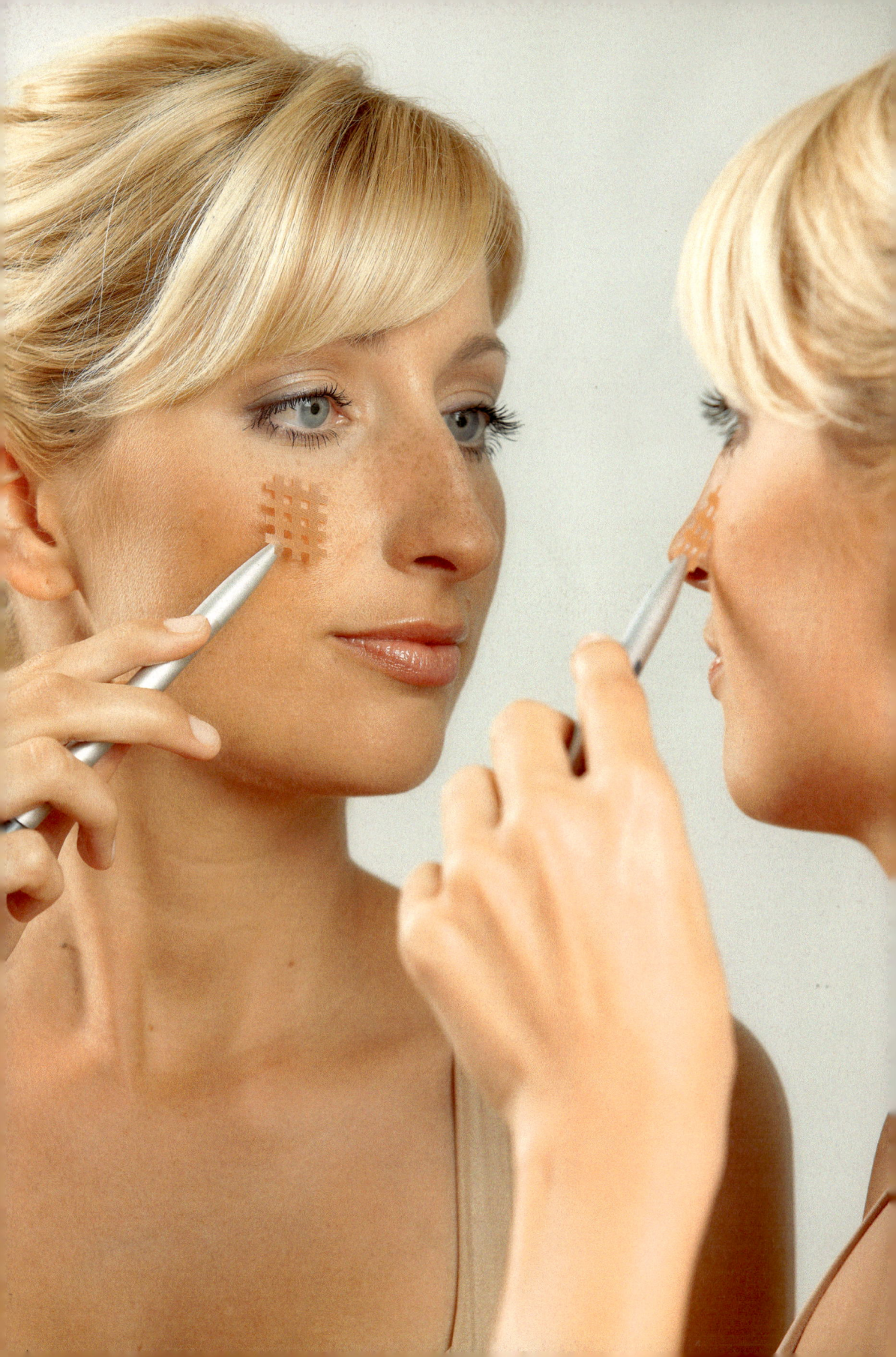

Sonderpunkte kleben

Bevor Tapestreifen geklebt werden, können spezielle Punkte, wie Schmerzpunkte, zuerst mit kleinen Tapes versorgt werden.

Magnet-, Gitterpflaster & Co.

Spezielle Punkte wie Schmerz- oder Akupunkturpunkte können Sie auch mit kleinen Tapes, z. B. Gitter- oder Magnetpflastern, bekleben. Im Gesichtsbereich ist es oft angenehmer, dezente kleine Tapes, wie hautfarbene Gittertapes, zu kleben.

Es gibt zahlreiche spezielle Produkte, um solche Sonderpunkte zu bekleben, zum Beispiel:

- Magnetpflaster; wie bekannt aus der (Ohr-)Akupunktur, in verschiedenen Größen und Stärken (in Gauss)
- kreisförmige Tapes mit Titanbeschichtung
- Gitterpflaster; das sind gitterförmige kleine Tapes in verschiedenen Maßen (von 1,5 × 2,5 cm bis 4 × 6 cm); sie sind unter Namen wie Cross-Tape®, Cross Patch, Gitter Tape usw. erhältlich
- sogenannte Energiepflaster, auch Live Wave Patches genannt; das sind mit Nano-Technik hergestellte Pflaster

In unserer Praxis arbeiten wir mit Magnet- oder Gitterpflastern, um Sonderpunkte zu kleben. Probieren Sie am besten selbst aus, welches Produkt Ihnen zusagt und hilft.

Welche Punkte kommen infrage?

Mit Sonderpunkten sind spezielle Punkte gemeint, die zum Beispiel besonders schmerzhaft sind oder einen Akupunkturpunkt darstellen und daher gezielt mit kleinen Tapes behandelt werden können. Es ist sinnvoll, zuerst diese Sonderpunkte aufzuspüren und zu bekleben, bevor man die eigentliche Tape-Anlage anbringt bzw. darüberklebt.

Schmerzpunkte. Das sind Punkte im Verlauf eines Muskels, auf einem Knochen oder Gelenk, die bei Druck besonders wehtun, gerade auch im Vergleich mit dem gleichen Punkt an der anderen Seite. Diese Schmerzpunkte sollten zuerst beklebt werden.

Triggerpoints. Bei Triggerpoints handelt es sich um Punkte, die bei der Berührung von Muskelstellen ein kennzeichnendes Muster von ausstrahlenden Schmerzen spüren lassen.

Magnet-, Gitterpflaster & Co.

Tender Points. Manchmal lösen diese Stellen noch keinen ausstrahlenden Schmerz aus und verursachen nur ein spezielles wehes Gefühl (Tender Points, empfindliche Punkte). Man kann diese Stellen selbst ertasten oder mit der Anleitung durch den Therapeuten selbst ertasten lernen und anschließend selbst kleben. Diese Punkte werden regelmäßig mit berührungsempfindlichen Nervenstellen oder Knochendruckstellen verwechselt. Das ist nicht schlimm oder gefährlich. Auch dann können die kleinen Magnet- oder Gittertapes helfen. Wenn nicht, hat es auch keine nachteiligen Effekte. Fehlreaktionen sind nie beschrieben und uns auch nicht bekannt.

Akupunkturpunkte. Akupunkturpunkte sind ein beliebtes Ziel, um geklebt zu werden. Einige Akupunkturpunkte dienen generell zum Aufladen, zum Energetisieren des Körpers und liegen gerade bei Sportlern als legale Stimulierung im Trend.

Wenn mit Live Wave Patches geklebt wird, sollte beachtet werden, dass es unterschiedliche Pflaster für die linke und rechte Seite des Körpers gibt. Es liegen bislang keine gesicherten wissenschaftlichen Daten vor, die die Effektivität dieser Pflaster belegen.

Anlegen der kleinen Tapes

Sie können die kleinen Tapes einfach direkt auf die ertasteten Punkte kleben. Da die kleinen Tapes meist hautfarben sind, fallen sie auch beim Kleben im Kopfbereich nicht auf. Gittertapes werden im Regelfall schräg, nicht quer, zum Längsverlauf des Muskels geklebt. Auch dafür gibt es keine gesicherten wissenschaftlichen Daten, jedoch positive Erfahrungswerte aus unserer Praxis.

Eine Besonderheit von den Gittertapes ist, dass diese sich, möglicherweise durch entgegengesetzte, elektrostatische Ladung, selbst zum betroffenen Punkt hinziehen. Dies wird als Zeichen des Körpers gesehen, der anzeigt, wo er Hilfe braucht bzw. beeinflussbar ist. Dazu wird die Schutzfolie vom Gittertape entfernt und es mit einer Ecke auf einem spitzen Plastikgegenstand, wie z. B. einen Kugelschreiber, geklebt. Bewegen Sie das Tape ganz nah über den betroffenen Hautbezirk, bis sich das Tape wie vom Zauberstab berührt selbst seinen Platz sucht. Achten Sie darauf, dass nicht die kleinen Härchen am Gittertape festkleben und dieses Phänomen nachahmen.

❖ Fahren Sie mit dem Gittertape dicht über den entsprechenden Hautbezirk und kleben dort, wo sich das Tape von selbst hinzieht.

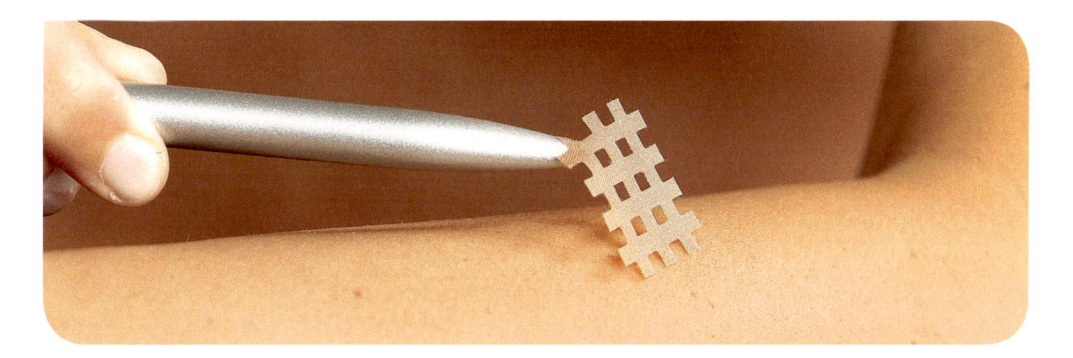

Sonderpunkte am Bein

Wenn diese Punkte zu spüren sind, werden sie generell vor dem Anlegen der Tapestreifen geklebt. Sie können die Schmerz- oder Trigger-Punkte mit Gitter- oder Magnetpflaster versorgen.

① Außen am Oberschenkel, im Bereich von Tape O1, befindet sich oft ein schmerzhafter Strang mit mehreren Schmerz- oder Trigger-Punkten.

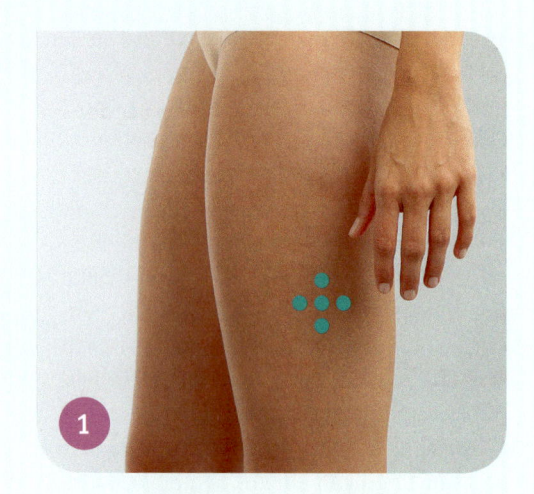

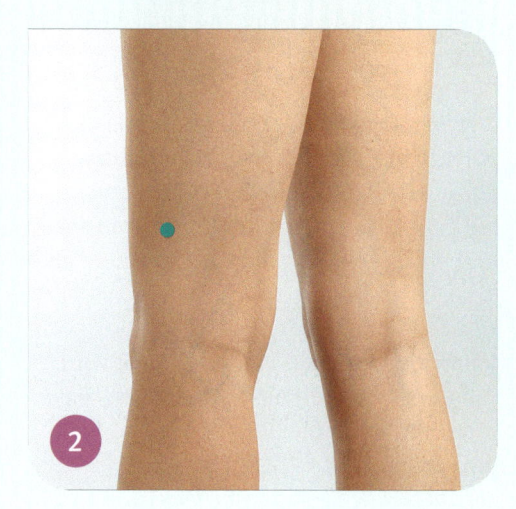

② So auch hinten auf dem äußeren Ischiosmuskel (Tape I2).

Sonderpunkte am Kopf

Am Kopf werden besonders häufig Sonderpunkte geklebt.

① Trigger-Punkt des Kaumuskels M. masseter (Magenmeridianpunkt 6; Jiache).

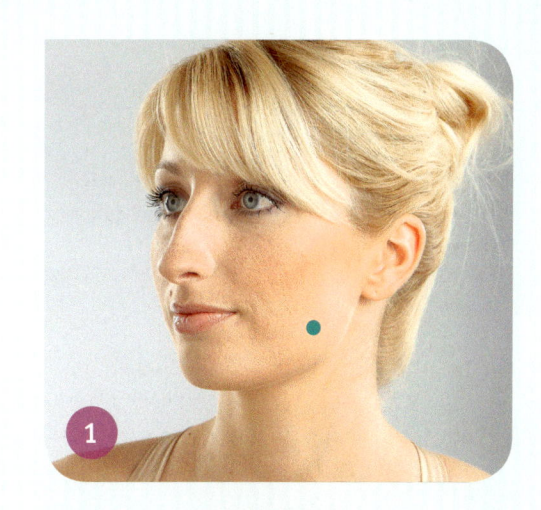

② Trigger-Punkt eines weiteren Kaumuskels, innerhalb des Kieferwinkels (M. pterygoideus medialis).

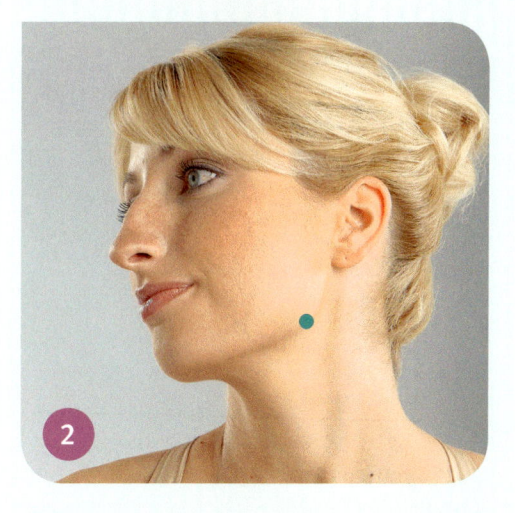

③ Auf dem Kiefergelenk oder davor auf dem Trigger-Punkt eines weiteren Kaumuskels (M. pterygoideus lateralis).

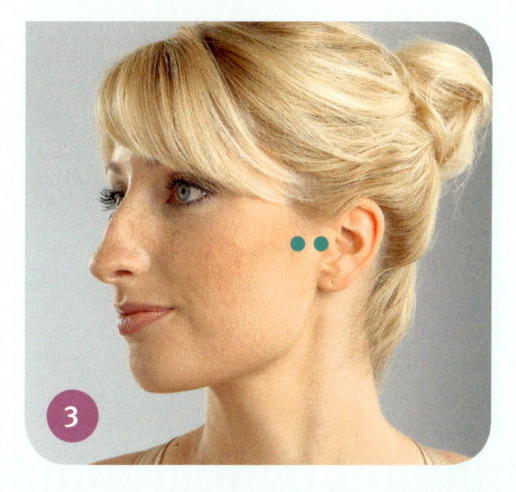

④ Auf der Schläfe, auf einem Kaumuskel (M. temporalis).

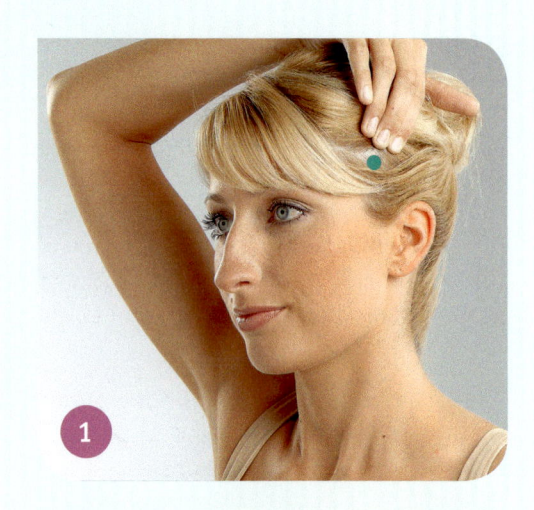

⑤ Seitlich vorne am Hals auf dem vorderen, schrägen Halsmuskel (M. sternocleidomastoideus), der oft mehr als einen Trigger-Punkt hat.

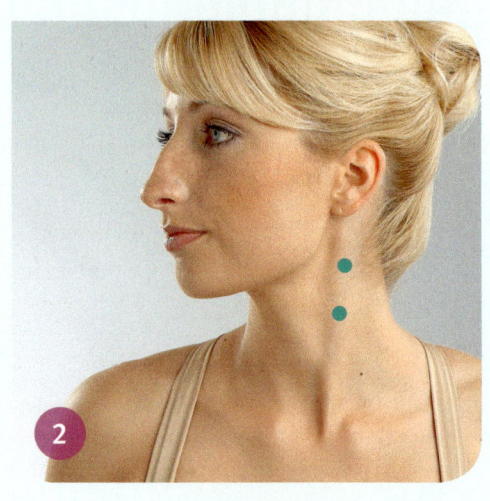

⑥ Seitlich am Hals auf den seitlichen Halsmuskeln (Mm. scaleni).

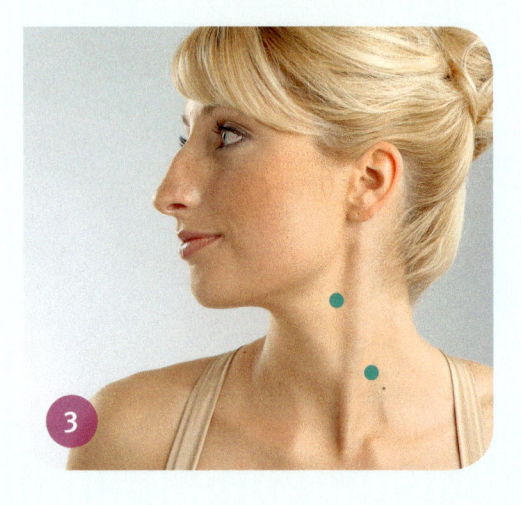

Punkte bei verstopfter Nase oder Kopfschmerzen

Wichtige Punkte bei einer Entzündungen der Stirn- und Nebenhöhlen, bei einer verstopften Nase oder bei Kopfschmerzen finden Sie auf den folgenden Fotos. Fahren Sie mit dem kleinen Tape knapp über den entsprechenden Hautbezirk und kleben es dort auf, wo es sich von selbst hinzieht.

① Zum Beispiel auf dem dritten Auge; dieser Punkt ist auch ein wichtiger Kopfschmerzpunkt in der Akupunktur (Yintang).

② Auf der Schläfe, ein weiterer wichtiger Kopfschmerzpunkt in der Akupunktur (Taiyang) (Bild).

③ Auf den Trigeminusnerv-Austrittspunkten in der Augenbraue, auf dem Nasenflügel, mittig unter dem Auge, vorne außen am Kinn.

④ Bei einer verstopften Nase am Übergang zum Nasenflügel und/oder auf der Nase.

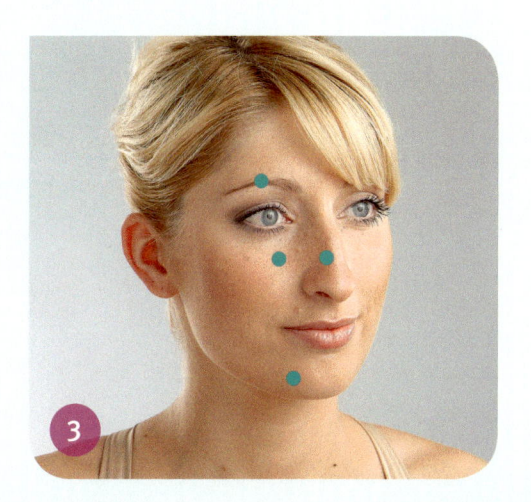

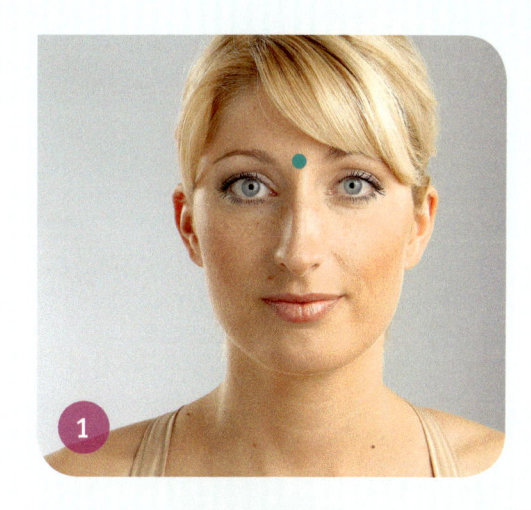

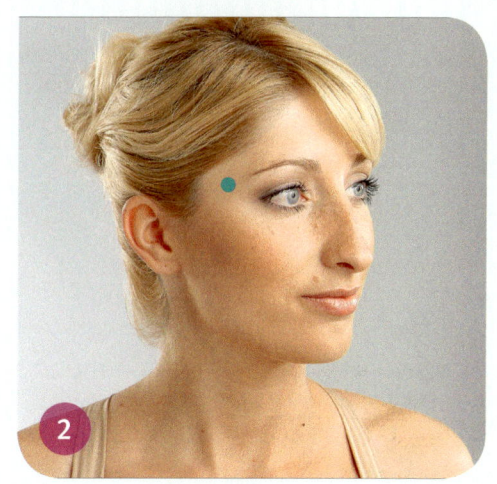

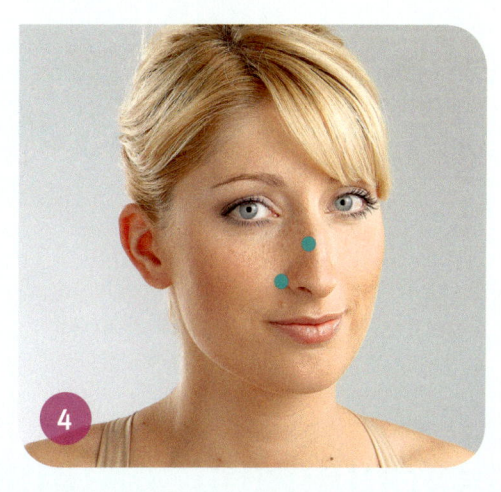

Nervenstellen am Arm

① Der Boxerpunkt am äußeren Oberarm bei Nervenschmerzen an der Hand- und Unterarmrückseite (N. radialis).

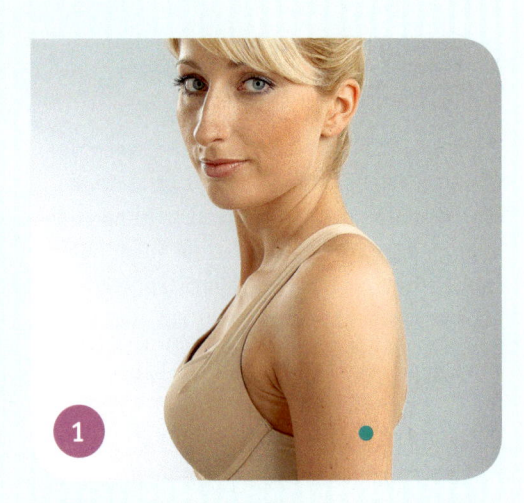

② Im und unterhalb des Ellbogen-Tunnels (N. ulnaris) bei Beschwerden an der Innenseite des Unterarms und der Kleinfingerseite der Hand.

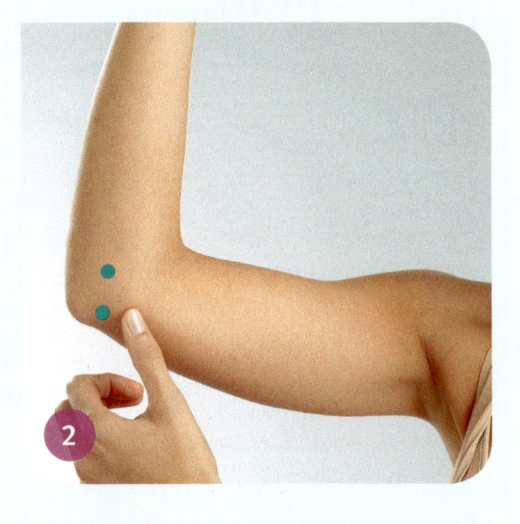

③ An der Innenseite des Oberarms (hinter dem Bizeps-Muskel) zwischen Achsel und Ellbogen-Innenseite bei Nervenbeschwerden am Unterarm und an der Hand (Kleinfingernerv N. ulnaris und Mittelarmnerv N. medianus).

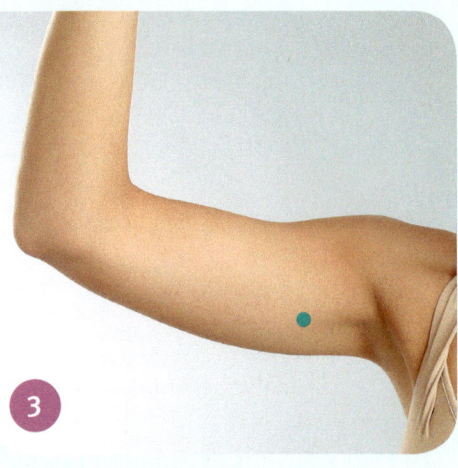

④ Der Punkt am inneren Ende der Ellbogenfalte ist auch Akupunkturpunkt Herz 3 (Shaohai) für mehr Lebensfreude oder auch bei Schlafstörungen.

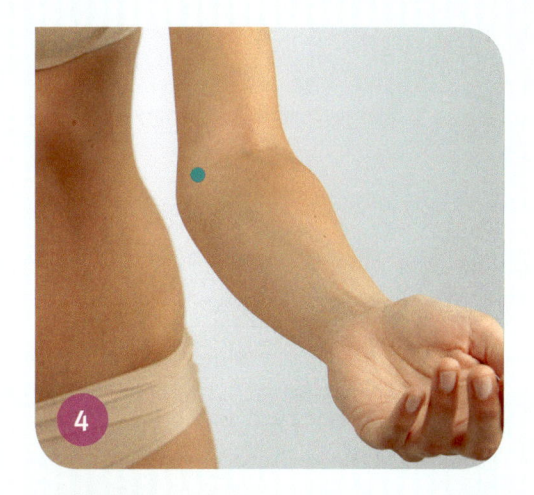

⑤ Der Punkt in der Mitte des Handgelenks für den Mittelarmnerv beim Karpaltunnel-Syndrom (N. medianus).

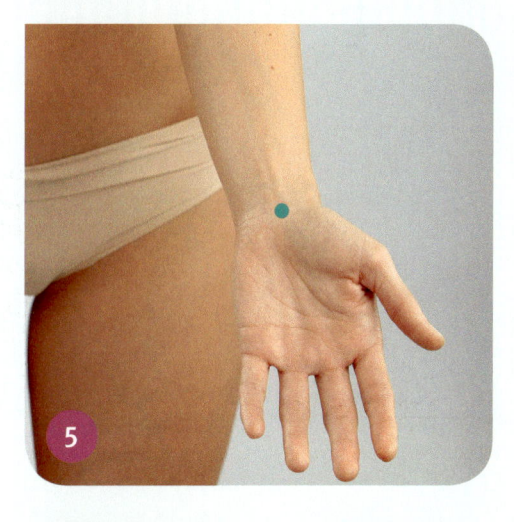

⑥ Direkt hinter dem hervorgehoben Handgelenkknochen an der Innenseite für Beschwerden an der Kleinfingerseite (Kleinfingernerv N. ulnaris).

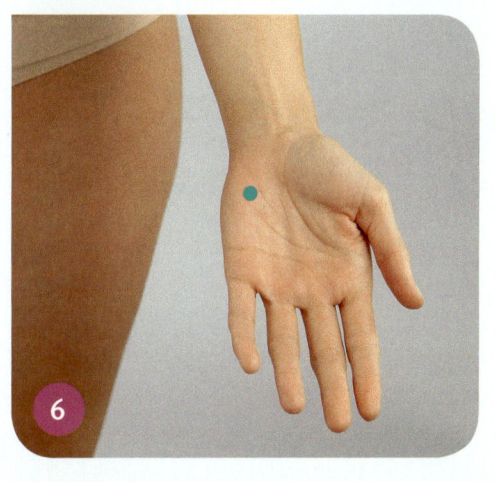

Nervenstellen am Bein

① + ② Am Unterschenkel befinden sich Punkte des Wadenbeinnervs (N. peroneus) direkt hinter dem Wadenbeinköpfchen und vorne außen auf dem Fußrücken.

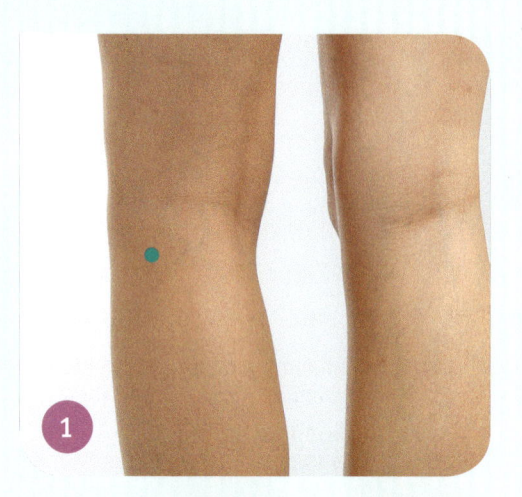

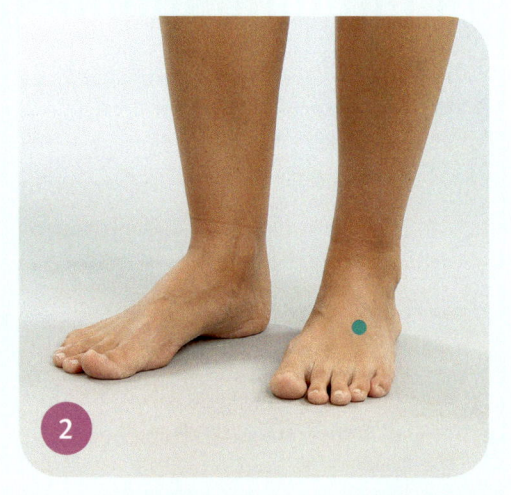

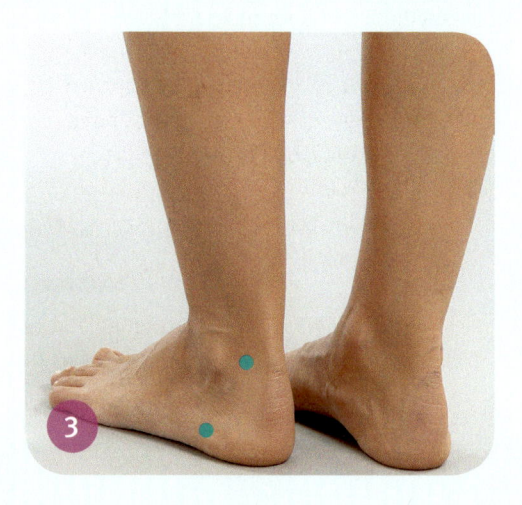

③ Zwischen dem Außenknöchel und der Achillessehne und außen unten auf der Ferse befinden sich die Punkte für den Achillessehnennerv (N. suralis).

Akupunkturpunkte

① Auf der Schläfe, seitlich der Augenbraue, befindet sich ein wichtiger Kopfschmerzpunkt in der Akupunktur (Taiyang).

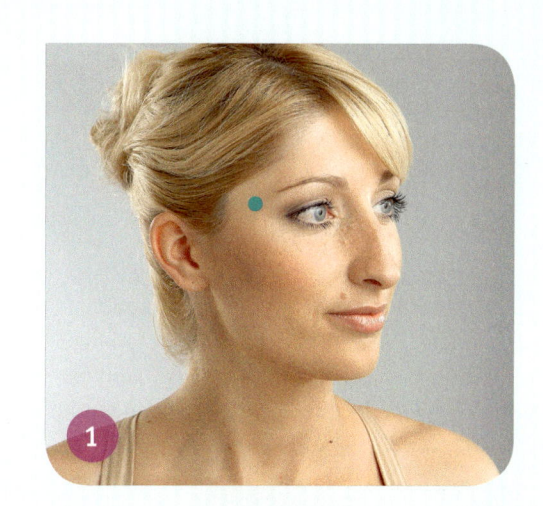

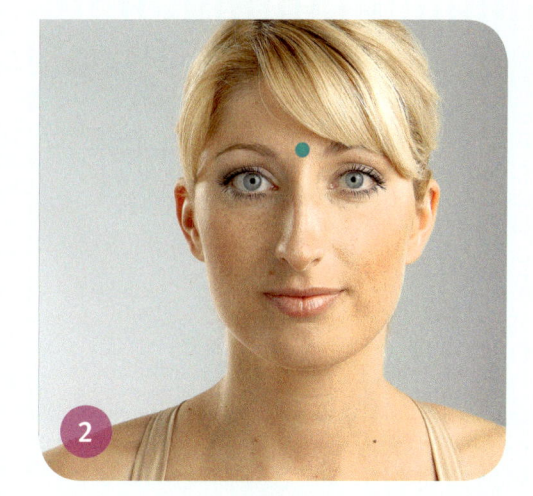

② Das dritte Auge ist ein weiterer wichtiger Kopfschmerzpunkt in der Akupunktur (Yintang).

③ Oberhalb und unterhalb der Schlüsselbeine befinden sich wichtige Nerven-, Akupunktur- und Reflexpunkte, anzuwenden z. B. bei Atmungsschwierigkeiten, Asthma, Kopfschmerzen oder einfach kalten Händen:
oberhalb des Schlüsselbeins, von links:
• Ganglion stellatum (siehe auch nächste Seite)
• Magenmeridianpunkt 12 (Quepen)
unterhalb des Schlüsselbeins, von links:
• Nierenmeridianpunkt 27 (Shufu)
• Magenmeridianpunkt 13 (Qihu)
• Lungenmeridianpunkt 2 (Yunmen)

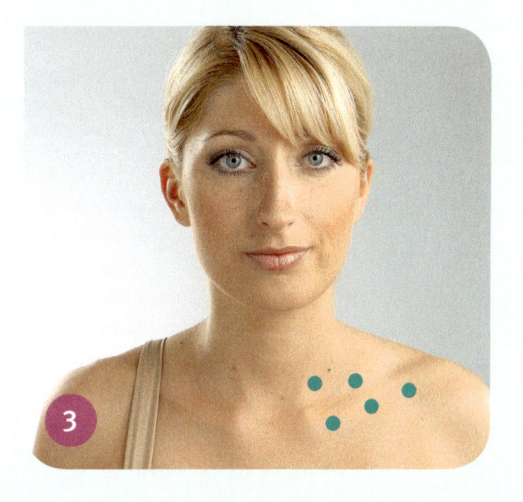

④ Der Meisterpunkt der Reflextherapien und ein Knotenpunkt des unwillkürlichen Nervensystems, das Ganglion stellatum, liegt direkt oberhalb des Schlüsselbeins, nah an der Mitte auf der vorderen Halswirbelsäule, gerade neben der Sehne. Es lohnt sich, diesen Punkt zu behandeln bei fast allen Beschwerden im Arm und am Kopf, vor allem, wenn Sie dazu auch Nackenbeschwerden haben.

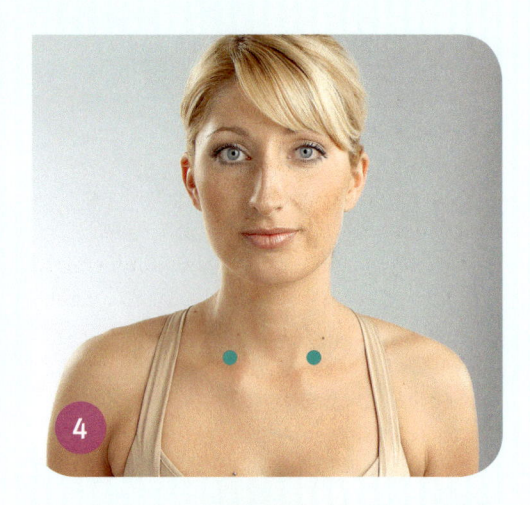

⑤ Magenmeridianpunkt Ma13 (Qihu), direkt unter dem Schlüsselbein, in der äußeren Delle, ist angezeigt bei Husten, Atembeschwerden, Asthma und Brustschmerzen.

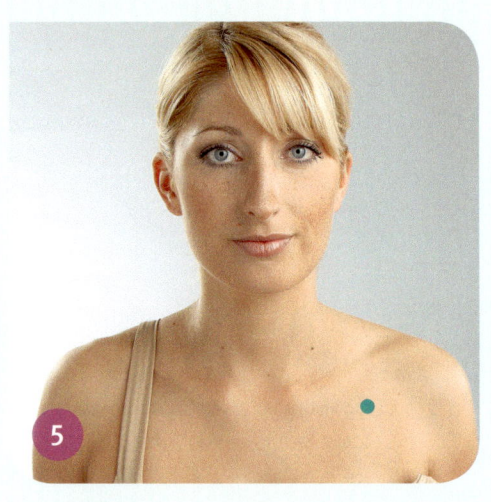

⑥ Perikardmeridianpunkt Pe 6 (Neiguan) befindet sich an der Innenseite des Unterarmes etwa drei Fingerbreiten von der Handgelenksbeugefalte entfernt. Pe 6 kann gegen Übelkeit und Erbrechen helfen und ist beim Karpaltunnel-Syndrom angezeigt.

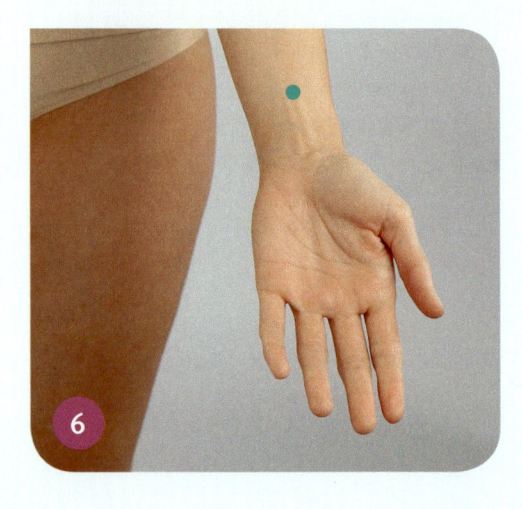

⑦ **Dickdarmmeridian Di 4 (Hegu)** befindet sich an der Daumenseite des 2. Mittelhandknochens und ist angezeigt bei Schmerzen im Gesicht, Zahn, Kopfbereich und auch bei Fieber und zur Stärkung der Abwehr. Es wird generell empfohlen, Di 4 nicht während der Schwangerschaft zu behandeln. Im Bild sehen Sie einen zusätzlichen Nervenpunkt auf der Speiche, der bei örtlichen Schmerzen angezeigt ist.

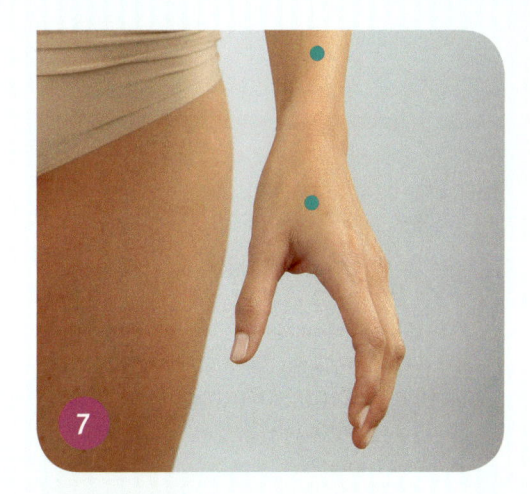

⑧ **Dickdarmmeridianpunkt Di 1 (Shangyang)** liegt am äußeren Nagelwinkel des Zeigefingers und findet Anwendung bei akutem Fieber, akuten Zahnschmerzen und zur allgemeinen Schmerzlinderung.

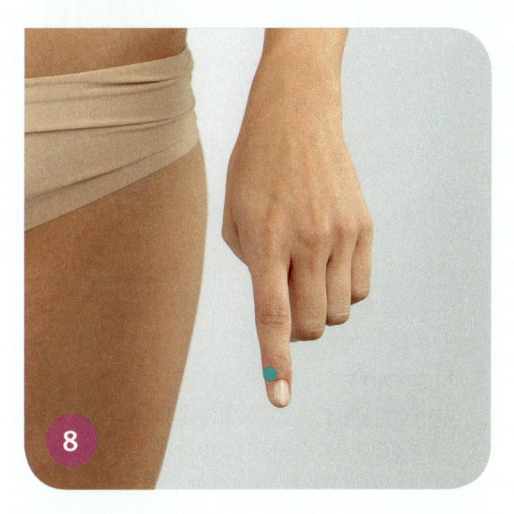

⑨ **Lungenmeridianpunkt Lu 11 (Shaoyang)** liegt am äußeren Nagelwinkel des Daumens und wird behandelt bei entzündlichen Erkrankungen des Rachenraums.

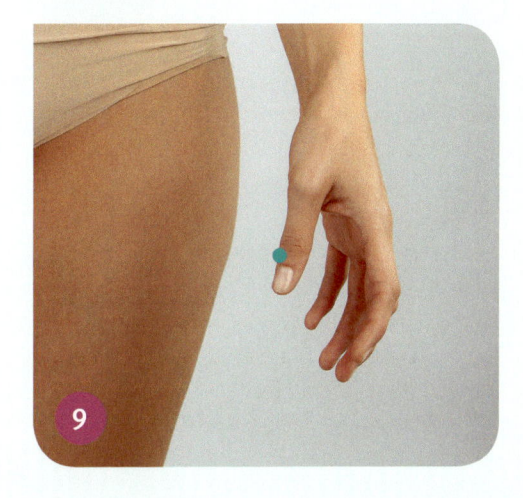

⑩ Herzmeridianpunkt He 7 (Shenmen) liegt am Handgelenk an der Kleinfingerseite und ist mit Milz 6 indiziert bei psychosomatischen Beschwerden wie Angst oder Schlafstörungen.

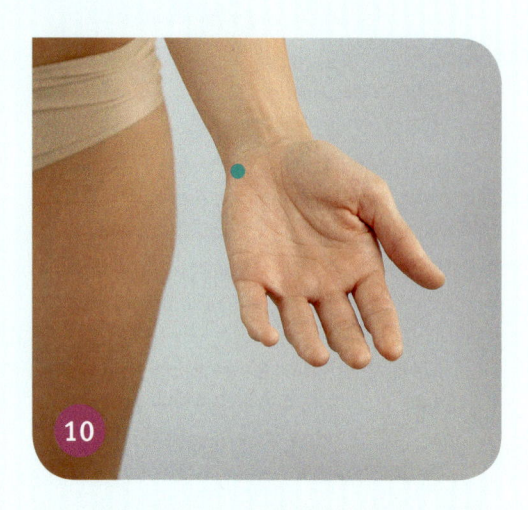

⑪ Dünndarmmeridianpunkt Dü 3 (Houxi) befindet sich am Kleinfinger am Ende der Falte beim Faustmachen und ist bei vielen akuten Beschwerden des Bewegungsapparats wie Schiefhals oder Hexenschuss zur Entspannung angezeigt.

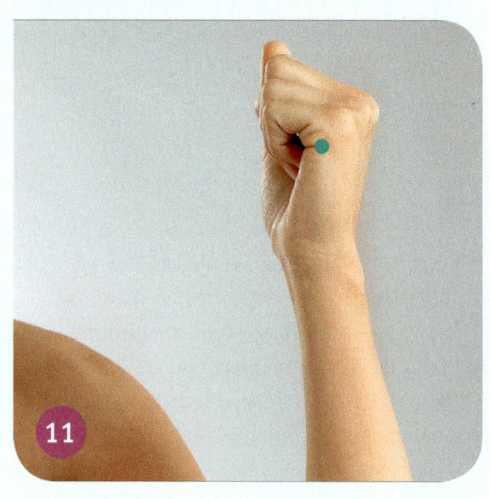

Akupunkturpunkte am Bein

① Harnblasemeridianpunkt Bl 40 (Weizhong), in der Mitte in der Kniekehle ist angezeigt bei Ischiasschmerzen, Knie- und Rückenbeschwerden.

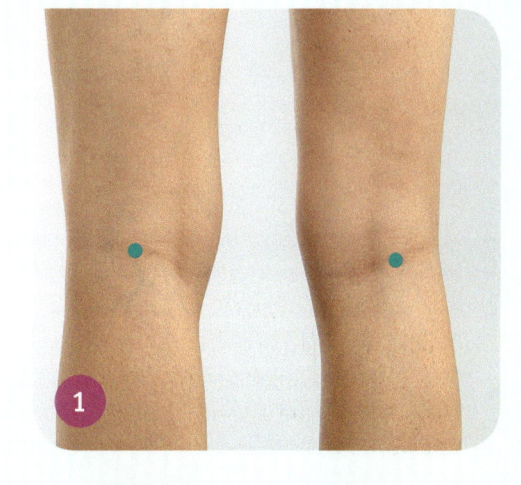

② Harnblasemeridianpunkt Bl 58 (Feiyang) liegt an der Rückseite des Wadenbeins, wo der Wadenmuskel zur Sehne wird, und ist angezeigt für mehr Kraft und Ausdauer in den Beinen wie auch bei Muskelverspannungen im Nacken und Schmerzen am Hinterkopf.

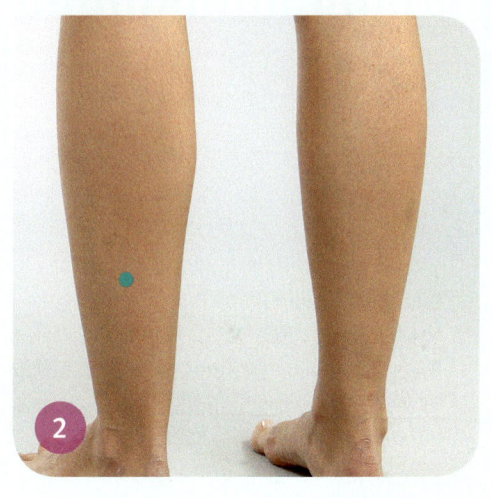

③ Harnblasemeridianpunkt Bl 60 (Kunlun), ein allgemeiner Schmerzpunkt, liegt zwischen der Achillessehne und dem äußeren Knöchel, und kann behandelt werden bei Kopfschmerzen, Schwindel, Schmerz und Steifigkeit in Rücken und Nacken.

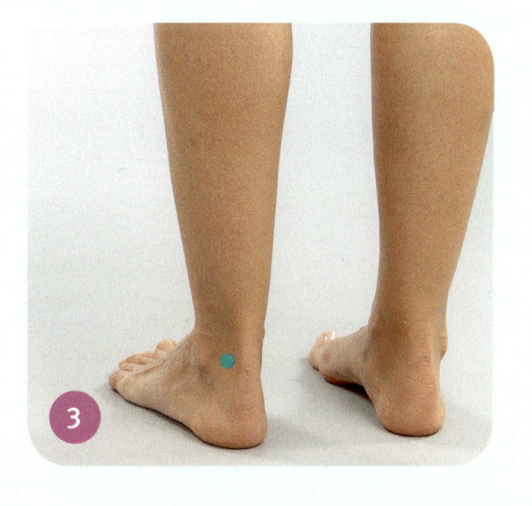

④ **Magenmeridianpunkt Ma 36 (Zusanli)** liegt 4 Fingerbreiten unter der Kniescheibe und eine Fingerbreite neben der Außenkante des Schienbeins und könnte helfen bei Magen-Darm-Beschwerden, auch zur psychischen Stabilisierung und insgesamt für mehr Energie.

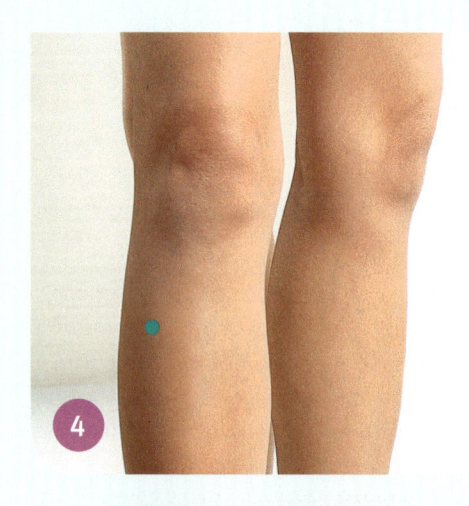

⑤ **Gallenblasemeridianpunkt Ga 34 (Yanglingquan)** befindet sich unten vor dem Köpfchen des Wadenbeins und wird bei allen möglichen Muskel- und Sehnenverspannungen, Knie- und Hüftbeschwerden, vor allem an der Außenseite, wie auch Kopfschmerzen und Tinnitus behandelt.

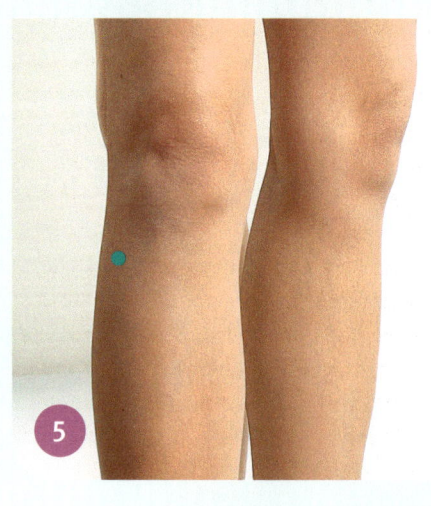

⑥ **Nierenmeridianpunkt Ni 3 (Taixi)**, zwischen der Achillessehne und dem inneren Knöchel, ist angezeigt bei Hals- und Ohrbeschwerden oder auch bei Asthma, Regelbeschwerden oder Schlaflosigkeit.

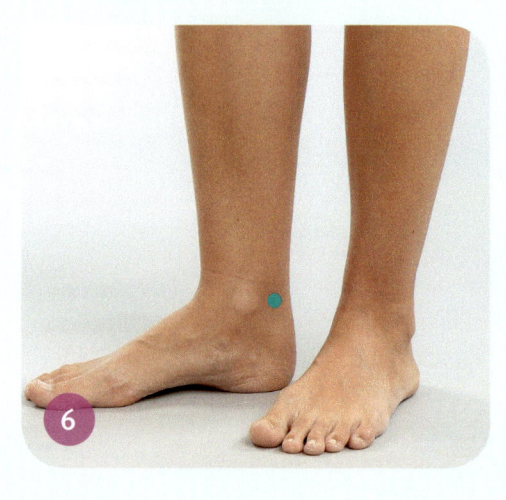

⑦ Die Lebermeridianpunkte Le 2 (Taichong) und Le 3 (Qimen), zwischen Großzeh- und zweitem Zehstrahl, werden vor allem zur Entspannung wie auch bei Spannungskopfschmerz und Verdauungsproblemen (Verstopfung) behandelt.

⑧ Der Lebermeridianpunkt Le 5, der Milzmeridianpunkt Mi 6 und der Nierenmeridianpunkt Ni 8 liegen fast aneinandergereiht an der unteren Innenseite des Schienbeins und sind wichtig zur Behandlung von hormonellen Problemen, z. B. bei Regelschmerzen und Kopfschmerzen mit hormonellen Komponenten, gastrointestinalen und urogenitalen Erkrankungen sowie zur Geburtserleichterung. Es wird generell empfohlen, diese Zone nicht während der Schwangerschaft zu behandeln. Die Druckempfindlichkeit dieser Zone verringert sich meistens deutlich mit dem hinteren Schienbeinmuskel-Tape S1.

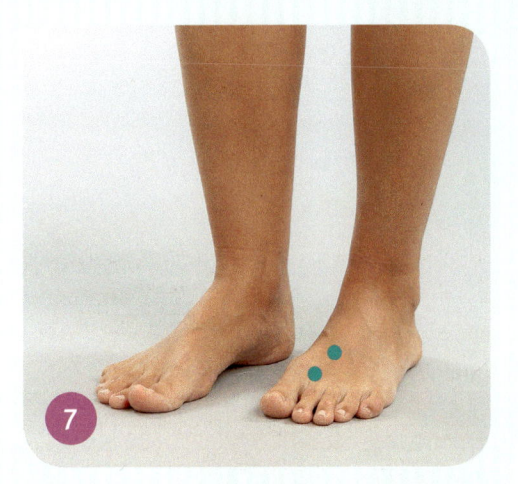

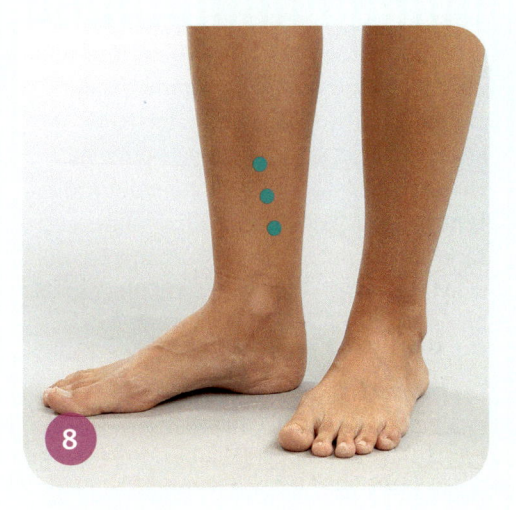

Service

Tapemarken

Die Auswahl von Tapemarken ist in Deutschland wohl am größten. Hierzulande gibt es mittlerweile sehr viele verschiedene Tapemarken, sicherlich schon mehr als 50. In vielen der 15 Länder, in denen wir bisher unterrichtet haben, gibt es dagegen nur wenige Tapemarken zu kaufen. Allerdings sind viele Tapes baugleich und kommen unter anderem Namen vom selben Hersteller. Die Konkurrenz ist riesig, die Preise purzeln. Firmen bringen regelmäßig Neuentwicklungen auf den Markt. Es gibt vorgeschnittene Tapes, Tapes mit Löchern, Tapes mit Zusatzsubstanzen wie Titan oder Turmalin, das übrigens das radioaktive Thorium enthält.

Bei einer Marke sind die Stärke der Baumwollfäden, die Webart, der Elastangehalt und damit die Elastizität sowie der gesamte Herstellungsprozess jeweils gleich. Jedoch können verschiedene Lieferungen in Farbe oder Klebstoffmenge voneinander abweichen, z. B. weil die Firma die Produktion auswärtig vergeben hat. Eine Garantie für gleichbleibende Qualität gibt es nicht. Von jeder Marke gibt es 4 oder mehr Farben. Leider werden auf dem Tape selbst keine Angaben beispielsweise zur Elastizität gemacht.

Für die Bilder in diesem Ratgeber wurde das 3NS® Tex Sporttape aus Korea verwendet. Dieses wird von der Firma selbst hergestellt (nicht fremdbezogen) und nach der Herstellung 3 Tage lang freier Luftzufuhr ausgesetzt. Die Oxidationsprozesse, die dabei ablaufen, sorgen dafür, dass eventuell hautreizende Substanzen abgebaut werden. Daher ist dieses Tape meist gut hautverträglich. Therapeuten schätzen außerdem die gute Baumwollqualität – sie ist stark (reißfest) –, die gute Klebkraft und die große Farbauswahl.

Alle Angaben zum Zug und zur Tapekürzung beziehen sich in diesem Buch auf Tape mit 3% Elastananteil, wie das verwendete 3NS Tex Sporttape. Tape kann auch einen höheren Elastananteil haben und wäre dann elastischer. Da auf dem Tape selbst leider meist keine Angabe zur Elastizität bzw. zum Elastananteil gemacht wird, müssen Sie sich mit dem Dehntest behelfen: Dehnt man ein Tape mit 3 % Elastananteil (ohne Klebefolie) maximal, ergibt sich eine ⅔-Längenzunahme. 15 cm Tape lassen sich also bis 25 cm ausziehen.

Wo erhält man Tapes?

Falls Sie das Taping über einen Arzt oder Therapeuten kennengelernt haben, bietet sich eventuell die Möglichkeit an, Taperollen direkt in der Praxis zu kaufen. Bei Taping-Kursen besteht auch oft die Option, Taperollen zu erwerben. Ansonsten erhalten Sie die Klebebänder übers Internet oder Sie fragen in Ihrer Apotheke nach, einige haben Tapes bereits im Sortiment. Mittlerweile sind Tapes auch in Drogerien, Supermärkten und Sportfachgeschäften erhältlich.

Das genannte 3NS® Tex Sporttape und Schupp Tape erhalten Sie u. a. bei:

Therapy4U Pro
Prälat-Götz-Str. 3
87439 Kempten/Allgäu

Online-Bestellungen direkt über die Website: www.therapy4u.de.

Senden Sie Ihre Fragen diesbezüglich an info@therapy4u.de.

Taping-Kurse

Im Gegensatz zu Fernost ist Selbsttaping in Westeuropa, außer im Sport, noch relativ ungewöhnlich. Manche Physiotherapeuten zeigen es Ihren Patienten, die meisten jedoch halten sich diesbezüglich noch zurück. Eine Einführung durch Physiotherapeuten mit viel Taping-Erfahrung ist sicherlich hilfreich, um die anfängliche Unsicherheit und Ungeschicktheit in Begeisterung und Fingerfertigkeiten umzuwandeln.

In Kempten, Allgäu, haben wir mit Kursreihen über 4 Abende von 2½ Stunden die besten Erfahrungen gemacht. Seit 2011 organisiert die Bahnhof-Apotheke in Kempten diese Kurse mit den Kinematic-Taping®-Instruktoren Jürgen Berkmiller und John Langendoen.

Senden Sie Ihre Fragen diesbezüglich an info@kinematic-taping.com. Wir finden gerne für Sie erfahrene Kinematic® Taper in Ihrer Umgebung.

Oder, wenn Sie sich als eine kleine Gruppe von Interessenten zusammengefunden haben, können Sie einen unserer Referenten für einen 1-Tages-Kurs oder für 4 Abende einladen. Ein großer Vorteil von dem 4 × 2½ Stunden Kurs ist der Erfahrungsaustausch zwischen den Teilnehmern. Es tut gut, Gesichter zu sehen, die zunehmend Stolz, Überzeugung und Begeisterung ausstrahlen.

Auch Volkshochschulen, Sportvereine o. Ä. können unsere Referenten einladen.

Taping-Therapeuten

Es gibt bislang keine verbindlichen Qualitätsstandards. Für Patienten ist somit vorab nicht erkennbar, wie gut die Taping-Behandlung sein wird.

Eine Gruppe Physiotherapeuten und Ärzte haben sich in der International Kinematic Taping Academy (IKTA) vereint, die sich zum Ziel setzt, das Taping auf Grundlagen der Medizin und Physiotherapie zu entwickeln und zu erforschen. Die Voraussetzungen zur Ausübung der IKTA-Lehrtätigkeit sind u. a. eine abgeschlossene akademische Ausbildung und eine abgeschlossene Weiterbildung als Manual-Therapeut/Mediziner und oder Sportphysiotherapeut/Sportmediziner. Selbstverständlich sind auch die klinische Tätigkeit am Patienten und die Betreuung von Sportlern (individuell oder im Team) erforderlich. Mehrere Mitglieder begleiten Taping-Forschungsprojekte.

Die Kurse der IKTA haben einen hohen Qualitätsstandard. Nach zertifizierten Taping-Therapeuten in Ihrer Nähe fragen Sie am besten per E-Mail an: info@kinematic-taping.com oder info@therapy4u.de.

Taping-Kosten

Therapeuten können die erforderlichen Tape-Anlagen zusätzlich zur regulären Behandlung als Präventionsleistung anbieten. Dafür gibt es bislang in der Physiotherapie, im Gegensatz zur Medizin, keine Gebührenordnung. Der finanzielle Aspekt wird deshalb sehr unterschiedlich gehandhabt.

Viele Therapeuten verlangen 9–12 Euro für die Tape-Anlagen (Material und Anlagetechnik), die Sie brauchen. Zusätzlich könnte der Zeitaufwand in Rechnung gestellt werden. Umso mehr ein Grund, sich selbst zu tapen!

Danksagung

Die Autoren möchten sich bei vielen recht herzlich bedanken. Zuerst bei unseren Kindern für ihre Geduld, als die Eltern mal wieder keine Zeit für sie hatten. Bei den vielen Patienten und Sportlern, die genauso neugierig wie wir waren, ob eine neue Tape-Anlage besser als eine herkömmliche funktionieren würde, speziell bei Dr. Uwe Sertel, der uns zusätzlich intensiv beraten hat. Und wir bedanken uns bei den Ärzten Konov, Kim, Khanlari und Trainern Advocaat, Verbeek, Hiddink, Buter, Krikonov, Bykov, Svetlov und Ghotbi, die mir (JL) vertrauten und alle Freiheiten gaben, um das Beste für die Spieler unserer Mannschaften herauszufinden.

Schlussbemerkung

Taping wird sich nachhaltig in der Physiotherapie und Medizin etablieren. Auch weil die Forschung bemüht ist, die Evidenz für die Effektivität zu liefern. Dennoch, Taping ist kein Allheilmittel und in diesem Ratgeber wird durchgehend betont, dass Taping eine unterstützende, ergänzende Maßnahme bei der Gesamtbehandlung ist. Auch wenn Sie mit Ihren Tapes selbst erfolgreich sind, lassen Sie bitte neue, unbekannte Beschwerden erst abklären und, wenn nötig, fachmännisch behandeln.

Dann steht dem Selbsttapen nichts mehr im Weg. Uns bleibt nur noch, Ihnen viel Spaß und Erfolg beim Anwenden der bunten Klebebänder zu wünschen.

Stichwortverzeichnis

A
Abziehen 40
Achillessehne, Tape-Anlage 86
Adduktoren, Tape-Anlage 128
Akupunkturpunkte 251, 259
– Bein 263
Anspannung, innere, Tape-Anlage 140
Anwendungsbereiche 25
Anwendungsgebiete 16
Anwendungsprinzipien 52
Armschmerzen, Tape-Anlage 234
Arthrokinematik 34
Arthrose 24
– Daumensattelgelenk, Tape-Anlage 172
– Hüftgelenk, Tape-Anlage 132
– Kniegelenk, Tape-Anlage 102
Asthma bronchiale, Tape-Anlage 166
Atemnot, Tape-Anlage 166
Atmung, Tape-Anlage 164, 166
Aurikulomedizin 44
Ausgangsstellung 50

B
Badengehen 40
Bandscheibenvorfall 23
Basis 48, 58
Bauchatmung, Tape-Anlage 164
Bauchmuskeln
– gerade, Tape-Anlage 160
– schräge, Tape-Anlage 156
Bauchraum 54
– oberer, Tape-Anlage 144
– unterer, Tape-Anlage 142
Baumwolle 37
Beckenboden, Tape-Anlage 138
Becken, Tape-Anlage 154
Behaarung 40
Beschwerdebilder 9
Bewegung, schmerzhafte 23
Blasenschwäche, Tape-Anlage 138
Bluterguss 24, 28
– Tape-Anlage 64, 66
Brachialis-Nerven, Tape-Anlage 234
Brustmuskeln, Tape-Anlage 218
Brustwirbelsäule, Tape-Anlage 162

D
Daumen
– Sattelgelenk 24
– Verstauchung, Tape-Anlage 170
Daumengrundgelenk, Tape-Anlage 170
Daumensattelgelenk, Tape-Anlage 172
Daumensehne, Tape-Anlage 174
Deltamuskel, Tape-Anlage 216
Diaphragma, Tape-Anlage 164
Duschen 39

E
Effekte 29
Elastizität 37, 48
Ellbogengelenk, Tape-Anlage 184, 188
Entspannung 52
Erkältung 24

F
Farbe 41
– Auswahl 44
– Merkmale 42
Farbpigmente 39
Farbwahl 44
Fehler 59
Fingerbeuger, Tape-Anlage 178
Fingergelenk, Tape-Anlage 176
Fingerstrecker, Tape-Anlage 180
Fuß
– Längsgewölbe, Tape-Anlage 74
– Quergewölbe, Tape-Anlage 76
– umgeknickter, Tape-Anlage 82
Fußsohle, Tape-Anlage 88

G
Gelenk 34
– Mobilisierung 53
– ruhigstellen 31
Gelenkschmerz 52
Gelenkveränderung, arthrotische 24
Gelenkverschleiß 24
Gesäßmuskeln, Tape-Anlage 136
Gitterpflaster 250
Gittertapes 251
Golferellbogen, Tape-Anlage 190
Großzeh, schiefer, Tape-Anlage 78

H
Hallux valgus, Tape-Anlage 78
Halswirbelsäule, Tape-Anlage 220, 226
Haltbarkeit 40
Hämatom, Tape-Anlage 64, 66
Handgelenk, Tape-Anlage 182
Haut 30
– enthaaren 40
– vorbereiten 55
Hauterkrankung 30
Hautverträglichkeit 38
Hemmung, umgekehrte 51
Hohlkreuz, Tape-Anlage 154
Hüftgelenkschmerzen, Tape-Anlage 132
Hüftschmerzen, Tape-Anlage 130

I
Immobilisieren 50
Indikationen 25
Inhibition, reziproke 51
Inkontinenz, Tape-Anlage 138
Ischias-Nerv, Tape-Anlage 126
Ischios, Tape-Anlage 124

K
Kapuzenmuskel, Tape-Anlage 208, 214, 222
Karpaltunnelsyndrom, Tape-Anlage 194, 198
Kaumuskeln 54, 240
Kiefergelenkschmerzen 54
Kiefergelenk, Tape-Anlage 242
Kinematic Taping® 35
Kinematik 34
Kinesio-Taping 32
Kleber 38
– aktivieren 59
Kniegelenk, Tape-Anlage 96, 98, 100, 102
Knie, Innenband, Tape-Anlage 104
Kniescheibe, Tape-Anlage 110, 112, 114, 116
Knöchel
– Umknicken, Tape-Anlage 94
– verstauchter 22
– Tape-Anlage 82
Kombinationsmöglichkeiten 16
Kontraindikationen 30, 31
Kopfschmerz 24
– Sonderpunkte 255
– Tape-Anlage 230
Körperbehaarung 40
Kreuzband-OP, Tape-Anlage 98
Kreuzbein, Tape-Anlage 140

L
Lendenwirbelsäulenbeschwerden, Tape-Anlage 146, 148
Lendenwirbelsäule, Schmerzen 23
Live Wave Patches 250
Lymphabfluss 29
Lymphdrainage 35
Lymphödem 28
Lymphtape 62
Lymphtaping 29

M

Magnetpflaster 250
Medianus, Tape-Anlage 198
Menstruationsbeschwerden, Tape-Anlage 140, 142
Mittelarmnerv, Tape-Anlage 198
Mundboden, Tape-Anlage 238
Muskelfaserriss 66
Muskeln 34
– Bezeichnungen 53
– Training 52
– Verspannung 52
Muskeltest 44
Muskeltherapie 35
Muskelverspannung 23

N

Nackenschmerzen, Tape-Anlage 232
Narbe 54
– Tape-Anlage 70, 72
Nase
– verstopfte 24
  – Sonderpunkte 255
  – Tape-Anlage 246
Nebenhöhlen, verschleimte, Tape-Anlage 246
Nerven 35
Nervenschmerz 54
Nervenstellen
– Arm 256
– Bein 258
Neurodynamik 35

O

Oberschenkelmuskeln, Tape-Anlage 108, 124, 128
Oberschenkel, Tape-Anlage 118
Ödem 30

P

Patella, Tape-Anlage 110, 112, 114, 116
Physiotherapie 26, 33
Polyacrylatkleber 38

Q

Quadrizeps, Tape-Anlage 108
Quervain-Erkrankung, Tape-Anlage 174

R

rasieren 40
Regelbeschwerden 24
– Tape-Anlage 140
Regelbeschwerden, Tape-Anlage 142
Rhizarthrose, Tape-Anlage 172
Rippe, erste, Tape-Anlage 232
Rippenprellung, Tape-Anlage 168
Rotatoren-Manschette, Tape-Anlage 202, 204
Rückenschmerzen 23
Rundrücken, Tape-Anlage 162

S

Sakrum, Tape-Anlage 140
Schienbeinmuskel, Tape-Anlage 90, 92
Schmerz 22
Schmerzlinderung 23
Schmerzmedikament 26
Schmerzreduktion, Erklärungsmodell 27
Schmerztape 68
Schnarchen, Tape-Anlage 246
Schneidersitzmuskel, Tape-Anlage 106
Schulterblatt, Tape-Anlage 206
Schulterschmerzen, Tape-Anlage 200, 202, 204, 214
Schwangerschaft 31
Schwellung 24, 28, 35, 52
– Tape-Anlage 62
Schwimmen 40
schwitzen 39
Senk-Spreiz-Fuß, Tape-Anlage 74
Signal, vaskuläres autonomes 44
SMS-Daumen, Tape-Anlage 170
Sonderpunkte 250
– Arm 256
– Bein 252, 258
– Kopf 253
– Kopfschmerz 255
– Nase, verstopfte 255
Sprunggelenk
– Syndesmosis-Läsion, Tape-Anlage 84
– Tape-Anlage 82
Stützfunktion 28
Syndesmosis-Läsion, Tape-Anlage 84

T

Tape
– anlegen 55, 58
– Basis 49
– Beschwerdebilder 9
– Ecken runden 57
– Elastinanteil 37, 50
– entfernen 40
– Farbe 41
– Fehler, mögliche 59
– Form 47
– Haltbarkeit 40
– Hautverträglichkeit 38
– kaufen 266
– kleben 58
– Kleber 38
– Kombinationen 8
– Körperteile 51
– kürzen 55
– Länge abmessen 47
– Material 37
– Zug 48, 49
Tapemarken 266
Taping
– Anwendungsbereiche 25
– Anwendungsprinzipien 52
– Begriffserklärung 22
– Effekte 29
– Einsatzmöglichkeiten 24
– Entwicklung 31
– Funktionen 29
– Gegenanzeigen 30
– physiotherapeutisches 26
– Praxisbeispiele 22
– rigides 31
– Therapeuten finden 267
– üben 36
– Wirkweise 27
Tender-Punkte 251
Tennisarm, Tape-Anlage 192
Therapie, manuelle 34
Tragedauer 40
Training 52
Trigeminus-Neuralgie, Tape-Anlage 244
Trigger-Punkte 250

U

Umknicken 23
Unterarmbeuger, Tape-Anlage 190
Unterarmdrehung, Tape-Anlage 194, 196
Unterarmstrecker, Tape-Anlage 192
Unterschenkelmuskeln, Tape-Anlage 94
Unterschenkel, Tape-Anlage 90

V

VAS-Phänomen 44
Verletzung 22
Verspannung 24
Verstopfung, Tape-Anlage 140

W

Wade, Tape-Anlage 86
Waschen 39
Wunde 30

X

X-Beine, Tape-Anlage 106, 118

Z

Zähneknirschen, Tape-Anlage 240
Zug 48, 49
Zugstärke 50
Zwerchfell, Tape-Anlage 164

Impressum

Bibliografische Information der Deutschen Nationalbibliothek
Die Deutsche Nationalbibliothek verzeichnet diese Publikation in der Deutschen Nationalbibliografie; detaillierte bibliografische Daten sind im Internet über http://dnb.d-nb.de abrufbar.

Programmplanung: Sibylle Duelli

Redaktion: Anne Bleick, Stuttgart
Bildredaktion: Christoph Frick

Umschlaggestaltung und Layout:
CYCLUS · Visuelle Kommunikation, Stuttgart

Bildnachweis:
Umschlagfoto und Fotos im Innenteil:
Lothar Bertrams, Stuttgart
Model: Sandy Sachse

2. Auflage

© 2017 TRIAS Verlag in Georg Thieme Verlag KG
Rüdigerstraße 14, 70469 Stuttgart
© 1. Auflage 2012 TRIAS Verlag in
MVS Medizinverlage Stuttgart GmbH & Co. KG
Oswald-Hesse-Straße 50, 70469 Stuttgart

Printed in Germany

Repro: LUDWIG:media, Zell am See (Österreich)
Satz: CYCLUS · Media Produktion, Stuttgart
gesetzt in: Adobe InDesign CS 6
Druck: Grafisches Centrum Cuno GmbH & Co. KG, Calbe (Saale)

Gedruckt auf chlorfrei gebleichtem Papier

ISBN 978-3-432-10172-9   1 2 3 4 5 6

Auch erhältlich als E-Book:
eISBN (PDF) 978-3-432-10173-6
eISBN (ePub) 978-3-432-10174-3

Wichtiger Hinweis
Wie jede Wissenschaft ist die Medizin ständigen Entwicklungen unterworfen. Forschung und klinische Erfahrung erweitern unsere Erkenntnisse. Ganz besonders gilt das für die Behandlung und die medikamentöse Therapie. Bei allen in diesem Werk erwähnten Dosierungen oder Applikationen, bei Rezepten und Übungsanleitungen, bei Empfehlungen und Tipps dürfen Sie darauf vertrauen: Autoren, Herausgeber und Verlag haben große Sorgfalt darauf verwandt, dass diese Angaben dem Wissensstand bei Fertigstellung des Werkes entsprechen. Rezepte werden gekocht und ausprobiert. Übungen und Übungsreihen haben sich in der Praxis erfolgreich bewährt. Eine Garantie kann jedoch nicht übernommen werden. Eine Haftung des Autors, des Verlags oder seiner Beauftragten für Personen-, Sach- oder Vermögensschäden ist ausgeschlossen.

Geschützte Warennamen (Warenzeichen) werden nicht besonders kenntlich gemacht. Aus dem Fehlen eines solchen Hinweises kann also nicht geschlossen werden, dass es sich um einen freien Warennamen handelt.

Das Werk, einschließlich aller seiner Teile, ist urheberrechtlich geschützt. Jede Verwertung außerhalb der engen Grenzen des Urheberrechtsgesetzes ist ohne Zustimmung des Verlags unzulässig und strafbar. Das gilt insbesondere für Vervielfältigungen, Übersetzungen, Mikroverfilmungen und die Einspeicherung und Verarbeitung in elektronischen Systemen.

Besuchen Sie uns auf facebook!
www.facebook.com/trias.tut.mir.gut

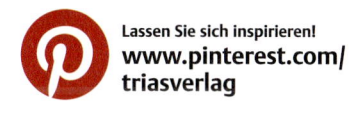

Lassen Sie sich inspirieren!
www.pinterest.com/triasverlag

Liebe Leserin, lieber Leser,

hat Ihnen dieses Buch weitergeholfen? Für Anregungen, Kritik, aber auch für Lob sind wir offen. So können wir in Zukunft noch besser auf Ihre Wünsche eingehen. Schreiben Sie uns, denn Ihre Meinung zählt!

Ihr TRIAS Verlag

E-Mail Leserservice
kundenservice@trias-verlag.de

Lektorat TRIAS Verlag
Postfach 30 05 04
70445 Stuttgart
Fax: 0711 89 31-748

Spiraldynamik®
Die besten Übungen

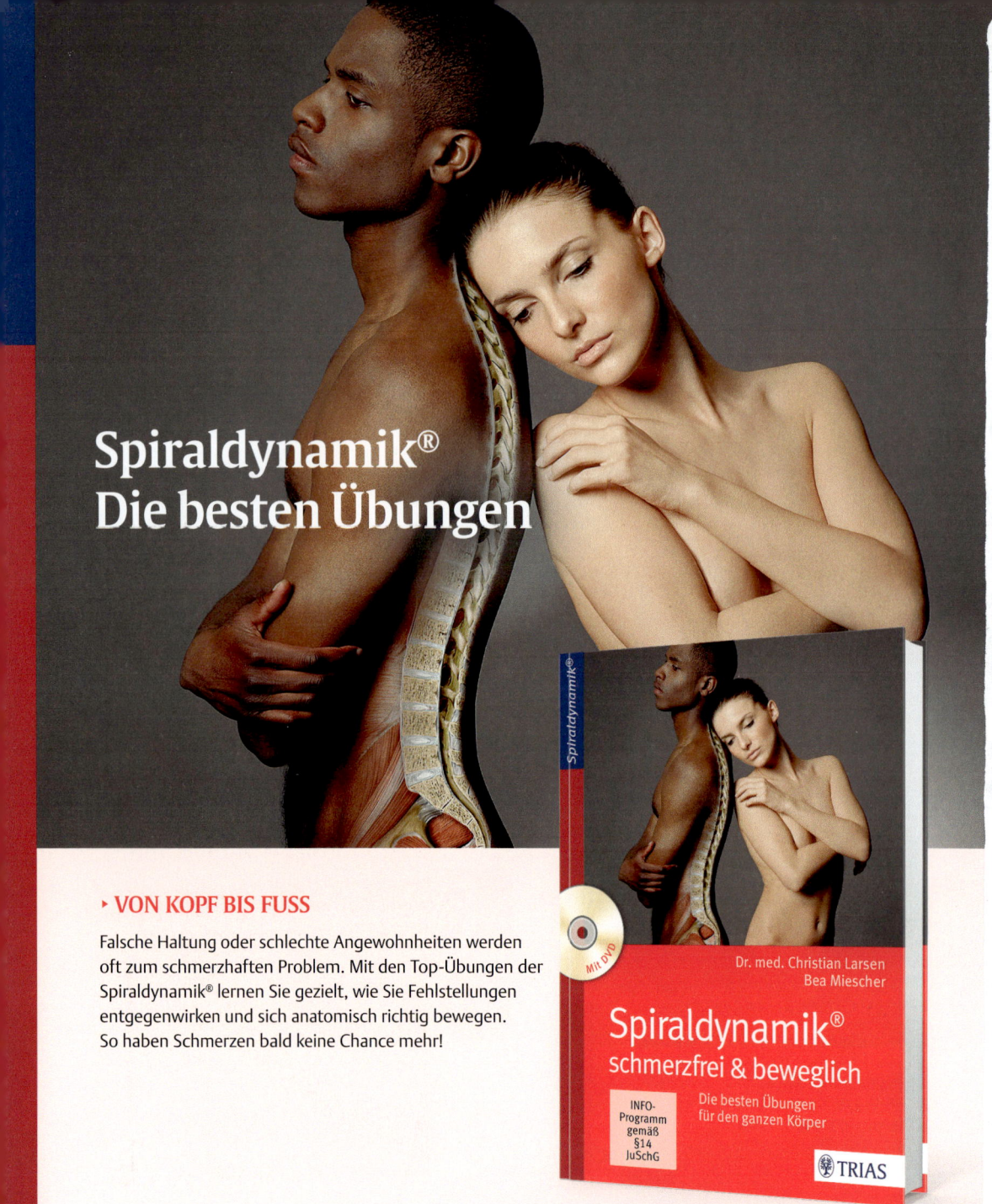

▸ VON KOPF BIS FUSS

Falsche Haltung oder schlechte Angewohnheiten werden oft zum schmerzhaften Problem. Mit den Top-Übungen der Spiraldynamik® lernen Sie gezielt, wie Sie Fehlstellungen entgegenwirken und sich anatomisch richtig bewegen. So haben Schmerzen bald keine Chance mehr!

Christian Larsen –
**Spiraldynamik® –
schmerzfrei und beweglich**
€ 24,99 [D] / € 25,70 [A]
ISBN 978-3-8304-8244-4
Auch als E-Book

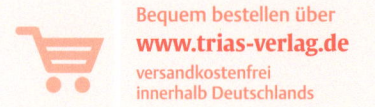

Bequem bestellen über
www.trias-verlag.de
versandkostenfrei
innerhalb Deutschlands

Wissen, was gut tut.   **TRIAS**

Sport-Wunder

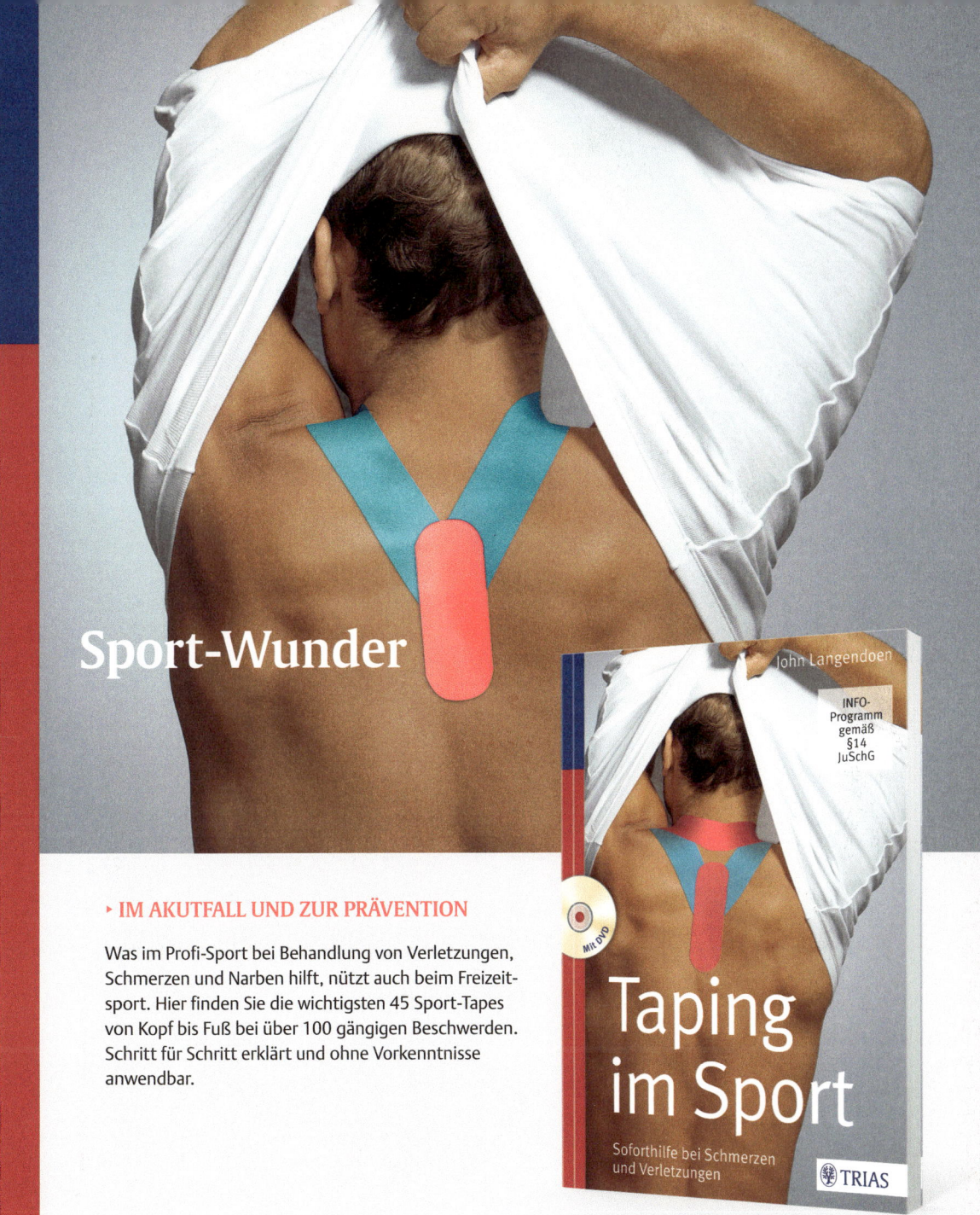

▸ **IM AKUTFALL UND ZUR PRÄVENTION**

Was im Profi-Sport bei Behandlung von Verletzungen, Schmerzen und Narben hilft, nützt auch beim Freizeitsport. Hier finden Sie die wichtigsten 45 Sport-Tapes von Kopf bis Fuß bei über 100 gängigen Beschwerden. Schritt für Schritt erklärt und ohne Vorkenntnisse anwendbar.

John Langendoen
Taping im Sport
€ 19,99 [D] / € [A] 20,60
ISBN 978-3-8304-6945-2
Titel auch als E-Book

Bequem bestellen über
www.trias-verlag.de
versandkostenfrei innerhalb Deutschlands

Wissen, was gut tut.   **TRIAS**

Die Top 10 der Selbsthilfe-Tapes auf DVD

Umgang mit den Tapes
① LY-Tape   Lymphtape
② S7-Tape   Sprunggelenk

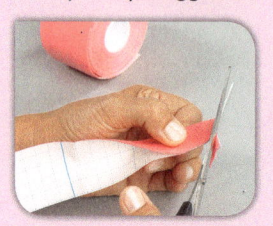

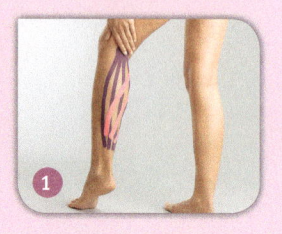

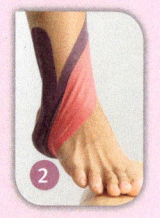

③ K9-Tape   Kniegelenk, Innendrehung plus S4-Tape (Schneidersitzmuskel)
④ I2-Tape   Ischias
⑤ L2-Tape   Lendenwirbelsäule

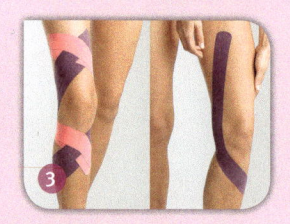

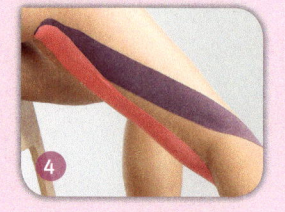

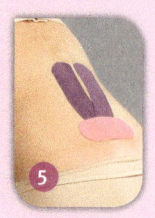

⑥ B5-Tape   Beckenaufrichtung
⑦ R2-Tape   Rotatoren-Manschette in Kombination mit K1 und K2 für den Kapuzenmuskel
⑧ H3-Tape   Halswirbelsäule, hinten

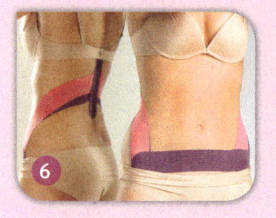

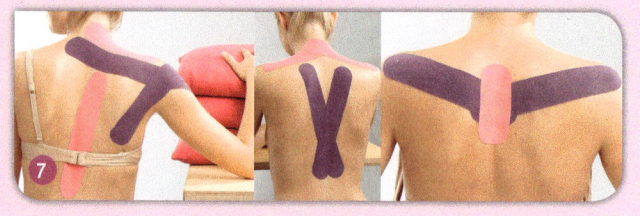

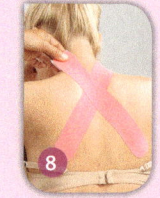

⑨ E3-Tape   Erste Rippe
⑩ B7-Tape   Brachialis-Nerven

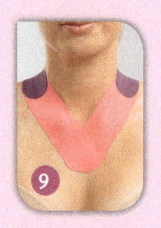

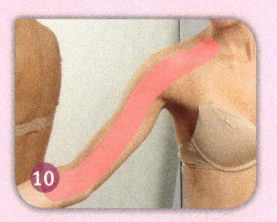